现代常见病临床护理

主 编 李密密 杨晓冉 刘东胜 李锦玲

王菲菲 王丽娟 王建华 王 艳

中国海洋大学出版社

·青岛·

图书在版编目(CIP)数据

现代常见病临床护理 / 李密密等主编. —青岛：
中国海洋大学出版社，2022.6
ISBN 978-7-5670-3191-3

Ⅰ.①现⋯　Ⅱ.①李⋯　Ⅲ.①常见病－护理　Ⅳ.
①R47

中国版本图书馆 CIP 数据核字(2022)第 113157 号

出版发行	中国海洋大学出版社		
社　　址	青岛市香港东路 23 号	邮政编码	266071
出 版 人	刘文菁		
网　　址	http://pub.ouc.edu.cn		
电子信箱	369839221@qq.com		
订购电话	0532－82032573(传真)		
策划编辑	韩玉堂		
责任编辑	韩玉堂	电　　话	0532－85902349
印　　制	蓬莱利华印刷有限公司		
版　　次	2022 年 9 月第 1 版		
印　　次	2022 年 9 月第 1 次印刷		
成品尺寸	185 mm×260 mm		
印　　张	31.5		
字　　数	730 千		
印　　数	1～1000		
定　　价	156.00 元		

如发现印装质量问题,请致电 0535－5651533,由印刷厂负责调换。

《现代常见病临床护理》编委会

前　言

护理质量和护理安全是医院管理的核心内容。护理工作在我国医疗卫生事业的发展中发挥着不可替代的作用。随着现代医学的发展,护理模式也发生了改变。新的护理模式要求护理工作者对患者实施全身心护理,而不再是过去以打针、吃药、输液为主的技能性的护理工作模式。作为一名合格的护理工作者,不仅要有扎实的理论基础,熟练掌握护理操作技能,还要不断学习新的知识,了解护理学的新进展。只有不断地学习先进技术和经验,才能不断提高护理水平。为此,我们在参阅了大量文献资料的基础上,结合自身多年的临床经验,编写了本书,以期对相关护理工作者有所帮助。

本书从临床内、外各科出发,对常见疾病的护理措施进行了详细论述,并向广大读者全面介绍了护理方面的新知识、新理论、新观点和新技术,力求反映护理学领域的新进展。本书有较强的科学性和实用性,有利于指导解决在护理工作中遇到的实际问题。

本书编写设置:主编李密密编写了前言、第十四章第一节至第六节、第十四章第十节、第十四章第十二节至第十四节,共 42.47千字;主编杨晓冉编写了第十五章,共 32.32 千字;主编刘东胜编写了第十四章第十一节、第十四章第十五节、第二十章第一节至第二节,共 21.28 千字;主编李锦玲编写了第九章第八节至第十节、第九章第十二节至第十三节、第二十章第三节至第二十节、第二十章第二十二节至第二十六节,共 129.82 千字;主编王菲菲编写了第八章第一节至第五节,共 21.26 千字;主编王丽娟编写了第十三章第八节至第二十节,共 52.69 千字;主编王建华编写了第四章第二节至第四节,共 21.23 千字;主编王艳编写了第六章,共 21.19 千字;副主编刘海玲编写了第十三章第一节至第七节,共 21.03 千字；副主编杜金星编写了第十六章、第十八章，共 32.26 千字；副主编赵芬编写了第九章第一节至第五节，共 32.18 千字；副主编阎丽娟编写了第三章，共 31.89 千字；副主编王静霞编写了第十七章，共 11.36 千字；副主编王婷婷编写了第一章第三节、第二章第五节、第十四章第七节至第九节，共 31.83 千字；副主编史晓萍编写了第二章第四节、第七章第六节至第八节，共 31.76 千字；副主编张玲编写了第七章第一节至第二节，共 11.32 千字；副主编王绪玲编写了第七章第三节至第五节，共 5.98 千字；副主编王虹编写了第九章第六节至第七节、第九章第十一节，共 31.74 千字；副主编姚冰编写了第十一章第二节至第三节，共 5.92 千字；副主编郭笑冬编写了第十一章第四节，共 5.87 千字；副主编廖清华编写了第一章第一节，共 5.84 千字；副主编杜伟编写了第一章第二节、第二十章第二十一节，共 11.26 千字；副主编滕菲编写了第八章第八节，共 5.79 千字；副主编张振岩编写了第二章第三节，共 5.76 千字；副主编贾渌洁编写了第九章第十五节，共 11.23 千字；副主编谢素梅编写了第八章第六节，共 5.69 千字；副主编叶志好编写了第二章第一节，共 5.64 千字；副主编张静编写了第十二章第一节，共 5.61 千字；副主编宁婷婷编写了第十二章第二节，共 5.57 千字；副主编丁巧燕编写了第五章第一节，共 5.48 千字；副主编寇灿编写了第十九章，共 5.42 千字；副主编曹海虹编写了第五章第二节，共 5.39 千字；副主编张丽红编写了第十三章第二十一节至第二十二节，共 5.34 千字；副主编杨帆编写了第十章第一节至第七节，共 31.68 千字；编委王晓红编写了第一章第四节，共 5.38 千字；剩余章节由编委林瑞娜、刘辉、刘彩艳、孙艳丽、徐加、史秀山、李卫华、李强、刘亚丽编写。

　　本书在编写内容上，力求与实际工作思维接近，简明实用，便于广大读者掌握。由于编者水平有限，书中难免存在疏漏之处，敬请广大读者批评指正。

编　者

2022 年 6 月

目　录

第一章　呼吸内科疾病护理

第一节　慢性支气管炎

慢性支气管炎是指支气管的慢性非特异性炎症。其临床定义是咳嗽、咳痰每年至少 3 个月，连续 2 年以上，并能排除其他原因所引起者。其主要临床特征包括：①黏液高分泌；②反复感染和黏液脓性痰；③气流阻塞。

一、病因

本病的病因至今尚未彻底弄清，目前认为是由于多因素长期相互作用而引起的，可分为外因和内因两个方面。

（一）外因

1.感染

常见的致病微生物有病毒、细菌和肺炎支原体。病毒感染以流感病毒、腺病毒、鼻病毒和呼吸道合胞病毒较为多见。细菌感染主要有流感嗜血杆菌、肺炎链球菌、甲型链球菌及奈瑟球菌。近年发现冬春季节的卡他布兰汉菌致病作用值得重视。由病毒或支原体感染首先损害气道黏膜，然后继发细菌感染，这是慢性支气管炎急性加重的常见原因。

2.理化因素

慢性支气管炎的患病率常与大气污染程度成正比。有害气体如二氧化硫、二氧化氮、氨、氯气和臭氧等。粉尘和刺激性烟雾也造成慢性刺激。实验证明，动物在接触高浓度二氧化氮后，可产生细支气管炎和小气道阻塞。

3.吸烟

吸烟是慢性支气管炎的重要病因。国内资料证明，吸烟者患病率较不吸烟者高 2～3 倍。长期吸烟会损害气道黏膜，吸烟后副交感神经兴奋性增高，支气管痉挛。气道黏膜上皮细胞纤毛运动受抑制，杯状细胞增生，黏液分泌增多，减弱了气道净化作用。支气管黏膜充血水肿、黏液积聚，肺泡中的巨噬细胞功能减弱，容易导致感染。吸烟还可引起中性粒细胞释放蛋白水解酶及直接刺激黏膜下受体，使支气管平滑肌收缩，气道狭窄。戒烟后多可使病情缓解。我国近年进行被动吸烟危害验证试验也证实吸烟可引起支气管炎症改变。

4.气象因素

寒冷是慢性支气管炎的重要因素，冷空气吸入可引起支气管黏膜上皮细胞纤毛运动减弱，局部抵抗力降低，并通过神经反射引起支气管平滑肌收缩。黏膜血液循环障碍和分泌物增多，容易继发感染。慢性支气管炎首次发病及急性发作也在寒冷季节多见。

（二）内因

1.防御及免疫功能低下

正常人呼吸道具有完善的防御功能。反复酗酒、长期吸烟、过度疲劳、年老体弱、慢性消耗性疾病、维生素 A 及维生素 C 缺乏、胸廓畸形和慢性副鼻窦炎等，均可使慢性支气管炎的易感性增加。免疫球蛋白减少或细胞免疫缺陷也容易招致呼吸道感染。

2.自主神经功能失调

副交感神经功能亢进或交感神经功能低下可引起支气管平滑肌收缩、腺体分泌亢进，而产生咳嗽、咳痰和气喘等症状。

此外，遗传因素可能起一定作用。溃疡病患者可由于长期反复吸入逆流的胃酸及消化液，也容易引起慢性支气管炎。

二、病理生理

主要病理改变包括气道黏膜上皮化生，杯状细胞增多，黏液腺体增生肥大、黏膜下炎性细胞浸润、纤维组织增生、软骨萎缩变薄、管腔狭窄等。其中，黏液腺体增生肥大是慢性支气管炎最突出的病理改变。Reid 在 1960 年提出反映黏液腺体厚度与管壁厚度之比作为客观指标，正常人 Reid 指数小于 0.4，慢性支气管炎患者 Reid 指数大于 0.4，严重者可达 0.7。此外，正常人大气道上皮细胞：杯状细胞约为 10：1，细支气管杯状细胞较少，此比率约为 100：1。慢性支气管炎患者气道黏膜的杯状细胞增多，尤其是外周小气道杯状细胞增多更为明显。

早期呼吸功能无明显变化，随着病情的加重，出现小气道功能改变和阻塞性通气功能障碍。严重阶段可出现动脉血氧分压降低和二氧化碳分压升高。此外，慢性支气管炎患者肺血管的最早改变是肌化肺小动脉向肺组织的外周延伸，是后期肺动脉高压逐渐形成的始动因素。

三、临床表现

（一）症状

多数缓慢发病，早期症状易被忽视。部分患者起病前有急性上呼吸道感染史。主要症状是慢性咳嗽、咳嗽或伴有喘息。气道黏膜有咳嗽受体，炎症刺激及分泌物增多可刺激咳嗽受体引起咳嗽。咳嗽以清晨或夜间为重，因睡眠后迷走神经相对兴奋，气道内痰液蓄积，晨起后第一小时的痰量约占 24 h 总痰量的 1/3。通常为白色或灰色透明黏痰。急性加重期痰量增多，黏稠，可为黄色、黄绿色或乳酪样黏痰。支气管平滑肌痉挛者可伴有喘息或胸骨后紧迫感。

（二）体征

多数患者无明显异常体征。急性加重期可听到干性啰音或两肺底部湿性啰音，大多出现在吸气早期。啰音的多少和部位可不恒定，用力咳嗽咳痰后啰音可减少或消失。少数患者可伴有哮鸣音。

（三）胸部 X 线检查

早期常无异常。随着病情的加重，可出现两肺下野肺纹理增多，有时由于支气管黏膜病变管壁增厚出现"轨道影"或支气管壁"小憩室"。偶尔在严重气管炎的老年患者由于气管软化而见到气管下段管壁呈"波纹状"或"剑鞘样"改变。

（四）肺功能检查

早期常无异常。随着病情的加重则出现小气道阻塞或阻塞性通气功能障碍。小气道阻塞时，最大呼气流速-容量曲线在 75% 肺容量时（V75）流速下降或 V50、V25 下降；频率依赖肺顺应性降低；闭合气量增加。气道阻塞加重后，第一秒用力呼气容积（FEV_1）减少，最大通气量（MVV）减少。

(五)化验检查

慢性支气管炎缓解期一般无血液白细胞变化。急性发作期可出现白细胞总数及中性粒细胞增多。喘息型或与过敏因素相关者可有嗜酸粒细胞增多或痰液中嗜酸性粒细胞增多。痰液培养细菌及药物敏感试验可作为治疗上选用抗生素的参考依据。

(六)临床分型、分期

1.分型

国内多数学者把慢性支气管炎分为单纯型和喘息型,后者除慢性咳嗽、咳痰外,尚有喘息症状,并伴有哮鸣音。国际上多采取如下分类:①单纯性支气管炎(只表现过度分泌);②慢性黏液脓性支气管炎(分泌过度伴反复感染);③慢性阻塞性支气管炎(分泌过度伴气流阻塞)。

2.分期

根据病情可分为三期。①急性发作期:指在一周内出现脓性或黏液脓性痰,痰量明显增多,或伴有发热,或咳嗽、咳痰、喘息等症状中任何一项明显加剧;②慢性迁延期:指有不同程度的咳嗽、咳痰、喘息症状,迁延到 1 个月以上者;③临床缓解期:经治疗或自然缓解,症状基本消失或偶有轻微咳嗽和少量痰液,保持 2 个月以上者。

四、诊断及鉴别诊断

1.诊断

本病的诊断主要根据病史和症状。咳嗽、咳痰或伴喘息,每年发病持续 3 个月,连续两年以上,并能排除其他心肺疾病时,可做出诊断。如每年发病持续不足 3 个月,但有明确的客观检查依据(如纤维支气管镜直视下观察及支气管黏膜活体组织检查病理证实),亦可诊断。

2.鉴别诊断

有许多呼吸系统疾病甚至其他系统疾病都可出现咳嗽、咳痰症状,必须注意鉴别诊断,尤其应与支气管哮喘、支气管扩张、肺癌、肺结核、矽肺等疾病相鉴别。近年已重视到咳嗽型哮喘与支气管炎的鉴别以及慢性支气管炎合并肺癌容易被忽视的问题。

五、治疗

(一)急性发作期的治疗

治疗原则是控制感染、祛痰止咳、解痉平喘。必要时加用雾化吸入疗法。慢性迁延期的治疗与急性加重期大致相同。

1.控制感染

可根据病情选用抗生素,例如,复方新诺明 0.96 g,每日 2 次;红霉素 0.25 g,每日 4 次(饭后服);头孢氨苄 0.375 g,每日 4 次;磷霉素钙胶囊 0.6 g,每日 4 次。对于个别严重患者可考虑肌内注射青霉素类及氨基糖苷类抗生素,如青霉素 G 80 万单位、链霉素 0.5 g 联合应用,每日 2 次。必要时可根据痰培养结果及药物敏感试验调整治疗方案或静脉给药。

2.祛痰止咳

慢性支气管炎急性发作期痰量增多且黏稠,或为黏液脓性痰,治疗上应以祛痰为主而不宜单用镇咳,通过控制感染及祛痰来达到止咳。常用祛痰药有:氯化铵合剂 10 mL,每日 3 次;必嗽平 16 mg,每日 3 次;川贝枇杷露 10 mL,每日 3 次;淡竹沥水 20 mL,每日 3 次。也可用祛痰药与止咳药混合配制的合剂或不妨碍咳痰的止咳药。

3.解痉平喘

尤其适用于慢性喘息型支气管炎急性发作期。伴有胸闷不适的单纯型支气管炎也应使用。常用药物有:氨茶碱0.1~0.2 g,每日3次;喘定0.2~0.4 g,每日3次;氨哮素40 μg,每日3次,舒喘灵2.4 mg,每日3次。如果黄嘌呤类药物和β受体兴奋药效果不佳,必要时可考虑应用少量糖皮质激素。

如果按上述治疗原则仍未收到良好治疗效果,则可考虑加用雾化吸入疗法或物理治疗。

(二)缓解期的治疗

主要是以增强体质、提高抗病能力、预防感冒、防止急性发作为主。方法包括增强免疫功能和中药扶正固本。

增强免疫功能:卡介苗划痕具有增强细胞免疫功能的作用,左旋咪唑、转移因子等也有一定疗效。采用患者痰液中常见菌(如流感嗜血杆菌等)制成菌苗,作为抗原注射,一般在发作季节前开始,皮下注射,每周1次,首剂0.1 mL,每次递增0.1~0.2 mL,直至0.5~1.0 mL为维持量。有效者宜坚持1年左右。

六、预防

(1)注意体育锻炼,增强体质,提高抗病能力。

(2)积极预防感冒及急性呼吸道感染。如果有慢性鼻炎或上颌窦炎者,应及早治愈。注意口腔卫生。如果有胃食管反流症状者,也应及时治疗。

(3)戒烟,并注意避免被动吸烟。

(4)搞好环境卫生,消除或尽力减轻大气污染。

(廖清华)

第二节　呼吸衰竭

呼吸衰竭是指各种原因引起的肺通气和(或)换气功能严重障碍,以致在静息状态下亦不能维持足够的气体交换,导致低氧血症伴(或不伴)高碳酸血症,进而引起一系列病理生理改变和相应临床表现的综合征。其临床表现缺乏特异性,明确诊断有赖于动脉血气分析:在海平面、静息状态、呼吸空气条件下,动脉血氧分压(PaO$_2$)60 mmHg[①],伴或不伴CO$_2$分压(PaCO$_2$)50 mmHg,并排除心内解剖分流和原发于心排出量降低等致低氧因素,可诊断为呼吸衰竭。

一、病因

完整的呼吸过程由相互衔接并同时进行的外呼吸、气体运输和内呼吸三个环节来完成。参与外呼吸即肺通气和肺换气的任何一个环节出现严重病变,都可导致呼吸衰竭。

临床上常见的病因有以下几个方面。

---

① 临床上仍习惯用毫米汞柱(mmHg)作为某些压力单位,1 kPa＝7.5 mmHg,1 mmHg≈0.1333 kPa。全书同。

1.呼吸道阻塞

(1)慢性支气管炎、阻塞性肺气肿、支气管哮喘、慢性肺原性心脏病等慢性阻塞性肺疾病(COPD)和矽肺、尘肺等,它们于急性下呼吸道感染时常使呼吸功能急剧恶化。

(2)纵隔肿瘤之压迫使呼吸道阻塞呈进行性加重。

(3)急性喉、会厌血管性水肿或炎症,吸入性灼伤,毒气中毒等,引起不同程度的呼吸道阻塞,影响肺通气功能,导致呼吸衰竭。

2.肺组织损害

重症大叶性、吸入性及间质性肺炎,重症肺结核,大面积肺不张,肺内淋巴结转移癌,肺肉芽肿及广泛性肺纤维化,肺梗塞,肺内闭塞性血管炎等,破坏大面积有换气功能之肺泡,因二氧化碳弥散力强,故肺组织的损害主要使动脉血氧分压(PaO_2)降低,即缺氧。

3.胸廓及胸膜疾病

(1)脊柱侧后凸。

(2)胸外伤后多数肋骨骨折,胸部大手术后。

(3)胸膜腔大量积液,张力性气胸,大面积胸膜肥厚、钙化等。

4.中枢神经系统疾病

(1)原发性脑干损伤、梗塞、出血,或继发于大脑、小脑出血及脑疝。

(2)感染如乙型脑炎、化脓性脑膜炎、中毒性菌痢、脑干或延髓型灰质炎。

(3)中毒如催眠药、安定药、麻醉药中毒及吸入麻醉过度等。

5.周围神经及呼吸肌病

常见者有急性感染性多发性神经根炎的延髓型,肌萎缩性侧索硬化症,重症肌无力,多发性肌炎以及箭毒样药、有机磷杀虫药中毒等。

6.肺外疾病

(1)肺水肿(急性左心功能不全)、肝、肾功能不全,败血症,各种(尤其是感染性)休克、急性腹膜炎或胰腺炎,体外循环术后等。

(2)急性高山适应不全症(高山病)。

二、临床表现

(一)症状

1.呼吸困难

呼吸困难往往是临床最早出现的症状,其随着呼吸功能减退而加重,表现为呼吸费力和自感空气不足。

2.发绀

发绀是缺氧的典型症状。当动脉血氧饱和度低85%时,亦即还原血红蛋白的浓度为1.5%以上时,可在血流量较大的口唇、口腔黏膜出现发绀。

3.精神神经症状

缺氧和二氧化碳潴留都会引起精神神经症状。急性严重缺氧,可立即出现精神错乱、狂躁、昏迷、抽搐等症状。慢性缺氧多有智力、定向功能障碍。

4.血液循环系统的症状

缺氧和二氧化碳潴留时,心率增快,心搏出量增加,血压上升,肺循环小血管收缩,产生肺动脉高压。

急性严重心肌缺氧,可出现心律不齐,心室颤动,甚至心跳骤停。严重或长期缺氧,最后导致心力衰竭。长期肺动脉高压将诱发右心力衰竭。

5.消化和泌尿系统症状

呼吸衰竭对肝肾功能都有影响,如肝细胞缺氧发生变性坏死,或肝脏淤血,血清谷丙转胺酶增加。肾功能的损害表现在血尿素氮升高,蛋白尿,尿中出现红细胞或管型。严重呼吸衰竭能引起胃肠道黏膜充血、水肿、糜烂渗血。

6.高黏度综合征

呼吸衰竭时代偿性红细胞增多,血黏度增加,加重容量负荷和压力负荷,容易诱发心力衰竭并引起微循环障碍,使心、脑、肺等重要器官血流灌注不足。

7.其他

呼吸衰竭患者常有球结膜水肿、淤血及视盘水肿,有的有突眼征(蛙眼)。长期缺氧还可引起肾上腺皮质萎缩,表现为皮肤黏膜色素、沉着、乏力、血压低等。

(二)体征

(1)慢性呼吸衰竭患者均可见肋间隙增宽、桶状胸、呼吸运动度减弱、叩诊呈过清音、呼吸音减低、双肺干湿性啰音等。

(2)急性呼吸衰竭者多有原发病的体征特点。

三、实验室检查

(1)呼吸衰竭临床化验的主要指标是动脉血气分析:急性呼吸衰竭时 PaO_2 8 kPa(60 mmHg),$PaCO_2$ 6.6 kPa(50 mmHg);慢性呼吸衰竭血气指标可放宽,PaO_2 6.6 kPa(50 mmHg),$PaCO_2$ 7.3 kPa(55 mmHg);仅有 PaO_2 降低为Ⅰ型呼吸衰竭;同时有 PaO_2 降低,$PaCO_2$ 升高为Ⅱ型呼吸衰竭。

(2)血常规检查:合并感染时血白细胞总数及中性粒细胞升高。

(3)胸部 X 线片为其原发病表现。

(4)血尿素氮及 GPT 增高。

四、诊断

(一)急性呼吸衰竭

1.诊断条件

(1)原无肺部疾患,由于某些突发因素、脑部疾患、神经-肌肉疾病、急性物理或化学因素、休克、严重感染或外科手术,致使呼吸功能发生突然衰竭,引起缺氧、呼吸急促、困难和(或)发绀。

(2)动脉血氧分压(PaO_2)低于 7.89 kPa,伴或不伴有动脉二氧化碳分压($PaCO_2$)高于6.67 kPa。

2.判定

具备条件第 1 项可诊断,兼有第 2 项即可确诊。

(二)慢性呼吸衰竭

诊断条件如下。

（1）慢性肺部疾患（如慢性阻塞性肺部疾病、胸廓和胸膜疾病以及弥散性肺间质病等）和神经中枢及肌肉疾患引起的严重呼吸功能不全，如慢性咳嗽、咳痰、呼吸困难、发绀、多汗、心悸，伴或不伴有精神神经症状，或近来有所加重。

（2）静息时动脉血氧分压（PaO_2）低于 7.89 kPa，伴或不伴有动脉二氧化碳分压（$PaCO_2$）高于 6.67 kPa。一般说来，早期时可以缺氧，在晚期时往往并有高碳。

五、治疗

1.急性呼吸衰竭

急性呼吸衰竭患者原来呼吸功能正常，因多种突发因素引起通气或换气功能障碍，多属于现场复苏抢救。

2.慢性呼吸衰竭

慢性呼吸衰竭处理原则是在保持气道通畅的条件下，改善或纠正缺氧、二氧化碳潴留以及代谢功能紊乱，从而为基础疾病和诱发因素的治疗争取时间和创造条件，但具体措施应结合患者实际情况而定。

六、护理

（一）一般护理

1.休息与活动

活动会增加耗氧量，故明显的低氧血症患者应限制活动量；活动后不出现呼吸困难、心率增快为宜。协助患者取舒适体位，如半卧位或坐位；呼吸困难明显的患者应绝对卧床休息。

2.饮食护理

呼吸衰竭患者由于呼吸功能增加、发热等因素，导致能量消耗增加，机体代谢处于负平衡。营养支持对于提高呼吸衰竭的抢救成功率及患者生活质量均有重要意义，故抢救时应常规鼻饲高蛋白、高脂肪、低碳水化合物及适量维生素和微量元素的流质饮食，必要时给予静脉高营养支持。如果可以经口进食，应少食多餐，以提供足够的能量，降低因进食增加的氧消耗。进食时应持续给养，防止气短和进餐时血氧降低。肠外营养时应注意监测二氧化碳的变换，因为碳水化合物可能会加重高碳酸血症患者的二氧化碳潴留。

（二）病情观察

观察患者的呼吸频率、节律和深度，使用辅助呼吸机的情况，呼吸困难的程度。监测生命体征包括意识状况，重症患者需 24 h 监测血压、心率和呼吸等情况，注意 SaO_2 的变化及有无肺性脑病的表现。观察缺氧及二氧化碳潴留的症状和体征：有无发绀、球结膜水肿、肺部呼吸音及啰音变化；有无心律不齐及腹部膨隆，肠鸣音情况；患者有无心力衰竭的症状和体征，尿量及水肿情况。昏迷者应评估瞳孔、肌张力、腱反射及病理反射。及时了解血气分析、尿常规、血电解质等检查结果。在病情观察过程中，有异常情况应及时通知医师。

（三）预防受伤

许多因素会导致呼吸衰竭的患者受伤。缺氧和二氧化碳潴留会导致患者意识障碍；气管插管和机械通气可能造成患者气道或肺部的损伤；长期卧床和营养不良可能出现受压部位皮肤的损伤；应用肌肉松弛药物的患者，由于无法自主呼吸、说话和移动也增加了受伤的危险。护理人员应注意观察患者，防止上述危险因素导致受伤。

(四)用药护理

1. 茶碱类、β_2 受体激动剂

这些药物能松弛支气管平滑肌,减少气道阻力,改善通气功能,缓解呼吸困难。

2. 呼吸兴奋剂

静脉点滴时速度不宜过快,注意观察呼吸频率、节律、睫毛反应、神志变化以及动脉血气的变化,以便调节剂量。如出现恶心、呕吐、烦躁、面色潮红、皮肤瘙痒等现象,需要减慢滴速。

3. 禁用镇静催眠药物

Ⅰ型呼吸衰竭的患者常因咳嗽、咳痰、呼吸困难而影响睡眠,缺氧及二氧化碳潴留引起烦躁不安,护理人员在执行医嘱时注意加以判断,禁用对呼吸有抑制作用的镇静催眠药物。

(五)氧疗的护理

1. 氧疗的意义和原则

氧疗能提高肺泡内氧分压,提高 PaO_2 和 SaO_2;减轻组织损伤,恢复脏器功能,提高机体运动的耐受性;能降低缺氧性肺动脉高压,减轻右心负荷。临床上根据患者病情分析和血气分析结果采取不同的给养方法和氧浓度。原则是保证迅速提高 PaO_2 到 60 mmHg 或脉搏容积血氧饱和度(SpO_2)达 90% 以上的前提下,尽量降低吸氧浓度。Ⅱ型呼吸衰竭的主要问题为缺氧而无二氧化碳潴留,为迅速纠正缺氧,可在短时间内间歇高浓度(50%)或高流量(4~6 L/min)吸氧。对于伴有高碳酸血症的急性呼吸衰竭,往往需要低浓度给养,以免引起二氧化碳潴留。

2. 氧疗的方法

氧疗的方法有鼻导管、鼻塞、面罩、气管内和呼吸机给养。鼻导管或鼻塞吸氧时,其优点为简单、方便;不影响患者进食、咳痰。缺点为氧浓度不恒定,易受患者的呼吸影响,高流量时对局部黏膜有刺激,氧流量不能大于 7 L/min。

面罩主要包括简单面罩、带储气囊无重复呼吸面罩和文丘里(Venturi)面罩,其优点为吸氧浓度相对稳定,可按需要调节,对鼻黏膜刺激小,缺点为在一定程度上影响患者进食及咳嗽,部分患者不能耐受。

3. 氧疗的观察

由于患者对氧疗反应不同,氧疗过程中应密切观察氧疗效果,如吸氧后呼吸困难缓解、发绀减轻、心率减慢,表示氧疗有效;临床上必须根据患者血气结果及时调解吸氧流量或浓度,以防止发生氧中毒和二氧化碳麻醉;注意保持吸入氧气的湿化,以免干燥的氧气对呼吸道黏膜及气道黏液栓形成;输送氧气的面罩、导管、气管导管应定期更换消毒,防止交叉感染。

(六)机械通气的护理

密切监测病情变化,如患者的意识状况、生命体征并准确记录出入量等;掌握呼吸机的参数,及时分析并解除呼吸机报警的原因;加强气道的护理工作,保持呼吸道通畅;预防并及时发现、处理可能的并发症等。

(杜　伟)

第三节　慢性阻塞性肺疾病

慢性阻塞性肺疾病(chronic obstructive pulmonary disease,COPD)是一组慢性气道阻塞性疾病的统称,是一种具有气流受限,不完全可逆,呈进行性发展的气道堵塞的疾病。慢性阻塞性肺疾病是呼吸系统的常见病、多发病,而且患病率和病死率高。据我国的流行病学研究表明,40岁以上人群患病率为8.2%。

慢性阻塞性肺疾病与慢性支气管炎肺气肿密切相关,也包括有慢性支气管阻塞的支气管哮喘及支气管扩张等疾病。

一、病因

确切的病因尚不清楚,但是所有与慢性支气管炎和阻塞性肺气肿发生有关的因素都有可能参与慢性阻塞性肺疾病的发病。

目前将已经发现的危险因素分为外因和内因两类。

(一)外因

1.吸烟

吸烟是目前公认慢性阻塞性肺疾病最重要的危险因素。据流行病学研究显示,吸烟人群较不吸烟人群肺功能异常的发生率明显增高。

2.吸入职业粉尘和化学物质

如烟雾、过敏原、工业废气及室内空气污染,浓度过大或接触时间过长,均可导致慢性阻塞性肺疾病的发生。

3.空气污染

大气中的二氧化硫、二氧化氮、氯气等有害气体均可损伤气道黏膜,使纤毛清除功能下降,黏液分泌增多,为细菌感染创造条件,从而诱发感染。

4.呼吸道感染

呼吸道感染是COPD发生发展的最重要因素之一,长期反复感染可破坏气道正常的防御功能,损伤细支气管和肺泡。病毒、细菌和支原体是本疾病急性加重的重要因素。

(二)内因

1.遗传因素

流行病学研究结果提示COPD易患性与基因有关,涉及多个基因。

2.气道反应性

国内外流行病学研究结果表明,气道高反应性增高者其COPD的发病率也明显增高,二者关系密切。

3.肺发育生长不良

在怀孕期、新生儿期、婴儿期或儿童期由各种原因导致肺发育或生长不良的个体容易在成人之后患COPD。

4.各种外界致病因素

导致易患个体气道、肺实质和肺血管的慢性炎症。

二、临床表现

1.慢性咳嗽

慢性咳嗽为首发症状,表现为早晨起床后咳嗽明显,睡眠时有阵咳或排痰,白天较轻,少数病例咳嗽不伴有咳痰,但随疾病发展可造成终生不愈。

2.咳痰

清晨排痰多为白色黏液或浆液性的泡沫痰,偶有带血丝、急性发作或者细菌感染时痰量增多可有脓性痰。

3.气短或呼吸困难

早期出现活动性后气促,如在体力劳动或上楼等活动后,随病情发展严重后可出现日常活动或休息时也感到气短,这是慢性阻塞性肺疾病的标志性症状。

4.喘息和胸闷

只有在重度 COPD 患者或者是急性加重时出现喘息,不是 COPD 的特异性症状。

5.全身症状

临床中晚期患者出现体重下降,食欲减退。合并感染时可咳血痰或咯血。

三、治疗要点

(一)稳定期治疗

1.教育和劝导患者戒烟

因职业或环境粉尘、刺激性气体所致者,应脱离污染环境。

2.支气管舒张药

支气管舒张药包括短期按需应用以暂时缓解症状,以及长期规则应用以减轻症状。①β_2肾上腺素受体激动剂:主要有沙丁胺醇气雾剂,每次 $100\sim200\ \mu g$($1\sim2$ 喷),定量吸入,疗效持续 $4\sim5\ h$,每 $24\ h$ 不超过 $8\sim12$ 喷。特布他林气雾剂亦有同样作用。可缓解症状,尚有沙美特罗、福莫特罗等长效 β_2 肾上腺素受体激动剂,每日仅需吸入 2 次。②抗胆碱能药:是 COPD 常用的药物,主要品种为异丙托溴铵气雾剂,定量吸入,起效较沙丁胺醇慢,持续 $6\sim8\ h$,每天 $3\sim4$ 次。长效抗胆碱药有噻托溴铵选择性作用于 M_1、M_3 受体,每次吸入 $18\ \mu g$,每天一次。③茶碱类:茶碱缓释或控释片 $0.2\ g$,每 $12\ h\ 1$ 次;氨茶碱 $0.1\ g$,每日 3 次。

3.祛痰药

痰不易咳出者可应用祛痰药。

4.糖皮质激素

糖皮质激素适用于重度和极重度患者,反复加重的患者。有研究显示,长期吸入糖皮质激素与长效 β_2 肾上腺素受体激动剂联合制剂,可增加运动耐量、减少急性加重发作频率、提高生活质量,甚至有些患者的肺功能得到改善。目前常用剂型有沙美特罗加氟替卡松、福莫特罗加布地奈德。

5.长期家庭氧疗(LTOT)

LTOT 对 COPD 慢性呼吸衰竭者可提高生活质量和生存率。对血流动力学、运动能力、肺生理和精神状态均会产生有益的影响。LTOT 指征:① $PaO_2 \leqslant 55\ mmHg$ 或 $SaO_2 \leqslant 88\%$,有或没有高碳酸血症;② $PaO_2\ 55\sim60\ mmHg$,或 $SaO_2 < 89\%$,并有肺动脉高

压、心力衰竭水肿或红细胞增多症(血细胞比容＞0.55)。一般用鼻导管吸氧,氧流量为 1～2 L/min,吸氧时间 10～15 h/d。目的是使患者在静息状态下,达到 $PaO_2 \geqslant 60$ mmHg 和(或)使 SaO_2 升至 90％。

(二)急性加重期治疗

1.确定急性加重期的原因及病情严重程度

最多见的急性加重原因是细菌或病毒感染。根据病情严重程度决定门诊治疗或者住院治疗。

2.支气管舒张药

有严重喘息症状者可给予较大剂量雾化吸入治疗,如应用沙丁胺醇或异丙托溴铵,通过雾化器给患者吸入治疗以缓解症状。

3.低流量吸氧

发生低氧血症者可鼻导管吸氧,或通过面罩吸氧。鼻导管给氧时,氧浓度估算公式为:氧浓度(％)＝21+4×氧流量(L/min)。一般吸入氧浓度为 28％～30％,应避免吸入氧浓度过高而引起二氧化碳潴留。

4.抗生素

当患者呼吸困难加重,咳嗽伴痰量增加、有脓性痰时,应根据患者所在地常见病原菌类型及药物敏感情况积极选用抗生素治疗。

5.糖皮质激素

对急性加重期患者可考虑口服泼尼松 30～40 mg/d,也可静脉给予甲泼尼龙 40～80 mg,每日一次,连续 5～7 d。

6.祛痰剂

溴己新 8～16 mg,每日 3 次;盐酸氨溴索 30 mg,每日 3 次,酌情选用。

四、护理

(一)护理评估

评估患者既往有无慢性肺疾病或与肺疾病相关的病史;评估患者有无呼吸困难及其程度,是否发绀,有无精神神经症状;评估有无异常呼吸音,重点评估患者血气分析结果等。

(二)护理措施

1.休息与活动

给予舒适的体位、端坐位或半坐位,有利于呼吸。晚期患者宜采取身体前倾位,使腹肌参与呼吸,视病情安排合适的活动量,活动以不感到疲劳、不加重症状为宜。室内保持合适的温湿度,冬季注意保暖,避免直接吸入冷空气。

2.保持呼吸道的畅通

鼓励患者咳嗽,指导患者正确咳嗽,促进排痰。

3.氧疗护理

呼吸困难伴低氧血症可采用低流量、低浓度持续给氧,氧流量 1～2 L/min,避免吸入氧浓度过高而引起二氧化碳潴留。长期的持续低流量吸氧能改善缺氧的症状,还有助于降低肺循环的阻力,减轻肺动脉高压和右心负荷。氧疗有效的指标:患者呼吸困难减轻,呼吸频率减慢,发绀减轻,活动耐力增加。

4.用药护理

遵医嘱给予抗炎治疗,有效地控制呼吸道感染;使用支气管舒张药和祛痰药应注意观察用药疗效和不良反应。

5.饮食护理

鼓励多饮水,给予高热量、高蛋白质、高维生素的流质、半流、软食,少量多餐,少吃产气食品,防止产气影响膈肌运动。

6.加强心理护理

护士应聆听患者的叙述,疏导其心理压力,必要时请心理医生协助诊治。

7.呼吸机护理

按医嘱使用 BIPAP 呼吸机,减轻呼吸肌做功,改善呼吸。

8.呼吸训练

(1)腹式呼吸:又称为膈式呼吸训练。吸气时,膈肌收缩下降,腹肌松弛,保证最大吸气量,腹部隆起。呼气时,腹肌收缩帮助膈肌松弛,随腹腔内压增加而上抬,增加呼吸潮气量,腹部塌陷,胸部保持不动。每分钟 7~8 次,每次 10~20 min,每日锻炼 2 次。腹式呼吸需深而缓,可增加潮气量,减少功能残气量,提高肺泡通气量,降低呼吸功耗,缓解呼吸困难症状,改善换气功能。

(2)缩唇腹式呼吸:用鼻吸气,嘴呼气,呼气时嘴唇缩成吹口哨状,吸呼比为 1:2 或 1:3,此方法适用于气道阻力增加的患者。缩唇腹式呼吸是结合腹式呼吸及缩唇呼吸,即将双手分别置于前胸部及上腹部,用鼻缓慢吸气,膈肌松弛,腹部的手有向上抬起的感觉,而胸部的手原位不动;呼气时缩唇,口唇缩成吹口哨状,使气体通过缩窄的口型缓缓呼出,腹肌收缩,腹部的手有下降感,吸气与呼气时间比为 1:2 或 1:3 尽量做到深吸慢呼,缩唇程度以不感到费力为适度,每分钟 7~8 次,每次 5~15 min,每天 2 次。呼吸功能锻炼可增强膈肌力量,减少气道阻力或无效腔,增加肺泡通气量,提高潮气量,是预防肺部感染的理想措施之一。

(王婷婷)

第四节　原发性支气管肺癌

原发性支气管肺癌简称肺癌,是最常见的肺部原发性恶性肿瘤,肿瘤细胞源于支气管黏膜或腺体,常伴有区域性淋巴结和血行转移,早期常有刺激性干咳和痰中带血等呼吸道症状,病情进展速度与细胞的生物特性有关。

肺癌为当前世界各地最常见的恶性肿瘤之一,是一种严重威胁人民健康和生命的疾病,是一种典型的与环境因素及生活方式有关的疾病。

一、常见护理诊断及医护合作性问题

1.营养失调

营养低于机体需要量与癌肿致机体过度消耗、压迫食管致吞咽困难、化疗反应致食欲下降、摄入量不足有关。

2.疼痛

疼痛与癌细胞浸润、肿瘤压迫或转移有关。

3.有皮肤完整性受损的危险

皮肤完整性受损与接受放疗损伤皮肤组织或长期卧床导致局部循环障碍有关。

二、护理措施

(一)一般护理

1.休息和体位

保持环境安静,采取舒适的体位,保证患者充分的休息,避免病情加重。根据病情采取适当的体位,如疼痛明显者告知患者尽量不要突然扭曲或转动身体。小心搬动患者,滚动式平缓地给患者变换体位,避免拖、拉动作。必要时寻求协助,支撑患者各肢体,防止用力不当引起病变部位疼痛。胸痛而影响呼吸者,可用绷带或宽胶布于患者呼气末紧贴在患侧胸部,限制胸廓活动度。指导并协助胸痛患者用手或枕头保护胸部,以减轻深呼吸、咳嗽或变换体位所引起的胸痛。

2.营养护理

(1)评估:评估患者的饮食习惯、营养状态和饮食摄入情况等,以制订合理的饮食计划。

(2)饮食护理。①制订饮食计划。向患者及其家属宣传增加营养与疾病康复及保持健康的关系,与患者及其家属共同制订既适合患者饮食习惯、又有利于疾病康复的饮食计划。一般给予高蛋白、高热量、高维生素、易消化的食物。②食物准备。尽量选用患者喜欢吃的食物,动、植物蛋白应合理搭配,如蛋、鸡肉、大豆等,也可多加些甜食。避免产气食物,如地瓜、韭菜等。并注意调配好食物的色、香、味,以增加食欲。③增进食欲。可采用的措施有餐前休息片刻;做好口腔护理;创造清洁、舒适、愉快的进餐环境;尽可能安排患者与他人共同进餐;少量多餐;避开煮食所产生的气味等以调整患者心情,增加食欲。④帮助进餐。有吞咽困难者应给予流质饮食,进食宜慢,取半卧位以免发生吸入性肺炎或呛咳,甚至窒息。因化疗而引起严重胃肠道反应而影响进食者,应根据情况做相应处理。病情危重者应采取喂食、鼻饲或静脉输入脂肪乳剂、复方氨基酸和含电解质的液体等。

(3)其他支持疗法:必要时酌情输血、血浆或清蛋白等,以减少胸腔积液的产生,纠正机体低蛋白血症,增强机体抗病能力。

(二)病情观察

监测患者的体温、脉搏、呼吸、血压等生命体征的变化。注意观察患者常见症状,如胸痛、呼吸困难、咽下困难、声音嘶哑等的动态变化。注意是否有肿瘤转移症状,如头痛、呕吐、眩晕、颅内高压等中枢神经系统症状和骨骼局部疼痛、压痛。

监测体重、尿量、血清蛋白及血红蛋白等。严密观察是否有化疗、放疗的不良反应,如恶心、呕吐、脱发、口腔溃疡、皮肤干燥等。

(三)疼痛护理

1.评估疼痛

(1)胸痛的部位、性质和程度等,以及各种止痛方法的效果。评估疼痛可用各种量表,如可用 0~10 数字评估量表来描述疼痛:0 代表无疼痛;1~4 级为轻微疼痛(如不适、重物压迫感、钝性疼痛、炎性痛);5~6 级为中度疼痛(如跳痛和痉挛、烧灼感、挤压感和刺痛、触痛和压痛);

7～9 级严重疼痛(如妨碍正常活动);10 级为剧烈疼痛(无法控制)。

(2)注意观察疼痛加重或减轻的因素;疼痛持续、缓解或再发的时间。

(3)影响患者表达疼痛的因素,如性别、年龄、文化背景、教育程度、性格等。

2.避免加重疼痛因素

预防上呼吸道感染,尽量避免咳嗽,必要时给止咳剂。保持大便通畅,2 d 以上未解大便应采取有效措施。指导患者进行有效的呼吸方法,如腹式呼吸、缩唇呼吸等,以减少呼吸时给患者带来的疼痛。

3.控制疼痛

(1)药物止痛:使用止痛药物一定要在明确医疗诊断后,遵医嘱给药,以免因止痛影响病情观察和诊断而延误治疗。癌痛的处理原则为:①尽量口服给药;②按时给药,即 3～6 h 给药一次,而不是只在疼痛时给药;③按阶梯给药;④用药应个体化。止痛药剂量应当根据患者的需要由小到大直至患者疼痛消失为止。而不应对药量限制过严,导致用药不足。

主要药物有:①非麻醉性镇痛药(如阿司匹林、吲哚美辛、对乙酰氨基酚等);②弱麻醉性镇痛药(如可待因、布桂嗪等);③强麻醉性镇痛药(如吗啡、哌替啶等);④辅助性镇痛药(如地西泮、异丙嗪、氯丙嗪等)。

给药时应遵循 WHO 推荐的原则,即选用镇痛药必须从弱到强、先以非麻醉药为主;当其不能控制疼痛时再依次加用弱麻醉性及强麻醉性镇痛药,并配以辅助用药,采取复合用药的方式达到镇痛效果。

(2)患者自控镇痛(PCA):该方法是用计算机化的注射泵,经由静脉、皮下或椎管内连续性输注止痛药,并且患者可自行间歇性给药。不能口服或口含用药的患者,最合适的给药途径是皮下或静脉连续给药。现有多种超小型药泵,将其蝴蝶针置于皮下或中心静脉管内以保证持续不断地给药。这种给药方法需要 2～7 d 更换一次针头。

(四)皮肤护理

1.皮肤评估

评估化疗、放疗后皮肤及身体受压部位皮肤的变化,如化疗后是否有皮肤干燥、色素沉着、脱发和甲床变形;放疗照射部位是否出现红斑、表皮脱屑、瘙痒感等;骨突处有无红、肿、破损等,同时应注意动态监测。

2.化疗后皮肤的护理

由于化疗药物的毒性作用使皮肤干燥、色素沉着、脱发和甲床变形者,应做好解释和安慰,向患者说明停药后毛发可再生,以消除其思想顾虑。

3.放疗照射部位皮肤的护理

放疗时协助患者取舒适体位,嘱其不要随便移动,以免损伤其他部位皮肤。放疗后照射部位皮肤应注意以下方面:①保持照射部位的干燥,切勿擦去照射部位的标记;②照射部位只能用清水洗,不可用肥皂等刺激性洗液,而且要轻轻拍干,不要用力擦干;③在治疗过程中或治疗后,照射部位不可热敷,避免直接阳光照射或吹冷风;④除非是放射科医师的医嘱,否则不可在放射部位擦任何药粉、乳液、油膏,同时局部禁涂凡士林等难以清洗的软膏、红汞、乙醇或碘酊等,忌贴胶布;⑤患者宜穿宽松柔软的衣服,避免摩擦或擦伤皮肤。

4.受压部位皮肤的护理

长期卧床者采取有效措施,防止压疮形成。

(五)用药护理

1.化疗药物护理

应用化疗后,应评估机体对化疗药物是否产生毒性反应,做好动态观察并采取有效保护措施。除注意骨髓抑制反应和消化道反应的护理外,化疗时还要注意保护和合理使用静脉血管,同时做好口腔护理。

2.止痛药物护理

按医嘱用药,用药期间取得患者及其家属的配合,以确定维持有效止痛作用的药物和最佳剂量。应用止痛药物后要注意观察用药的效果,有无药物不良反应等。一般非肠道用药者应在用药后 15～30 min、口服给药 1 h 后开始评估,了解疼痛缓解程度和镇痛作用持续时间。当所制订的用药方案已不能有效止痛时,应及时通知医师并重新调整止痛方案。阿片类药物有便秘、恶心、呕吐、镇静和精神错乱等不良反应,应嘱患者多进富含纤维素的蔬菜和水果,或饮服番泻叶冲剂等措施,缓解和预防便秘。

(六)放疗护理

除前述保护照射部位皮肤外,放疗时还应注意放射性食管炎和肺炎的护理。

1.放射性食管炎的护理

有吞咽疼痛的患者,可给予氢氧化铝凝胶口服,必要时应用利多卡因胶浆,注意采用流食或半流食,避免刺激性饮食。

2.放射性肺炎的护理

协助患者进行有效的排痰,可给予适当镇咳药,早期给予抗生素、糖皮质激素治疗。

(七)心理护理

护理人员应在了解患者的性格、家庭背景、住院体会、对疾病的了解程度及所获得的心理疏导等前提下,再给予适当的安慰与协助。

1.评估

评估患者有无高血压、失眠、紧张、烦躁不安、心悸等恐惧表现。是否因对疾病治疗丧失信心而出现预感性悲哀,如表现为沉默寡言,不吃不喝,伤心哭泣,或有自杀念头,拒绝与人交谈和交往,或不能配合治疗和护理计划。

2.病情告知

确诊后根据患者的心理承受能力和家属的意见,决定是否告知患者病情真实情况。可在恰当的时候,用恰当的语言将诊断告知患者,以缩短患者期待诊断的焦虑期。有手术适应证者鼓励患者尽早手术。对于不愿或害怕知道诊断的患者,应协同家属采取保护性措施,合理隐瞒,以防患者精神崩溃,妨碍治疗。

3.增强战胜疾病的信念

唤起患者的希望和求生的信念。护理过程中要用坚定的表情、不容置疑的语言取得患者的信赖。再以患者微小的病情改善事实,来帮助患者排除不良的心理状态。当患者萌发希望之后,要进一步鼓励其承担力所能及的生活事项。适当的活动不仅使身体受到直接锻炼,而且能从压抑、焦虑、烦恼、苦闷中解脱出来,达到移情益志,对心理起到积极的调控作用。

4.病情变化时的心理护理

当患者出现全身衰竭、失眠、疼痛、不能进食等症状时,护理人员应密切观察病情变化,给予必要的支持疗法,除力求改善全身状况外,更应注意给予患者良好的心理支持,鼓励激发患者的求生欲望。

5.治疗过程中的心理护理

在患者进行手术时、放疗或化疗前,不仅要向他们宣传进行这种治疗的必要性,也向其讲清治疗期间可能出现的不良反应,使患者有足够的心理准备,主动克服困难,积极配合治疗。

6.疼痛患者的心理护理

倾听患者的诉说,教会患者正确描述疼痛的程度及转移疼痛的注意力和技巧,帮助患者找出适宜的减轻疼痛方法。患者疼痛剧烈时可引起烦躁不安、恐惧,而不良情绪反应又会加重疼痛,因而护理人员应及时干预与安慰患者,为患者提供一个舒适、安静的环境,避免其精神紧张和消除恐惧,与患者家属配合做好患者的心理护理,分散注意力,调整好患者的情绪和行为。

三、健康指导

(一)疾病知识宣教

肺癌高危人群定期进行体检,早期发现肿瘤,早期治疗。目前对肺癌的癌前病变认识尚不一致,对 40 岁以上长期重度吸烟有下列情况者应怀疑肺癌,并进行有关排癌检查:无明显诱因的刺激性干咳持续 2～3 周,治疗无效;或原有慢性肺部疾病,咳嗽性质改变者;持续或反复无其他原因可解释的短期内痰中带血者;反复发作的同一部位的肺炎,特别是节段性肺炎;原因不明的肺脓肿,无明显症状,无异物吸入史,抗感染治疗效果不佳者;原因不明的四肢关节疼痛及杵状指(趾);X 线示局限性肺气肿或段、叶性肺不张;孤立性圆形病灶和单侧性肺门阴影增大者;原有肺结核的病灶已稳定,而形态或性质发生改变者;无中毒症状的胸腔积液,尤以血性、进行性增加者。

(二)生活指导

提倡健康的生活方式,宣传吸烟对健康的危害,提倡戒烟,并注意避免被动吸烟。改善工作和生活环境,减少或避免吸入含有致癌物质污染的空气和粉尘。指导患者加强营养支持,多食高蛋白、高热量、高维生素、高纤维、易消化的饮食,尽一切可能来提高患者的食欲。合理安排休息和活动,保持良好精神状态,避免呼吸道感染以调整机体免疫力,增强抗病能力。

(三)心理指导

做好患者及其家属的心理护理,使患者尽快从痛苦中解脱出来,保持良好的精神状态,增强治疗疾病的信心、战胜癌症。向患者解释治疗中可能出现的反应,消除患者的恐惧心理,使患者做好必要的准备,完成治疗方案。指导患者充分休息、适当活动,可采取分散注意力的方式,如看书、听音乐等,以减轻痛苦。

(四)出院指导

督促患者坚持化疗或放射治疗,并告诉患者出现呼吸困难、疼痛等症状加重或不缓解时应及时随访。对晚期癌肿转移患者,要指导家属对患者进行临终前的护理,告之患者及其家属对症处理的措施,使患者平静地走完人生最后旅途。

(王晓红)

第二章 心血管内科疾病护理

第一节 老年高血压

老年高血压是老年人最常见的疾病之一。据统计,有 1/3～2/5 的老年患者血压异常。原发性高血压是指病因未明确的、以血压升高为主要临床表现并伴(或不伴)有多种心血管危险因素的综合征,通常简称为高血压。

老年人以原发性高血压为多见,主要以收缩压增高多见。老年人高血压诊断标准与成年人相同,达到三个条件:①年龄≥60 岁;②在未服抗高血压药物的情况下,血压持续或不同日同一部位三次或三次以上测得收缩压≥140 mmHg 和(或)舒张压≥90 mmHg;③排除继发性高血压。老年人舒张压应以变音(柯氏音第四相)为准,尤其是 70 岁以上的老年人。

一、病因及发病机制

老年人原发性高血压的原因主要有以下方面。①大动脉硬化及粥样硬化:血管内膜胶原蛋白、弹性蛋白、脂质和钙盐增加,中层弹性纤维增加导致动脉中层纤维化,外周血管阻力增加,使血管扩张性下降;②交感神经系统 α 受体功能亢进:老年人缩血管反应性增加,使心脏射血时主动脉不能充分膨胀,动脉系统血容量得到缓解,因而使收缩期血压增高;③动脉硬化回缩的作用减弱,心脏舒张时显得舒张压相对变低;④其他:遗传、肥胖、糖尿病、不良生活习惯(如高盐、吸烟)、睡眠呼吸暂停低通气综合征等。

二、临床表现

1.单纯收缩压升高

老年高血压收缩压≥160 mmHg,舒张压＜90 mmHg,脉压增大,主要为大动脉粥样硬化所致。早期多无症状,仅在体检或发生心、脑、肾等并发症时才被发现,临床上常表现为头晕、头痛。

老年高血压患者中收缩压升高达 50%,常有不同程度的小动脉痉挛,外周阻力明显增加,临床上常表现为怕冷、手足发凉或麻木等末梢循环不良症状。

2.血压波动性大

老年人血压随季节、情绪等因素有较大波动。冬季血压较高,夏季较低;收缩压、舒张压、脉压波动明显增大;收缩压 1 d 内波动达 40 mmHg,昼夜变化不大;易发生直立性低血压,且恢复时间长。

3.症状少、并发症多

老年人反应迟钝,对持续性高血压有较长时间适应。常出现症状与体征不一致现象,如在靶器官损害前约半数老年人无症状,常在体格检查时发现血压高。有 40% 的老年人长期高血压可出现并发症,常并发高血压危象、高血压脑病、冠心病、心力衰竭、脑卒中、慢性肾衰竭、眼底损害、主动脉夹层等。

4.高血压危险度分层

根据血压升高水平分级、心血管危险因素、糖尿病、靶器官损害以及并发症情况,将高血压患者分为低危、中危、高危和极高危四组。

用于分层的心血管疾病危险因素如下:①男性>55 岁、女性>65 岁;②吸烟;③血胆固醇>4.72 mmol/L,或低密度脂蛋白胆固醇(LDL-C)>3.3 mmol/L,或高密度脂蛋白胆固醇(HDLC)<1.0 mmol/L;④早发心血管疾病家族史,发病年龄女性<65 岁,男性<55 岁;⑤腹型肥胖或一般肥胖;⑥缺乏体力活动;⑦高敏 C 反应蛋白(hCRP)≥10 mg/L 等。

用于分层的靶器官损害:①心室肥厚;②血肌酐升高;③颈动脉内膜斑块增厚等。

用于分层的并发症:①心脏疾病(如心绞痛、心肌梗死、心力衰竭等);②脑血管疾病(如脑出血、脑卒中等);③肾脏疾病;④血管疾病;⑤高血压性视网膜疾病等。

三、辅助检查

1.常规检查

常规检查包括尿常规、血常规、血糖、血脂、肾功能、心电图、超声心动图、电解质等。这些检查有助于发现相关危险因素和靶器官损害。

2.特殊检查

如 24 h 动态血压监测(ABPM)、颈动脉内膜中层厚度等。24 h 动态血压监测有助于判断血压升高严重程度,指导降压治疗以及评价降压药物疗效。

3.眼底检查

详细的眼底检查对高血压的诊断、严重程度、预后的判断有重要意义。

四、治疗要点

老年高血压治疗目的是将血压控制在适宜水平,最大限度降低心脑血管病的发生率。

1.不良生活方式干预

不良生活方式干预主要为减轻体重,体重指数控制在 25 以下;适宜活动;减少钠盐摄入;保持心理平衡;戒烟限酒。

2.降压药物控制血压

对老年高血压患者积极进行非药物治疗 6 个月无效或高血压 2 级及以上者(≥160/100 mmHg),合并糖尿病或已经有心脑肾靶器官损害者,应进行药物治疗。老年高血压患者多有动脉粥样硬化,忌急剧降压,以防发生心肌梗死或脑血管意外等。老年人收缩压控制在140~150 mmHg,舒张压控制在70~90 mmHg为宜,合并糖尿病或肾病的高血压患者,血压应控制在130/80mmHg 以内。目前常用降压药(一线)主要为利尿剂、β受体阻滞剂、钙通道阻滞剂(CCB)、血管紧张素转换酶抑制剂(ACEI)、血管紧张素 II 受体阻滞剂(ARB)和 α 阻滞剂六大类。

五、护理措施

(一)一般护理

1.环境与休息

保持病室环境清洁、安静、温暖、舒适,减少环境中声光的刺激,限制探视。症状明显的患者卧床休息,有高血压危象时绝对卧床休息。通过治疗血压应稳定在一般水平,无明显脏器功能损害者,除保证足够的睡眠外,可适当参加力所能及的工作。

2.饮食护理

给予低盐、低脂、低热量、维生素丰富的饮食;限制钠盐摄入,每日钠盐摄入量低于6g;多食含钾、钙、镁丰富的食物,多食粗纤维食物;减少脂肪摄入;补充优质蛋白;戒烟限酒,饮酒越少越好。我国建议:老年人乙醇每日摄入量男性<20～30 g,女性<15～20 g(酒精量=毫升数×0.79×酒精度数)。

(二)心理护理

老年患者负性情绪将使血压升高,加重病情。应指导患者自我放松,同时告诉亲属尽量避免各种可能导致患者精神紧张的因素,尽量使患者保持心态平和,减轻精神压力。

(三)病情观察

观察有无头痛、头晕、心悸、失眠、恶心、呕吐、视力模糊等症状,定期测量血压,发现血压变化应及时通知医生。

(四)用药护理

1.用药期间

防止直立性低血压特别是联合用药、首剂用药、加大剂量用药时容易出现,表现为乏力、头晕、心悸、出汗、恶心、呕吐等。指导患者服药后卧床休息,避免长时间站立,改变姿势和体位时应动作缓慢,用药期间避免用过热的水洗澡,洗澡时间不宜过长。一旦患者发生体位性低血压,应立即平卧并抬高下肢,以促进下肢静脉血液回流。

2.利尿剂

适用于轻、中度高血压及老年高血压合并心力衰竭患者。利尿剂主要不良反应为电解质紊乱(低血钾症或高血钾)、高尿酸血症、血脂血糖代谢紊乱、乏力、尿量增多等。一般推荐小剂量使用,糖尿病、高脂血症、痛风患者禁用,在用药过程中注意观察尿量,记录出、入水量,监测电解质变化。使用呋塞米等排钾利尿剂时应注意补钾,以防低血钾。使用安体舒通等保钾利尿剂可引起高血钾,不宜与ACEI和ARB合用,肾功能不全者禁用。

3.β受体阻滞剂

适用于各种不同严重程度的高血压患者,尤其是心绞痛患者。其对心肌收缩力、房室传导及窦性心律均有抑制作用,并可增加气道阻力,因此,急性心力衰竭、支气管哮喘、阻塞性支气管疾病、病窦综合征、房室传导阻滞和外周血管病患者禁用,如普萘洛尔等。主要不良反应为心动过缓、乏力、四肢发冷、支气管收缩。在用药的过程中注意监测心率、脉搏变化,注意有无心动过缓,根据患者心率、心律及血压变化,及时调整用药剂量。

4.钙通道阻滞剂

适用于各种类型的高血压患者,尤其适用于高血压合并稳定性心绞痛患者。主要不良反应为头痛、颜面潮红、心悸,长期服用可出现脚踝水肿,心力衰竭、窦房结功能低下或房室传导阻滞患者不宜使用非二氢吡啶类钙拮抗剂。

5.血管紧张素转换酶抑制剂(ACEI)

ACEI具有改善胰岛素抵抗和减少尿蛋白的作用,特别适用于高血压伴有心力衰竭、心肌梗死、糖耐量减退或糖尿病肾病的患者,对肥胖、糖尿病及心脏、肾脏靶器官受损的高血压患者具有相对较好的疗效,高钾、妊娠、肾动脉狭窄者禁用。不良反应主要是刺激性干咳、高血钾、味觉异常、皮疹、血管性水肿。用药过程中注意监测血钾和血压。

6.血管紧张素Ⅰ受体阻滞剂(ARB)

降压作用起效缓慢,作用持久而平稳,作用持续时间达 24 h 以上,一般 6～8 周才达最大作用。此类药物的治疗对象和禁忌证与 ACEI 相同,最大的特点是直接与药物有关的不良反应很少,不引起刺激性干咳,持续治疗的依从性高,主要不良反应为血钾升高。

7.α 阻滞剂

能逆转左室肥厚,改善胰岛素抵抗,明显改善前列腺增生时的排尿困难。主要用于血脂和糖耐量异常的高血压老年人,尤其适用于良性前列腺增生的老年人。哌唑嗪等 α 阻滞剂主要不良反应为体位性低血压,服药后指导患者避免久坐、久站及转身过快。

六、健康教育

广泛宣教高血压的有关病因、临床表现、治疗方法等知识;合理饮食,适当运动,注意劳逸结合,维持心理平衡;教会患者在家中定期自测血压,如有不适立即就医。指导患者遵医嘱长期坚持药物治疗,不可自行更改服药时间和增减药物,注意观察药物的不良反应。

(叶志好)

第二节　急性心力衰竭

急性心力衰竭又称急性心功能不全,是由心脏做功不正常引起血流动力学改变而导致的肾脏和神经内分泌系统的异常反应两方面特殊的临床综合征。机械性循环障碍引起的心力衰竭称机械性心力衰竭。心脏泵血功能障碍引起的心力衰竭统称泵衰竭。由各种原因引起的急骤发病、心排出量在短时间内急剧下降甚至丧失排血功能引起的周围系统灌注不足称急性心力衰竭。

一、病因

任何心脏解剖或功能的突发异常,使心排出量急剧而显著地降低和肺静脉压突然升高,均可发生急性左心衰竭。常见的病因有:①急性弥漫性心肌损害,如急性心肌炎、广泛性前壁心肌梗死等;②急起的机械性阻塞,如严重的瓣膜狭窄、心室流出道梗阻、心房内球瓣样血栓或黏液瘤嵌顿二尖瓣口、肺动脉总干或大分支栓塞等;③心脏容量负荷突然加重,如急性心肌梗死或感染性心内膜炎引起的瓣膜穿孔、腱索断裂所致的瓣膜性急性反流,室间隔破裂穿孔而使心室容量负荷突然剧增,另外有输液、输血过多或过快等;④急剧的心脏后负荷增加,如高血压心脏病血压急剧升高;⑤严重的心律失常,如快速性心律失常。

三、临床表现

典型患者以急性肺水肿表现为主。

1.症状

患者突发严重的呼吸困难,强迫端坐位,面色灰白或发绀,大汗淋漓,烦躁不安,有窒息感,频频咳嗽,甚至咳出大量粉红色泡沫痰等。

2.体征

呼吸频率增快,可达 30～40 次/分,且为端坐呼吸,吸气时锁骨上窝和肋间隙内陷。听诊两肺布满湿啰音和哮鸣音,心率增快,心尖部可听到舒张期奔马律。动脉压早期升高,随后下降,严重者可出现心源性休克。

四、辅助检查

1.X线检查

胸部X线检查对左心衰竭的诊断有一定帮助。除原有心脏病的心脏形态改变之外,主要为肺部改变。

2.动脉血气分析

左心衰竭引起不同程度的呼吸功能障碍,病情越重,动脉血氧分压(PaO_2)越低。动脉血氧饱和度低于85%时可出现发绀。多数患者二氧化碳分压($PaCO_2$)中度降低,系PaO_2降低后引起的过度换气所致。

3.血流动力学监护

在左心衰竭的早期即行诊治,多可挽回患者生命。加强监护,尤其是血流动力学监护,对早期发现和指导治疗至关重要。

4.心电监护及心电图检查

心电监护及心电图检查可以发现心脏左、右房室肥大及各种心律失常改变。严重致命的心律失常,如室性心动过速、紊乱的室性心律、室颤、室性自律心律,甚至心室暂停、严重窦缓、三度房室传导阻滞等有助于诊断。

5.血压及压力测量

血压及压力测量包括动脉血压、静脉压、左心室舒张末期压力及冠状动脉灌注压。

五、治疗

治疗原则为急性心力衰竭发生后,首先根据病因作相应处理。紧急镇静,迅速降低心脏前、后负荷。

六、护理要点

(一)常规护理

1.体位

立即协助患者取坐位,双腿下垂,以减少回心血量。并提供靠背、小桌等以节省患者体力,同时注意保护患者,防止坠床。

2.吸氧

吸氧原则为高流量(6～8 L/min)、酒精(一般用50%酒精,不能耐受者用20%～30%酒精)湿化、间歇鼻导管吸氧,重症者面罩加压吸氧。

高流量吸氧可使肺泡内压增加,利于气体交换且减少液体渗出从而减轻肺水肿;酒精可使肺泡内泡沫表面张力降低而破裂,从而增加气体交换面积,改善呼吸困难;高流量吸氧应间断进行以防氧中毒发生。

3.心理护理

①医护人员在抢救患者时必须保持镇静,操作熟练,工作忙而不乱,使患者产生信任感、安全感;②简要介绍本病救治措施及使用监测设备的必要性,以减轻焦虑、恐惧心理;③鼓励患者尽量做缓慢的深呼吸,放松情绪。

（二）用药护理

（1）用吗啡时应注意患者有无呼吸抑制、血压降低、心动过缓、恶心等，伴有神志不清、颅内出血、慢性肺部疾病、呼吸衰竭、低血压、休克者禁用，年老体弱者慎用或减量。另外，不可长期应用，以防成瘾。

（2）用快速利尿药时应注意观察尿量、血容量和血钾变化，伴有血容量降低或低血压休克者禁利尿。

（3）应用血管扩张药要注意调节输液速度、监测血压变化，防止低血压发生，一般将收缩压维持在 100 mmHg 左右，对原有高血压者血压降低幅度（绝对值）以不超过 80 mmHg 为度，用硝普钠应现用现配，避光滴注，有条件者可用输液泵控制滴速。

（4）洋地黄制剂静脉使用时要稀释，推注速度宜缓慢，同时观察心电图变化，尽早发现洋地黄中毒反应并及时处理。

（5）氨茶碱的不良反应主要为低血压、休克、室性心律失常甚至猝死等，静脉注射一定要缓慢，即 0.25 g 氨茶碱加入 50% 葡萄糖液 40 mL 中要求在 10～15 min 静脉推注完；氨茶碱还可增加心肌耗氧量，故心肌梗死和心肌缺血者不宜用，老年人、肝肾功能不全者用量酌减。

（史秀山）

第三节　冠心病

一、治疗技术

经皮冠状动脉介入术（percutaneous coronary intervention，PCI），既往称为经皮冠状动脉血管成形术（percutaneous transluminal coronary angioplasty，PTCA）是指经导管通过各种方法扩张狭窄的冠状动脉，从而达到解除狭窄、改善心肌血供的治疗方法。

经皮冠状动脉球囊血管成形术既往 PTCA 是一种单纯经皮冠状动脉球囊扩张术，由 Gruentzig 于 1977 年首先施行。采用股动脉途径或桡动脉途径，将指引导管送至待扩张的冠状动脉口，再将相应大小的球囊导管沿导引钢丝送至欲扩张的病变处，根据病变的性质以不同的压力进行扩张（一般 4～10 个大气压），扩张的时间为 30～120 s，可重复多次直到造影结果满意或辅以其他治疗措施。

PTCA 的适应证应从患者的症状（有无心绞痛、可诱发的心肌缺血及心肌缺血引起的心功能减退）拟扩张血管病变的部位、形态、程度及其支配心肌的范围，致残或致死的危险性，术者的经验及技术条件等几个方面考虑。

一般认为，患者临床上有心绞痛，冠状动脉造影显示血管狭窄＞60%～70%，或有狭窄血管支配区域心肌缺血的证据时可进行 PTCA。在有条件的医院，急诊 PTCA 是 ST 段抬高型急性心肌梗死患者恢复心肌再灌注最有效的手段；高危的不稳定型心绞痛和非 ST 段抬高型急性心肌梗死患者在积极药物治疗的同时，早期（48 h 内）行冠状动脉造影和介入治疗也能明显改善患者的预后。

治疗部位发生再狭窄需要再次血运重建术是 PTCA 最常见的不良事件，因此行 PTCA 术前须仔细考虑病变所致症状轻重程度和缺血心肌的范围、是否为"罪犯"病变、药物治疗的效果、血管突然闭塞的危险、发生冠状动脉突然闭塞时的致死性和致残性结局的可能性、完全再通或"功能上完全再通"的前景、再狭窄发生率和患者是否适合做旁路移植术等问题。

PTCA 的"绝对禁忌证"包括没有明显血流动力学意义的冠状动脉病变,左冠状动脉主干狭窄＞50％而未做过旁路移植保护以及医院内没有心脏外科作为后盾支持。在考虑选择血运重建术策略时,对存在下列情况的患者,如症状较重的多支血管狭窄患者,PTCA 不易达到完全再通或有弥散性冠状动脉病变,已做大隐静脉旁路移植而发生重度退行性病变,或拟行介入术的冠状动脉是心肌供血的唯一通道等,冠状动脉旁路手术能使患者获益更多。由于单作PTCA 发生冠状动脉急性闭塞的风险大和术后较高的再狭窄率(术后 6 个月 30％～50％),目前已很少单独使用。

(一)冠状动脉支架植入术

1986 年,Puel 将第一枚冠状动脉支架应用于临床,改变了冠状动脉介入治疗的模式。裸金属支架(hare metalstent,BNS)能有效解决冠状动脉夹层,大大减少了 PTCA 术中急性血管闭塞的发生,并使术后 6 个月内再狭窄率降低到 20％～30％,改善了冠心病介入治疗效果。

药物洗脱支架(drugelutingstent,DES)在裸支架的金属表面增加具有良好生物相容性的涂层和药物,支架上局部释放的药物能有效降低支架内再狭窄(instentrestenosis,ISR)和靶血管重建(target vessel revascularization,TVR)率。目前,绝大部分患者(90％左右)在球囊扩张后或其他介入技术(如高频旋磨、定向旋切、激光等)治疗后均需要支架植入。根据手术难度和发生并发症的可能性,造影对冠状动脉病变的危险分层。

1. 裸金属支架

早期 BMS 的血栓发生率相当高,应用受到严格限制。但随着双重抗血小板药物应用、支架设计和治疗技术的提高,状况得到改变。但由于仍存在 20％～30％ 的支架内再狭窄率,BMS 逐渐被 DES 替代。目前,BMS 更多地应用于无法长时间服用双重抗血小板药物,或近期内需择期行外科手术的患者。

2. 药物洗脱支架共同点

利用细胞毒性药物,抑制平滑肌细胞过度增殖而减少内膜增殖和支架内再狭窄。此类支架能有效降低支架内再狭窄(ISR)和靶血管血运重建(TVR),已基本取代 BMS。但在近期,DES 的早期(30 d 内)、晚期(30 d 至 1 年间)或极晚期(1 年后)支架内血栓形成(instent thrombosis)引起了广泛的关注,其机制可能与内皮化不全、延迟,多聚物涂层发生炎症反应等因素有关。目前,不断有新型 DES 研制和应用于临床,但其效果尚需要大规模临床研究进一步验证。BMS 和 DES 的植入技术和过程基本相同。

3. 支架植入术的适应证

早期的支架仅用于球囊成形术后血管急性闭塞、限制血流的内膜撕裂、再狭窄病变及其他介入技术治疗后残余狭窄严重的患者。近年来,除上述情况外,支架被用于绝大部分的常规病变(稳定型、不稳定型及急性血栓)以降低再狭窄及改善预后。以前被列为绝对禁忌证的病变,如左冠状动脉主干狭窄(尤其是近端及体部)也可用支架治疗。药物支架时代的治疗适应证逐渐扩大到慢性闭塞病变、分叉病变、长病变和左主干病变等复杂病变。

4. 围支架术期和长期抗血小板和抗凝治疗

支架是异物,尤其 DES 植入后导致内皮愈合不良和延迟,可引起血小板聚集而诱发血栓形成,甚至在 1 年后仍可发生支架内血栓。目前,随着双重抗血小板药物的应用、支架设计和支架释放技术改进以及高压后扩张球囊的应用,DES 的再狭窄和支架血栓明显减少。

(二)腔内斑块切吸术

腔内斑块切吸术(TEC)主要用于含血栓的冠状动脉病变和退行性变的大隐静脉桥血管病变,旨在球囊扩张或支架植入前消除血栓或易碎的病变。其禁忌证包括中重度钙化病变、重度成角病变、偏心性病变、分叉处病变及小血管病变。有夹层分离者属绝对禁忌。目前,在应用其他的血栓消除器械和远端保护装置后,TEC 并未得到广泛的应用。

(三)激光冠状动脉成形术

利用激光可消融斑块等组织的特点,通过光导纤维将激光引入病变处,并向该处发放激光,从而达到消除血管狭窄的目的。可供临床使用的激光设备主要有以下几种:氩激光、准分子激光、脉冲染料激光、钬激光、铥激光、YAG 激光及激光加热球囊。由于并发症多及再狭窄率高,目前很少使用。

(四)超声血管成形术

超声血管成形术是一种顶端装有可发射装置的导管,所发射的低频(20 kHz)高能的超声波,在组织和细胞中产生空化作用引起 1～3 个大气压大的内爆炸,使斑块瓦解而达到血管再通的目的。该技术曾被认为很有前途,后发现碎裂的斑块体积过大易发生无 Q 波心肌梗死而未能在临床上推广。

(五)冠状动脉内血栓去除术

主要用于富含血栓的病变。目前供临床使用的这类技术有超声血栓消融术、负压抽吸术等。

二、护理

(一)术前护理

1.心理护理

患者在术前普遍对冠状动脉造影术存在一定疑虑和恐惧感,担心手术的成功率、危险性及手术医生的经验技术等。因此了解患者的心理状况,采用通俗易懂的语言向患者解释冠状动脉造影的必要性,手术过程和术中可能的问题及术后的注意事项是非常必要的。也可让已行此治疗的患者现身说法,使患者增强治疗的信心,同时为保证患者平静的心理状态,术前夜可让患者适当服用镇静药物,安定患者的情绪。

2.术前准备

(1)配合医师完善术前常规检查,包括:①术前查三大常规、肝肾功能及电解质、出凝血时间;②X 线胸片;③心电图;④心脏彩超等。

(2)皮肤准备:股动脉穿刺者应双侧腹股沟备皮,备皮时应注意防止损伤局部皮肤。桡动脉穿刺者无须特殊皮肤准备。

(3)药物准备:冠状动脉造影(CAG)是相对安全的有创性检查,但有时因病变严重、离子紊乱或操作不当可在术中、术后发生严重心律失常、严重并发症而危及生命。因此,在术前应备好各种抢救药品并口服氯吡格雷(波立维)。

(4)术前训练:由于摄 X 线片时要求患者憋气,摄片后要求患者进行强有力咳嗽,以利造影剂通过血液循环从尿液中排出,因此,要求患者术前训练憋气和强有力的咳嗽。由股动脉穿刺的患者术后需卧床12 h,因此患者应训练床上排便。

(5)术前皮肤过敏试验:术前常规做碘过敏试验。

(二)术后护理

1.严密监护生命体征

患者回CCU后立即行ECG 1次,以后根据病情每15～30 min测血压1次,病情稳定后可2～4 h测血压1次,注意有无并发症发生。鼓励患者多饮水,一般需要6～8 h饮水1 000～2 000 mL,以使注人体内的造影剂通过肾脏排泄。

2.注意穿刺处有无血肿及出血

有些患者因压迫不彻底、应用肝素或制动不够而发生局部出血或血肿,严重时可导致休克,因此术后1 h内每15 min观察1次穿刺部位,无异常每2～4 h观察1次。如有出血或血肿应及时通知医生进行处理。

3.观察足背动脉搏动情况

因穿刺股动脉植入动脉鞘管,可有股动脉血栓形成。如术侧足背动脉搏动明显减弱或较术前减弱,应考虑股动脉血栓形成,结合肢体皮肤温度及颜色,迅速做出判断,及时发现并通知值班医生。动脉血管鞘拔除后要加压包扎,并用1 kg沙袋压迫8 h。除注意局部穿刺部位有无出血外,还要观察身体各部位有无出血倾向,尤其是消化道出血。如有神志障碍与脑占位体征提示颅内出血,血压逐渐下降是内出血的征兆,应注意观察。

4.及时发现下肢深静脉血栓

由于患者术后要绝对卧床,拔除鞘管后术侧肢体制动12 h,导致下肢静脉回流缓慢,加上弹力绷带加压包扎影响静脉回流,可出现下肢深静脉血栓形成,特别是术侧肢体。下肢深静脉血栓形成多发生在术后24～28 h,患者可有一侧肢体肿胀,皮肤略显紫,但足背动脉搏动良好,必要时B超可证实诊断;应及时发现并通知医师。

三、出院指导

术后患者坚持口服抗血小板药,服药期间注意用药反应,密切观察有无皮下或牙龈出血及白细胞减少、粒细胞缺乏等。患者应1～2周复查血常规和出凝血时间,如有异常立即停药。术后应长期随访患者。

(张振岩)

第四节　急性心肌梗死

一、概述

静脉溶栓是急性心肌梗死(acute myocardial infarction,AMI)治疗的最重要进展,使AMI的治疗从保守治疗并发症飞跃到尽可能早地使梗死相关血管的再通治疗,是一次治疗理念上的飞跃。它使用简便,在相当长的时间内,将是我国治疗急性心肌梗死、减少病死率的主要方法。

血栓形成使冠状动脉急性闭塞,造成心肌严重缺血坏死,应及时采取溶栓治疗,尽快使血栓溶解,恢复心肌再灌注,挽救濒临坏死的心肌。溶栓治疗对维护心室功能、降低并发症的发生、改善预后起到重要作用。

临床溶栓治疗有两种途径给药,即静脉内溶栓和冠状动脉内溶栓。应在急性心肌梗死发病后,争分夺秒,尽力缩短患者入院至开始溶栓的时间,目的是使梗死相关血管得到早期、充分、持续再开通。

二、治疗原则

应在急性心肌梗死发病后,争分夺秒地使梗死相关血管得以早期、充分、持续再开通。

1.适应证

(1)反映左室下壁心电活动的 3 个导联(Ⅱ、Ⅲ、aVF)中有 2 个导联或反映左室前及侧壁的前胸导联($V_{1\sim6}$)中有 2 个相邻导联或Ⅰ和 aVL 导联的 ST 段抬高≥0.2 mV 毫伏或出现新的病理性 Q 波,且含硝酸甘油后,ST 段不回降。

(2)心肌缺血性疼痛持续 20~30 min 或 30 min 以上,含硝酸甘油后症状不缓解。

(3)心肌缺血性疼痛发病时间少于 6 h。

(4)年龄小于 70 岁或年龄大于 70 岁者,需视患者的体质情况来确定。

(5)若患者来院时已是发病后 6~12 h,心电图 ST 段抬高明显伴有或不伴有严重胸痛者仍可溶栓。

2.禁忌证

(1)2 周内有活动性出血(如胃肠道溃疡、咯血等),做过内脏手术、活体组织检查,有创伤性心肺复苏术,不能实施压迫的血管穿刺以及有外伤史者。

(2)高血压病患者经治疗后在溶栓前血压仍≥21.3/13.3 kPa 者。

(3)高度怀疑有夹层动脉瘤者。

(4)有脑出血或蛛网膜下隙出血史,6 h 至半年内有缺血性脑卒中(包括 TIA)史。

(5)有出血性视网膜病史。

(6)各种血液病、出血性疾病或有出血倾向者。

(7)严重的肝肾功能障碍或恶性肿瘤等患者。

3.常用的溶栓药物

主要有尿激酶、链激酶、rt-PA,其中 rt-PA 对血栓的选择性较强。

三、护理评估

(一)溶栓护理评估

1.术前评估

(1)询问病史、了解病情、取得患者合作。

(2)溶栓前应检测酶类及各项有关化验,如纤维蛋白原、凝血酶原活动度、活化部分凝血活酶时间(APTT)、血常规及心电图检查。

(3)注意观察患者意识及生命体征,评估患者,注意有无禁忌证。

(4)评估患者的血管条件,建立静脉通路。

2.用溶栓药过程中护理评估

(1)有无过敏反应,如发热、荨麻疹、皮肤潮红、关节痛及脉管炎。

(2)低血压状态:溶栓治疗中出现低血压情况的概率为 4.9%～14.3%,出现低血压状态时多须扩容或行多巴胺治疗。

(3)胸痛缓解的情况及胸痛的性质。

(4)再灌注心律失常:为冠脉再通的间接征象之一,多表现为胸痛明显缓解后出现短暂的加速性自主心律。下壁 AMI 出现一过性窦性心动过缓、窦房传导阻滞等,也可发生致死性室性心律失常,再灌注心律失常出现突然,严重可致猝死。因此,要加强监护并做好电转复的准备。

(5)出血倾向:出血是溶栓治疗最主要的并发症。在溶栓治疗期间,由于溶栓抗凝,抗血小板药物的应用抑制凝血功能,促进纤维蛋白溶解,可引起其他部位出血,应注意观察有无皮肤破损、黏膜、消化道、泌尿道、呼吸道及颅内出血征象,如牙龈出血、鼻出血、痰中带血、呕吐咖啡样液、黑便、肉眼血尿、皮下血肿或血肿渐大、脑出血时的意识变化。若有异常,须及时报告医师给予处理。定时测凝血功能。溶栓次日应复查血常规,纤维蛋白原凝固时间,尿、便常规等。

(6)溶栓开始后 3 h 内每 30 min 复查 1 次 12 导联心电图。

(7)发病后 6 h、8 h、10 h、12 h、16 h、20 h 采血监测血清酶学的动态变化。

(8)应用肝素后每 2 h 测 APTT 1 次,使 APTT 维持在 60～80 s,根据 APTT 值调整肝素用量。

3.临床评价再通的标准

(1)溶栓开始后 2 h 内胸痛明显减轻或消失。

(2)开始给药后 2 h 内心电图 ST 段在抬高最明显的导联迅速下降≥50%。

(3)溶栓开始后 2～3 h 出现再灌注心律失常,如加速的室性自主心律、下壁梗死新出现的窦性心动过缓或房室传导阻滞。

(4)酶峰前移,即 CK-MB 峰值提前至距发病后 14 h 以内或总的 CK 提前至 16 h 以内。

具备任意 2 条(1 和 3 组合除外)可作为临床再通标准。临床判断再通的标准简单易行,与冠状动脉造影结果有很好的相关性。胸痛和心电图变化可用于早期判断冠状动脉开通情况,以决定下一步治疗措施。溶栓治疗后早期 ST 段回落是预测心肌再灌注强有力的指标。

四、护理要点

1.协助医师询问病史

以便严格选择适应证。注意观察患者意识及生命体征,评估患者,注意有无禁忌证,遵医嘱给溶栓前口服药如阿司匹林等口服。

2.尽快为患者留置套管针

建立 2 条静脉通道,一般选择双侧上肢,静脉给药与静脉采血通道分开。静脉采血通道应用正压接头封管。严禁使用抗凝剂封管,以免影响化验室检查数值。

3.按要求输注溶栓药

溶栓治疗要求在一定时间内输入一定剂量的溶栓剂,使之在循环中达到有效的治疗浓度。护理人员应熟悉各种溶栓剂的使用方法,确保按要求输注。

(1)尿激酶:目前建议剂量为 150 万单位左右,于 30 min 静脉滴注,配合肝素 7 500～10 000 单位皮下注射或低分子肝素皮下注射。

(2)链激酶或重组链激酶:建议 150 万单位于 1h 内静脉滴注,配合肝素 7 500～10 000 单位皮下注射或低分子肝素皮下注射。

（3）rt-PA：我国的心血管病治疗方案中，应用 50 mg rt-PA，8 mg 静脉注射，42 mg 在 90 min 内静脉滴注，给药前静脉注射肝素 5 000 单位，继之以 1 000 单位/小时的速率静脉滴注，根据 APTT 结果调整肝素给药剂量，使 APTT 维持在 68～80 s。

（4）绝对卧床 24 h。

（5）术后可正常进食，以清淡易消化食物为主。

五、健康宣教

在用药期间及用药后的一段时间内，注意有无出血倾向，皮肤、黏膜有无出血点，刷牙时尽量使用软毛牙刷，注意有无牙龈出血；穿刺后注意按压时应适当加大力量并且按压时间应大于 5 min，以免出现皮下血肿及瘀青。

（史晓萍）

第五节　慢性肺源性心脏病

慢性肺源性心脏病，简称慢性肺心病，是由肺组织、肺动脉血管或胸廓的慢性病变引起肺组织结构和（或）功能异常，致肺血管阻力增加，肺动脉压力增高，使右心室扩张和（或）肥厚，伴或不伴有右心功能衰竭的心脏病，并排除先天性心脏病和左心病变引起者。

慢性肺心病是一种常见病，在各种失代偿性心功能衰竭中占 10%～30%。从肺部基础疾病发展为慢性肺心病一般需 10～20 年。本病急性发作以冬、春季多见，以急性呼吸道感染为心肺功能衰竭的主要诱因。以往研究显示，慢性肺心病的患病率存在地区差异，北方地区患病率高于南方地区，农村患病率高于城市，并随年龄增高而增加，吸烟者比不吸烟者患病率明显增高，男女明显差异。

慢性肺心病常反复急性加重，随肺功能的进一步损害病情逐渐加重，多数预后不良，病死率为 10%～15%。但经积极治疗可以延长寿命，提高患者生活质量。

一、病因与发病机制

（一）病因

根据原发病的部位，可分为以下三类。

1.支气管、肺疾病

支气管、肺疾病最常见，慢性阻塞性肺疾病（COPD）是我国肺心病最主要的病因，占 80%～90%，其次为支气管哮喘、支气管扩张、肺结核、间质性肺疾病等。

2.胸廓运动障碍性疾病

胸廓运动障碍性疾病较少见，严重脊椎后凸、侧凸，脊椎结核，类风湿关节炎、胸廓广泛粘连及胸廓成形术后造成的严重胸廓或脊椎畸形，以及神经肌肉疾病（如脊髓灰质炎等），均可引起胸廓活动受限、肺受压、支气管扭曲或变形，以致肺功能受损。气道引流不畅，肺部反复感染，并发肺气肿或纤维化。

3.肺血管疾病

特发性肺动脉高压、慢性血栓栓塞性肺动脉高压以及肺小动脉炎等,均可引起肺血管阻力增加、肺动脉高压和右心室负荷加重,发展为慢性肺心病。

4.其他

原发性肺泡通气不足及先天性口咽畸形、睡眠呼吸暂停综合征等均可产生低氧血症,引起肺血管收缩,导致肺动脉高压,发展为慢性肺心病。

(二)发病机制

疾病不同,所致肺动脉高压的机制也有差异,本节主要论述低氧性肺动脉高压,尤其是COPD所致肺动脉高压的机制及病理生理改变。

1.肺动脉高压的形成

(1)肺血管阻力增加的功能性因素:肺血管收缩在低氧性肺动脉高压的发生中起着关键作用。缺氧、高碳酸血症和呼吸性酸中毒使肺血管收缩、痉挛,其中缺氧是肺动脉高压形成最重要的因素。缺氧时收缩血管的活性物质增多,如白三烯、5-羟色胺(5-HT)、血管紧张素Ⅱ、血小板活化因子(PAF)等使肺血管收缩,血管阻力增加。其次,内皮源性舒张因子(EDRF)和内皮源性收缩因子(EDCF)的平衡失调,在缺氧性肺血管收缩中也起一定作用。缺氧使平滑肌细胞膜对 Ca^{2+} 的通透性增加,细胞内 Ca^{2+} 含量增高,肌肉兴奋-收缩耦联效应增强,直接使肺血管平滑肌收缩。此外,高碳酸血症,由于 H^+ 产生过多,使血管对缺氧的收缩敏感性增强,致肺动脉压增高。

(2)肺血管阻力增加的解剖学因素:各种慢性胸、肺疾病可导致肺血管解剖结构的变化,形成肺循环血流动力学障碍。主要原因有以下方面。①长期反复发作的慢阻肺及支气管周围炎,可累及邻近肺小动脉,引起血管炎,管壁增厚、管腔狭窄或纤维化,甚至完全闭塞,使肺血管阻力增加,产生肺动脉高压。②肺气肿导致肺泡内压增高,压迫肺泡毛细血管,造成毛细血管管腔狭窄或闭塞。肺泡壁破裂造成毛细血管网的毁损,肺泡毛细血管床减损超过70%时肺循环阻力增大。③肺血管重构,慢性缺氧使肺血管收缩,管壁张力增高,同时缺氧时肺内产生多种生长因子(如多肽生长因子),可直接刺激管壁平滑肌细胞、内膜弹力纤维及胶原纤维增生,使肺血管构型重建。④血栓形成,部分慢性肺心病急性发作期患者存在多发性肺微小动脉原位血栓形成,引起肺血管阻力增加,加重肺动脉高压。

(3)血液黏稠度增加和血容量增高:慢性缺氧产生继发性红细胞增高,血液黏稠度增加。缺氧可使醛固酮分泌增加,导致水、钠潴留;缺氧又使肾小动脉收缩,肾血流减少也加重水、钠潴留,血容量增多。血黏粘稠度增加和血容量增多,可致肺动脉压进一步升高。

2.心脏病变和心力衰竭

肺循环阻力增加导致肺动脉高压,右心发挥代偿功能,在克服肺动脉阻力升高时发生右心室肥厚。肺动脉高压早期,右心室尚能代偿,舒张末期仍正常。随着病情进展,特别是急性加重期,肺动脉高压持续升高,超过右心室的代偿能力,右心失代偿,右心排出量下降,右心室收缩末期血量增加,舒张末期压增高,促使右心室扩大和右心衰竭。慢性肺心病除发现右心室改变外,也有少数可见左心室肥厚。由于缺氧、高碳酸血症、酸中毒、相对血流量增多等因素,使左心负荷加重。如病情进展,则可发生左心室肥厚,甚至导致左心衰竭。

3.其他重要器官的损害

缺氧和高碳酸血症除影响心脏外,还导致其他重要脏器如脑、肝、肾、胃肠及内分泌系统、血液系统等发生病理改变,引起多脏器的功能损害。

二、临床表现

本病发展缓慢,临床上除原有支气管、肺和胸廓疾病的各种症状和体征外,主要是逐步出现肺、心功能障碍以及其他脏器功能损害的表现。按其功能的代偿期与失代偿期进行分述。

(一)肺、心功能代偿期

1.症状

咳嗽、咳痰、气促,活动后可有心悸、呼吸困难、乏力和劳动耐力下降。感染可加重上述症状。少数患者有胸痛或咯血。

2.体征

可有不同程度的发绀,原发肺脏疾病体征,如肺气肿体征,干、湿性啰音,$P_2 > A_2$,三尖瓣区可出现收缩期杂音或剑突下心脏搏动增强,提示有右心室肥厚。部分患者因肺气肿使胸腔内压升高,阻碍腔静脉回流,可有颈静脉充盈甚至怒张,或使横隔下降致肝界下移。

(二)肺、心功能失代偿期

1.呼吸衰竭

(1)症状:呼吸困难加重,夜间为甚,常有头痛、失眠、食欲下降,白天嗜睡,甚至出现肺性脑病的表现(如表情淡漠、神志恍惚、谵妄等)。

(2)体征:发绀明显,球结膜充血、水肿,严重时可有颅内压升高的表现(如视网膜血管扩张、视盘水肿等)。腱反射减弱或消失,出现病理反射。因高碳酸血症可出现周围血管扩张的表现,如皮肤潮红、多汗。

2.右心衰竭

(1)症状:明显气促,心悸、食欲缺乏、腹胀、恶心等。

(2)体征:发绀明显,颈静脉怒张,心率增快,可出现心律失常,剑突下可闻及收缩期杂音,甚至出现舒张期杂音。肝大并有压痛,肝颈静脉回流征阳性,下肢水肿,重者可有腹腔积液。少数患者可出现肺水肿及全心衰竭的体征。

三、检查与诊断

根据患者有 COPD 或慢性支气管炎、肺气肿病史,或其他胸、肺疾病病史,并出现肺动脉压增高、右心室增大或右心功能不全的征象,如颈静脉怒张、$P_2 > A_2$、剑突下心脏搏动增强、肝大压痛、肝颈静脉反流征阳性、下肢水肿等,心电图、胸部 X 线片、超声心动图有肺动脉增宽和右心增大、肥厚的征象,可以作为诊断。

(一)X 线检查

除肺、胸基础疾病及急性肺部感染的特征外,尚有肺动脉高压征。X 线诊断标准如下(具备以下任一条均可诊断):①右下肺动脉干扩张,其横径≥15 mm 或右下肺动脉横径与气管横径比值≥右下肺动或动态观察右下肺动脉干增宽>2 mm;②肺动脉段明显突出或其高度≥3 mm;③中心肺动脉扩张和外周分支纤细,形成"残根"征;④圆锥部显著凸出(右前斜位45 度)或其高度≥7 mm;⑤右心室增大。

(二)心电图检查

心电图对慢性肺心病的诊断阳性率为 60.1%~88.2%。其诊断标准为(具备以下任一条均可诊断)：①额面平均电轴≥面平均电；②V_1 R/S_2；③重度顺钟向转位(V_5 R/S 钟向)；④$R_{V_1}+S_{V_5}$≥1.05 mV；⑤aVR R/S 或 R/Q≥1；⑥V1-V3 呈 QS、Qr 或 qr(酷似心肌梗死,应注意鉴别)；⑦肺型 P 波。

(三)超声心动图检查

超声心动图诊断肺心病的阳性率为 60.6%～87.0%。诊断标准为：①右心室流出道内径≥30 mm；②右心室内径≥20 mm；③右心室前壁厚度≥5 mm 或前壁搏动幅度增强；④左、右心室内径比值<2；⑤右肺动脉内径≥18 mm 或肺动脉干≥20 mm；⑥右心室流出道/左心房内径>1.4；⑦肺动脉瓣曲线出现肺动脉高压征象者(a 波低平或<2 mm,或有收缩中期关闭征等)。

(四)血气分析

慢性肺心病肺功能失代偿期可出现低氧血症甚至呼吸衰竭或合并高碳酸血症。当 PaO_2<60 mmHg,$PaCO_2$>50 mmHg 时,提示呼吸衰竭。

(五)血液检查

红细胞及血红蛋白可升高。全血及血浆黏滞度增加,红细胞电泳时间常延长；合并感染时白细胞总数增高,中性粒细胞增加。部分患者血清学检查可有肾功能或肝功能异常,以及电解质异常(如血清钾、钠、氯、钙、镁、磷)。

(六)其他

慢性肺心病合并感染时痰病原学检查可指导抗生素的选用。早期或缓解期慢性肺心病可行肺功能检查评价。

四、治疗

(一)肺、心功能代偿期

原则上采用中西医结合的综合治疗措施,延缓基础支气管、肺疾病的进展,增强患者的免疫功能,预防感染,减少或避免急性加重。如通过长期家庭氧疗、加强康复锻炼和营养支持等,以改善患者的生活质量。

(二)肺、心功能失代偿期

治疗原则为积极控制感染,保持呼吸道通畅,改善呼吸功能,纠正缺氧和二氧化碳潴留,控制呼吸衰竭和心力衰竭,防治并发症。

1.控制感染

呼吸系统感染是引起慢性肺心病急性加重以致肺、心功能失代偿的常见原因,需积极控制感染。可参考痰细菌培养及药物敏感实验选择抗生素。在结果出来前,根据感染环境及痰涂片革兰染色选用抗生素。院外感染以革兰阳性菌占多数,院内感染则以革兰阴性菌为主。或选用二者兼顾的抗菌药物。选用广谱抗菌药时必须注意可能继发的真菌感染。培养结果出来后,根据病原微生物的种类,选用针对性强的抗生素。以 10～14 d 为一个疗程,但主要是根据患者情况而定。

2.控制呼吸衰竭

给予扩张支气管、祛痰等治疗,通畅呼吸道,改善通气功能。合理氧疗,予鼻导管或面罩给氧,以纠正缺氧。必要时给予无创正压通气或气管插管有创正压通气治疗。

3.控制心力衰竭

慢性肺心病患者一般在积极控制感染、改善呼吸功能、纠正缺氧和二氧化碳潴留后,心力衰竭便能得到改善,患者尿量增多,水肿消退,不需常规使用利尿药和正性肌力药。但对经上述治疗无效或严重心力衰竭患者,可适当选用利尿药、正性肌力药或扩血管药物。

(1)利尿药:可减少血容量、减轻右心负荷以及消除水肿。由于应用利尿药后易出现低钾、低氯性碱中毒,痰液黏稠不易排痰和血液浓缩,故原则上宜选用作用温和的利尿药,联合保钾利尿药,短期、小剂量使用。如氢氯噻嗪 25 mg,1~3 次/日,联用螺内酯 20~40 mg,1~2 次/日。

(2)正性肌力药:慢性肺心病患者由于慢性缺氧和感染,对洋地黄药物的耐受性降低,易发生毒性反应。应选用作用快、排泄快的洋地黄类药物,剂量宜小,一般为常规剂量的 1/2 或 2/3。应用指征是:①感染已控制,低氧血症已纠正,使用利尿药后仍反复水肿的心力衰竭患者;②以右心衰竭为主要表现而无明显感染的患者;③出现急性左心衰竭者;④合并室上性快速性心律失常,如室上性心动过速、心房颤动伴快速心室率者。

(3)血管扩张药:钙通道阻滞剂、一氧化氮(NO)、川芎嗪等有一定的降低肺动脉压效果,对部分顽固性心力衰竭可能有一定效果,但并不像治疗其他心脏病那样效果明显。血管扩张药在扩张肺动脉时也扩张体动脉,可造成体循环血压下降,反射性产生心率增快、氧分压下降、二氧化碳分压上升等不良反应,因而限制了血管扩张药在慢性肺心病的临床应用。

4.控制心律失常

一般经抗感染、纠正缺氧等治疗后,心律失常可自行消失,如持续存在,可根据心律失常的类型选用药物。

5.抗凝治疗

应用普通肝素或低分子肝素防止肺微小动脉原位血栓的形成。

五、护理措施

(一)护理评估

1.一般情况评估

(1)一般资料:包括护理对象的姓名、性别、年龄、民族、职业、婚姻状况、受教育水平、家庭住址、联系人等。

(2)目前健康状况:包括此次患病的情况,主述,当前的饮食、营养、排泄、睡眠、自理和活动等情况。

(3)既往健康状况:包括既往患病史、创伤史、手术史、过敏史、烟酒嗜好,女性患者的婚育史和月经史、家族史等。

(4)心理状态:包括护理对象对疾病的认识和态度,康复的信心,患病后精神、情绪及行为的改变等。

(5)社会文化状况:包括护理对象的职业、经济状况、卫生保健待遇,以及家庭、社会的支持系统状况等。

2.症状评估

(1)评估神志、面色、颈静脉充盈情况,皮肤温度、湿度;有无发绀、杵状指(趾)、四肢厥冷等症状。

(2)评估心率、心律、节律等变化。

(3)评估呼吸频率、节律、呼吸方式等变化,监测动脉血气等。

(4)评估血压,脉压的变化,询问患者有无头晕、乏力等症状。

(5)评估体温变化,尤其是危重患者及合并肺部感染患者。

(6)评估患者有无双下肢水肿、腹腔积液等情况。

(二)病情观察

(1)观察患者的生命体征及意识状态,注意有无发绀和呼吸困难及其严重程度。

(2)定期检测动脉血气分析,观察有无右心衰竭的表现。

(3)警惕肺性脑病,密切观察患者有无头痛、烦躁不安、表情淡漠、神志恍惚、精神错乱、嗜睡和昏迷等症状,及时通知医生并协助处理。

(三)呼吸功能锻炼

(1)长期卧床、久病体弱无力咳嗽者及痰液黏稠不易咳出者,应鼓励患者勤翻身,协助拍背排痰,及时清除痰液改善肺泡通气功能。

(2)可针对患者有目的地进行肺康复呼吸功能锻炼,指导患者练习腹式呼吸、吹气球、做呼吸操等,以逐步增加呼吸肌力,提高呼吸功能,进而提高整体活动能力。

(四)氧疗护理

(1)持续低流量、低浓度给氧,氧流量 $1\sim2$ L/min,浓度为 $25\%\sim29\%$。防止高浓度吸氧抑制呼吸,加重缺氧和二氧化碳潴留。

(2)为了预防呼吸道感染,清洁鼻腔 2 次/天,75%酒精棉球消毒鼻导管 2 次/天,湿化瓶每天消毒。

(3)观察氧疗效果,如呼吸困难缓解、心率下降、发绀减轻、氧分压(PaO_2)上升等,表示纠正缺氧有效。若出汗、球结膜充血、呼吸过缓、意识障碍加深,二氧化碳氧分压($PaCO_2$)升高,须警惕 CO_2 潴留加重,遵医嘱予呼吸兴奋剂静脉滴注或无创呼吸机辅助呼吸。

(五)用药观察

(1)对二氧化碳潴留、呼吸道分泌物多的重症患者慎用镇静剂、麻醉药、催眠药。若必须用药,使用后注意观察是否有抑制呼吸和咳嗽反射减弱的情况。

(2)应用利尿剂后易出现低钾、低氯性碱中毒而加重缺氧,过度脱水引起血液浓缩、痰液黏稠不易咳出等不良反应,应注意观察及预防。使用排钾利尿剂时,督促患者遵医嘱补钾。利尿剂尽可能在白天给药,避免患者由于夜间频繁排尿而影响睡眠。

(3)应用洋地黄类药物时,应询问有无洋地黄用药史,遵医嘱准确用药,注意观察药物毒性反应。

(4)应用血管扩张剂时,注意观察患者心率及血压情况。血管扩张药在扩张肺动脉的同时也扩张体循环动脉,往往造成患者血压下降、反射性心率增快、氧分压下降、二氧化碳分压上升等不良反应。

(5)应用抗生素时,注意观察感染控制的效果、有无继发性感染。

(6)应用呼吸兴奋剂时,观察药物的疗效和不良反应。出现心悸、呕吐、震颤、惊厥等症状,立即通知医生。

(六)皮肤护理

注意观察全身水肿情况,有无压疮发生。肺心病患者常有营养不良和身体下垂部位水肿,若长期卧床,极易形成压疮。可指导患者穿宽松、柔软的衣物;定时更换体位,在受压处垫气圈或海绵垫,或使用气垫床。

(七)饮食护理

(1)给予高纤维、易消化、清淡饮食,防止患者因便秘、腹胀而加重呼吸困难。

(2)避免含糖高的食物,以防引起痰液黏稠。

(3)如果患者出现水肿、腹腔积液或尿少时,应限制钠水摄入,每天钠盐＜3 g、水分＜1 500 mL、蛋白质 1.0～1.5 g/kg。

(4)少食多餐,减少用餐时的疲劳,进餐前后漱口,保持口腔清洁,增进食欲。必要时遵医嘱静脉补充营养。

(八)休息与活动

应使患者充分了解休息有助于心肺功能的恢复,同时让其了解适宜活动的必要性和正确的方式方法。

(1)在心肺功能失代偿期,应绝对卧床休息,协助患者采取舒适体位(如半卧位或坐位),以减少机体耗氧量,促进心肺功能的恢复,减慢心率及减轻呼吸困难;对意识障碍者给予床档进行安全保护,必要时专人护理。

(2)代偿期以量力而行、循序渐进为原则,鼓励患者进行适量活动,活动量以不引起疲劳、不加重症状为度。对卧床患者,应协助定时翻身、更换姿势。根据患者的耐受能力指导患者在床上进行缓慢的肌肉松弛活动,如上肢交替前伸、握拳,下肢交替抬离床面,使肌肉保持紧张 5 s后,松弛平放床上。鼓励患者进行呼吸功能锻炼,提高活动耐力。指导患者采取既有利于气体交换又能节省能量的姿势,如站立时,背倚墙,使膈肌和胸廓松弛,全身放松;坐位时,凳高合适,两足平放在地,身体稍前倾,两手摆放于双腿上或趴在小桌上,桌上放软枕,使患者胸椎与腰椎尽可能在一直线上;卧位时,抬高床头,略抬高床尾,使下肢关节轻度屈曲。

(九)健康指导

1.疾病预防指导

慢性肺心病是各种原发肺、胸疾病晚期的并发症,应针对高危人群加强宣传教育,劝导戒烟,积极防治 COPD 等慢性支气管肺疾病,以降低发病率。

2.疾病知识指导

向患者及其家属介绍疾病发生、发展过程,减少反复发作的次数。积极防治原发病,避免各种可能导致病情急性加重的诱因、坚持家庭氧疗等。加强营养支持,保证机体康复的需要。病情缓解期应根据肺、心功能及体力情况进行适当的体育锻炼和呼吸功能锻炼,如散步、气功、太极拳、腹式呼吸、缩唇呼吸等,改善呼吸功能,提高机体免疫功能。

3.病情监测指导

告知患者及其家属病情变化的征象,如体温升高、呼吸困难加重、咳嗽剧烈、咳痰不畅、尿量减少、水肿明显或发现患者神志淡漠、嗜睡、躁动、口唇发绀加重等,均提示病情变化或加重,需及时就诊。

(王婷婷)

第三章 消化内科疾病护理

第一节 肝硬化

肝硬化是一种由不同病因长期、反复作用引起的肝脏慢性进行性弥散性病变。其病理特点为广泛的肝细胞变性坏死、再生结节形成、结缔组织增生，正常肝小叶结构破坏和假小叶形成，致使肝内血循环紊乱，加重肝细胞营养障碍。

临床上肝硬化以肝功能损害和门静脉高压为主要表现，并可出现多系统受累，晚期出现消化道出血、肝性脑病、继发感染等一系列严重并发症。肝硬化是我国常见疾病和主要死亡病因之一，患者以青壮年男性多见，35～48 岁为发病高峰年龄，男女比例为（3.6～8）：1。据国外报道，肝硬化在总人口死因中位居第九，在 35～54 岁年龄组死因中位居第四；40～60 岁为发病高峰年龄，男女比例约为 2：1。

一、病因与发病机制

引起肝硬化的病因很多，目前在我国以慢性乙型肝炎为主，慢性丙型肝炎也占一定比例；欧、美国家则以酒精性肝病居多。近年来，代谢综合征相关的非酒精性脂肪型肝炎（NASH）也逐渐成为肝硬化的重要病因。

1. 肝炎病毒感染

肝炎病毒感染主要是乙型肝炎病毒感染，其次为丙型或乙型加丁型重叠感染。其发病机制主要与肝炎病毒所造成的免疫损伤有关，经过慢性肝炎，尤其是慢性活动性肝炎演变而来。

2. 慢性酒精中毒

长期大量饮酒者，酒精及其中间代谢产物（乙醛）直接损害肝细胞、长期酗酒所致的营养失调等所致，称为酒精性肝硬化。

3. 药物或化学毒物

长期反复接触某些化学性毒物如磷、砷、四氯化碳等，或长期服用某些药物如双醋酚丁、甲基多巴等，可引起中毒性肝炎，最终发展成为肝硬化。

4. 血吸虫病感染

反复或长期感染血吸虫的患者，由于虫卵及其毒性产物在肝脏汇管区的刺激，引起汇管区结缔组织增生所致，称为血吸虫病性肝硬化。

5. 胆汁淤积

持续性胆汁淤积于肝内胆管或肝外胆管时，高浓度的胆红素及胆汁酸对肝细胞的化学性损害。肝细胞发生变性坏死和结缔组织增生而导致肝硬化。

6. 循环障碍

慢性充血性心力衰竭、缩窄性心包炎以及肝静脉或下腔静脉回流障碍导致肝脏长期淤血，肝细胞因缺氧而发生变性坏死和结缔组织增生，导致肝硬化。

7.遗传和代谢性疾病

由于遗传性或代谢性疾病,某些物质或代谢产物沉积于肝脏,造成肝损害,并导致肝硬化,如肝豆状核变性、血色病、半乳糖血症和 α_1-抗胰蛋白酶缺乏症、糖原累积症等。

8.其他

造成肝硬化直接和间接的原因还有很多,如自身免疫性肝损害、缺血性肝病、营养不良等。少数患者病因不明,称为隐源性肝硬化。

二、病理

上述各种病因长期作用于肝脏,其导致肝硬化的病理改变过程基本一致,即导致广泛的肝细胞变性坏死、再生结节形成和弥散性结缔组织增生、假小叶形成。这些病理变化逐步发展,造成肝内血管受压、扭曲、变形、闭塞,致使肝血管床变小,肝内动、静脉小分支、门静脉之间发生异常吻合形成短路,致使肝内血循环障碍,形成了门脉高压的病理解剖基础,同时导致肝细胞的营养代谢障碍,促使肝硬化病变的进一步发展和肝脏功能的不断降低。

三、临床表现

肝硬化往往起病缓慢,症状隐匿。在肝硬化初期,患者的临床表现取决于原发疾病;患者的年龄和性别比例也因原发病不同而异,乙型肝炎肝硬化、酒精性肝硬化所致的肝硬化以中年以后的男性多见,自身免疫性肝炎所致的肝硬化以青年和中年女性多见,原发性胆汁淤积性肝硬化以中年和老年女性多见,遗传性病因导致的肝硬化以青少年多见。临床上根据患者肝脏功能的代偿状况将肝硬化分为肝功能代偿期和肝功能失代偿期。

(一)代偿期

许多患者无任何不适症状,部分患者以乏力、食欲缺乏为主要症状,可伴有低热、恶心、厌油腻、腹胀、腹泻及上腹不适等症状。症状常与劳累有关,休息和治疗后可缓解。男性可有性欲减退,女性可有月经减少或过早闭经。患者多有体质量减轻,肝脏可轻度肿大,质中等度硬,伴轻度压痛。脾脏亦可有轻、中度肿大。肝功能正常或轻度异常。

(二)失代偿期

失代偿期主要表现为肝功能减退和门静脉高压所致的症状和体征。肝功能减退主要表现为肝脏合成及代谢、排泄功能障碍;门脉高压主要表现食管-胃底静脉曲张及破裂出血;而肝性脑病、腹腔积液及其相关并发症(自发性细菌性腹膜炎、肝肾综合征)等是由肝功能减退和门脉高压共同所导致。

1.肝功能减退的临床表现

(1)全身症状与体征:一般状况和营养状况均较差,消瘦、乏力、精神不振,可有不规则低热、面色灰暗黝黑(肝病面容)、皮肤干枯粗糙、水肿、口腔炎症及溃疡、夜盲等症,部分患者出现与病情活动或感染有关的不规则发热症状。

(2)消化道症状:食欲缺乏是最常见的症状,甚至厌食,食后饱胀不适,有时伴恶心、呕吐、腹泻。症状的产生与胃肠道淤血肿胀、消化吸收障碍和肠道菌群失调等因素有关。患者可出现腹胀、腹痛、肝区隐痛。腹胀可能与低钾血症、胃肠积气、肝脾大和腹腔积液有关。腹痛、肝区隐痛常与肝大累及包膜有关。脾大、脾周围炎可引起左上腹疼痛。若肝细胞有进行性或广泛性坏死时可出现黄疸。

（3）出血倾向和贫血：患者常可发生鼻出血、牙龈出血、皮肤紫癜和胃肠出血，女性出现月经过多等。症状的产生与肝脏合成凝血因子减少、纤溶酶增加、脾功能亢进和毛细血管脆性增加导致的凝血障碍有关。患者常出现不同程度的贫血，贫血症状与营养不良、肠道吸收障碍、消化道慢性失血及脾功能亢进有关。

（4）内分泌失调：由于肝功能减退，对雌激素、醛固酮和抗利尿激素的灭活减少，患者体内的雌激素和醛固酮、抗利尿激素的水平增高。雌激素水平的增高可通过负反馈作用，致雄激素和肾上腺糖皮质激素分泌减少。可出现下述症状或体征：①肝掌和蜘蛛痣；②男性患者有性欲减退、睾丸萎缩、乳房发育和女性阴毛分布等；女性出现月经失调、停经、不孕和乳房萎缩等，发生原因与雌、雄激素比例失调有关；③糖耐量降低及糖尿病症状，发生原因与肝及外周靶细胞发生胰岛素抵抗有关；④水肿及腹腔积液，由于体内醛固酮、抗利尿激素的增多引起；⑤皮肤色素沉着，好发于颜面部及其他暴露部位，与肾上腺皮质激素减少有关。

2.门静脉高压的表现

侧支循环的建立与开放，及腹腔积液、脾大是门静脉高压的三大临床表现，尤其是侧支循环的开放，对门静脉高压的诊断有特征性意义。

（1）腹腔积液：是失代偿期最显著的表现。腹腔积液出现前，患者常有腹胀，以进餐后明显。大量腹腔积液时，患者腹部膨隆，皮肤紧绷发亮，并因膈肌上移，出现呼吸困难、心悸。部分患者可出现胸腔积液。腹腔积液形成的主要因素如下。①门静脉高压：其一可导致腹腔脏器毛细血管床静水压增高，组织间液回流减少而漏入腹腔；其二导致肝静脉回流受阻，使肝淋巴液生成增多，超过胸导管引流的能力而渗入腹腔；②低蛋白血症：使血浆胶体渗透压降低，血管内液外渗至组织间隙；③内分泌失调所致的抗利尿激素增多引起钠水潴留；④有效循环量不足导致肾血流量减少，肾小球滤过率降低，排钠和排尿量减少。

（2）侧支循环的建立与开放：门静脉高压时，来自消化器官和脾脏的回心血受阻，使门、腔静脉交通支扩张、血流量增加，建立起侧支循环。临床上重要的侧支循环有：①食管和胃底静脉曲张；②腹壁静脉曲张；③痔静脉曲张，痔核形成。

（3）脾大：门静脉高压可致脾脏淤血性肿大，多为轻、中度肿大，部分可达脐下。后期可出现脾功能亢进，表现为红细胞、白细胞和血小板均减少。

3.肝脏情况

早期肝大，表面尚平滑，质中等硬度；晚期肝脏缩小，可呈结节状，表面不光滑，质地坚硬，一般无疼痛。但当肝细胞进行性坏死或并发炎症时可有压痛、叩击痛。

（三）并发症

1.上消化道出血

上消化道出血为最常见的并发症。多由于食管下段与胃底静脉曲张破裂导致，部分出血为并发急性胃黏膜糜烂或消化性溃疡导致。以发生突然、大量呕血、伴黑便为特征，常诱发肝性脑病，是出血性休克甚至急性死亡直接原因之一。

2.感染

因门腔静脉侧支循环开放以及低蛋白血症和白细胞减少导致的机体抵抗力下降，增加了细菌入侵繁殖的机会，常并发感染，如肺炎、胆道感染、大肠埃希菌性败血症、自发性腹膜炎等。自发性腹膜炎是指腹腔内无脏器穿孔的急性腹膜细菌性感染。其主要原因是肠道内细菌异常繁殖并经肠壁进入腹腔，以及带菌的淋巴液漏入腹腔引起感染。致病菌多为大肠埃希菌及副大肠埃希菌,厌氧菌也是致病菌之一。一般起病较急,主要表现为腹痛、腹胀、发热、腹腔积液迅速增长,出现腹膜刺激征,严重者发生感染性休克。

3.肝性脑病

肝性脑病是晚期肝硬化最严重的并发症和最常见的死亡原因。

4.原发性肝癌

原发性肝癌大部分在肝硬化基础上发生。患者短期内肝脏迅速增大、持续性肝区疼痛、腹腔积液多呈血性,不明原因的发热,应警惕癌变的可能,需做进一步检查。

5.肝肾综合征

由于大量腹腔积液致有效循环血量减少,肾血管收缩、肾血流量减少、肾小球滤过量下降引起。表现为少尿、无尿、稀释性低钠血症、低尿钠和氮质血症等,肾脏本身无器质性改变,故又称为功能性肾衰竭。上消化道出血、休克、大量的腹腔积液和强烈利尿、内毒素血症和电解质、酸碱平衡紊乱等与并发症的发生密切相关。

6.电解质和酸碱平衡紊乱

肝硬化患者在腹腔积液出现前一般已存在,出现腹腔积液后,电解质和酸碱平衡紊乱更为严重。常见的有:①低钠血症,与长期摄入不足、长期利尿和大量放腹腔积液使钠丢失增多以及水钠潴留所致的稀释性低钠血症有关;②低钾血症与代谢性碱中毒,与进食少、呕吐、腹泻、长期使用利尿剂或葡萄糖制剂、继发性醛固酮分泌增多等有关。

四、辅助检查

(一)实验室检查

1.血、尿常规

失代偿期时可有不同程度贫血,脾功能亢进时全血细胞计数减少;尿内可有蛋白、红细胞;黄疸时尿中检测胆红素阳性,尿胆原增加。

2.肝功能检查

代偿期肝功能正常或轻度异常,失代偿期则多有异常。

(1)转氨酶:轻、中度增高,以丙氨酸氨基转移酶(ALT)显著,肝细胞广泛大量坏死时则可能有天门冬氨酸氨基转移酶(AST)升高,AST活力大于ALT。

(2)血清蛋白:血清总蛋白正常、降低或增高,人血清蛋白降低,球蛋白却增高,清蛋白/球蛋白(A/G)的比值降低或倒置。

(3)凝血酶原时间:有不同程度的延长。

(4)血清蛋白电泳:清蛋白减少,γ-球蛋白增多。

3.免疫功能检查

血清IgG、IgA、IgM增高,以IgG最显著;病毒性肝炎患者的病毒标志物呈阳性反应。

4.腹腔积液检查

一般应为漏出液,若患者发生癌变、自发性腹膜炎等并发症时,腹腔积液性质可发生改变。

(二)其他辅助检查

1.影像检查

常用的影像学手段(如B超、X线、CT、核磁共振成像(MRI)等)可以发现肝硬化和(或)门脉高压的征象。如肝包膜增厚、肝表面轮廓不规则、肝实质的回声不均匀增强或CT值增高或呈结节状,各肝叶比例改变,脾脏厚度增加及门静脉、脾静脉直径增宽等。食管静脉曲张时,食管 X 线吞钡检查可见食管下段虫蚀样或蚯蚓样充盈缺损,胃底静脉曲张时可见菊花样充盈缺损。

2.内镜检查

消化道内窥镜可直观静脉曲张的部位和程度,阳性率较 X 线检查高;并可在直视下对出血部位进行止血治疗。

3.肝组织病理学检查

在 B 超引导下采用自动穿刺针进行肝活检组织病理学检查,显示典型的肝硬化结节形成。肝活检可靠性及安全性很高,患者的痛苦也较小,但也有其局限性,如病变不均一有可能造成取样误差,且不可能对同一患者反复多次进行穿刺,因而不便于观察动态变化或治疗效果。

五、诊断要点

肝硬化诊断的"金标准"是肝活检组织病理学检查,并根据有病毒性肝炎、长期酗酒、血吸虫病或营养失调等病史,肝功能减退与门静脉高压症的临床表现,影像学肝质地坚硬,以及实验室肝功能试验异常等可以确诊。

六、治疗要点

对于肝硬化的治疗主要是病因治疗,一般对症支持治疗及预防和治疗各种并发症。最重要的是从整体观念出发,给患者制定一个系统的、规范的临床治疗方案及长期随访监测计划。

(一)病因治疗

对慢性乙型和丙型肝炎所致的肝硬化,如果病毒复制仍然活跃,可给予相应的抗病毒、降酶、退黄治疗;对于失代偿期的肝硬化患者应禁用干扰素等有可能加重肝功能损害的药物。对于酒精性肝硬化患者应立即严格戒酒。对于胆汁淤积性肝硬化应及早给予大剂量熊去氧胆酸治疗。对于自身免疫性肝炎所致的肝硬化,若仍有疾病活动,应给予激素或激素加硫唑嘌呤治疗。只有去除或有效控制病因,才能有效延缓、阻断甚至逆转肝硬化的发展。

(二)一般治疗

一般治疗包括休息、饮食、营养支持疗法,维持水、电解质和酸碱平衡,特别注意钾盐的补充;酌情应用氨基酸、血浆及清蛋白等。

(三)降低门静脉压力

常用普萘洛尔,应从小量开始,递增给药。用法:每次 10～20 mg,每日 3 次或每次40 mg,每日 2 次。其他硝酸酯类,如异山梨酯或钙通道阻滞剂,也可选用。

(四)并发症的治疗

1.腹腔积液治疗

(1)卧床休息、限制水钠摄入。常规限钠能使基础尿钠排出量相对较高的患者腹腔积液消退。

(2)利尿剂的应用:大多数腹腔积液患者需要加用利尿剂治疗,约90%的患者对限钠和利尿剂治疗有反应。主要使用螺内酯和呋塞米,二者有协同作用,可避免电解质紊乱和过度利尿。使用螺内酯和呋塞米的比例为 100 mg∶40 mg。

(3)腹腔穿刺放液及补充血容量:大量腹腔积液出现明显压迫症状时,可穿刺放液以减轻症状,同时按放腹腔积液量每升补充清蛋白6～8 g,以提高血浆胶体渗透压,可有效预防大量排放腹腔积液造成的循环改变和肾脏损害。有证据表明,在清蛋白的扩容配合下,每次放腹腔积液大于5 L是安全的,一次最大放液量可达15～20 L。

(4)自身腹腔积液浓缩回输:腹腔积液浓缩回输是利用半透膜的有限通透性,让水和小分子物质通过,保留清蛋白等成分,通常可将腹腔积液浓缩2～6倍,钠盐被大量清除。浓缩后的腹腔积液经外周静脉回输至患者体内,可提高血浆清蛋白浓度和血浆胶体渗透压,增加有效血容量,改善肾功能,抑制醛固酮和抗利尿激素的分泌,减少外源性清蛋白和利尿剂的应用。但有感染的腹腔积液禁止回输。

(5)手术置管介入方式:近年来,有证据证实通过体内置入支架或分流管,以使腹腔积液生成减少和出路增加,是难治性腹腔积液治疗的有效方法,如经颈静脉肝内门体分流术(TIPS)、腹腔静脉分流术(PVS)等。

2.上消化道出血的治疗

对已发生上消化道大出血者,按上消化道出血治疗原则采取综合措施进行治疗。

3.肝性脑病的治疗

对于已出现肝性脑病患者,按肝性脑病治疗原则采取综合措施进行治疗。

七、主要护理诊断/问题

(1)活动无耐力与肝功能减退、大量腹腔积液有关。

(2)营养失调低于机体需要量与肝功能减退、门静脉高压引起食欲减退、消化和吸收障碍有关。

(3)体液过多与肝功能减退、门静脉高压引起钠水潴留有关。

(4)焦虑与担心疾病预后、经济负担等有关。

(5)皮肤完整性受损与营养不良、水肿、皮肤瘙痒、长期卧床有关。

(6)潜在并发症:上消化道出血、肝性脑病、感染、肝肾综合征。

八、护理措施

(一)休息与活动

肝功能代偿期患者可参加一般轻工作;肝功能失代偿期或有并发症者,须卧床休息,病室环境要安静、舒适;大量腹腔积液患者可采取半卧位、坐位或取其自觉舒适的体位,使膈肌下降,以利于减轻呼吸困难;肢体水肿者,可抬高下肢,以利静脉回流,减轻水肿。并告知患者休息有利于保证肝、肾血流量,避免加重肝脏负担,促进肝功能的恢复;卧床休息时使用床栏,防止坠床。

(二)病情观察

(1)密切观察患者的精神、表情、行为、言语、体温、脉搏、呼吸、血压的变化以及有无扑翼样震颤、皮肤黏膜、胃肠道有无出血等,及时发现有无感染、出血征兆及肝性脑病先兆表现。

(2)观察患者的食欲、有无恶心呕吐、对饮食的爱好等;评估其营养状况,包括每日营养摄入量、体质量、化验室检查的有关指标变化。

(3)观察腹腔积液和皮下水肿的消长情况,准确记录出入液量、测量腹围及体质量,在患者有进食量不足、呕吐、腹泻时,或遵医嘱使用利尿剂及放腹腔积液后更应加强观察。

(4)及时送检各类标本,监测血常规、大便隐血、肝功能、电解质及血氨等的变化,尤其是在使用利尿剂、抽腹腔积液后和出现吐泻时应密切观察电解质的改变。

(三)饮食护理

既保证饮食中的营养供给又必须遵守必要的饮食限制是改善肝功能、延缓肝硬化病情进展的基本措施。以高热量、高蛋白质、低脂、维生素、矿物质丰富而易消化的食物为原则,并根据病情变化及时调整,必要时遵医嘱给予静脉内营养补充;严禁饮酒。分述如下。

1.总热量

充足的热量可减少对蛋白质的消耗,减轻肝脏负担,有利于组织蛋白的合成。肝硬化患者要有足够的热量,每日食物热量以 10 465～11 720 kJ(2 500～2 800 kcal)较为适宜。按体质量计,每日每千克体质量需热量 146.51～167.44 kJ(35～40 kcal)。

2.蛋白质

蛋白饮食对保护肝细胞、修复已损坏的肝细胞有重要意义,应适量供给,一般每日供给 100～120 g。血浆蛋白减少时,则需大量补充蛋白质,可供 1.5～2 g/(kg·d),有腹腔积液或使用糖皮质激素治疗者可增至每天 2～3 g/(kg·d)。但在肝功能严重受损或出现肝性脑病先兆症状时,则要严格限制进食蛋白量,控制在 30 g/d 左右,以减轻肝脏负担和减少血中氨的浓度。蛋白质主要来源以豆制品、鸡蛋、牛奶、鱼、瘦肉、鸡肉等为主,尤其是豆制品,因其所含的蛋氨酸芳香氨基酸和产氨氨基酸较少,且含可溶性纤维,可避免诱发肝性脑病或防止便秘。

3.糖类

供应要充足,每日以 300～500 g 为宜。充足的糖类可保证肝脏合成并贮存肝糖原,对防止毒素对肝细胞的损害是必要的。但是过多地进食糖类,不仅影响食欲,而且容易造成体内脂肪的积聚,诱发脂肪肝及动脉硬化等症,患者体质量也会日渐增加,进一步加重肝脏的负担,导致肝功能日渐下降。

4.脂肪

适量摄入可保证足够的总热量,也有助于增加患者的食欲,但不宜过多。肝硬化患者的肝脏胆汁合成及分泌均减少,使脂肪的消化和吸收受到严重影响。过多的脂肪在肝脏内沉积,不仅会诱发脂肪肝,而且会阻止肝糖原的合成,使肝功能进一步减退。一般来说,每日以 40～50 g 为宜。禁用动物油,可采用少量植物油。

5.维生素

维生素要全面而丰富。B 族维生素对促进消化、保护肝脏和防止脂肪肝有重要生理作用。维生素 C 可促进新陈代谢并具有解毒功能。脂溶性维生素 A、维生素 D、维生素 E 对肝都有不同程度的保护作用。新鲜蔬菜和水果含有丰富维生素,如苹果、柑橘、柚子等,日常食用可保证维生素的摄取。

6.矿物质

肝硬化患者体内多有锌和镁离子的缺乏,在日常饮食中应适量摄取含锌和镁丰富的饮食,如瘦猪肉、牛肉、羊肉、鱼类以及绿叶蔬菜或乳制品等。

7.盐和水

有腹腔积液者,应于少盐或无盐饮食,大量腹腔积液时,钠盐的摄入量限制在 0.6～1.2 g/d,水的摄入量限制在 1500 mL/d 以内。如血清钠小于 130 mmol/L,每日摄水量应控制在 1 000 mL 以下。若有稀释性低钠血症,血清钠小于 125 mmol/L,摄水量应限制在 300～500 mL/d(由于 1 g 钠约潴留 200 mL 水,故限制钠的摄入比水更为重要)。要教会患者如何安排每日摄入的食盐量,并向患者介绍各种食物的成分,例如,含钠量高的食物有咸肉、咸鱼、酱菜、罐头食品及酱油、含钠味精等,应尽量减少食用;多食含钠较少的粮谷类、瓜茄类和水果等。

8.少食多餐

肝硬化患者的消化能力降低,每次进食不宜过量,以免加重肝脏负担。要少食多餐,尤其是在出现腹腔积液时,更要注意减少进食量,以免增加饱胀不适的感觉。食谱应多样化,讲究色美味香及软烂可口易消化,以增加患者的食欲。

9.避免食物诱发上消化道出血

有食管胃底静脉曲张者,应避免进食坚硬、粗糙的食物,以防止刺伤食道造成破裂出血。可指导患者进食菜泥、果泥、肉末、软饭、面食等,且进餐时应细嚼慢咽;服用片剂的药物应先磨成粉末再行服用。

(四)对症护理

1.皮肤黏膜出血

(1)避免外力碰撞身体或肢体局部长时间束缚(如测血压、静脉穿刺扎止血带等),导致皮下出血。

(2)做好口腔护理,保持口腔清洁和完整,避免感染和出血。指导患者选择合适的牙具,避免使用刷毛太硬的牙刷,切勿用牙签剔牙,以防牙龈损伤或出血。

(3)有牙龈出血者,用软毛牙刷或含漱液清洁口腔。

(4)避免用力擤鼻、挖鼻孔,鼻出血时,可以局部冰敷。

2.腹腔积液/水肿的皮肤护理

(1)选择宽松合适、柔软舒适的衣裤,以免衣物过紧影响肢体血液循环。

(2)协助患者勤修剪指甲,告知勿搔抓皮肤以免破损感染。

(3)每日温水擦身,动作宜轻柔,避免用力擦拭致破损或皮下出血,尤其是水肿部位。指导患者避免使用碱性香皂与沐浴液,并使用性质温和的护肤乳液,以减轻皮肤干燥及瘙痒症状。

(4)长期卧床患者协助床上翻身,预防压疮的发生。

(5)阴囊水肿明显时,可使用软垫或托带托起阴囊,以利于水肿消退和防止摩擦破损。

3.腹腔穿刺放腹腔积液护理

(1)协助医师准备穿刺用物及药品。

(2)术前向患者说明穿刺的目的、注意事项,并测量体质量、腹围、生命体征,嘱患者排空小便,以免误伤膀胱。

(3)术中观察患者面色、脉搏、呼吸及有无不适反应。

(4)术毕以无菌敷料覆盖穿刺部位,并以腹带加压收紧包扎,以免腹内压骤降致回心血量突然减少发生虚脱。

(5)协助患者取侧卧位,以减轻穿刺点的表面张力,防止和/或减轻溢液,术后至少卧床休息 12 h。

(6)及时送检腹腔积液标本,记录抽出腹腔积液的量、性质和颜色。

(7)术后注意观察患者血压、脉搏、神志、尿量及不良反应;监测血电解质的变化。

（8）观察穿刺部位敷料有无渗出,渗出液量及色,及时更换浸湿敷料、腹带。

（五）用药护理

（1）指导患者采用正确的服药方法,时间极有可能出现的不良反应,并观察服药后的效果,慎用安眠镇静剂。

（2）使用利尿剂应注意:遵医嘱小剂量、间歇利尿;监测神志、体质量、尿量及电解质,利尿治疗以每天减轻体质量不超过 0.5 kg 为宜,以免诱发肝性脑病、肝肾综合征;使用排钾利尿剂者应注意补钾;观察腹腔积液,渐消退者可将利尿剂逐渐减量。

（3）指导患者不可随意增减药量及擅自服用他药,以免加重肝功能损害。

（六）心理护理

关心体贴患者,懂得去聆听其倾诉,了解其疾苦,排解其忧郁,消除其顾虑,以积极乐观的生活态度影响患者,增强患者战胜疾病,应对变化的信心、力量和能力。同时要让患者明白七情伤体的道理,自觉地克服不良情绪,而做到心境平和,气机调畅,提高机体的抗病力。

九、健康教育

（1）向患者讲解与肝硬化预后的相关知识,使之掌握自我护理的方法,学会自我观察病情变化,要求患者及其家属掌握各种并发症的诱因及其主要表现,出现异常及时就诊。

（2）指导患者合理安排生活起居,注意休息,生活规律,保证充足的休息与睡眠;失代偿期更应多卧床休息,避免疲劳;指导患者学会自我观察大小便的色、质、量,学会自测并动态地观察体质量、腹围、尿量;保持大便通畅,切忌怒责;便秘时可按医嘱服用乳果糖等调节排便;指导患者学会自我调摄,防止诸如上呼吸道、胃肠道、皮肤等各类感染。

（3）指导患者根据病情制定合理的饮食计划和营养搭配,切实落实饮食计划。饮食宜丰富维生素、蛋白质,高热量,易消化;禁止饮酒。忌辛辣、粗糙、坚硬、肥厚、刺激性食物及浓茶、咖啡等。

（4）指导患者了解常用的对肝脏有毒的药物,用药应遵医嘱,不能随意服用或更改剂量,以免加重肝脏损害,避免使用镇静安眠药。

（5）指导患者保持平和心情,防止郁怒伤肝。

（阎丽娟）

第二节　腹腔积液

正常情况下,腹腔内有极少量(约 50 mL)液体以润滑壁层腹膜和脏层腹膜。任何病理状态导致的腹腔液体量增加,超过 200 mL 时称为腹腔积液。腹腔积液最常见的病因是肝疾病,约占 80%,特别是失代偿肝硬化和肝静脉血栓形成(Budd-Chiari 综合征等)。非肝源性病因包括恶性肿瘤(10%)、心功能衰竭(3%)、结核性腹膜炎(2%)、透析(1%)、胰腺疾病(1%)以及自身免疫性疾病等。腹腔积液是肝硬化最常见的并发症之一。50% 代偿期肝硬化患者在 10 年内出现腹腔积液。肝硬化腹腔积液患者的 5 年生存率为 50%,而顽固性腹腔积液患者的 2 年生存率为 50%。

一、临床表现

(一)症状

腹腔积液可突然或逐渐发生,腹胀是患者的主要症状。许多患者由于腹围增大才注意到腹腔积液的发生,可伴有足背水肿。其他常见的症状有乏力、食欲减退以及营养状况差。当腹部膨隆明显、横膈抬高、胸廓活动受限时,可出现呼吸困难,亦可能与肝性胸腔积液、肝肺综合征或本身的肺部或心脏疾病有关。极少部分的肝硬化患者,其腹腔积液的发生可能并发肝硬化以外的原因,如结核、肿瘤等。

(二)体检

体检可发现肝硬化、门脉高压的体征,如蜘蛛痣、肝掌、脾大、腹壁静脉曲张等。肝硬化股腔积液患者常伴有下肢水肿,有时也有腹壁水肿。

腹腔积液征检查时望诊腹部膨隆,但需要与肠胀气、肥胖或巨大的卵巢囊肿等相鉴别。腹部叩诊浊音阴性,诊断无腹腔积液的准确率可达 90%;叩诊呈浊音,应进一步检查移动性浊音,当腹腔内游离腹腔积液在 500 mL 以上时,即可查出移动性浊音。如果腹腔积液量少,仰卧位检查未能查出时,可让患者取肘膝位,使脐部处于最低位,此时脐部叩诊呈浊音,则提示有腹腔积液可能,用此种方法可查出少至 150 mL 的腹腔积液。腹腔积液的程度可半定量为:+仅在仔细检查时发现;++容易发现,但量较少;+++腹腔积液明显,但非张力性;++++张力性腹腔积液。

二、辅助检查

(1)诊断性腹腔积液穿刺和腹腔积液分析是腹腔积液病因诊断最快速有效的方法。

(2)腹腔镜检查:对鉴别诊断困难者(特别是肿瘤和结核),可行腹腔镜检查,直接了解病变部位,同时可行腹膜病变活检进行病理学检查。

(3)淋巴显像:包括放射性核素淋巴显像和 X 线淋巴管造影,可确定淋巴管漏、阻塞的存在及部位,有助于病因诊断,前者为无创性检查方法,后者为有创性。

(4)心电图检查可发现心律的变化、心脏供血情况。

三、主要护理问题

(1)潜在并发症:电解质紊乱。

(2)活动无耐力与腹腔积液导致的呼吸功能改变有关。

(3)皮肤完整性受损与腹腔积液引起的皮肤变薄有关。

(4)缺乏有关治疗的知识。

四、护理措施

(1)限制钠、水的摄入:限制钠盐 1.2～2.0 g/d,24 h 液体入量<1 000 mL。若合并低钠血症,应限制在 500 mL 以内。

(2)利尿药:是目前临床应用最广泛的治疗腹腔积液方法。首选醛固酮受体拮抗剂螺内酯。同时应合用排钾利尿药呋塞米。注意利尿速度不宜过快,每天体质量减轻不超过 0.5(无水肿)～1 kg(有下肢水肿),防止诱发肝性脑病和肝肾综合征。

(3)提高血浆胶体渗透压:定期输注血浆、新鲜血或清蛋白。

（4）放腹腔积液、输注清蛋白：适用于无并发症（如肝性脑病）、肝代偿功能尚可、凝血功能正常的难治性腹腔积液者。

（5）腹腔积液浓缩回输：已较少使用。

（6）经颈静脉肝内门腔分流术。

（阎丽娟）

第三节　肝性脑病

肝性脑病是由严重肝病引起的、以代谢紊乱为基础、导致中枢神经系统功能失调的综合征，其主要临床表现是意识障碍、行为失常和昏迷。一般根据患者意识障碍的程度、神经系统表现及脑电图改变，分为前驱期（Ⅰ期）、昏迷前期（Ⅱ期）、昏睡期（Ⅲ期）、昏迷期（Ⅳ期）。急性肝衰竭几乎均并发肝性脑病，而慢性肝衰竭患者大约1/3并发肝性脑病。大部分肝性脑病是由各型肝硬化（肝炎后肝硬化最多见）引起，也包括治疗门静脉高压的外科门体分流手术后引起的病例。如果将亚临床肝性脑病也计算在内，肝硬化患者发生肝性脑病的比例可达70％。肝性脑病还见于重症病毒性肝炎中毒性肝炎和药物性肝病的急性或暴发性肝衰竭阶段。较少见的病因有原发性肝癌、妊娠期急性脂肪肝、严重胆管感染等。肝性脑病，特别是门体分流性脑病多有明显的诱因，常见的诱因有上消化道出血、大量排钾利尿、放腹腔积液、高蛋白质饮食、使用安眠镇静药或麻醉药、便秘、尿毒症、外科手术、感染等。

到目前为止，肝性脑病的发病机制尚未完全明了。普遍认为肝性脑病发生的病理生理基础取决于两方面的因素，即肝细胞功能不全和门腔静脉分流。

在临床上，"纯"的肝功能不良性脑病，如暴发性肝昏迷，或"纯"的门腔分流性脑病，如先天性门-体静脉分流均少见。而大部分肝性脑病患者既有一定程度的肝细胞功能不全，又具有一定程度的门-体静脉分流。两方面综合作用则会发生肝性脑病。由于肝脏是人体内物质代谢的中枢，它所引起的代谢紊乱涉及多个途径和环节，这也就决定着肝性脑病的发病机制具有复杂性和多样性的特征。

一、临床特点

以意识障碍和肝昏迷为主的一系列精神神经症状。临床上起病缓慢，以慢性反复发作性昏迷为突出表现。除原发肝病特征外，主要是脑病表现。

一般根据意识障碍程度、神经系统表现和脑电图改变，将肝性脑病的表现分为以下4期。

（1）前驱期：轻度性格改变和行为失常。

（2）昏迷前期：以意识错乱、睡眠障碍、行为失常为主。

（3）昏睡期：以昏睡和精神错乱为主。

（4）昏迷期：神志完全丧失，不能唤醒。

二、辅助检查

1.实验室检查

（1）血氨：正常人空腹静脉血氨为50～70 mmol/L，慢性肝性脑病尤其是门体分流性脑病患者多有血氨增高,急性肝衰竭所致脑病的血氨多正常。

(2)肝功能:多有明显损害,A/G 倒置,低蛋白血症。

(3)血气分析:可示呼吸性碱中毒,晚期为代谢性酸中毒。

(4)电解质测定:可有低钾、低钠血症,部分患者尿少时可有高钾。

(5)肾功能:可有尿素氮、肌酐升高。

(6)血糖测定:部分患者可有升高。

(7)其他:凝血酶原时间延长。

2.特殊检查

(1)脑电图检查:其演变与肝性脑病的严重程度一致,早期脑电图的节律弥散性减慢、波幅增高,由正常的 α 节律(8～13 次/秒)变为 θ 节律(4～7 次/秒),δ 波则为 Ⅱ 期肝性脑病的特征性改变。

(2)诱发电位:可分为视觉诱发电位(VEP)、听觉诱发电位(AEP)、躯体诱发电位(SEP)等。诱发电位以峰阳性(P)或阴性(N)显示,并把峰依次分为 P_1、P_2 和 P_3 或根据各个峰的潜伏期命名,SEPs 的延迟部分对肝性脑病临床分期有用,N_1～N_2 的峰间潜伏期与肝性脑病分期一致;根据 VEPsN_3 潜伏期的延长和波形的改变可鉴别出亚临床型肝性脑病和肝性脑病;与 SEPs 及 VEPs 相反,AEP 不随肝性脑病的进展而改变,但能检测出脑功能的不可逆改变。这些检查可用于对不同程度的肝性脑病包括亚临床脑病的诊断。

(3)简易智力测验:常用的是数字连接试验和符号数字试验,对诊断本病尤其是对诊断早期肝性脑病包括亚临床脑病最有用。方法是:随意地将 1～25 的阿拉伯数字印在纸上,嘱患者按自然数大小用笔连接起来,记录连接完毕所需的时间(常不超过 60 s)并检查连接错误的频率。

(4)CT 检查:可发现本病有脑水肿或脑萎缩,但一般无出血灶或梗死灶。

三、治疗原则

积极采取预防措施,避免一切诱发肝性脑病的因素,严密观察病情,及时在前驱期和昏迷前期诊疗。肝性脑病无特异性治疗方法,仍以综合治疗为主。药物治疗是最重要的治疗方法。有条件可以进行肝移植。

四、主要护理问题

(1)意识障碍与血氨升高干扰脑细胞能力代谢和神经传导有关。

(2)营养失调,低于机体需要量与消化吸收障碍、肝功能减退有关。

(3)缺乏预防肝性脑病的相关知识。

(4)感染与长期卧床、营养失调、抵抗力低下有关。

(5)受伤与意识错乱、行为异常有关。

五、护理措施

(一)常规护理

1.加强监测

密切观察患者思维、认识的变化,以判断意识障碍的程度。加强对患者的血压、脉搏、呼吸、体温、瞳孔的监测并做好记录。定期抽血复查肝肾功能、电解质的变化,有情况及时报告并协助医生处理。

2.提供情感支持

安慰患者,提供感情支持,切忌伤害患者的人格,更不能嘲笑患者的异常行为。

3.专人护理

尽量安排专人护理,患者清醒时向其讲解意识模糊的原因,训练患者的定向力,利用电视、收音机、报纸、探视者等提供环境刺激。

4.防止意外

患者如有烦躁应加床档,必要时使用约束带,防止发生坠床及撞伤等意外。

(二)专科护理

1.评估并协助医生

迅速去除和避免诱发因素。

(1)避免应用镇静安眠药、麻醉药等,因其可直接抑制大脑和呼吸中枢,造成缺血加重肝脏损害,脑细胞缺氧还可降低对氨的耐受性。

(2)防止大量输液,过多液体可引起低血钾、稀释性低血钠以及脑水肿等,从而加重肝性脑病。

(3)避免快速利尿和大量放腹腔积液,防止有效循环血量减少及大量蛋白质和水电解质丢失,肝脏损害加重。

(4)防止感染,机体感染加重肝脏吞噬、免疫及解毒功能的负荷,并引起机体分解代谢提高,使氨的产生增加及耗氧量增加。

(5)保持大便通畅,肝性脑病患者由于肠蠕动减弱,易发生便秘,便秘使含氨及其他有毒物质在肠道存留时间延长,促进毒素吸收。

(6)上消化道出血可使肠道产氨增多,从而使血氨增高诱发本病,故出血停止后应灌肠和导泻。

(7)禁食或限食者,避免发生低血糖。

2.用药护理

(1)应用谷氨酸钠或谷氨酸钾时,要注意观察患者的尿量,腹腔积液和水肿状况,尿少时慎用钾剂,明显腹腔积液和水肿时慎用钠盐。应用精氨酸时,滴注速度不宜过快,以免引起流涎、面色潮红与呕吐。

(2)应用苯甲酸钠时注意患者有无饱胀、腹绞痛、恶心、呕吐等。

(3)长期服新霉素不宜超过1个月,并做好听力和肾功能的监测。

(4)根据医嘱及时纠正水、电解质和酸碱失调,做好出入量的记录。

(5)保护脑细胞功能,可用冰帽降低颅内温度,以减少能量消耗。根据医嘱静脉快速滴注高渗葡萄糖、甘露醇,以防止出现脑水肿。

3.做好昏迷患者的护理

(1)保持患者呼吸道通畅,保证氧气的供给。

(2)做好口腔、眼的护理,对眼睑闭合不全角膜外露的患者,可用生理盐水纱布覆盖眼部。

(3)尿潴留患者给予留置导管导尿,并详细记录尿量、颜色、气味。

(4)预防压疮的护理,定时翻身,保持床褥干燥、平整。

(5)给患者做肢体的被动运动,防止静脉血栓形成及肌肉萎缩。

4.指导患者家属做好家庭护理

(1)与家属建立良好的关系,让其了解本病特点,与其家属一起讨论护理问题,了解其顾虑和感受,帮助合理安排时间,制订一个切实可行的照顾计划。

(2)关心并强调家属需要注意保护自己的健康,使睡眠、营养等保持平衡。

(3)与家属讨论其他可能的资源和社会支持,如患者工作单位、居委会等,告诉家属一些可以利用的条件,如社会服务设施,交通情况等。

(4)家属要给予患者精神支持和生活照顾,指导家属学会观察患者病情的变化,一旦发现有性格行为、睡眠等有关精神神经的改变,应及时治疗,防止病情恶化。

(三)健康指导

减少饮食中蛋白质的供给量。昏迷开始数日内禁食蛋白质,供给以碳水化合物为主的食物,每日供给足够的热量和维生素。神志清醒后可逐步增加蛋白质饮食,以植物蛋白为佳。

(阎丽娟)

第四节　上消化道出血

消化道以屈氏韧带为界,其上的消化道出血称为上消化道出血,其下的消化道出血称为下消化道出血。消化道急性大量出血,临床表现为呕血、黑便、血便等,并伴有血容量减少引起的急性周围循环障碍,是临床常见急症,病情严重者可危及生命。上消化道出血常表现为急性大量出血,是临床常见急症。虽然近年来的诊断及治疗水平已有很大提高,但在高龄、有严重并发症患者中病死率仍相当高,临床应予以高度重视。

一、常见病因

(1)上消化道疾病。

(2)门静脉高压引起的食管-胃底静脉曲张破裂或门静脉高压性胃病。

(3)上消化道邻近器官或组织的疾病。

(4)全身性疾病(如过敏性紫癜、血液病等)。

二、临床表现

上消化道出血的临床表现,主要取决于出血量及出血速度。

(一)呕血与黑便

呕血与黑便是上消化道出血的特征性表现。上消化道大量出血之后,均有黑便。出血部位在幽门以上者常伴有呕血。若出血量较少、速度慢亦可无呕血。反之,幽门以下出血如出血量大、速度快,可因血反流入胃腔引起恶心、呕吐而表现为呕血。呕血多为棕褐色,呈咖啡渣样,如出血量大,未经胃酸充分混合即呕出,则为鲜红色或有血块。黑便呈柏油样,黏稠而发亮,若出血量大,血液在肠内推进快,粪便可呈暗红甚至鲜红色。

(二)失血性周围循环衰竭

急性大量失血由于循环血容量迅速减少而导致周围循环衰竭。一般表现为头晕、心慌、乏力,突然起立发生晕厥、肢体冷感、心率加快、血压偏低等,严重者呈休克状态。

(三)贫血和血常规变化

急性大量出血后均有失血性贫血,但在出血的早期,血红蛋白浓度、红细胞计数与血细胞比容可无明显变化。急性出血患者为正细胞正色素性贫血;在出血后骨髓有明显代偿性增生,可暂时出现大细胞性贫血,慢性失血则呈小细胞低色素性贫血。出血 24 h 内网织红细胞即见增高,出血停止后逐渐降至正常。上消化道大量出血 2~5 h,白细胞计数轻至中度升高,血止后 2~3 d 才恢复正常。但在肝硬化患者,如同时有脾功能亢进,则白细胞计数可不增高。

(四)发热

上消化道大量出血后,多数患者在 24 h 内出现低热,持续 3~5 d 后降至正常。引起发热的原因尚不清楚,可能与周围循环衰竭导致体温调节中枢发生功能障碍等因素有关。

(五)氮质血症

在上消化道大量出血后,大量血液蛋白质的消化产物在肠道被吸收,血中尿素氮浓度可暂时增高,称为肠源性氮质血症。一般于一次出血后数小时血尿素氮开始上升,24~48 h 可达高峰,大多不超出 14 mmol/(40 mg/dL),3~4 d 后降至正常。

三、辅助检查

(一)实验室检查

测定红细胞、白细胞和血小板计数,血红蛋白浓度,血细胞比容,肝功能、肾功能、粪隐血等。

(二)内镜检查

上消化道出血病因诊断的首选检查方法,出血后 24~48 h 行急诊内镜检查,可以直接观察出血部位,明确出血病因,同时对出血灶进行止血治疗。

(三)X 线钡剂造影检查

对明确病因亦有价值,主要适用于不宜或不愿意行内镜检查者,或胃镜检查未能发现病因,需排除十二指肠降段以下的小肠段有无出血病灶者。一般主张在出血停止且病情基本稳定数天后进行检查。

(四)其他

放射性核素扫描或选择动脉造影,如腹腔动脉、肠系膜上动脉造影可帮助确定出血部位,适用于内镜及 X 线钡剂造影未能确诊而又反复出血者。

四、治疗原则

上消化道出血为临床急症,应采取积极措施进行抢救,迅速补充血容量,纠正水电解质失衡,预防和治疗失血性休克,给予止血治疗,同时积极进行病因诊断和治疗。

(一)补充血容量

立即配血,等待配血时输入平衡液或葡萄糖盐水、右旋糖酐或其他血浆代用品,尽早输入全血,以尽快恢复和维持血容量及改善急性失血性周围循环衰竭,输液量可根据估计的失血量来确定。

(二)止血

1.非曲张静脉上消化道出血的止血措施

该类出血系指除了食管-胃底静脉曲张破裂出血之外的其他原因所致的上消化道出血,病因中以消化性溃疡最常见。

(1)抑制胃酸分泌药:临床上常用 H_2 受体拮抗药或质子泵阻滞药,以提高和保持胃内较高的 pH,有利于血小板聚集及血浆凝血功能所诱导的止血过程。常用药物有西咪替丁、雷尼替丁、法莫替丁、奥美拉唑。

(2)内镜下直视止血:消化性溃疡出血约有 80% 不经特殊处理可自行止血。

内镜止血适用于有活动性出血或暴露血管的溃疡。治疗方法包括激光光凝、高频电凝、微波、热探头止血、血管夹钳夹、局部药物喷洒和局部药物注射。临床上应用注射疗法较多,使用的药物有 1/10 000 肾上腺素或硬化剂等。

(3)手术治疗。

(4)介入治疗:少数不能进行内镜止血或手术治疗的严重大出血患者,可经选择性肠系膜动脉造影寻找出血的病灶,给予血管栓塞治疗。

2.食管-胃底静脉曲张破裂出血的止血措施

本病往往出血量大,出血速度快,再出血率和病死率高。

(1)药物止血:血管加压素为常用药物。其作用机制是使内脏血管收缩,从而减少门静脉血流量,降低门静脉及其侧支循环的压力,以控制食管-胃底曲张静脉的出血。生长抑素类,此药止血效果肯定,能明显减少内脏血流量。研究表明,此药可使奇静脉血流量明显减少,而奇静脉血流量是食管静脉血流量的标志。

(2)双(三)囊三(四)腔管压迫止血:该管的两个气囊分别为胃囊和食管囊,三囊即多了一个固定囊(水囊),三腔管的 3 个腔分别通往 2 个气囊和患者的胃腔,四腔管多了一条在食管囊上方开口的管腔,用以抽吸食管内积蓄的分泌物或血液。用气囊压迫食管-胃底曲张静脉,其止血效果肯定,但患者痛苦,并发症多,早期再出血概率高,故不作为首选止血措施,宜在药物不能控制止血时暂时使用。

(3)内镜直视下止血:在用药物治疗和气囊压迫基本控制出血、病情基本稳定后,可进行急诊内镜和止血治疗。常用方法:①硬化剂注射止血术:局部静脉内外注射硬化剂,使曲张的食管静脉形成血栓,可消除曲张静脉并预防新的曲张静脉形成,硬化剂可选用无水酒精、鱼肝油酸钠、乙氧硬化醇等;②食管曲张静脉套扎术:用橡皮圈结扎出血或曲张的静脉,使血管闭合;③组织黏合剂注射法:局部注射组织黏合剂,使出血的曲张静脉闭塞。这些方法多能达到止血目的,可有效防止早期再出血,是目前治疗本病的重要止血手段;亦可作为预防性治疗,预防曲张的食管胃底静脉破裂出血。本治疗的并发症主要有局部溃疡、出血、穿孔、瘢痕狭窄、术后感染等。

(4)手术治疗:食管-胃底静脉曲张破裂大量出血内科治疗无效时,应考虑外科手术或经颈静脉肝内门体静脉分流术。

五、护理评估

(一)评估患者

评估患者的一般身体状况和意识状态。

(二)评估是否为上消化道出血

口、鼻腔、咽喉等部位出血及咯血也可从口腔吐出,或吞咽后再呕出,或经胃肠道后以黑便排出,均不属于上消化道出血。此外,进食大量动物血、肝,服用铁剂、铋剂、碳粉或中药也可使粪便发黑,但一般黑而无光泽,隐血试验为阴性。

(三)评估出血量

呕血与黑便的持续时间、次数、量、颜色及性质变化,可作为出血量的参考。一般粪便隐血试验阳性者提示每日出血量 >5 mL,出现黑便提示出血量在 $50\sim70$ mL,出现呕血提示胃内积血量达 $250\sim300$ mL。由于呕血及黑便常混有呕吐物与粪便,故失血量难以估计。

(四)评估出血部位

一般幽门以上部位出血多兼有呕血与黑便,幽门以下出血常引起黑便。但与出血量的多少及出血速度有关,出血量小或出血速度缓慢的幽门以上部位的出血可仅有黑便;出血量大、出血速度快的幽门以下部位的出血可因血液反流入胃,同时出现呕血与黑便。

(五)评估出血是否停止

若出现下列迹象,提示有活动性出血或再次出血。

(1)反复呕血,甚至呕吐物由咖啡色转为鲜红色。

(2)黑便次数增多且粪质稀薄,色泽转为暗红色,伴肠鸣音亢进。

(3)周围循环衰竭的表现经补液、输血而未改善,或好转后,又恶化,血压波动,中心静脉压不稳定。

(4)血红蛋白、红细胞计数及血细胞比容测定不断下降,网织红细胞计数持续增高。

(5)在补液足够、尿量正常的情况下,血尿素氮持续或再次增高。

(6)门静脉高压的患者原有脾大,在出血后暂时缩小,如不见脾恢复肿大亦提示出血未止。

六、护理措施

(一)常规护理

(1)出血期:绝对卧床休息,休克患者取休克卧位,床档拉起,经常更换体位,避免局部长期受压。保持床单位平整、清洁、干燥。出血停止后以卧床休息为主,适当活动,避免头晕跌倒。床边悬挂防跌倒牌。

(2)呕血时,随时做好口腔护理,保持口腔清洁。出血期禁食,出血停止后,按顺序给予温凉流质饮食、半流质饮食及易消化的软食。

(3)安慰、体贴患者,消除紧张、恐惧心理。及时清理一切血迹和胃肠引流物,避免恶性刺激。

(4)密切关注血压、脉搏、心率、血氧饱和度变化,呕血与黑便的量、次数、性状,皮肤颜色及肢端温度变化。记录 24 h 出入量,如出现尿少,常提示血容量不足。观察有无再出血征兆,如头晕、心悸、出汗、恶心、腹胀、肠鸣音活跃等。

(5)症状护理:呕血时取侧卧位或半卧位,意识不清者头偏向一侧,必要时准备负压吸引器;便血后应及时擦净,保持肛周清洁、干燥。便后应缓慢站立;发热时遵医嘱给予输液及抗感染药物,密切观察体温变化。

(6)输血的指征:血红蛋白 <70 g/L;收缩压 <90 mmHg;如收缩压 <50 mmHg 则需加压输血,待血压恢复至 80 mmHg,可调整输液速度 $90\sim150$ mL/h;脉搏 >120 次/分;大量呕血或便血。

(7)心理护理:观察患者有无紧张、恐惧或悲观、沮丧等心理反应;特别是慢性病或全身性疾病致反复出血的患者,有无对治疗失去信心、不合作。

保持室内环境安静。抢救工作应迅速、准确,以减轻患者的紧张情绪。大出血时陪伴患者,使其有安全感。呕血或排黑便后应及时清除血迹、污物,以减少对患者的不良刺激。解释各项检查、治疗措施的必要性,耐心听取并解答患者或家属的提问,以减轻其疑虑、紧张及恐惧心理。

(二)专科护理

1.呕血的护理

(1)协助患者取侧卧位或半卧位,意识不清者头偏向一侧,必要时准备负压吸引器。

(2)遵医嘱给予输血、输液、止血,保持静脉通畅。

(3)胃、十二指肠溃疡大出血时采取的止血措施是胃内灌注经稀释的去甲肾上腺素加冷生理盐水,采用灌注和吸出同时进行的方法,不仅能协助止血,还能观察出血是否停止。

(4)内镜治疗包括溃疡内注入肾上腺素、硬化剂、酒精等,或热探针烧烙术,单电极电烙术或激光。

(5)肝硬化门静脉高压致食管胃底静脉曲张破裂引起出血时患者除应用止血药治疗外,必要时应用三腔双囊管压迫止血,观察并记录出血情况。

(6)应用质子泵抑制剂和生长抑素。

2.三腔双囊管的护理

(1)定时抽吸胃内容物,观察出血是否停止,记录抽吸液性状、颜色、量,有鲜红血液提示仍有出血,抽吸不畅提示管腔堵塞,须及时处理。

(2)每日清洁口、鼻。做好口腔护理,向鼻腔滴液状石蜡。

(3)嘱患者勿咽唾液。及时吸出食管囊上液体。

(4)每 12~24 h 气囊应放松牵引,放气 15~30 min,避免食管胃底黏膜受压过久糜烂、坏死。

(5)避免窒息,若患者突然呼吸困难,可能是食管囊上移,应立即放气,必要时剪断三腔双囊管,放气、拔管。

(6)拔管指征:三腔双囊管压迫 2~3 d 后若无继续出血,可放气、观察,24 h 无出血,口服液状石蜡 20~30 mL,10 min 后拔管。

(7)拔管后禁食 24 h,逐渐过渡到流质饮食。

3.硬化剂注射或套扎后的护理

(1)疼痛的观察:胸骨后轻微的疼痛和不适属正常现象。

(2)出血的观察:观察有无呕血、黑便等。

(3)感染的观察:观察有无肺部感染、结核、腹腔感染等表现。

4.用药护理

备齐急救用品、药物。立即建立静脉通道,配合医生迅速、准确地实施输血、输液及各种止血、药物治疗等抢救措施,并观察治疗效果及不良反应。输液开始宜快,可加压输入,必要时监测中心静脉压作为调整输液量及速度的依据。避免输液和输血过多、过快引起急性肺水肿,对老年和心肺功能不全患者尤应注意。肝硬化患者禁用吗啡、巴比安类药物。

血管升压素可引起腹痛、心律失常、心肌缺血、血压升高,甚至发生心肌梗死,故有冠心病、原发性高血压、肺心病、心功能不全的患者及孕妇忌用。

在输注时速度应缓慢、准确,并密切观察不良反应。

5.安全护理

轻症患者可在床上适当活动。注意有活动性出血的患者常在排便或便后起立时晕厥。指导患者坐起、站立时动作缓慢;出现头晕、心悸、出冷汗时立即卧床休息并告知医护人员;必要时由护理人员陪同如厕或暂时改为在床上排便。用床档保护,并加强巡视。

6.大出血的急救及护理

(1)有呕血、便血史者出现面色苍白、表情淡漠、出冷汗、脉搏细数、肠鸣音亢进等,应首先考虑有出血的可能。

(2)患者出现呕血,立即去枕平卧,头偏向一侧,绝对卧床,禁食,及时备吸引器。

(3)立即通知值班医师,迅速建立静脉通路(大号针头),同时抽血、验血,备血样,交叉配血,加快已输液患者的输液速度,如已有备血,立即取血。

(4)严密监测患者生命体征,如心率、血压、呼吸、尿量及意识变化;观察呕血与黑便情况;定期复查血红蛋白浓度、红细胞计数、血细胞比容与血尿素氮。积极补充血容量。注意避免输液、输血过快、过多引起的肺水肿。

(5)给予吸氧,保持呼吸道通畅,同时注意保暖。

(6)注意观察有无头晕、心悸、四肢厥冷、出冷汗、晕厥等失血性周围循环衰竭症状。严密观察患者意识、皮肤和甲床的色泽,尤其是颈静脉充盈情况。

(7)食管静脉曲张破裂出血,备好三腔双囊管,配合医师插三腔双囊管进行止血;按医嘱给予止血药及扩容药。

(8)如经内科治疗出血不止,应考虑手术治疗,做好术前准备。

7.窒息的护理

(1)指导患者呕血时取侧卧位或仰卧位头偏向一侧,不要屏气,使呕吐物易于呕出,防止窒息。

(2)患者大量呕血时,应及时通知医师。床边准备抢救器械,如负压吸引、气管切开包等。

(3)有窒息征兆时,迅速抬高患者床脚,成头低足高位。开放气道是抢救的关键,立即清除口腔、鼻腔内血凝块,用吸引器吸出呼吸道内的血液及分泌物。也可以直接刺激咽喉,咯出血块,或用手指裹上纱布,清除口、咽、喉、鼻部血块。

(4)如患者意识清楚,鼓励用力咳嗽,并用手轻拍背部帮助支气管内淤血排出。如患者意识不清则应迅速将患者上半身垂于床边并一手托扶,另一手轻拍患侧背部。或行气管插管或在气管镜直视下吸取血块。清除患者口、鼻腔内淤血。用压舌板刺激其咽喉部,引起呕吐反射,使其能咯出阻塞咽喉部的血块,必要时立即行气管插管或气管镜直视下吸取血块。

(5)气道通畅后,若患者自主呼吸未恢复,应行人工呼吸,给高流量吸氧或按医嘱应用呼吸中枢兴奋药。

8.休克的护理

(1)一般急救措施:根据病情及临床表现(如烦躁不安、面色苍白、出冷汗、四肢湿冷、呼吸急促、脉搏快弱、血压下降、反应迟钝、表情淡漠或昏迷,尿量减少等)迅速判断,取平卧位,报告医师,并记录休克时间;保持呼吸道通畅,避免呕血时血液吸入引起窒息。

(2)快速建立 2 条以上静脉通道,尽快恢复有效血容量。

(三)病情观察

(1)密切观察病情变化,应用升压药时要注意观察患者的意识、面色、出血量、血压,一般

15～30 min 测量生命体征 1 次,根据血压情况调节补液及升压药的速度。必要时进行心电监护、吸氧。出血时脉搏先加快,血压再下降,注意测量坐卧位血压和脉搏。

(2)注意观察患者休克状态有无改善,如患者面色逐渐转为红润,皮肤温暖,出汗停止,血压上升,则提示好转。

(3)注意观察尿量,出现少尿或无尿,高度提示周围循环不足或并发急性肾衰竭,故要准确记录 24 h 出入量,有休克时留置尿管,测量每小时尿量,应保持尿量>30 mL/h。

(4)定期复查红细胞计数、血细胞比容、血红蛋白、网织红细胞计数、大便潜血试验,以了解贫血情况,判断出血是否停止。

(5)应结合患者原发病进行全面病情观察,如因胃黏膜病变引起上消化道出血者,并观察是否伴有腹痛、有无胃穿孔等。

(6)注意观察呕吐物、粪便的性质、颜色、量、次数等,做好记录,严格床边、书面交接班。

(四)健康指导

1.疾病预防指导

(1)注意饮食卫生和饮食的规律;进营养丰富、易消化的食物;避免过饥或暴饮暴食;避免粗糙、刺激性食物,或过冷、过热、产气多的食物、饮料;应戒烟、戒酒。

(2)生活起居有规律,劳逸结合,保持乐观情绪,保证身心休息。避免长期精神紧张,过度劳累。

(3)在医生指导下用药,保证用药正确。

2.疾病知识指导

引起上消化道出血的病因很多,应根据各原发病进行健康指导。应帮助患者及其家属掌握自我护理的有关知识,减少再度出血的危险。

3.出院指导

(1)宣教休息的重要性,避免重体力劳动。指导患者劳逸结合,体力允许者可适量活动。

(2)强调正确饮食的重要性:近期避免进食粗糙、多纤维、坚硬、油炸、过酸、过辣、过烫、过冷等刺激性食物,少食多餐,避免过饱。戒烟、戒酒。

(3)养成便后观察粪便的习惯。

(4)宣教正确服用药物的目的、方法、药物的作用及不良反应。避免使用损伤胃黏膜药物。

(5)患者及其家属应学会早期识别出血征象及应急措施,如出现头晕、心悸、呕血、黑便时应立即卧床休息,保持安静,减少活动,呕吐时取侧卧位以免误吸。

(6)给予心理、社会支持,定期门诊随访。

(阎丽娟)

第四章　肾内科疾病护理

第一节　急性肾小球肾炎

急性肾小球肾炎，简称急性肾炎，是以急性肾炎综合征为主要临床表现的一组疾病。急性起病，以血尿、蛋白尿、水肿、高血压为特点，并可有一过性氮质血症。多见于链球菌感染后，少数患者由其他细菌、病毒及寄生虫感染引起。本节主要介绍链球菌感染后急性肾炎。

本病是一种常见的肾脏疾病，好发于儿童，男性多见，预后大多良好，常在数月内自愈。

一、护理评估

（一）病史

询问患者有无近期感染，特别是皮肤及上呼吸道感染（如皮肤脓疱疮、咽炎、扁桃体炎等）。有无近期外出或旅游接触病毒、细菌、真菌或寄生虫等情况。此外，近期的患病、手术或侵入性检查也会造成感染的发生。

（二）身体评估

1.视诊

皮肤是否完好，有无感染病灶；水肿的部位及程度等。

2.触诊

（1）测量腹围：观察有无腹水征象。

（2）观察颜面及全身水肿情况：根据每天水肿的部位记录情况与患者尿量情况作动态的综合分析，判断水肿是否减轻，治疗是否有效。

3.叩诊

腹部有无移动性浊音.有无胸腔积液，心界有无扩大。

4.听诊

两肺有无湿啰音和哮鸣音。

（三）实验室检查

1.尿液检查

显微镜检查显示，尿中 80% 以上的红细胞是外形扭曲、变形的多形性红细胞。尿沉渣中红细胞管型具有诊断价值，也可见到少量白细胞、上皮细胞、透明管型及颗粒管型。尿蛋白一般不重，定量通常为 $1\sim2$ g/d，只有大约不到 20% 的病例可呈大量蛋白尿（大于 3.5 g/d）。

2.血常规检查

常见轻度贫血，呈轻度正色素、正红细胞性贫血，此与血容量增大、血液稀释有关。白细胞计数大多正常，但当感染病灶未愈时，白细胞总数及中性粒细胞常增高。

3.血生化检查

血清补体 C_3 及总补体在起病时下降，8 周内逐渐恢复至正常，血清抗链球菌溶血素"O"

（ASO）抗体升高（＞1：400），循环免疫复合物及血清冷球蛋白可呈阳性。血沉常增快，一般为 30～60 mm/h（魏氏法）。

（四）心理-社会评估

（1）评估患者对疾病的反应：是否存在焦虑、恐惧等负性情绪，护士要耐心听取患者的倾诉，以判断他/她对患病的态度。

（2）评估可能会帮助患者的家属、朋友、重要关系人的能力。

（3）评估患者及其家属对疾病治疗的态度：对于年龄较小的患者，家属往往因过分着急而过分约束或放纵患儿，护理人员应特别注意评估患儿及其家属对疾病病因、注意事项及预后的认识、目前的心理状态及对护理的要求。

二、护理诊断及医护合作性问题

（1）体液过多与肾小球滤过率下降、尿量减少、水钠潴留有关。

（2）活动无耐力与水肿及低盐饮食有关。

（3）营养低于机体需要量与食欲缺乏，摄入量减少有关。

（4）潜在并发症：急性充血性心力衰竭、高血压脑病、急性肾衰竭。

（5）皮肤完整性受损与水肿、营养摄入差有关。

三、护理措施

通过治疗与护理，患者的水、电解质保持平衡，水肿减轻，无体液潴留症状。患者体质量维持在正常范围内，无营养不良的表现。护士能及时发现并发症，并能及时给予处理。

（一）观察病情

注意观察水肿的部位、程度及消长情况，记录 24 h 出入液量，监测尿量变化。密切观察血压及体质量改变的情况。观察有无急性左心衰竭和高血压脑病的表现。监测实验室检查指标，如尿常规、肾功能、血电解质等结果。

（二）活动与休息

急性期患者应绝对卧床休息，症状比较明显者，卧床休息 4～6 周，直至肉眼血尿消失、水肿消退及血压恢复正常后，逐步增加活动，可从事轻体力活动，1～2 年内避免重体力活动和劳累。

（三）饮食护理

急性期的患者严格限制钠的摄入、减轻水肿和心脏负荷。每天食盐量 1～2 g，水肿消退、血压下降，病情好转后可逐渐恢复正常饮食。有氮质血症时限制蛋白入量，给予足量的热量和维生素。尿量减少时注意控制水和钾的摄入。

（四）用药护理

急性肾炎主要的病理、生理改变是水钠潴留，细胞外液容量增大，发生水肿、高血压，直至循环过度负荷、心功能不全，故利尿降压是对症治疗的重点。

注意观察利尿的疗效和不良反应。

（五）透析治疗的护理

少数发生急性肾衰竭而有透析指征时，应及时给予透析（血液透析或腹膜透析均可）。特别是下列两种情况。

(1)出现急性肾衰竭,特别是发生高血钾时。

(2)严重水钠潴留,引起急性左心衰竭者。由于本病具有自愈倾向,肾功能多可逐渐恢复,一般不需要长期维持透析。

(徐　加)

第二节　急进性肾小球肾炎

急进性肾小球肾炎(RPGN),简称急进性肾炎,是指在肾炎综合征(血尿、蛋白尿、水肿和高血压)基础上短期内出现少尿、无尿,肾功能急剧下降的一组临床综合征。病理改变特点为肾小球囊腔内广泛新月体形成,又名新月体肾小球肾炎。急进性肾小球肾炎的基本发病机制为免疫反应。根据免疫病理表现不同可分为三型:Ⅰ型为抗肾小球基底膜(GBM)型肾小球肾炎;Ⅱ型为免疫复合物型肾小球肾炎;Ⅲ型为非免疫复合物型肾小球肾炎。

一、临床表现

(1)尿改变:患者尿量显著减少,出现少尿或无尿,部分患者可出现肉眼血尿,常见红细胞管型及少量或中等量蛋白,尿中白细胞也常增多。

(2)贫血:一般有不同程度的贫血,甚至严重贫血。

(3)水肿:约半数以上病例有水肿,以颜面和双下肢为主,肾病综合征患者可出现重度水肿。

(4)高血压:部分患者可出现高血压,短期内可出现心、脑并发症。

(5)肾功能损害:以持续性、进行性肾功能损害为特点,血肌酐、尿素氮进行性增高,内生肌酐清除率显著下降,肾小管功能也出现障碍,最终发展为尿毒症。

(6)全身症状可有疲乏、无力、精神萎靡、体质量下降、发热等表现。随着肾功能的恶化,患者可出现恶心、呕吐,甚至上消化道出血、心力衰竭、肺水肿和严重的酸碱失衡及电解质紊乱,感染也是常见的并发症。

二、辅助检查

1.尿液检查

尿液检查几乎都有血尿和蛋白尿。尿沉渣镜检可见大量畸形红细胞和红细胞管型、上皮细胞管型和颗粒管型等;尿蛋白呈轻至中度;尿比重一般不降低。

2.血常规检查

伴有贫血者可有红细胞计数下降、血红蛋白下降,呈正细胞正色素性贫血。继发于血管炎的患者常伴有白细胞数增多和中性粒细胞比例增加,血小板可有增多。

3.血生化检查

血尿素氮及血肌酐进行性升高。有时血清钾亦升高,可能伴有酸中毒,可以表现为阴离子间隙(anion gap,AC)增大,血 HCO_3^- 浓度下降,CO_2 结合力下降,肾衰竭者常有低钙血症和高磷血症。

4.免疫学检查

(1)Ⅰ型 RPGN 血清中抗 GBM 抗体阳性。

（2）Ⅱ型 RPGN 可有血清循环免疫复合物阳性、血清补体水平下降和血清冷球蛋白阳性。

（3）Ⅲ型 50%～80%RPGN 患者 ANCA 检测阳性,血清补体 C3 多为正常。

5. 肾 B 超

急性期 B 超显示双肾增大或大小正常,但皮质与髓质交界不清。晚期双肾体积缩小,肾实质纤维化。

6. 肾穿活检

凡怀疑本病者应尽早行肾活检,可估计病变程度、病程阶段、治疗有效的可能性。

三、治疗原则

1. 强化治疗

（1）强化血浆置换治疗:用离心或膜分离技术分离并弃去患者血浆,用正常人血浆或血浆制品（如清蛋白）置换患者血浆,每次 2～4 L,每日或隔日 1 次,直至患者血清致病抗体（抗GBM 抗体及 ANCA）消失,患者病情好转,一般需置换 10 次以上。适用于各型急进性肾炎,但是主要用于Ⅰ型及Ⅱ型伴有咯血的患者。

（2）免疫吸附治疗:分离出的患者血浆不弃去,而用免疫层析吸附柱（如蛋白 A 吸附柱）将其中致病抗体及免疫复合物清除,再将血浆与自体血细胞混合回输。

（3）细胞置换治疗:包括白细胞置换及粒细胞置换。

（4）甲基泼尼松龙冲击治疗:甲基泼尼松龙每次 0.5～1.0 g 或每次 7～15 mg/kg 静脉注射,每日或隔日 1 次,3 次为 1 个疗程。根据病情可用 1～3 个疗程,两疗程应间隔 3～7 d。

（5）环磷酰胺冲击治疗:每次 1 g 或 0.5～1.0 g,静脉注射;每个月 1 次,共进行 6 次。然后改为每 3 个月 1 次,再进行 6 次。

2. 基础治疗

临床上一般用肾上腺皮质激素配合细胞毒药物作为基础治疗。常用药物为泼尼松及环磷酰胺。

3. 替代治疗

急性肾衰竭符合透析指征的患者应及时行透析治疗。强化治疗无效而进入终末期肾衰竭的患者,应给予长期维持性透析治疗或在病情稳定 1 年后做肾移植。

4. 对症治疗

对症治疗包括利尿、降血压、抗感染和纠正水、电解质、酸碱平衡紊乱等。

四、护理评估

1. 健康史

（1）既往史:了解患者起病前有无上呼吸道感染、关节痛、肌痛或其他系统疾病史,有无长期服用某些药物、接触某些毒物等既往史,有无药物及食物过敏史,有无过度劳累、链球菌感染等诱发因素,有无肾外表现或明确原发病者为继发性急进性肾炎史。

（2）家族史:家族及近亲中有无类似的疾病及其他肾病病史。

（3）生活习惯:了解患者有无烟酒嗜好,平时的饮食习惯,如喜欢的食物,进食量和钠盐的摄入量。有无环境易发的生活史。

2. 身体评估

（1）入院时患者肾功能进行性下降应注意观察有无急性肾衰竭的发生。

(2)住院时患者出现急性左心心力衰竭应注意患者气体交换情况。

3.心理-社会评估

当患者出现寡言少语、哭泣、预感性悲哀时,应注意心理护理。患者及其家属缺乏疾病知识,对疾病不了解并且担心激素不良反应,应做好患者的心理及对药物的知识水平评估。

五、护理诊断

(1)潜在并发症:急性衰竭。

(2)体液过多与肾小球滤过率下降、大剂量激素治疗导致水钠潴留有关。

(3)有感染的危险与激素、细胞毒药物的应用和血浆置换、大量蛋白尿致机体抵抗力下降有关。

(4)恐惧与本病进展快、预后差有关。

(5)知识缺乏:缺乏疾病相关知识。

六、护理措施

1.一般护理

(1)急性期绝对卧床休息,积极配合,以尽快诊断。

(2)积极用药治疗和护理。

(3)提供安静舒适的睡眠环境,有助于入睡。

2.心理护理

由于病情重,疾病进展快,患者出现恐惧、焦虑、烦躁、抑郁等心理。护士应充分理解患者的感受和心理压力,通过教育使患者及其家属配合治疗。护士尽量多关心、巡视,及时解决患者的合理需要。护士应鼓励患者说出对患病的担忧,给其讲解疾病过程、合理安排饮食和治疗方案,以消除疑虑,提高治疗信心。及早预防和发现问题,并给予心理疏导。

3.治疗配合

(1)水肿较严重的患者应着宽松、柔软的棉质衣裤、鞋袜。协助患者做好全身皮肤、黏膜的清洁,指导患者注意保护好水肿的皮肤,如清洗时注意水温适当、勿过分用力。平时避免擦伤、撞伤、跌伤、烫伤。阴囊水肿等严重的皮肤水肿部位可用中药芒硝粉袋或硫酸镁溶液敷于局部。水肿部位皮肤破溃应用无菌敷料覆盖,必要时可使用稀释成1∶5的碘伏溶液局部湿敷,以预防或治疗破溃处感染,促进创面愈合。

(2)注射时严格无菌操作,采用5~6号针头,保证药物准确及时的输注;注射完拔针后,应延长用无菌干棉球按压穿刺部位的时间,减少药液渗出。

(3)指导患者注意保暖,不要着凉,尽量少去人多的地方,避免上呼吸道感染。

(4)保持病房环境清洁,定时开门窗通风换气,定期进行空气、地面消毒,尽量减少病区的探访人次。

4.用药护理

(1)指导患者按医嘱严格用药,动态观察药物使用过程中,疗效与不良反应。

(2)治疗后都需认真评估有无甲泼尼龙冲击治疗常见的不良反应发生,如继发感染和水、钠潴留,精神异常以及可逆性记忆障碍、面红、高血糖、消化道出血或穿孔,严重高血压,充血性心力衰竭等。

(3)实施保护性隔离,预防继发感染。

(4)观察利尿剂、环磷酰胺冲击治疗的相关不良反应,如血清电解质变化情况及相应的临床症状。

5.病情观察

(1)监测肾小球滤过率(Ccr)、血尿素氮(BUN)、血肌酐(Scr)水平。若 Ccr 快速下降,BUN、Scr 进行性升高,提示有急性肾衰竭发生,应协助医生及时处理。

(2)监测尿量的变化,若尿量迅速减少或无尿,往往提示发生了急性肾衰竭。

(3)监测血电解质及 pH 的变化,特别是血钾情况,避免高血钾可能导致的心律失常,甚至心搏骤停。

(4)观察有无食欲明显减退、恶心、呕吐等消化道症状;有无呼吸困难以及端坐呼吸等症状的发生;有无意识模糊、定向障碍甚至昏迷等神经系统症状。及时进行护理干预。

七、健康教育

1.疾病知识指导

向患者及其家属介绍本病的特点,告知患者及其家属保护残存肾功能的重要性,并讲解避免肾损害、保护肾功能的措施,如避免感染、避免摄入大量蛋白质以及避免使用肾毒性药物。嘱咐患者急性期须绝对卧床休息,避免劳累,且时间应较急性肾小球肾炎更长。

2.积极预防和控制感染

从病因与治疗方法上对患者进行健康教育,提高患者预防感染的意识。

3.用药指导

告诉患者与家属严格依从治疗的意义,患者不可擅自停药或改变剂量;告知激素及细胞毒药物的作用、可能出现的不良反应和服药的注意事项,鼓励患者配合治疗。

4.病情监测指导

告知患者如何进行自我病情监测,避免加重肾损害的因素;告知患者病情好转后需长时间随访。

5.疾病预防指导

指导患者应注意保暖,避免受凉、感冒,戒烟,减少接触有机化学溶剂和碳氢化合物的机会。

(王建华)

第三节　急性肾衰竭

急性肾衰竭是由于各种病因引起的短期内(数小时或数日)肾功能急剧、进行性减退而出现的临床综合征。当肾衰竭发生时,原来应由尿液排出的废物,因为尿少或无尿而积存于体内,导致血肌酐、尿素氮升高,水、电解质和酸碱平衡失调,以及全身各系统并发症。

一、病因及发病机制

(一)病因

①肾前性:主要病因包括有效循环血容量减少和肾内血流动力学改变(包括肾前小动脉收

缩或肾后小动脉扩张)等；②肾后性：肾后性肾衰竭的原因是急性尿路梗阻，梗阻可发生于从肾盂到尿道的任一水平；③肾性：肾性肾衰竭有肾实质损伤，包括急性肾小管坏死（ATN）、急性肾间质病变及肾小球和肾血管病变。其中，急性肾小管坏死是最常见的急性肾衰竭类型，可由肾缺血或肾毒性物质损伤肾小管上皮细胞引起，其结局高度依赖于并发症的严重程度。如无并发症，肾小管坏死的病死率为 7％～23％，而在手术后或并发多器官功能衰竭时，肾小管坏死的病死率高达 50％～80％。在此主要以急性肾小管坏死为代表进行叙述。

(二)发病机制

不同病因、病理类型的急性肾小管坏死有不同的发病机制。中毒所致的急性肾小管坏死，是年龄、糖尿病等多种因素的综合作用。对于缺血所致急性肾小管坏死的发病机制，当前主要有三种解释：①肾血流动力学异常：主要表现为肾皮质血流量减少，肾髓质淤血等。目前认为造成以上结果最主要的原因为：血管收缩因子产生过多，舒张因子产生相对过少。②肾小管上皮细胞代谢障碍：缺血引起缺氧，进而影响到上皮细胞的代谢。③肾小管上皮脱落，管腔中管型形成：肾小管管型造成管腔堵塞，使肾小管内压力过高，进一步降低了肾小球滤过，加剧了肾小管间质缺血性障碍。

二、临床表现

(一)起始期

此期急性肾衰竭是可以预防的，患者常有诸如低血压、缺血、脓毒病和肾毒素等病因，无明显的肾实质损伤。但随着肾小管上皮损伤的进一步加重，GFR 下降，临床表现开始明显，进入维持期。

(二)维持期

维持期又称少尿期。典型持续 7～14 d，也可短至几日，长达 4～6 周。患者可出现少尿，也可没有少尿，称非少尿型急性肾衰竭，其病情较轻，预后较好。但无论尿量是否减少，随着肾功能减退，可出现一系列尿毒症表现。

1. 全身并发症

(1)消化系统症状：食欲降低、恶心、呕吐、腹胀、腹泻等，严重者有消化道出血。

(2)呼吸系统症状：除感染的并发症外，尚可因容量负荷增大出现呼吸困难、咳嗽、憋气、胸闷等。

(3)循环系统症状：多因尿少和未控制饮水，导致体液过多，出现高血压和心力衰竭；可因毒素滞留、电解质紊乱、贫血及酸中毒引起各种心律失常及心肌病变。

(4)其他：常伴有肺部、尿路感染，感染是急性肾衰竭的主要死亡原因之一，病死率高达70％。此外，患者也可出现神经系统表现，如意识不清、昏迷等。严重患者可有出血倾向，如DIC 等。

2. 水、电解质和酸碱平衡失调

其中高钾血症、代谢性酸中毒最为常见。

(1)高钾血症：其发生与肾排钾减少、组织分解过快、酸中毒等因素有关。高钾血症对心肌细胞有毒性作用，可诱发各种心律失常，严重者出现心室颤动、心搏骤停。

(2)代谢性酸中毒：主要因酸性代谢产物排出减少引起，同时急性肾衰竭常并发高分解代谢状态，又使酸性产物明显增多。

(3)其他:主要有低钠血症,由水潴留过多引起。还可有低钙、高磷血症,但远不如慢性肾衰竭明显。

(三)恢复期

肾小管细胞再生、修复,肾小管完整性恢复,肾小球滤过率逐渐恢复正常或接近正常范围。患者开始利尿,可有多尿表现,每日尿量可达 3 000～5 000 mL,通常持续 1～3 周,继而再恢复正常。少数患者可遗留不同程度的肾结构和功能缺陷。

三、辅助检查

(一)血液检查

少尿期可有轻、中度贫血;血肌酐每日升高 44.2～88.4 μmol/L,血 BUN 每日可升高 3.6～10.7 mmol/L;血清钾浓度常大于 5.5 mmol/L,可有低钠、低钙、高磷血症;血气分析提示代谢性酸中毒。

(二)尿液检查

尿常规检查尿蛋白多为＋～＋＋,尿沉渣可见肾小管上皮细胞,少许红、白细胞,上皮细胞管型,颗粒管型等;尿比重降低且固定,多在 1.015 以下;尿渗透浓度低于 350 mmol/L;尿钠增高,多在 20～60 mmol/L。

(三)其他

尿路超声显像对排除尿路梗阻和慢性肾功能不全很有帮助。如有足够理由怀疑梗阻所致,可做逆行性或下行性肾盂造影。另外,肾活检是进一步明确致病原因的重要手段。

四、诊断要点

患者尿量突然明显减少,肾功能急剧恶化(即血肌酐每天升高超过 44.2 μmol/L 或在 24～72 h 内血肌酐值相对增加 25％～100％),结合临床表现、原发病因和实验室检查,一般不难做出诊断。

五、治疗要点

(一)起始期治疗

治疗重点是纠正可逆的病因,预防额外的损伤。对于严重外伤、心力衰竭、急性失血等都应进行治疗,同时停用影响肾汇注或肾毒性的药物。

(二)维持期治疗

治疗重点为调节水、电解质和酸碱平衡,控制氮质潴留,供给足够营养和治疗原发病。

(1)高钾血症的处理:当血钾超过 6.5 mmol/L,心电图表现异常变化时,应紧急处理如下:①10％葡萄糖酸钙 10～20 mL 稀释后缓慢静脉注射;②5％NaHCO$_3$100～200 mL 静脉滴注;③50％葡萄糖液 50 mL 加普通胰岛素 10 U 缓慢静脉注射;④用钠型离子交换树脂 15～30 g,每日 3 次口服;⑤透析疗法是治疗高钾血症最有效的方法,适用于以上措施无效和伴有高分解代谢的患者。

(2)透析疗法:凡具有明显尿毒症综合征者都是透析疗法的指征,具体包括心包炎、严重脑病、高钾血症、严重代谢性酸中毒及容量负荷过重,对利尿剂治疗无效。重症患者主张早期进行透析。对非高分解型、尿量正常的患者可试行内科保守治疗。

(3)其他:纠正水、电解质和酸碱平衡紊乱,控制心力衰竭,预防和治疗感染。

(三)多尿期治疗

此期治疗重点仍为维持水、电解质和酸碱平衡,控制氮质血症,防治各种并发症。对已进行透析者,应维持透析,当一般情况明显改善后可逐渐减少透析,直至病情稳定后停止透析。

(四)恢复期治疗

一般无须特殊处理,定期复查肾功能,避免肾毒性药物的使用。

六、护理诊断/合作性问题

(1)体液过多与急性肾衰竭所致肾小球滤过功能受损、水分控制不严等因素有关。

(2)营养失调:低于机体需要量与患者食欲低下、限制饮食中的蛋白质、透析、原发疾病等因素有关。

(3)感染与限制蛋白质饮食、透析、机体抵抗力降低等有关。

(4)恐惧与肾功能急骤恶化、症状重等因素有关。

(5)潜在并发症:高血压脑病、急性左心衰竭、心律失常、心包炎、DIC、多脏器功能衰竭等。

七、护理措施

(一)一般护理

1.休息与活动

少尿期要绝对卧床休息,保持安静,以减轻肾脏的负担,对意识障碍者,应加床护栏。当尿量增加、病情好转时,可逐渐增加活动量,但应注意利尿后的过分代谢,患者会有肌肉无力的现象,应避免独自下床。患者若因活动使病情恶化,应恢复前一日的活动量,甚至卧床休息。

2.饮食护理

(1)糖及热量:对发病初期因恶心、呕吐无法由口进食者,应由静脉补充葡萄糖,以维持基本热量。少尿期应给予足够的糖类(150 g/d)。若患者能进食,可将乳糖 75 g、葡萄糖和蔗糖各 37.5 g 溶于指定溶液中,使患者在一日中饮完。多尿期可自由进食。

(2)蛋白质:对一般少尿期的患者,蛋白质限制为 0.5 g/(kg·d),其中 60% 以上应为优质蛋白,如尿素氮太高,则应给予无蛋白饮食。接受透析的患者予高蛋白饮食,血液透析患者的蛋白质摄入量为 1.0～1.2 g/(kg·d),腹膜透析为 1.2～1.3 g/(kg·d)。对多尿期的患者,如尿素氮低于 8.0 mmol/L 时,可给予正常量的蛋白质。

(3)其他:对少尿期患者,尽可能减少钠、钾、磷和氯的摄入量。多尿期时不必过度限制。

3.维持水平衡

急性肾衰竭少尿时,对于水分的出入量应严格测量和记录,按照"量出为入"的原则补充入液量。补液量的计算一般以 500 mL 为基础补液量,加前一日的出液量。在利尿的早期,应努力使患者免于发生脱水,给予适当补充水分,以维持利尿作用。当氮质血症消失后,肾小管对盐和水分的再吸收能力改善,即不需要再供给大量的液体。

(二)病情观察

应对急性肾衰竭的患者进行临床监护。监测患者的神志、生命体征、尿量、体质量,注意尿常规、肾功能、电解质及血气分析的变化。观察有无高血钾、低血钠或代谢性酸中毒的发生;有无严重头痛、恶心、呕吐及不同意识障碍等高血压脑病的表现;有无气促、端坐呼吸、肺部湿啰音等急性左心衰竭的征象;有无出现水中毒或稀释性低钠血症的症状,如头痛、嗜睡、意识障碍、共济失调、昏迷、抽搐等。

(三)用药护理

用甘露醇、呋塞米利尿治疗时应观察有无脑萎缩、溶血、耳聋等不良反应;使用血管扩张剂时注意监测血压的变化,防止低血压发生;纠正高血钾及酸中毒时,要随时监测电解质;使用肝素或双嘧达莫要注意有无皮下或内脏出血;输血要禁用库血;抗感染治疗时避免选用有肾毒性的抗生素。

(四)预防感染

感染是急性肾衰竭少尿期的主要死亡原因,故应采取切实措施,在护理的各个环节预防感染的发生。具体措施为:①尽量将患者安置在单人房间,做好病室的清洁消毒,避免与有上呼吸道感染者接触;②避免任意插放保留导尿管,可利用每 24~48 h 导尿一次,获得每日尿量;③需留置尿管的患者应加强消毒、定期更换尿管和进行尿液检查,以确定有无尿路感染;④卧床及虚弱的患者应定期翻身,协助做好全身皮肤的清洁,防止皮肤感染的发生;⑤意识清醒者,鼓励患者每小时进行深呼吸及有效排痰;意识不清者,定时抽取气管内分泌物,以预防肺部感染的发生;⑥唾液中的尿素可引起口角炎及腮腺炎,应协助做好口腔护理,保持口腔清洁、舒适;⑦对使用腹膜或血液透析治疗的患者,应按外科无菌技术操作;⑧避免其他意外损伤。

(五)心理护理

病情的危重会使患者产生对于死亡和失去工作的恐惧,同时因治疗费用的昂贵又会进一步加重患者及其家属的心理负担。观察了解患者的心理变化及家庭经济状况,通过讲述各种检查和治疗进展信息,解除患者的恐惧,树立患者战胜疾病的信心;通过与社会机构的联系取得对患者的帮助,解除患者的经济忧患。还应给予患者高度同情、安慰和鼓励,以高度的责任心认真护理,使患者具有安全感、信赖感及良好的心理状态。

八、健康指导

(一)生活指导

合理休息,劳逸结合、防止劳累;严格遵守饮食计划,并注意加强营养;注意个人清洁卫生,注意保暖。

(二)病情监测

学会自测体质量、尿量;明确高血压脑病、左心衰竭、高钾血症及代谢性酸中毒的表现;定期门诊随访,监测肾功能、电解质等。

(三)心理指导

在日常生活中能理智调节自己的情绪,保持愉快的心境;遇到病情变化时不恐慌,能及时采取积极的应对措施。

(四)预防指导

禁用库血;慎用氨基糖苷类抗生素;避免妊娠、手术、外伤;避免接触重金属、工业毒物等;误服或误食毒物,立即进行洗胃或导泻,并采用有效解毒剂。

(王建华)

第四节 慢性肾衰竭

慢性肾衰竭(chronie renal failure,CRF)简称肾衰,是在各种慢性肾脏病的基础上,肾功能缓慢减退至衰竭而出现的临床综合征。据统计,每1万人口中,每年约有1人发生肾衰竭。

随着病情的进展,根据肾小球滤过功能降低的程度,将慢性肾衰竭分为四期。①肾储备能力下降期:GFR减至正常的50%~80%,血肌酐正常,患者无症状;②氮质血症期:是肾衰竭早期,GFR降至正常的25%~50%,出现氮质血症,血肌酐已升高,但小于450 $\mu mol/L$,无明显症状;③肾衰竭期:GFR降至正常的10%~25%,血肌酐显著升高(450~707 $\mu mol/L$),患者贫血较明显,夜尿增多及水电解质失调,并可有轻度胃肠道、心血管和中枢神经系统症状;④尿毒症期:是肾衰竭的晚期,GFR减至正常的10%以下,血肌酐大于707 $\mu mo/L$,临床出现显著的各系统症状和血生化异常。

一、病因及发病机制

任何能破坏肾的正常结构和功能的泌尿系统疾病,均可导致肾衰竭。国外最常见的病因依次为糖尿病肾病、高血压肾病、肾小球肾炎、多囊肾等;在我国则为原发性慢性肾小球肾炎、糖尿病肾病、高血压肾病、多囊肾、梗阻性肾病等。有些由于起病隐匿、到肾衰竭晚期才就诊的患者,往往因双侧肾已固缩而不能确定病因。

肾功能恶化的机制尚未完全明了。目前多数学者认为,当肾单位破坏至一定数量,"健存"肾单位代偿性地增加排泄负荷,因此,发生肾小球内"三高",即肾小球毛细血管的高灌注、高压力和高滤过,而肾小球内"三高"会引起肾小球硬化、肾小球通透性增加,使肾功能进一步恶化。此外,血管紧张素Ⅱ、蛋白尿、遗传因素都在肾衰竭的恶化中起着重要的作用。尿毒症各种症状的发生与水电解质酸碱平衡失调、尿毒症毒素、肾的内分泌功能障碍等有关。

二、临床表现

肾衰竭早期仅表现为基础疾病的症状,到残余肾单位不能调节适应机体的最低要求时,尿毒症使各器官功能失调的症状才表现出来。

(一)水、电解质和酸碱平衡失调

水、电解质和酸碱平衡失调可表现为钠、水平衡失调,如高钠或低钠血症、水肿或脱水;钾平衡失调,如高钾或低钾血症;代谢性酸中毒;低钙血症、高磷血症;高镁血症等。

(二)各系统表现

(1)心血管和肺症状:心血管病变是肾衰竭最常见的死因,可有:①高血压和左心室肥大;②心力衰竭;③心包炎;④动脉粥样硬化;⑤肺症状。

(2)血液系统表现:①贫血;②出血倾向;③白细胞异常。

(3)神经、肌肉系统表现:早期常有疲乏、失眠、注意力不集中等精神症状,后期可出现性格改变、抑郁、记忆力下降、谵妄、幻觉、昏迷等。晚期患者常有周围神经病变,患者可出现肢体麻木、深反射迟钝或消失、肌无力等。但最常见的是肢端袜套样分布的感觉丧失。

(4)胃肠道表现:食欲缺乏是常见的早期表现。另外,患者可出现口腔有尿味、恶心、呕吐、腹胀、腹泻、舌和口腔黏膜溃疡等。上消化道出血在本病患者也很常见,主要与胃黏膜糜烂和消化性溃疡有关,尤以前者常见。慢性肾衰竭患者的消化性溃疡发生率较正常人为高。

(5)皮肤症状:常见皮肤瘙痒。患者面色较深而萎黄,轻度水肿,称尿毒症面容,与贫血、尿素霜的沉积等有关。

(6)肾性骨营养不良症简称肾性骨病,是尿毒症时骨骼改变的总称。依常见顺序排列包括纤维囊性骨炎、肾性骨软化症、骨质疏松症和肾性骨硬化症。骨病有症状者少见。早期诊断主要靠骨活组织检查。肾性骨病的发生与继发性甲状旁腺功能亢进、骨化三醇缺乏、营养不良、代谢性酸中毒等有关。

(7)内分泌失调:肾衰竭时内分泌功能出现紊乱。患者常有性功能障碍,小儿性成熟延迟,女性性欲差,晚期可闭经、不孕,男性性欲缺乏和阳痿。

(8)易于并发感染:尿毒症患者易并发严重感染,与机体免疫功能低下、白细胞功能异常等有关。以肺部和尿路感染常见,透析患者易发生动静脉瘘或腹膜入口感染、肝炎病毒感染等。

(9)其他:可有体温过低、糖类代谢异常、高尿酸血症、脂代谢异常等。

三、辅助检查

(1)血液检查:血常规可见红细胞数目下降,血红蛋白含量降低,白细胞可升高或降低;肾功能检查结果为内生肌酐清除率降低,血肌酐增高;血清电解质增高或降低;血气分析有代谢性酸中毒等。

(2)尿液检查:尿比重低,为 1.010。尿沉渣中有红细胞、白细胞、颗粒管型、蜡样管型等。

(3)B超或X线片显示双肾缩小。

四、诊断要点

根据慢性肾衰竭的临床表现,内生肌酐清除率下降,血肌酐、血尿素氮升高、B超显示双肾缩小,即可做出诊断。之后应进一步查明原发病。

五、治疗要点

(一)治疗原发疾病和纠正加重肾衰竭的因素

如治疗狼疮性肾炎可使肾功能有所改善,纠正水钠缺失、控制感染、解除尿路梗阻、控制心力衰竭、停止使用肾毒性药物等可使肾功能有不同程度的恢复。

(二)延缓慢性肾衰竭的发展

应在肾衰竭的早期进行。

1.饮食治疗

饮食治疗可以延缓肾单位的破坏速度,缓解尿毒症的症状,因此,慢性肾功能衰竭的饮食治疗非常关键。要注意严格按照饮食治疗方案,保证蛋白质、热量、钠、钾、磷及水的合理摄入。

2.必需氨基酸的应用

对于因各种原因不能透析、摄入蛋白质太少的尿毒症患者,为了使其维持良好的营养状态,必须加用必需氨基酸(essential amino acid,EAA)或必需氨基酸与 α-酮酸混合制剂。α-酮酸可与氨结合成相应的 EAA,EAA 在合成蛋白过程中,可利用一部分尿素,故可减少血中的尿素氮水平,改善尿毒症症状。EAA 的适应证为肾衰竭晚期患者。

3.控制全身性和(或)肾小球内高压力

肾小球内高压力会促使肾小球硬化,全身性高血压不仅会促使肾小球硬化,且能增加心血管并发症的发生,故必须控制。首选血管紧张素Ⅱ抑制药。

4.其他

积极治疗高脂血症、有痛风的高尿酸血症。

(三)并发症的治疗

1.水、电解质和酸碱平衡失调

(1)钠、水平衡失调:对单纯水肿者,除限制盐和水的摄入外,可使用呋塞米利尿处理;对水肿伴稀释性低钠血症者,需严格限制水的摄入;透析者加强超滤并限制钠水摄入。

(2)高钾血症:如血钾中度升高,主要治疗引起高钾的原因,并限制钾的摄入。如血钾 >6.5 mmol/L,心电图有高钾表现,则应紧急处理。

(3)钙、磷失调和肾性骨病:为防止继发性甲旁亢和肾性骨病,肾衰竭早期应积极限磷饮食,并使用肠道磷结合物,如口服碳酸钙 2 g,每日 3 次。活性维生素 D_3(骨化三醇)主要用于长期透析的肾性骨病患者,使用过程中要注意监测血钙、磷浓度,防止异位钙化的发生。对与铝中毒有关的肾性骨病,主要是避免铝的摄入,并可通过血液透析降低血铝水平。目前对透析相关性淀粉样变骨病还没有好的治疗方案。

(4)代谢性酸中毒:一般口服碳酸氢钠,严重者静脉补碱。透析疗法能纠正各种水、电解质、酸碱平衡失调。

2.心血管和肺

(1)高血压:通过减少水和钠盐的摄入,及对尿量较多者选用利尿剂清除水、钠潴留,多数患者的血压可恢复正常。对透析者可用透析超滤脱水降压。其他的降压方法与一般高血压相同,首选 ACEI。

(2)心力衰竭:除应特别强调清除水、钠潴留外,其他与一般心力衰竭治疗相同,但疗效较差。

(3)心包炎:积极透析可望改善,当出现心脏压塞时,应紧急心包穿刺或心包切开引流。

(4)尿毒症肺炎:透析可迅速获得疗效。

3.血液系统

透析、补充叶酸和铁剂均能改善肾衰竭贫血。而使用 rHuEPO 皮下注射疗效更为显著,同时注意补充造血原料,如铁、叶酸等。

4.感染

治疗与一般感染相同,但要注意在疗效相近时,尽量选择对肾毒性小的药物。

5.其他

充分透析、肾移植、使用骨化三醇和 EPO 可改善肾衰竭患者神经、精神和肌肉系统症状;外用乳化油剂、口服抗组胺药及强化透析对部分患者的皮肤瘙痒有效。

(四)替代治疗

透析(血液透析、腹膜透析)和肾移植是替代肾功能的治疗方法。尿毒症患者经药物治疗无效时,便应透析治疗。血液透析和腹膜透析的疗效相近,各有优缺点,应综合考虑患者的情况来选用。透析一个时期后,可考虑是否做肾移植。

七、护理诊断/合作性问题

(1)营养失调:低于机体需要量与长期限制蛋白质摄入、消化功能紊乱、水电解质紊乱、贫血等因素有关。

(2)体液过多与肾小球滤过功能降低导致水钠潴留,多饮水或补液不当等因素有关。

(3)活动无耐力与心脏病变、贫血,水、电解质和酸碱平衡紊乱有关。

(4)感染与白细胞功能降低、透析等有关。

(5)绝望与病情危重及预后差有关。

八、护理目标

(1)患者能保持足够营养物质的摄入,身体营养状况有所改善。

(2)能遵守饮食计划,水肿减轻或消退。

(3)自诉活动耐力增强。

(4)住院期间不发生感染。

(5)能按照诊疗计划配合治疗和护理,对治疗有信心。

九、护理措施

(一)一般护理

1.休息与活动

慢性肾衰竭患者以休息为主,尽量减少对患者的干扰,并协助其做好日常的生活护理,如对视力模糊的患者,将物品放在固定易取的地方,对因尿素霜沉积而皮肤瘙痒的患者,每日用温水擦澡。但对病情程度不同的患者还应有所区别,如症状不明显、病情稳定者,可在护理人员或亲属的陪伴下活动,活动以不出现疲劳、胸痛、呼吸困难、头晕为度;对症状明显、病情加重者,应绝对卧床休息,且应保证患者的安全与舒适,如对意识不清者,加床护栏,防止患者跌落;对长期卧床者,定时为患者翻身和做被动肢体活动,防止压疮或肌肉萎缩。

2.饮食护理

(1)蛋白质:在摄入高热量的前提下,应根据患者的 GFR 来调整蛋白质的摄入量。当 GFR<50 mL/min 时,就应开始限制蛋白质的摄入量,其中 50% 以上的蛋白质必须是富含必需氨基酸的蛋白(即高生物价优质蛋白),如鸡蛋、鱼、牛奶、瘦肉等。当GFR<5 mL/min时,每日摄入蛋白约为 20 g(0.3 g/kg),此时患者需应用 EAA 疗法;当 GFR 在 5～10 mL/min 时,每日摄入的蛋白约为 25 g(0.4 g/kg);GFR 在 10～20 mL/min 者约为 35 g(0.6 g/kg);GFR>20 mL/min 者,可加 5 g。尽量少摄入植物蛋白,如花生、豆类及其制品,因其含非必需氨基酸多。米、面中所含的植物蛋白也要设法去除,如可部分采用麦淀粉作主食。静脉输入必需氨基酸应注意输液速度。输液过程中若有恶心、呕吐应给予止吐剂,同时减慢输液速度。切勿在氨基酸内加入其他药物,以免引起不良反应。

(2)热量与糖类:患者每日应摄取足够的热量,以防止体内蛋白质过度分解。每日供应热量至少 125.6 kJ/kg(30 kcal/kg),主要由糖类和脂肪供给。低蛋白摄入会引起患者的饥饿感,这时可食芋头、马铃薯、苹果、马蹄粉等补充糖类。

(3)盐分与水分:肾衰竭早期,患者无法排出浓缩的尿液,需要比正常人摄入或排出更多的水分和盐分,才能处理尿中溶质。又因肾小管对钠的重吸收能力减退,而每日从尿中流失的钠增加,所以应增加水分和盐分的摄入。到肾衰竭末期,由于肾小球的滤过率降低,尿量减少,钠由尿的丢失已不明显,应注意限制水分和盐分的摄入。

（4）其他：低蛋白饮食时，钙、铁及维生素 B_{12} 含量不足，应注意补充；避免摄取含钾量高的食物，如白菜、萝卜、梨、桃、葡萄、西瓜等；低磷饮食，不超过 600 mg/d；还应注意供给富含维生素 C、B 族维生素的食物。

（二）病情观察

认真观察身体症状和体征的变化；严密监测意识状态、生命体征；每日定时测量体质量，准确记录出入水量。注意观察有无液体量过多的症状和体征：如短期内体质量迅速增加、血压升高、意识改变、心率加快、肺底湿啰音、颈静脉怒张等；结合肾功能、血清电解质、血气分析结果，观察有无高血压脑病、心力衰竭、尿毒症性肺炎及电解质代谢紊乱和酸碱平衡失调等并发症的表现。观察有无感染的征象，如体温升高、寒战、疲乏无力、咳嗽、咳脓性痰、肺部湿啰音、尿路刺激征、白细胞增高等。

（三）预防感染

要注意慢性肾衰竭患者皮肤和口腔护理的特殊性。慢性肾衰竭患者由于尿素霜的刺激，常感皮肤瘙痒，注意勿用力搔抓，可每日用温水清洗后涂抹止痒剂。此外，慢性肾衰竭患者口腔容易发生溃疡、出血及口唇干裂，应加强口腔护理，保持口腔湿润，可增进食欲。

（四）用药护理

用红细胞生成激素纠正患者的贫血时，注意观察用药后不良反应，如头痛、高血压、癫痫发作等，定期查血红蛋白和血细胞比容等。使用骨化三醇治疗肾性骨病时，要随时监测血钙、磷的浓度，防止内脏、皮下、关节血管钙化和肾功能恶化。用降压、强心、降脂等其他药物时，注意观察其不良反应。

（五）心理护理

慢性肾衰竭患者的预后不佳，加上身体形象改变以及性方面的问题，常会有退缩、消极、自杀等行为。

护理人员应以热情、关切的态度去接近他们，使其感受到真诚与温暖。并应鼓励家属理解并接受患者的改变，安排有意义的知觉刺激环境或鼓励其参加社交活动，使患者意识到自身的价值，积极接受疾病的挑战。对于患者的病情和治疗，应使患者及其家属都有所了解，因为在漫长的治疗过程中，需要家人的支持、鼓励和细心的照顾。

十、健康指导

（一）生活指导

注意劳逸结合，避免劳累和重体力活动。严格遵从饮食治疗的原则，注意水钠限制和蛋白质的合理摄入。

（二）预防指导

注意个人卫生，保持口腔、皮肤及会阴部的清洁。皮肤痒时避免用力搔抓。注意保暖，避免受凉。尽量避免妊娠。

（三）病情观察

指导准确记录每日的尿量、血压、体质量。定期复查肾功能、血清电解质等。

（四）用药指导

严格遵医嘱用药，避免使用肾毒性较大的药物，如氨基糖苷类抗生素等。

（五）透析指导

慢性肾功能衰竭患者应注意保护和有计划地使用血管,尽量保留前臂、肘等部位的大静脉,以备用于血透治疗。已行透析治疗的患者,血液透析者应注意保护好动-静脉瘘管,腹膜透析者保护好腹膜透析管道。

（六）心理指导

注重心理调节,保持良好的心态,培养积极的应对能力。

（王建华）

第五章　内分泌科疾病护理

第一节　痛　风

痛风是因血尿酸水平过高导致尿酸结晶沉积在关节内而引发的一种疾病,沉积的结晶导致关节内和关节周围出现疼痛性炎症发作。痛风石是痛风的特征性临床表现,常见于耳廓、跖趾、指尖、掌指、肘等关节、跟腱、髌骨滑囊等处。

这一疾病与嘌呤代谢紊乱及尿酸排泄减少所致的高尿酸血症直接相关,主要临床特征为血尿酸升高、反复发作性急性关节炎、痛风石,可并发肾脏病变,严重者可出现关节破坏、肾功能损害,常伴发高脂血症、高血压病、糖尿病、动脉硬化及冠心病等。

痛风见于世界各地,受地域、民族、饮食习惯影响。目前我国痛风的患病率为 $1\%\sim3\%$,随着人类平均寿命的延长、饮食及生活方式的改变,这一数据呈逐年上升趋势。国家风湿病数据中心网络注册及随访研究的阶段数据显示,截至 2016 年 2 月,我国痛风患者平均年龄为48.28 岁(男性为 47.95 岁,女性为 53.14 岁),逐步趋年轻化,男女比例为 15∶1,超过 50% 的痛风患者为超重或肥胖。

一、病因

1.原发性高尿酸血症

原发性高尿酸血症属于遗传性疾病,$5\%\sim25\%$ 的患者有痛风家族史。原发性痛风与肥胖、原发性高血压、血脂异常、糖尿病、胰岛素抵抗关系密切。

2.继发性高尿酸血症

继发性高尿酸血症可由肾病、血液病、药物及高嘌呤食物等多种原因引起。

二、临床表现

1.无症状期

本期突出特点为仅有血尿酸升高,无任何临床表现。从血尿酸增高至症状出现,时间可长达数年,有些可终身不发生关节炎和痛风石。

2.急性关节炎期

典型的发作起病急、多数患者发病前无先兆症状。

(1)诱因为寒冷、劳累、饥饿、饮酒、暴饮暴食、进食高嘌呤食物,局部感染、创伤、手术及长时间步行。

(2)受累关节(趾关节和第一跖趾关节)及周围组织肿胀、发热、疼痛、活动受限。

(3)体温升高、头痛。

(4)关节腔积液。

3.间歇期

(1)发作一般经过数小时至数日缓解,关节活动恢复正常。

（2）局部组织皮肤瘙痒和脱屑。

（3）慢性痛风性关节炎。

4.慢性关节炎期

（1）发作频繁，间歇缩短，疼痛加剧。

（2）受累关节（肩、胯、脊柱、胸锁、下颌）增多。

（3）腕-管综合征，关节畸形，活动受限。

（4）痛风石和痛风结节溃疡

（5）部分患者的表现酷似风湿关节炎、类风湿关节炎或退行性骨关节病。

三、辅助检查

1.实验室检查

（1）男性尿酸＞416 μmol/L，绝经期前的女性＜59.4 μmol/L。

（2）红细胞磷酸核糖焦磷酸盐（PRPP）合酶，PRPPAT、次黄嘌呤磷酸核糖基转移酶（HPRT）及黄嘌呤氧化酶活性测定。

（3）外周血白细胞计数增多，红细胞沉降率加快。

（4）血尿素氮和肌酐升高。

2.X线检查

软组织肿胀；痛风石；不规则或分叶状骨质缺损，边缘翘起突起；关节软组织缘破坏，关节面不规则；关节腔变窄，软骨下不规则。

四、治疗

1.一般处理

保持理想体重，控制血脂，限制高嘌呤类食物，禁止饮酒，戒烟，避免劳累、受凉，鼓励多饮水增加尿酸排泄。

2.无症状期处理

无须进行药物治疗，但应适量进行生活方式的调整，以降低血尿酸水平。

（1）抑制尿酸合成：别嘌醇 100～200 mg，每天 2～4 次。

（2）促进尿酸排泄：应用丙磺舒、苯磺唑酮。

（3）急性关节炎期治疗：秋水仙碱是治疗痛风急性发作的特效药。服药后 6～12 h 症状减轻，24～48 h 内，90％的患者症状缓解。嘱患者绝对卧床休息，抬高患肢，避免受累关节负重，持续至关节疼痛缓解后 72 h 左右方可逐渐恢复活动。另外，可给非类固醇消炎镇痛药、如吲哚美辛、布洛芬、美洛昔康等。

（4）间歇期及慢性期的治疗：①应用抑制尿酸合成药物，如别嘌醇；②应用促进尿酸排泄的药物，如丙磺舒、苯磺唑酮等，应碱化尿液，每天饮水在 2 000 mL 以上，口服碳酸氢钠，保持尿液每天在 2 000 mL 以上；③对症治疗，保护肾功能、关节理疗、去除较大痛风石。

（5）其他治疗：伴有肥胖、高血压、冠心病、尿路感染、肾衰竭的患者，应进行相应治疗。

五、护理

1.心理护理

对患者给予同情、关心、理解、帮助，告诉患者不良的心理状况会降低患者的抵抗力，不利于疾病的康复。解除患者的紧张情绪,以便更好地配合治疗和护理。

2.关节疼痛的护理

(1)嘱其严格卧床休息,抬高患肢,关节制动,尽量保护受累部位免受损伤。

(2)密切观察疼痛的性质、部位、持续的时间。

(3)遵医嘱给予药物治疗,如秋水仙碱。

(4)防止意外损伤,外出做检查,上厕所或活动时,给予协助,避免跌倒。

(5)保证充足的水分,每天在2 000 mL以上。

(6)禁食高嘌呤的食物,多食蔬菜、水果、牛奶等不含嘌呤的食物。

3.饮食护理

(1)饮食指导:饮食与痛风的发生关系最为密切,因此调节饮食结构是预防痛风发作的重要环节。尽量少食含嘌呤的食物,不食高嘌呤食物。

高嘌呤食物主要有:动物内脏、海鲜、沙丁鱼、凤尾鱼、带鱼、蚶、蛤、蟹、虾、鳝鱼、白鱼、鳊鱼、鲢鱼,各种豆类及花生、芝麻等有些蔬菜也含有较高的嘌呤,如韭菜、菜花、黄豆芽、豌豆苗、扁豆、紫菜、菌类等,最好不吃或少吃。

含嘌呤较少的食物有鸡蛋、鸭蛋、牛奶、奶酪和萝卜胡萝卜、番茄、白菜、土豆等为痛风患者的推荐食品。

有研究显示,进食无嘌呤饮食7 d后血中尿酸浓度可降低1.2 mg/L左右。

(2)痛风患者的主食应以细粮为主,如精面粉做的面食、精大米等。不宜吃粗粮,因为粗粮中含的嘌呤较细粮多。

(3)不宜饮浓茶及咖啡类饮料,茶和咖啡中含有少量嘌呤及兴奋剂咖啡碱。

(4)避免饮酒,因酒精易使体内乳酸增加,而乳酸可影响肾脏排泄尿酸易引起泌尿系统结石。酒精还可以使体内嘌呤合成增加,尤其是啤酒在发酵过程中可产生大量嘌呤,对痛风患者非常不利。

4.健康教育

(1)生活起居:养成良好的生活习惯,注意生活规律,按时作息,保证充足的睡眠,保持乐观的情绪。

(2)遵守饮食治疗原则:避免吃大餐,每餐七分饱。不摄入含嘌呤高的食物,如动物内脏、沙丁鱼、豌豆、菠菜、酵母等。选用以牛奶、鸡蛋为主的优质蛋白质膳食来源,以精白面、米为热量的主要来源。选含嘌呤低的蔬菜和水果,限制脂肪的摄入。

(3)饮酒是诱发关节炎急性发作的重要因素之一,因此除禁止饮酒外,对于任何酒精性饮料均应严格节制。

(4)正确用药:遵医嘱服用丙磺舒、苯磺唑酮、碳酸氢钠、秋水仙碱等药物,巩固疗效,防止复发。慎用一些药物,在积极服药治疗痛风的同时,禁用或慎用青霉素、四环素、利尿素、含有利尿药的复方降压药、维生素 B₂、阿司匹林、抗结核药、烟酸等。因为这些药物影响尿酸排泄。另要慎用磺胺类药,因其能促使泌尿系统结石形成,加速痛风患者肾脏的损伤。

(5)摄入充足水分:每天保证2 000 mL白开水,不包括牛奶、汤、稀饭等其他流食。人体70%左右的尿酸从肾脏排除,每天尿量要达到1 800 mL,以利于尿酸排泄。夏季多汗饮水量更要增加。

(6)适当锻炼:运动要逐渐加量,运动适当,不可过量。禁止剧烈运动,如踢足球、快跑、滑冰游泳、登山等。剧烈运动使体内乳酸产生过多,使尿酸增高,引起痛风性关节炎发作。

(7)自我监测:自我监测血压控制血压在正常范围,平时用手触摸耳廓及手足关节处,检查是否产生痛风石。

(丁巧燕)

第二节　老年性骨质疏松症

骨质疏松症是一种多因素所致的慢性系统性骨病,其特征是骨量下降和骨的微细结构破坏,表现为骨的脆性增加,骨折的风险增大,常因轻微的创伤而骨折或自发性骨折。骨质疏松症的临床表现以慢性疼痛为主,常见于绝经后妇女和老年人,女性多于男性。分原发性和继发性两类,原发性骨质疏松症又分为Ⅰ型和Ⅱ型。

Ⅰ型骨质疏松症又称为绝经后骨质疏松症,主要原因是雌激素缺乏,发生于女性患者,年龄为50～70岁,表现出骨量迅速流失,骨松质丢失更明显,其骨代谢特点为高转换率型骨质疏松症。骨折部位多发生在以骨松质为主的椎体,如股骨上端及桡骨远端。

Ⅱ型骨质疏松症又称老年性骨质疏松症,表现为骨量缓慢丢失,骨松质与骨密质丢失速度大致相同,其骨代谢特点为低转换率型骨质疏松症,发病年龄多在70岁以上。与Ⅰ型比较,男性患者增加,但男女之比仍为1∶2,关键原因是老化、脏器功能衰退。骨折好发部位除与Ⅰ型相同外,髋部骨折的发生率有所增加。继发性骨质疏松症是由其他病因引起的,如甲状旁腺功能亢进症多发性骨髓瘤、骨质软化症、肾性骨营养不良、儿童成骨不全、转移瘤、白血病及淋巴瘤等。随着我国老年人口的增加,骨质疏松症发病率呈上升趋势,在中国乃至全球都是一个值得关注的健康问题。

一、病因

1.激素水平代谢紊乱

性激素在骨质生成和维持骨量方面起着重要的作用,可间接合成蛋白,促使骨内胶原形成,使钙、磷等矿物质更好地沉积在骨内。其中,睾酮在骨内转化为二氢睾酮,对成骨细胞有增殖作用。雌激素还能抑制甲状旁腺素活性,刺激降钙素分泌,加快胃肠道吸收钙,促进维生素D向活性方式转化等作用。机体随着年龄增长,性功能减退,性激素(雌激素和睾酮)水平下降,雌激素缺乏,降钙素分泌减少,甲状旁腺素增多,使骨代谢活跃,骨形成减少,骨吸收增加,因而骨量下降。

2.营养不足

机体随着年龄增长,咀嚼、消化及吸收功能降低,致使蛋白质、钙、磷、维生素及微量元素摄入不足,特别是维生素D缺乏。维生素D的活性形式为D_3(1,25-二羟维生素),具有两方面功能:一是促进肠道吸收钙磷;二是在骨中增加骨骼更新部位破骨细胞的活性,并能刺激成骨细胞合成蛋白质,同时参与骨基质的矿化。

缺乏维生素D将导致类骨质矿化障碍,此外,钙、磷及蛋白质的摄入不足使钙、磷比例失调,导致骨的形成减少。

3.遗传因素

峰骨量的高低与种族和家族史有关。资料显示,亚洲人的峰骨量较低,因而患老年骨质疏松症的危险性更大;年轻女性的骨密度与其父母的骨密度具有显著相关性,同卵双胎的骨密度具有更大的相似性。此外,维生素 D 先天性缺乏也常伴随骨密度减少。

4.运动

随着年龄的增长,户外运动减少也是老年人易患骨质疏松症的重要原因。适度的运动能够刺激骨改进循环。

二、临床表现

(一)症状

1.慢性疼痛

疼痛是骨质疏松症最主要、最常见的症状,可表现为全身各骨骼部位的疼痛。腰背痛是老年骨质疏松症最常见的部位,占疼痛患者的 70%～80%。一般骨量丢失 12% 以上时即可出现骨痛。

疼痛沿脊柱向两侧扩散,仰卧位或坐位时疼痛减轻,直立后伸时疼痛加剧,日间疼痛减轻,夜间和清晨醒来时疼痛加重,弯腰、肌肉运动、咳嗽和大便用力疼痛亦加重。

2.呼吸功能下降

脊柱压缩性骨折、脊柱后弯、胸廓畸形,可使肺活量和最大换气量显著减少。患者往往可出现胸闷、气短、呼吸困难等。

(二)体征

身长缩短、驼背为骨质疏松症最典型体征,多在疼痛后出现。脊椎椎体前部几乎为骨松质组成。此部分是身体的支柱,负重量大,尤其是胸 11 椎体至腰 3 椎体负荷量更大,容易压缩变形,使脊椎前倾,背曲加剧形成驼背。

(三)并发症

骨折是老年人骨质疏松症最常见和最严重的并发症。据统计,老年人骨折发生率为6.3%～24.4%,尤以高龄老年女性为显著。骨折部位在老年前期以桡骨远端多见,老年后期以胸腰椎和股骨端多见。

三、辅助检查

(一)X 线检查

X 线检查是一种较易普及的检查骨质疏松症的方法。一般在骨量丢失 30% 以上时,X 线显影明显。

(二)骨矿密度测定

骨矿密度检测是确定诊断的重要客观依据。我国骨质疏松症诊断标准为骨密度值低于正常 2.0 SD(标准差),同时结合病史、性别、年龄及生化检查综合判断。

常用方法有单光子(SPA)吸收测定法、双能 X 线(DEXA)吸收测定法、定量 CT 检查、超声波测定。

(三)生化检查

测定血、尿的矿物质及某些生化指标有助于判断骨代谢状态及骨更新率的快慢,对骨质疏松症的鉴别诊断有重要意义。

1. 骨钙素(BGP)

这是骨骼中含量最高的非胶原蛋白,是骨更新的敏感指标。老年性骨质疏松症可有轻度升高。女性老年人绝经后骨质疏松症 BGP 升高明显。

2. 尿羟赖氨酸糖甙(HOLG)

这是反映骨吸收的指标,老年性骨质疏松症患者的 HOLG 可升高。

3. 血清镁

镁是体内重要的矿物质,人体 50% 的镁存在于骨组织,低镁可影响维生素 D 的活性,老年性骨质疏松症使血清镁下降。

4. 尿钙、磷、镁测定

该项检查受饮食、季节、日照、药物、疾病等影响因素较多,须在严格限定条件下进行测定。老年性骨质疏松表现为无尿钙,磷在正常范围,尿镁略低于正常。

四、治疗

(一)药物治疗

一般遵循的治疗原则如下:①低骨量或有轻微损伤致骨折史者给予补钙治疗;②低骨量的绝经后骨质疏松女性及在无禁忌情况下,首选激素替代治疗;③有骨折史的绝经骨质疏松女性,首选阿仑磷酸钠,其次为其他二磷酸盐制剂,维生素 D;④性腺功能低下的男性骨质疏松症患者,应给予雄激素替代治疗;⑤长期居住在室内的老年人,补充维生素 D。

1. 钙制剂类

(1)无机钙类:以碳酸钙片 D_3(钙尔奇 D)、碳酸钙 D_3 咀嚼片(凯思立 D)、氢氧化钙和氯化钙(活性钙)效果明显。

(2)有机钙类:葡萄糖酸钙和枸橼酸钙,此类药物胃肠道反应小,但骨软化、严重肾衰、高血钙及高尿钙者禁用。

(3)生物钙制剂:牡蛎碳酸钙咀嚼片(盖天力)、龙牡丹壮骨冲剂,均可用于预防老年骨质疏松症。

2. 钙调节

剂钙调节剂主要包括降钙素、维生素 D、雌激素。

3. 二磷酸盐

如阿仑磷酸钠、依替磷酸钠能抑制骨转化,对骨矿密度有明确的增加作用。此外,氟化物、中医药治疗法也有一定疗效。

(二)非药物治疗

非药物治疗可采用光疗、高频电疗、运动疗法及营养疗法等。缺乏生理活动可导致失用性骨质疏松症,剧烈的锻炼可刺激骨量增加。

五、护理

1. 环境

要求居住环境清洁,空气流通,阳光照射充足;地面平整、防滑。室内活动空间无障碍物,走廊、洗手间墙壁有扶手,床单位周围安全无隐患,以防止患者发生外伤或摔伤。

2.休息与活动

骨质疏松症患者应早期进行功能锻炼,增加户外活动,适度接受日照,促进皮肤维生素 D 合成,增加钙质在骨骼中的沉积。护理人员要评估患者身体状况,帮助其制订不同的活动计划。可以运动的老年人,每天进行适当的体育活动以增加和保持骨量;对于活动受限的老年人,应指导老年人维持关节的功能位,每天进行关节的活动训练,同时进行肌肉的等长、等张收缩训练,以保持肌肉的张力;对于因骨折而固定或牵引的老年人,要求每小时尽可能活动身体数分钟。

3.饮食

护理饮食是否合理直接影响着患者的康复。嘱患者多食富含钙、维生素 C、维生素 D 的食物。富含钙食品有牛奶(酸奶)、豆制品、虾皮、海带等;富含维生素 D 的食物有蘑菇、鱼、肝脏等;富含维生素 C 的食物有新鲜水果、蔬菜以及黑木耳、松仁、板栗、香菇等。另外,建议食富含硫的食品,如蒜、葱头等,因为硫能使骨骼发育得更健康。饮食荤素搭配,减少糖盐摄入,保证营养均衡。脾胃功能衰弱的人,可以选用中药补脾健胃,保证脾胃功能正常。

4.心理

骨质疏松症最常见的症状是长期慢性疼痛,最严重的并发症是骨折,此类患者的运动、自理能力及外观形象均会受到影响。因此会产生焦虑、失落、急躁的心理,护理人员要与其倾心交谈,认同并鼓励其表达内心感受;对其疾病做客观解释,告知如果积极治疗的话,预后一般良好。鼓励患者树立乐观积极的生活态度,增强战胜疾病的信心。

5.对症护理

骨质疏松疼痛是由于腰背部肌肉紧张及椎体压缩性骨折引起,给患者安置硬板床,会使腰部软组织和脊柱肌群得到松弛,可显著减轻疼痛。另外,患者仰卧时头不可过高,在腰下垫一薄枕,可使用背架、紧身衣等限制脊柱的活动度。热水浴、按摩、擦背能促进肌肉松弛,或采用音乐、暗示等疏导疗法,可缓解疼痛。

疼痛严重者遵医嘱给予消炎止痛药并配合中药热敷及理疗。骨折患者可通过牵引或手术方法最终缓解疼痛。患者平时应增加钙片、维生素 D、雌激素的补充。骨折活动受限的老年人应每 2h 翻身一次,保护和按摩受压部位。

6.用药护理

服用钙剂时应避免与绿叶蔬菜同用,防止钙螯合物形成影响钙吸收。另外,要增加饮水量,减少泌尿系统结石形成,并防止便秘。服用降钙素时要观察有无低血钙和甲状腺功能亢进症的表现;服用维生素 D 时要监测血清钙和肌酐的变化。对使用雌激素的女性老年患者,应详细了解家族中有关肿瘤和心血管方面的病史,严密监测子宫内膜的变化,注意阴道出血情况,定期做乳房检查,防止肿瘤和心血管疾病的发生。口服二磷酸盐类药物的消化道反应较多见,故应晨起服用,同时饮清水 200～300 mL,至少半小时内不能进食或喝饮料,也不能平卧,以减轻对消化道的刺激。静脉注射二磷酸盐类药物要注意血栓性疾病的发生,同时检测血钙、磷和骨吸收生化标志物。指导老年人服用可咀嚼的片状钙剂,且应在饭前 1 h 及睡前服用,钙剂应与维生素 D 同时服用。老年人常常缺乏胃酸,乳酸钙是最佳的食品,钙之缘片内涵碳酸钙及维生素 D,更有利于人体对钙质的吸收。

(曹海虹)

第六章 结核病科疾病护理

第一节 肺结核

肺结核是由结核分枝杆菌引起的肺部慢性传染病。临床常有低热、乏力、盗汗、消瘦等全身症状和咳嗽、咳痰、咯血、胸痛等呼吸系统表现。

在全球传染性疾病中,肺结核已成为5岁以上人口的首要死因。但结核病若能及时诊断并予合理治疗,大多可获得痊愈。

一、护理评估

(一)健康史

了解有无接触史,生活环境和卡介苗接种史;了解有无引起机体免疫力低下的情况。如生活贫困、营养不良、婴幼儿、老年人、糖尿病、矽肺、免疫缺陷疾病和长期使用免疫抑制剂;了解抗结核治疗经过和疗效,目前的用药情况,能否按医嘱服药等。

(二)身体状况

1.症状

(1)全身症状:表现为长期午后潮热、盗汗、乏力、食欲减退、消瘦等,妇女可有月经失调和闭经,当肺部病灶急剧进展播散时,可有不规则高热。

(2)呼吸系统症状。①咳嗽、咳痰:一般为干咳或带少量黏液痰,继发感染时痰液呈脓性且量增多。②咯血:1/3~1/2的患者有咯血,多数患者为少量咯血,少数为大咯血。大咯血时若血块阻塞大气道可引起窒息。③胸痛:炎症波及壁层胸膜,可有相应部位胸痛。④呼吸困难:慢性重症肺结核时,常出现渐进性呼吸困难,并发大量胸腔积液者,可出现重度呼吸困难。

2.体征

早期一般无明显体征。若病灶广泛,可见患侧呼吸运动减弱,叩诊浊音,听诊呼吸音减弱。肺结核好发于肺尖,在锁骨上下、肩胛间区叩诊稍浊,于咳嗽后可闻及湿啰音,对肺结核的诊断具有重要意义。

(三)心理及社会资料

由于肺结核病具有传染性,患者患病期间十分关注亲友,同事对他(她)的态度,对人际交往有紧张恐惧情绪,从而造成心理上的压抑和孤独,并且还会因疾病导致角色的改变而产生自卑、悲观和抑郁情绪。

二、治疗要点

肺结核的治疗原则主要是抗结核化学药物治疗(简称化疗)和对症治疗。抗结核化学药物治疗对结核病的控制起着决定性作用,合理的化疗可使病灶全部灭菌、痊愈。传统的休息和营养疗法都只起辅助作用。

（一）结核病的化疗

1.化疗原则

即早期、联合、适量、规律和全程用药。

（1）早期是指一旦发现和确诊活动性结核应立即治疗。

（2）联合是指同时使用多种抗结核药物进行治疗，以增强疗效，并减少或预防耐药菌的产生。

（3）适量是指根据不同病情和抗结核药物的作用特点给予适当药物剂量。药物剂量不足不仅不能有效杀菌，还会导致继发耐药，剂量过大毒副作用增加。

（4）规律是指严格按照化疗方案规定的用药方法按时服药，不漏服、不停药，亦不可自行更改方案。

（5）全程是指必须按治疗方案，坚持治满疗程。

2.化疗方法

（1）短程化疗：现在联用异烟肼、利福平等两个以上杀菌剂，具有较强杀菌和灭菌效果，可将化疗疗程从常规 12～18 个月（标准化疗）缩短至 6～9 个月（短程化疗），效果相同，目前应用广泛。

（2）间歇用药：结核菌与药物接触数小时后，生长会延缓数天。因此，临床上有规律地每周 3 次用药（间歇用药），与每天用药效果相同。在开始化疗的 1～3 个月内，每天用药（强化阶段），其后每周 3 次间歇用药（巩固阶段），与每日用药效果同样好，且因减少投药次数而使毒副作用和药费都降低，也方便了患者，还有利于监督用药，保证全程化疗。

3.化疗方案

化疗方案分强化和巩固两个阶段。视病情轻重、痰中带菌情况和细菌耐药情况，以及经济条件、药源供应情况等，选择化疗方案。

（二）手术治疗

近年来外科手术在肺结核治疗上已较少应用。对于多重耐药的厚壁空洞、结核球、单侧的毁损肺、反复大咯血经内科治疗无效者，结核性脓胸和（或）支气管胸膜瘘患者，可做肺叶或全肺切除。

三、护理诊断及合作性问题

（1）营养失调：低于机体需要量与机体消耗增加、食欲减退有关。

（2）缺乏结核病防治知识和坚持服药原则的知识。

（3）活动无耐力与结核菌感染引起的毒血症状有关。

（4）窒息与结核病灶内大出血阻塞大气道有关。

四、护理目标

（1）保证营养物质的摄入，维持足够的营养和液体。

（2）患者获得结核病的有关知识，治疗期间按时服药。

（3）患者身心得到休息，能够维持日常生活和社交活动，乏力等不适症状有所减轻。

（4）呼吸道通畅，无窒息发生。

五、护理措施

(一)一般护理

1.休息与活动

急性期应取半坐卧位卧床休息;进展期或咯血时,以卧床休息为主,适当离床活动;大咯血时应绝对卧床休息,保持患侧卧位,以免病灶扩散;稳定期可适当增加户外活动,如散步、打太极拳、做保健操等,加强体质锻炼,提高机体耐力和抗病能力。协助患者日常活动,减少机体消耗和减轻疲乏感。

2.饮食护理

制定较全面的饮食营养摄入计划。补充蛋白质、维生素等营养物质,如鱼、肉、牛奶、蛋和豆制品等动植物蛋白,成人每日蛋白质总量为 $90\sim120$ g,以增加机体的抗病能力及修复能力;每天摄入一定量的新鲜蔬菜和水果,满足机体对维生素 C、维生素 B_1 等的需要;应补充足够的水分,每日 1 500 $\sim$ 2 000 mL,既保证机体代谢的需要,又有利于体内毒素的排泄。每周测体质量 1 次并记录,观察患者营养状况的改善情况。

(二)病情观察

注意观察患者咳嗽、咳痰的性质、咯血的颜色咯血量,是否伴随高热,并观察生命体征和意识状态的变化。若发现窒息先兆、气胸等并发症,应及时处理。

(三)用药护理

(1)掌握早期、联合、适量、规律和全程的抗结核化疗的用药原则,督促患者按化疗方案用药,不遗漏或中断。

(2)向患者说明用药过程中可能出现的不良反应,并注意观察有无巩膜黄染、肝区疼痛及胃肠道反应等,发现异常随时报告医生并协助处理。

(四)对症护理

(1)毒性症状:结核毒性症状严重者,如有高热等,可在有效抗结核药物治疗的基础上短期使用糖皮质激素。

(2)咯血:遵医嘱使用止血药物。垂体后叶素 10 U 加入 $20\sim30$ mL 生理盐水或 50%葡萄糖溶液中,在 $15\sim20$ min 内缓慢静脉推注;然后以 10 U 垂体后叶素加入 500 mL 5%葡萄糖溶液中静脉滴注维持治疗。使用过程中须密切观察药物不良反应。

(3)预防窒息。

(五)心理护理

帮助住院患者尽快适应环境,消除焦虑、紧张心理,充分调动人体内在的自身康复能力,增进机体免疫功能,使患者处于接受治疗的最佳心理状态,积极配合治疗。

尊重理解患者,指导患者进行自我心理调节;了解患者家庭主要成员对患者的关怀和支持程度;了解患者家庭的经济条件,患者有无医疗保障的支持;指导患者使用全身放松术,解除精神负担和心理压力。

(六)健康指导

1.用药指导

根据患者及其家属对结核病知识的认识程度及接受知识的能力,进行卫生宣教,使其了解结核病是一种慢性呼吸道传染病,抗结核用药时间至少半年,有时可长达一年半之久。告知患者,只有坚持合理的、全程的化疗,才能完全康复,不规则服药或过早停药是治疗失败的主要原因。

2.营养指导

宣传饮食营养与人体健康及疾病痊愈的关系,宣传在坚持药物治疗的同时,辅以营养疗法的意义。使患者了解:结核病是一种慢性消耗性疾病,由于体内分解代谢加速和抗结核药物的毒性反应,会导致营养代谢的失衡和机体抵抗力下降,从而使疾病恶化,因此,必须高度重视饮食营养疗法。

3.生活指导

指导患者进行有利于身心健康和疾病恢复的有益活动,如保健体操、行走、太极拳等,以促进疾病早日康复。宣传休息、营养、阳光、空气对结核病康复的重要性。有条件的患者可选择在空气新鲜、阳光充足、气候温和的海滨、湖畔疗养。

4.消毒与隔离

指导患者采取有效的消毒、隔离措施、并能自觉遵照执行。

(1)患者应实行呼吸道隔离,保持室内通风良好,每日用紫外线照射消毒,或用1‰过氧乙酸1～2 mL加入空气清洁剂内做空气喷雾消毒。

(2)注意个人卫生,为避免结核菌的传播,外出时应戴口罩。严禁随地吐痰,痰液须经灭菌处理,将痰吐在纸上直接焚烧是最简易的灭菌方法。打喷嚏或咳嗽时应使用双层纸巾遮住口鼻,纸巾用后焚烧,以控制传染源。进餐时实行分餐制,患者使用的餐具、痰杯应煮沸消毒或用消毒液浸泡消毒。被褥、书籍应在烈日下暴晒,时间不少于6 h。

5.定期复查

指导出院患者定期做胸部X线片检查和肝、肾功能检查,以了解病情变化及监测药物的不良反应,及时调整治疗方案。

(王　艳)

第二节　肠结核

肠结核是结核杆菌侵犯肠道引起的慢性特异性感染。过去在我国比较常见,随着人民生活水平的提高、卫生保健事业的发展及结核患病率的下降,本病亦逐渐减少。发病年龄为2～72岁,而以21～40岁最多,女性多于男性,约为1.85：1。根据大体形态学表现,肠结核可分为溃疡型、增生型和混合型。

绝大多数病例继发于肠外结核病,主要是肺结核。无肠外结核病灶者称原发性肠结核,约占肠结核的10%以下。

一、护理评估

(一)评估患者的健康史及家族史

询问患者既往身体状况,尤其是近期是否患有身体其他部位的结核病,或近期是否与结核患者接触过。

(二)临床症状的评估与观察

1.评估患者腹痛的症状

有腹痛症状者占95％以上,疼痛性质一般为隐痛或钝痛,禁食易诱发或加重,出现腹痛与排便,排便后疼痛可有不同程度的缓解。

2.评估患者腹泻与便秘的症状

腹泻常与腹痛相伴随。大便每日数次至数十次,半成形或水样,常有黏液,重症患者有广泛溃疡可有脓血便,量多,有恶臭味。常在清晨排便,故有"鸡鸣泻"之称。小肠结核如果病变广泛,可引起吸收不良而发生脂肪泻。

无腹泻而只有便秘者约占25％。腹泻与便秘交替常被认为是肠结核的典型症状。腹泻数日继而便秘,如此循环交替。

3.评估患者有无腹部肿块

主要见于增生型肠结核。溃疡型肠结核病有局限性腹膜炎,病变肠曲和周围组织粘连,或同时有肠系膜淋巴结结核,也可出现腹部肿块。

4.评估患者的营养状况、有无营养障碍

因进食可诱发疼痛,患者常有食欲缺乏、畏惧进食,食量因而减少,肠管炎症引起的淋巴梗阻、淤张,使肠局部蠕动异常,发生肠内容物淤滞。加之肠道菌群失调等因素干扰了食物的消化与吸收,甚至发生脂肪泻,从而体质量下降,并有贫血等一系列营养障碍的表现。

5.评估患者有无发热症状

溃疡型肠结核有结核毒血症,表现为午后低热、不规则热、弛张热或稽留高热,体温多在38 ℃,伴有盗汗。增生型肠结核可无发热或有时低热。

6.评估患者有无肠外表现

可有倦怠、消瘦、苍白,随病程发展可出现维生素缺乏、脂肪肝、营养不良性水肿等表现。部分患者可出现活动性肺结核的临床表现。

7.评估患者有无肠梗阻、肠出血、肠穿孔的症状

并发肠梗阻时有腹绞痛,常位于右下腹或脐周,伴有腹胀、肠鸣音亢进、肠型与蠕动波;并发肠穿孔时,由于病变周围多有组织粘连,弥散性腹膜炎较少见。

(三)辅助检查评估

1.血液检查

溃疡型肠结核可有中度贫血,无并发症时白细胞计数一般正常,90％的病例血沉明显增快。

2.粪便检查

外观常为糊状不成形便,或有黏液,镜检见少量脓细胞或红细胞,潜血可呈弱阳性。

3.纯化(结核)蛋白衍生物皮内试验(PPD)

PPD试验如为强阳性有助于本病的诊断。

4.X线检查

X线征象有:①肠蠕动过快,钡剂通过加速,有间歇性张力亢进,病变部位黏膜皱襞僵硬和增厚;②钡剂通过病变部位出现激惹现象,称为Stierin征;③小肠有梗阻时有肠管扩张、钡剂排空延迟和分节现象,钡剂呈雪花样分布、边缘锯齿状;④盲肠不充盈,升结肠缩短;⑤盲肠部位扭曲,回盲瓣出现裂隙,回肠末端出现宽底三角形、底向盲肠,称为Fleischner征。

5.内镜检查

内镜特征有:①回盲部为主;②肠黏膜充血、水肿;③环形溃疡、溃疡边缘呈鼠咬状;④大小、形态各异的炎性息肉,肠腔变窄;⑤病理检查可见干酪样坏死性肉芽肿或用抗酸染色法发现抗酸结核杆菌。

6.结核菌素(简称结素)试验

目前通用的结素有两类。一类是旧结素(OT),是结核菌的代谢产物,由结核菌培养滤液制成,主要含结核蛋白。OT 抗原不纯可引起非特异反应。另一类是结核菌纯蛋白衍化物(PPD),是从旧结素滤液中提取结核蛋白精制而成,为纯结素,不产生非特异性反应,故临床上广泛使用。方法:通常在左前臂屈侧中部皮内注射 0.1 mL(5 U),48～72 h 后测皮肤硬结直径。阴性:<5 mm;弱阳性:5～9 mm;阳性:10～19 mm;强阳性:>20 mm 或局部有水疱、坏死。

(四)心理-社会因素评估

(1)评估患者对肠结核的认识程度。

(2)评估患者的心理承受能力、性格类型。

(3)评估患者是否缺少亲人及朋友的关爱。

(4)评估患者是否存在焦虑及恐惧心理。

(5)评估患者是否有经济负担。

(6)评估患者的生活方式及饮食习惯。

(五)腹部体征的评估

疼痛部位大多在右下腹部,也可在脐周、上腹或全腹部,因病变所在的部位不同而异。腹部肿块常位于右下腹,一般比较固定,中等质地,伴有轻度或中度压痛。

二、护理问题

(1)腹痛由于病变肠曲痉挛及蠕动增强所致。

(2)腹泻由溃疡型肠结核所致肠功能紊乱所致。

(3)便秘由肠道狭窄、梗阻或胃肠功能紊乱所致。

(4)体温过高由结核毒血症所致。

(5)营养失调:低于机体需要量,由于结核杆菌毒性作用、消化吸收功能障碍所致。

(6)肛周皮肤完整性受损与腹泻有关。

(7)潜在并发症:肠梗阻、肠穿孔。由于溃疡愈合后或腹腔粘连后出现的瘢痕收缩所致。

(8)缺乏结核病的预防及治疗知识。

(9)焦虑由病程长、疗程长所致。

(10)活动无耐力由肠结核引起的体质衰弱所致。

三、护理目标

(1)患者主诉腹痛缓解。

(2)患者主诉大便次数减少或恢复正常的排便。

(3)患者体温恢复正常。

(4)患者体质量增加,或精神状况转好、面色红润。

（5）患者在住院期间肛周皮肤完整无破损。

（6）通过护士密切观察，能够及早发现，患者梗阻或穿孔症状和腹部体征，及时给予处理。

（7）患者在住院期间能够复述肠结核的预防、保健知识。

（8）患者焦虑程度减轻，能积极主动配合治疗。

（9）患者住院期间活动耐力不断增加。

四、护理措施

（一）一般护理

（1）为患者提供舒适安静的环境，嘱患者卧床休息，避免劳累。

（2）室内定时通风，保持空气清新，调节合适的温度湿度。

（3）患者大便次数多，指导患者保护肛周皮肤，每次便后用柔软的卫生纸擦拭，并用温水清洗，以软毛巾蘸干。避免用力搓擦，保持局部清洁干燥。如有发红，可局部涂抹鞣酸软膏或润肤油。

（4）对于便秘的患者应鼓励其多饮水、定时如厕，养成规律排便的习惯；适量进食蔬菜水果，保持大便通畅。

（二）心理护理

（1）患者入院时主动接待，热情服务，向患者及其家属介绍病房环境及规章制度，取得患者及其家属的合作，消除恐惧心理。

（2）患者腹痛、腹泻时，应耐心倾听患者主诉，安慰患者，稳定患者情绪，帮助患者建立战胜疾病的信心。

（3）向患者讲解肠结核的相关知识，介绍各种检查的必要性、术前准备及术后注意事项，消除患者紧张、恐惧的心理，使其积极配合治疗。

（三）治疗配合

（1）注意观察患者腹痛的部位、性质、持续时间、缓解方式，腹部体征的变化，及时发现，避免肠梗阻、肠穿孔等并发症的发生。协助患者采取舒适的卧位。

（2）注意观察患者的大便次数、性状、量的变化，以及有无黏液脓血，及时通知医生给予药物治疗。

（3）注意观察患者生命体征变化，尤其是体温的变化，遵医嘱给予物理及药物降温。

（4）评估患者营养状况，监测血电解质、血红蛋白及血清总蛋白、清蛋白变化，观察患者的皮肤黏膜有无干燥、皮下脂肪厚度、皮肤弹性。

（5）指导患者合理选择饮食，并向患者及其家属解释营养对肠结核的重要性，与其共同制订饮食计划，选用清淡易消化、高维生素、高蛋白、高热量的食物，腹泻患者应限制纤维素、乳制品及高脂食物的摄入，便秘患者则应适量增加纤维素的摄取。

（6）指导患者合理用药，观察用药后效果及不良反应。

（7）每周测体质量1～2次。如有腹腔积液每日测腹围一次。

（四）用药护理

（1）抗结核药（链霉素、异烟肼、利福平、乙胺丁醇、吡嗪酰胺等）：一般采用2～3种药物联合应用，用药时间为2～3年。链霉素使用前应做皮试，抗结核药宜空腹服用，服药后可有恶心、呕吐、药疹等不良反应。以上药物存在肝毒性，应定期检查肝功能。

（2）有计划、有目的地向患者及其家属逐步介绍有关药物治疗的知识。

（3）强调早期、联合、适量、规律、全程化学治疗的重要性，使患者树立治愈疾病的信心，积极配合治疗。督促患者按医嘱服药、培养按时服药的习惯。

（4）解释药物不良反应时，重视强调药物的治疗效果，让患者认识到发生不良反应的可能性较小，以激励患者坚持全程治疗。

（5）嘱患者如出现巩膜黄染、肝区疼痛、胃肠不适、眩晕、耳鸣等不良反应时，应与医生联系，不可自行停药。

（五）健康教育

（1）向患者及其家属讲解肠结核的保健知识，加强有关结核病的卫生宣教，肠结核患者的粪便要消毒处理，防止病原体传播。

（2）患者应保证充足的休息与营养，生活规律，劳逸结合，保持良好的心态，以增强机体抵抗力。

（3）指导患者坚持抗结核治疗，保证足够的剂量与疗程。定期复查。学会自我检测抗结核药物的作用和不良反应，如有异常，及时复诊。

（4）肺结核患者不可吞咽痰液，应保持排便通畅。提倡用公筷进餐，牛奶应经过灭菌。

（王　艳）

第三节　脊柱结核

脊柱结核是结核杆菌侵犯脊柱的一种继发性病变，占全身骨与关节结核的首位。其中椎体结核为99％，是由于椎体负重大、劳损多；椎体上肌肉附着少，椎体内松质成分多，椎体营养动脉多为终末动脉所致。在整个脊柱中，又以腰椎发病率最高，胸椎次之，胸腰段居第三位。本病以儿童多见。

一、临床特点

1.全身症状

患者常有午后低热、食欲不佳、消瘦、盗汗、疲乏无力等症状。

2.局部症状

（1）疼痛多为轻微钝痛，活动后加重，休息后减轻。在受累脊椎的棘突有压痛及叩击痛。脊髓及神经根受压时常有神经的放射痛。

（2）姿势异常：因病变部位不同，患者所采取的姿势也不同。颈椎结核患者常有头前倾、颈缩短、双手托住头部的姿势；腰椎结核患者站立、行走时头向后仰，腰部僵直如板，拾物时不敢弯腰而取屈髋、屈膝位，以防腰背疼痛，称为拾物试验阳性。

（3）脊柱畸形：脊柱结核最常见的畸形是后凸畸形，侧弯不常见。后凸畸形严重者，胸骨向前突出呈"鸡胸"畸形。

（4）活动受限：由于病椎周围肌群保护性痉挛导致受累脊柱活动受限。

（5）寒性脓肿及窦道脓肿：可在局部扩散为椎旁脓肿，颈椎结核脓肿可汇聚于咽后壁及颈两侧,腰椎结核其脓肿可沿腰大肌向下引流到下腹部,成为腰大肌脓肿。脓肿破溃后可出现窦道,经久不愈。

(6)脊髓压迫症状。当脓肿及病灶压迫脊髓时,患者可出现不同程度的感觉、运动、反射、括约肌功能障碍。

二、治疗原则

对结核活动期的患者需卧硬板床休息,病变静止者可用支架、围腰、石膏颈或石膏背心保护。对有手术指征的患者,非手术治疗是手术治疗必要的术前准备。手术治疗的目的是清除病灶、解除压迫、植骨融合、稳定脊柱。

手术方式有很多种。根据病情选用病灶清除、脓肿刮除、窦道切除、植骨融合、内固定等手术。

三、主要护理问题

(1)焦虑与病程长、对疾病预后担忧有关。

(2)自理能力缺陷与截瘫或牵引、石膏等医疗限制有关。

(3)营养失调,低于机体需要量与代谢需要增加有关。

(4)疼痛与炎症化学刺激有关。

(5)体温升高与感染有关。

(6)皮肤完整性受损与局部长期受压、体液刺激、机体营养状况不良等有关。

(7)潜在并发症:气胸、截瘫。

(8)缺乏治疗及康复知识。

四、护理措施

1.手术治疗及术前护理

(1)心理护理:脊柱结核系慢性病,病程长,抗结核药应用时间可长达2年,用药过程中可出现不良反应,加之患者体质弱,生活自理能力下降甚至丧失,而且大部分患者发病前生活即处于贫困状态,发病后则是"雪上加霜",容易产生悲观厌世情绪。医护人员应深入病房,耐心解释病情及预后,解除顾虑,取得患者及其家属的支持与配合,调动其主观能动性,配合治疗,对治疗充满信心。

(2)饮食:告知患者及其家属,充足的营养是促进结核病治愈的重要措施之一。鼓励进食高蛋白、高热量、富含维生素的食物,如牛奶、鸡蛋、瘦肉、豆类、鱼、麦片、新鲜蔬菜和水果。同时注意饮食的多样化及色、香、味、形等,以促进消化液的分泌,增加食欲。保证总热量在8 368~12 552 kJ/d,其中蛋白质1.5~2.0 g/(kg·d)。对肝功能和消化功能差的患者,给予低脂、优质蛋白、清淡的膳食,以减轻胃肠及肝脏的负担。

(3)体位:脊柱结核患者需卧硬板床休息。但患者往往难以遵守,需督促执行,并反复向患者及其家属强调卧床休息的必要性:预防瘫痪或瘫痪加重,降低机体代谢,减少消耗;对病变处于静止期,脊柱仍不够稳定的患者,可用颈托、腰围或石膏背心保护。

(4)皮肤护理:脊柱结核患者由于长期卧床、营养低下、活动无耐力极易出现皮肤破损。应经常为患者擦浴,按摩受压部位及骨隆突处;保持床单清洁、平整、干燥;鼓励患者在床上充分活动肢体,必要时协助翻身;当寒性脓肿向体外穿破形成窦道时,应及时更换敷料,防止脓液侵蚀局部皮肤引起溃烂。

（5）用药护理：①大多数抗结核药物对肝脏都有一定的毒性作用，应定时进行肝功能监测；②若出现指、趾末端疼痛、麻木等症状，系异烟肼引起的周围神经炎，可予以维生素 B_6 加以防治；③若出现耳鸣、耳聋、眩晕症状，系链霉素、卡那霉素对听神经的损害，应及时停药；④若视力有改变，系乙胺丁醇对视神经的损害，应及时停药；⑤若出现胃肠道反应而影响食欲，系对氨基水杨酸钠引起，可使用碳酸氢钠减轻症状。

（6）备皮：手术前，根据手术方式给予相应的备皮。如颈椎前路手术需刮胡须，后路手术则需剃头；胸、腰椎前路手术需剃胸毛，后路手术则需准备整个背部的皮肤；需植骨时，备会阴部皮肤。

2.术后护理

（1）体位：根据麻醉方式选择体位。颈椎结核术后需用颈托或沙袋固定颈部，以防颈部扭曲引起植骨块松动、内置物断裂。腰椎结核前路术后需用沙袋压迫伤口，以防病灶处渗血及无效腔形成。根据手术部位与方式决定卧床时间，一般为 3～6 个月。

（2）潜在并发症的观察与护理。①休克：由于脊柱结核患者病程长，存在不同程度的营养不良，手术创面大，术后可能出现低血容量性休克。加之手术常使用全身麻醉，因此，术后 3 h 内需每 30 min 测量 1 次脉搏、呼吸、血压，病情平稳后 24 h 内每 1～2 h 测量 1 次，同时观察肢端温度、皮肤弹性、皮肤及口唇色泽，毛细血管回流反应、尿量等，谨防低血容量性休克。一旦出现，应及时报告医师，加大氧气流量，加快输液速度或输血。②窒息：颈椎结核并有咽后壁脓肿或全身麻醉术后未清醒时可出现窒息。应向患者及其家属说明：颈椎结核出现咽后壁脓肿时可导致吞咽困难，应根据吞咽程度选择易消化的、高营养的流质和半流质饮食及软食，进食速度慢而均匀，防止食物呛入气管而窒息；全身麻醉术后患者在清醒前去枕平卧，头偏向一侧，并有专人守护，避免呕吐物误吸。一旦出现窒息，迅速吸出异物，必要时气管切开。③瘫痪：当体位不当致脊髓受压或手术后脊髓水肿等均有可能引起瘫痪或使原有瘫痪加重。应观察患者的双下肢运动、感觉、大小便等情况，若功能改善，表示已解除脊髓受压；若功能变差，则可能为脊髓水肿等，应立即报告医师做相应处理。④气胸：由于胸椎结核病灶清除术过程中易致胸膜破裂而出现呼吸困难等，不必惊慌。少量积气，可自行吸收；积气量较大时，出现呼吸音减低、呼吸短促、胸闷等缺氧症状，应及时报告医师，并协助做闭式抽气；合并有血气胸时，应做胸腔闭式引流，并给予高流量吸氧。

（3）功能锻炼：鼓励卧床患者翻身、坐起或下床活动；合并截瘫或脊柱不稳者，做抬头、扩胸、深呼吸、咳嗽和上肢运动，同时进行被动活动并按摩下肢各关节，以防止关节粘连、强直。进行功能锻炼时应注意以下方面。①活动时间：术后 1～2 d 内并有发热时不宜锻炼，以免引起疼痛，加重心脏负担，使病情恶化；②活动量：根据患者耐受能力而定，以不感到疲劳为宜，且应循序渐进，持之以恒；③观察反应：锻炼过程中，如出现活动后精神不振、疲乏无力、疼痛加剧、病情加重等，应暂停锻炼。

3.病情观察

（1）体温和脉搏：患者入院后不管其体温、脉搏正常与否，均应每日测 3 次且应准确，以便观察其变化，从而判断抗结核药物的疗效及选择手术时机，为医师制定下一步的治疗方案提供客观的依据。

（2）肢体及排便功能：观察患者四肢活动、感觉有无减退或消失，大、小便是否有障碍等，从而判断病情是好转还是加重,以便医师调整治疗方案。

4. 健康指导

由于骨与关节结核患者治疗时间长,且需采取综合措施才能彻底治愈,必须取得家属的重视与支持以及患者的配合,出院指导尤为重要。

(1)生活指导:适当休息,保证营养供给。

(2)服药:在医师指导下连续服用抗结核药 2 年左右,不可间断,并注意观察药物的不良反应,每月检查血常规、红细胞沉降率、肝功能和听力等。

(3)了解痊愈标准:①全身情况良好,体温正常,食欲好,连续 3 次红细胞沉降率正常;②局部症状消失,无疼痛,窦道闭合;③X 线显示:脓肿缩小乃至消失,或已钙化;④无死骨,病灶边缘轮廓清晰;⑤起床活动已 1 年,仍能保持上述 4 项指标。符合上述标准可停止抗结核治疗,但仍需定期复查。

(王 艳)

第四节 肾结核

一、临床表现

肾结核常见于 20～40 岁的青壮年,男性较女性多见。约 90% 为单侧。早期无任何临床症状及影像学改变,只在尿检查时发现有异常。

(1)尿频、尿急、尿痛是肾结核的典型症状之一,尿频往往是患者就诊的主诉。起初是由结核杆菌及脓尿刺激膀胱黏膜引起,当引起结核性膀胱炎时可伴有尿急和尿痛。晚期由于膀胱挛缩,尿频则更加明显,每日排尿可达十余次,有时甚至出现尿失禁现象。

(2)血尿是肾结核的重要症状。由于结核性膀胱炎和溃疡,排尿终末膀胱收缩出血,因此常为终末血尿。当病灶侵及血管也可出现全程肉眼血尿,但较少见。

(3)脓尿是肾结核的常见症状。肾结核患者均有不同程度的脓尿,严重者如洗米水样,内含干酪样碎屑或絮状物,是由病肾排泄干酪样物质引起,显微镜下可见大量脓细胞。

(4)腰痛和肿块肾结核:一般无明显腰痛,但当病变破坏严重,发生结核性脓肾或继发肾周感染,或有干酪样物质堵塞输尿管时可引起腰痛或肾绞痛。当对侧发生巨大肾积水时可触及腰部肿块。

(5)男性生殖系统结核:肾结核男性患者中有 50%～70% 合并生殖系统结核。临床上表现最明显的是附睾结核,可触及附睾有不规则的硬块。输精管结核病变时呈串珠样改变。

(6)全身症状:肾结核患者的全身症状不明显,晚期可有发热、盗汗、贫血、食欲缺乏、消瘦、血沉增快等典型结核症状。对侧肾积水进一步发展可出现慢性肾功能不全,表现为水肿、恶心、呕吐、少尿或无尿等。

二、处理原则

泌尿系统结核是全身性疾病,因此在治疗中要注意局部治疗与全身治疗相结合才能取得较好的效果。全身治疗包括充足的营养、适当的休息、优美的环境、健康的心理,以及避免劳累等。根据患者的全身和局部情况选择药物与手术治疗。

1.药物治疗

适用于早期肾结核,在正确应用抗结核药物治疗后多可治愈。第一线抗结核药物链霉素、异烟肼、对氨基水杨酸三者联合用药,疗程需 2 年,患者常不能坚持全程规律用药。另有用利福平、异烟肼及吡嗪酰胺治疗泌尿生殖系统结核,较第一线抗结核药疗程短、效果明显。术前进行抗结核治疗不应少于 2 周。

2.手术治疗

处理原则:①无泌尿生殖系统以外活动性结核;②手术前后抗结核治疗;③术中尽量保存肾的正常组织。手术方式有保留肾组织的肾结核手术、肾切除术及晚期膀胱挛缩行肠膀胱扩大术或尿流改道术。

三、护理评估

1.健康史及相关因素

评估患者的年龄、生活习惯、既往史、家族史等自然情况,了解患者有无肺结核病史;还要特别注意患者有无长期服用抗结核药物的中毒反应;患者排尿情况等。

2.身体状况

评估患者全身状况,如有无发热、贫血、消瘦等情况,有无发热、盗汗、消瘦、尿频、尿急等症状;了解患者是否接受系统的抗结核治疗,评估患者全身状态,了解患者的检查结果。

3.心理-社会评估

泌尿系统结核是全身性、进行性发展的疾病,与患者的社会环境、营养状况、机体免疫能力及心理状态有着密切的关系。药物治疗时间长,即使是手术治疗后也需要较长时间的药物治疗,加之抗结核药物的毒副作用较大,对患者造成沉重的心理负担,患者会产生焦虑、悲哀等情绪。此外,还要评估患者家庭组成、主要照顾者、经济负担、社会地位与社会角色。

四、常见护理诊断

(1)营养失调(低于机体需要量):与疾病消耗和患者不能摄入足够营养有关。

(2)疼痛与结核杆菌对膀胱黏膜的刺激、结核性脓肾、手术所致组织损伤有关。

(3)焦虑与患病时间长、担心手术治疗有关。

(4)缺乏用药的有关知识。

(5)潜在并发症:组织灌注量不足、出血、感染。

五、护理目标

①患者营养改善,体质量维持或增加;②患者主诉疼痛减轻或缓解;③患者焦虑情绪减轻,对治疗有信心;④患者能基本掌握抗结核药物治疗的常识,并能正确说出结核药物的毒副作用及预防措施;⑤患者未发生并发症或并发症被及时发现和处理。

六、护理措施

(一)药物治疗与护理

向患者讲解坚持药物治疗的目的及重要性,建立患者的信心,增加患者治疗的依从性,以保证药物治疗的效果。为保证药物的吸收,指导患者最好在清晨空腹时服药,若患者胃肠道反应较重,可在饭后 1 h 服用或睡前服药同时喝牛奶,以增强患者的耐受。用药期间注意观察患者的肝、肾功能及听神经损害情况,按照医嘱定期抽血复查肝、肾功能,经常询问患者有无听力下降、眩晕等感觉。如果出现,应立即通知医生停药。

(二)营养支持

提供高蛋白、高热量、高维生素饮食,摄取足够的水分,以提高患者机体的抵抗能力。必要时遵医嘱给予清蛋白、血浆等静脉输入。

(三)疼痛的护理

结核患者膀胱刺激症状较重,遵医嘱给予抗生素及抗结核药物治疗。手术患者术后 3 d 内疼痛较明显,评估患者疼痛的部位、性质和程度,按医嘱及时给予止痛药物,亦可应用患者自控镇痛(PCA)的方法。

(四)心理护理

护士应该向患者讲解手术治疗的必要性,说明一个肾脏是不会影响患者正常生活的,鼓励患者将心里的想法表达出来,对患者提出的问题及时予以答复,以增强患者治疗的信心。

(五)手术患者的护理

1.肾结核患者行肾切除手术前护理

①协助患者做好术前检查:根据医嘱协助患者做好各项检查,了解患者心、肝、肾、肺等功能,以保证手术顺利进行;②观察体温变化:监测患者体温,如出现发热,中度发热可采取物理降温,若体温较高可通知医生采取药物降温等措施;③术前准备同一般手术。

2.肾结核患者行肾切除手术后护理

①引流量的观察:肾切除术后 24 h 内观察患者的引流量,如每小时超过 100 mL,连续 3 h,提示有活动性出血的可能。应及时通知医生,监测患者的血压、脉搏变化,必要时给予输血、补液治疗。②感染的观察与护理:结核患者机体抵抗能力较弱,加之手术应激,容易继发感染。注意观察患者术后体温变化;按时、足量应用抗生素治疗,以预防感染发生;保持引流通畅;观察切口敷料情况,有渗出应及时更换;对留置尿管患者每日 2 次进行会阴护理,保持会阴部清洁。③健侧肾功能的观察:肾切除术后连续 3 d 记录患者 24 h 尿量。如出现尿量减少,及时通知医生采取措施。④饮食护理:术后 3 d 内患者未排气可出现腹胀,指导患者适当增加床上活动,如腹胀严重,可行胃肠减压。一般 3 d 后患者排气,此时可指导患者从禁食到流食,再逐渐过渡到普食。

(六)健康指导

(1)生活指导:指导患者摄入足够的营养,保证充足的睡眠、良好的休息、乐观的情绪,进行适当的活动,以增加机体的抵抗能力,避免重体力劳动或竞技性活动。

(2)药物治疗:抗结核药物治疗要坚持联合用药、足量、足疗程的原则,患者不得随意减量或停药。肾切除术后还需要继续药物治疗 1~2 年。防止使用对肾脏功能有损害的药物,注意观察肝、肾功能,有异常及时就诊。

(3)定期复查以观察药物治疗的效果,重点观察结核性膀胱炎的转归,如尿频、尿痛等症状有无改善。注意尿液的化验检查及体质量增加的情况,记录每次尿量,观察有无膀胱挛缩。术后半年内,3 个月到门诊复查 1 次,之后可半年复查 1 次。

(王 艳)

第七章 神经内科疾病护理

第一节 脑血栓形成

脑血栓形成(cerebral thrombosis,CT)是脑血管疾病中最常见的类型,指颅内外供应脑组织的动脉血管壁发生病理改变,使血管腔变狭窄或在此基础上形成血栓,造成脑局部急性血流中断,脑组织缺血、缺氧、软化、坏死,引起偏瘫、失语等相应的神经症状和体征。

一、病因与发病机制

脑血栓形成最常见的病因为脑动脉粥样硬化。高血压、高血脂和糖尿病加速动脉粥样硬化,脑动脉炎、脑血管畸形、血液系统疾病等也可引起。任何大脑血管均可发生血栓,但以颈内动脉、大脑中动脉多见,基底动脉和椎动脉分支次之。

二、临床表现

脑血栓形成多见于有高血压、糖尿病或冠心病病史的中老年人。病前可有头昏、头痛前驱症状,部分病例有 TIA 史。常在睡眠或安静休息时发病,患者通常意识清楚,生命体征一般无明显改变,少见颅压高。神经系统表现取决于血栓闭塞的血管、梗死灶的大小和部位,可在数小时至 3 d 内逐渐加重。

1.颈内动脉血栓形成

典型表现为三偏征(病变对侧偏瘫、偏身感觉障碍和对侧同向偏盲)、失语(优势半球受累)等。

2.椎-基底动脉血栓形成

多有眩晕、恶心、呕吐、眼球震颤、交叉瘫、复视、共济失调、吞咽及发音困难等。

三、实验室及其他检查

1.头颅 CT 检查

发病 24 h 内多正常,24 h 以后梗死区出现低密度灶。对脑干及小脑的梗死灶显示不清。发病后尽快进行 CT 检查,有助于早期鉴别脑梗死与脑出血。

2.MRI

MRI 可在发病数小时确定病灶,对脑干、小脑病灶显示清楚。

3.其他检查

经颅多普勒(TCD)测定局部血流量;数字减影血管造影(DSA)可显示血栓形成部位、程度;血及尿液检查、血糖、血脂、血流变、心电图等检查有助于识别患病原因。

四、诊断要点

由于急性脑血栓形成患者治疗时间窗窄,及时评估病情做出诊断非常重要。中老年患者,有高血压、高血脂、糖尿病、TIA 发作史；安静状态下发病；偏瘫、失语、感觉障碍等局灶性神经系统症状体征在数小时或数天内达到高峰，多无意识障碍；CT 或 MRI 可明确诊断。

五、治疗原则

卒中患者需要收入卒中单元。卒中单元是一种组织化管理住院脑卒中患者的医疗模式，以专业化的脑卒中医生、护士和康复人员为主，为患者提供系统综合的规范化管理。目前治疗脑卒中主要包括早期溶栓、抗血小板和抗凝治疗等。

1.早期溶栓治疗

在脑缺血后 3～6 h 可通过再灌注，抢救半暗带组织，逆转缺血损伤区。如果患者 CT 出现梗死灶则不适宜溶栓治疗。常用的溶栓药有尿激酶、链激酶、重组组织型纤溶酶原激活剂（rt-PA）等。

2.抗血小板聚集和抗凝治疗

不符合溶栓适应证且无禁忌证的患者应在发病后尽早给予口服阿司匹林 150～300 mg/d，急性期后可改为预防剂量。溶栓治疗者，阿司匹林等抗血小板聚集药物应在溶栓 24 h 后使用。目前不推荐在早期使用抗凝药物。

3.调控血压

急性期血压维持在发病前稍高的水平，切忌过度降压使脑灌注压降低，加重脑缺血。准备溶栓者，血压应控制在收缩压<180 mmHg，舒张压<100 mmHg。血压过低时，积极寻找和处理原因，或补充血容量，必要时给予多巴胺等升压药物。

4.防治脑水肿

大面积脑梗死，在病后 3～5 d 脑水肿达到高峰。为避免颅内压增高，应尽早防治。常用 20%甘露醇快速静脉滴注，肾功能不全者可使用呋塞米。还可使用 10%复方甘油、清蛋白等。

5.控制血糖

血糖水平升高或降低对患者的预后都不利。血糖超过 10 mmol/L 时，可给予胰岛素治疗。加强血糖监测，血糖值可控制在 7.7～10 mmol/L。

6.其他治疗

其他治疗如高压氧舱治疗、脑保护治疗、中医药治疗等。

六、常用护理诊断/问题

1.躯体活动障碍

躯体活动障碍与偏瘫或平衡能力降低有关。

2.吞咽障碍

吞咽障碍与意识障碍或延髓麻痹有关。

3.语言沟通障碍

语言沟通障碍与大脑语言中枢功能受损有关。

4.有失用综合征的危险

失用综合征与肢体瘫痪并未及时进行有效康复训练有关。

5.有皮肤完整性受损的危险

皮肤完整性受损与长期卧床导致局部皮肤组织受压过久有关。

6.便秘

便秘与长期卧床有关。

七、护理措施

1.一般护理

(1)休息与活动:颅内压升高者抬高床头 15°～30°,避免和处理导致颅内压升高的因素,如激动、用力、咳嗽、便秘等。

(2)饮食护理:患者由于呕吐、吞咽困难会导致脱水及营养不良,影响神经功能恢复。可经口饮食者,给予低盐、低脂、高营养饮食;吞咽困难、饮水呛咳时,给予流质或半流质小口慢慢喂食,必要时给予鼻饲流质。有糖尿病者予以糖尿病饮食。

(3)生活护理:协助患者完成生活护理如穿衣、洗漱、沐浴、如厕等,保持皮肤清洁、干燥,及时更换衣服、床单。把患者的用物放在易拿取的地方,恢复期尽力要求患者完成生活自理活动。

2.病情观察

密切观察生命体征、瞳孔及意识等变化。一旦出现颅内压升高、严重血压异常、血糖异常、体温异常等,需要紧急处理。预防长期卧床的并发症。

3.症状体征的护理

对瘫痪患者应每 2～3 h 翻身一次,保持肢体于抗痉挛体位,翻身时做一些主动或被动活动锻炼,按照从翻身→起坐→站立→行走的顺序循序渐进增加肢体活动量。指导失语患者简单而有效的交流技巧,加强其语言功能训练。

4.用药护理

使用低分子右旋糖酐,可有过敏反应如发热、皮疹等,应注意观察。用溶栓、抗凝药物时严格注意药物剂量,观察有无出血倾向。用甘露醇时观察疗效和不良反应,如头痛、呕吐是否减轻;是否有静脉炎发生、是否有眼窝凹陷、皮肤干燥等脱水表现。用血管扩张剂,注意观察患者是否有低血压发生。

5.心理护理

患者常因偏瘫产生消极、自卑心理,甚至性情急躁,发脾气,导致血压升高、病情加重。护士应关心患者,教会患者简单的哑语。嘱家属给予患者物质和精神上的支持,鼓励或组织病友之间养生经验的交流,增强患者战胜疾病的信心。

6.安全护理

患者床边设置床挡;下床活动时防止跌倒,走廊、厕所装扶手;地面干燥,除去障碍物;行走时穿平底防滑鞋,避免穿拖鞋;行走时注意力集中,步态不稳者,应有家属陪同。

7.健康指导

(1)疾病相关知识指导:积极治疗原发病,如高血压、高脂血症、糖尿病等。重视对 TIA 的处理,坚持服用阿司匹林等。指导老年人睡前喝一杯水,防血液浓缩诱发血栓形成;晨间睡醒时不要急于起床,最好安静 10 min 后缓缓起床,以防直立性低血压致脑血栓形成。

(2)定期复查:高血压、高脂血症、糖尿病等高危患者定期复查。

(张 玲)

第二节　帕金森病

帕金森病(Parkinson disease,PD)又称震颤麻痹,是中老年常见的运动障碍性锥体外系疾病,以静止性震颤、肌强直、运动迟缓和步态姿势异常为特征。主要以黑质多巴胺能神经元变性缺失和路易小体形成为特征的一种慢性疾病。多数患者为 50 岁以后发病,男性稍多于女性。

一、病因及发病机制

1.病因

帕金森病的确切病因至今未明,可能是多个因素相互作用的结果,如年龄老化、遗传因素、环境因素等。

(1)年龄老化:PD 多见于中老年人,提示衰老与发病有关。资料表明,随年龄增长,正常成年人脑内黑质多巴胺能神经元渐进性减少,纹状体内多巴胺递质水平逐渐下降。实际上,只有当黑质多巴胺能神经元数目减少达 50% 以上,纹状体多巴胺含量减少达 80% 以上时,临床上才会出现帕金森病的运动障碍症状。正常神经系统老化并不会达到这一水平,因此,年龄老化只是 PD 发病的危险因素之一。

(2)遗传因素:本病在一些家族中呈聚集现象。自 90 年代后期第一个帕金森病致病基因 α-突触核蛋白(α-synuclein,PARK1)发现以来,目前至少有 6 个致病基因与家族性帕金森病相关。但帕金森病中仅 5%～10% 有家族史,大部分还是散发病例。遗传因素也只是 PD 发病的因素之一。

(3)环境因素:已发现环境中与 1-甲基-4-苯基-1,2,3,6-四氢吡啶(MPTP)分子结构相类似的工业或农业毒素,如某些除草剂、杀虫剂、鱼藤酮、异喹啉类化合物等,可导致多巴胺能神经元死亡,故环境因素被认为是可能发病因素之一。

(4)其他:除以上因素外,脑外伤、吸烟、饮咖啡等因素也可能增加或降低罹患 PD 的危险性。吸烟与 PD 的发生呈负相关,这在多项研究中均得到了一致的结论。咖啡因也具有类似的保护作用。严重的脑外伤则可能增加患 PD 的风险。

2.发病机制

PD 与黑质纹状体内的多巴胺(DA)含量显著减少有关。目前较公认的学说为多巴胺学说和氧化应激学说。

二、临床表现

1.静止性震颤

约 70% 的患者以震颤为首发症状,多起于一侧上肢,然后波及同侧下肢,对侧上下肢,最后累及下颌、口唇、舌及头部。震颤频率为 4～6 Hz,静止时明显,随意运动过程中减轻或暂时消失,情绪激动时增强,入睡后消失。手指表现为粗大的节律性震颤("搓丸"样或数钱样动作),以掌指关节及拇指不自主震颤为显著。

2.肌强直

肌强直早期多从单侧肢体开始,患者感觉关节僵硬及肌肉发紧。当关节做被动运动时,增高的肌张力始终保持一致,而感到均匀的阻力,类似弯曲软铅管的感觉,称为铅管样强直。如患者合并有震颤,则在伸屈肢体时感到在均匀的阻力上出现断续的停顿,如齿轮转动一样,称为齿轮样强直。颈肌、躯干肌强直而使躯体呈前屈姿势,整个人比发病前变矮。

3.运动迟缓

运动迟缓表现为随意运动不能或减少,是本病致残的主要原因。患者反应慢,动作迟缓;面部表情运动少,呈"假面具脸"状;书写时手抖,并有越写越小的倾向,称为"写字过小征"。

4.步态姿势异常

步态姿势异常由伴随主动运动的反射性姿势调节障碍所致,可出现于帕金森病的早期。患者起步困难,好像被粘在地上一样,称为冻结现象。慌张步态是帕金森患者的特有体征,表现为起步困难,但一迈步后,即以极小的步伐向前冲去,越走越快,不能及时停步或转弯。患者因平衡功能减退,姿势反射消失而出现步态姿势不稳,容易跌倒,甚至发生骨折,严重影响生活质量,也是致残的原因之一。

5.非运动障碍症状

自主神经症状较普遍,如大量出汗、皮脂溢出增多、流涎、直立性低血压、顽固性便秘、排尿障碍、性功能障碍等。也可有感觉障碍,如嗅觉障碍、麻木、疼痛、痉挛、不安腿综合征等。少数有抑郁、焦虑、幻觉、淡漠、睡眠紊乱等精神症状,认知功能减退常在晚期出现。近年来人们越来越多地注意到非运动障碍症状,它们对患者生活质量的影响甚至超过运动障碍症状。

三、实验室及其他检查

血、脑脊液常规检查均正常,CT、MRI检查无特异性改变,脑脊液和尿中高香草酸含量降低、相关基因突变、多巴胺受体功能及多巴胺能神经元功能等检查可能对诊断有一定意义。

四、诊断要点

帕金森病的诊断主要依靠病史、临床症状及体征。其支持性诊断标准要求患者至少符合下面8项中的3项及以上才可诊断为帕金森病:单侧起病、静止性震颤、疾病逐渐进展、发病后多为持续性的不对称性受累、对左旋多巴的治疗反应非常好(70%~100%)、应用左旋多巴导致严重异动症、左旋多巴的治疗效果持续5年以上(含5年)、临床病程10年以上(含10年)。

五、治疗原则

1.综合治疗

药物治疗是帕金森病最主要的治疗手段。左旋多巴制剂仍是最有效的药物。手术治疗是药物治疗的一种有效补充。康复治疗、心理治疗及良好的护理也能在一定程度上改善症状。目前应用的治疗手段主要是改善症状,提高工作能力和生活质量,但尚不能阻止病情的进展。

2.药物治疗

目前仍以药物治疗为主。

(1)用药原则:用药宜从小剂量开始逐渐加量。以较小剂量达到较满意疗效,不求全效。用药在遵循一般原则的同时也应强调个体化。根据患者的病情、年龄、职业及经济条件等因素采用最佳的治疗方案。药物治疗时不仅要控制症状,也应尽量避免药物不良反应的发生,并从长远的角度出发尽量使患者的临床症状能得到较长期的控制。

(2)左旋多巴:复方左旋多巴目前仍是治疗帕金森病最基本、最有效的药物。临床常用多巴丝肼,应从小剂量开始,逐渐缓慢增加剂量直至获较满意疗效,不求全效。剂量增加不宜过快,用量不宜过大。餐前 1 h 或餐后 1.5 h 服药。

（3）抗胆碱能药物：可协助维持纹状体的递质平衡,适用于震颤明显的年轻人。如苯海索（安坦）,排泄迅速、无蓄积、毒性小可长期应用。

（4）金刚烷胺：能提高左旋多巴的疗效。

（5）多巴胺受体激动剂：如溴隐亭,偶有头晕、胃肠道反应、直立性低血压、精神症状等不良反应。

3.外科手术治疗

60 岁以下,药物治疗效果不佳或不良反应严重者可尝试立体定向手术破坏丘脑腹外侧核后部,制止对侧肢体震颤;破坏其前部则可制止对侧肢体强直。但不能根治疾病,术后仍需应用药物治疗。

4.康复治疗

帕金森病患者多存在步态障碍、姿势平衡障碍、语言和（或）吞咽障碍等,可以根据不同的行动障碍进行相应的康复或运动训练。如健身操、太极拳、慢跑等运动。若能每日坚持,则有助于提高患者的生活质量,减少并发症,并能延长药物的有效期。

六、常用护理诊断/问题

1.生活自理缺陷

生活自理缺陷与震颤、肌强直、运动迟缓有关。

2.躯体活动障碍

躯体活动障碍与神经、肌肉受损,运动迟缓,姿势步态异常有关。

3.自尊低下

自尊低下与震颤、流涎、面肌强直、屈曲姿势等身体形象改变有关。

4.潜在并发症

潜在并发症包括受伤、营养不良、压力性损伤、感染。

七、护理措施

1.一般护理

（1）饮食护理：给予高热量、多维生素、低盐、低脂、适量蛋白质的易消化饮食,根据病情及时调整。吞咽困难者根据患者吞咽能力、口味需要,提供黏稠不易反流的食物,每吃一口吞咽2～3 次。无法自主进食者,需及早给予鼻饲营养或辅助静脉营养。

（2）生活护理：疾病早期,患者运动功能无障碍,应鼓励自我护理。给患者足够的时间完成日常生活活动,如穿脱衣、吃饭、如厕等。保持皮肤清洁,勤换被褥、衣服。日常生活用品固定放置于患者触手可及处。端碗、持筷有困难者,为其准备金属餐具或多提供适合用手拿取的食物。穿脱衣服,扣纽扣,系腰带、鞋带有困难者,均需给予帮助。晚期生活无法自理的患者,加强日常生活照顾,防止出现坠床、压疮、肺部感染、营养不良、肌肉萎缩等并发症。

2.病情观察

观察患者有无进行性加重的震颤、运动减少、强直和体位不稳等运动障碍和姿势平衡障碍,观察药物的不良反应,同时注意观察有无因长期卧床并发营养不良、压力性损伤、感染等情况。

3.症状、体征的护理

告知患者运动障碍的主要护理措施就是运动锻炼,锻炼的目的在于防止和推迟关节强直与肢体挛缩;与患者及其家属共同制订切实可行的具体锻炼计划。

(1)疾病早期:鼓励患者坚持适当体育锻炼,如养花、下棋、散步、太极拳等。注意保持身体和关节的活动强度与最大活动范围,防止肢体挛缩、关节僵直的发生。

(2)疾病中期:①行走障碍。手杖可帮助患者限制前冲步态及维持平衡。步行时思想要放松,抬高足,跨大步伐;双臂自然摇摆,目视前方;转身时,以弧线前进,身体跟着移动。家属不要拉着患者走,只要伸出一只手牵附即可;②姿势平衡障碍。指导患者两足前后或左右分开25~30 cm,训练重心向左右前后移动,做单足站立、躯干及骨盆旋转、上肢随之摆动、用足跟行走、爬行训练、向后和左右推拉等保持平衡的训练。

(3)疾病晚期:做被动肢体活动和肌肉、关节按摩,促进肢体血液循环,预防肌肉萎缩和关节僵硬。

4.用药护理

观察药物疗效和不良反应。常见的不良反应如下。

(1)左旋多巴制剂:早期有消化道反应(如食欲减退、恶心、呕吐、腹痛等)、直立性低血压、失眠、精神症状(幻觉、妄想)等,长期服药后可出现运动障碍(异动症)和症状波动等。运动障碍表现为怪相、摇头,以及双臂、双腿和躯干的各种异常运动,一般在药物减量或停药后可改善或消失。症状波动包括"开关现象"和"疗效减退"两种。开关现象是指每天多次突然波动于严重运动减少和缓解(伴有异动症)两种状态之间。"开"时,帕金森症状减轻,"关"时症状加重。此现象不可预知,需格外重视,为防止或减少开关现象发生,可减少每次剂量,增加服药次数而每天总药量不变或适当加用多巴胺受体激动剂,减少左旋多巴用量。疗效减退是指药物的作用时间逐渐缩短,表现为症状有规律性的波动,与有效血药浓度有关,可以预知,增加每天总剂量并分开多次服用可以预防疗效减退。活动性消化道溃疡者慎用,闭角型青光眼、精神病患者禁用。

(2)抗胆碱能药物:因其阻断副交感神经而产生口干,如唾液分泌减少出现口干、肠鸣音减少、排尿困难、瞳孔调节功能障碍等不良反应。老年患者慎用,闭角型青光眼及前列腺肥大病患者禁用。

(3)金刚烷胺:不良反应有口渴、失眠、头晕、足踝水肿、心悸、幻觉、精神错乱等。有肾功能不全、癫痫、严重胃溃疡和肝病者慎用,哺乳期妇女禁用。

5.心理护理

鼓励患者表达恐惧与焦虑,注意倾听,有针对性进行心理疏导。纠正患者的错误观念,提供正确信息。掌握患者心理特征和心理活动的规律,有的放矢地进行心理护理。

6.安全护理

做好活动中的安全防护,鼓励患者使用辅助器具,如走路时持拐杖助行。移开环境中障碍物,添加一些有利于患者起坐的设施,如高位坐厕、高脚背椅、室内或走道扶手等。指导患者避免单独使用煤气、热水器及锐利器械;避免进食带骨刺的食物和使用易碎的餐具;外出有人陪伴,佩戴手腕识别牌或外衣口袋内放置写有患者姓名、住址和联系电话的卡片等。

7.健康指导

(1)疾病知识指导:嘱患者及其家属坚持治疗,康复的患者可生活自理甚至继续工作多年,未及时治疗,病情可严重至全身肌肉强硬、主动活动困难,甚至卧床不起,最后因发生心肺等并发症而死亡。保护患者安全,告知患者远离危险物品,勿单独外出等。

（2）疾病监测指导：按医嘱服药，定期门诊复查肝肾功能、血常规、监测血压动态变化。当患者自觉药物控制症状不佳，出现症状波动或有发热、外伤、骨折、运动障碍及精神智能障碍加重时应及时就诊。

（张　玲）

第三节　蛛网膜下隙出血

蛛网膜下隙出血（subarachnoid hemorrhage，SAH）是指多种原因所致脑表面或脑底血管破裂，血液流入蛛网膜下隙，引起相应临床症状的一种脑卒中。各年龄组都可发病，青壮年更常见，女性多于男性。

一、病因与发病机制

1.病因

最常见的是先天性颅内动脉瘤（50%～80%），其次是脑血管畸形，以及高血压、动脉粥样硬化、血液病、脑动脉炎等。

2.发病机制

脑动脉瘤好发于动脉交叉部，特别是大脑前动脉与前交通动脉，颈内动脉和后交通动脉分叉处最常见。在剧烈运动、过劳、情绪激动、用力排便、咳嗽、饮酒等诱因作用下，血管可发生破裂出血，血液流入蛛网膜下隙，刺激脑膜，引起颅压增高。

二、临床表现

蛛网膜下隙出血起病急骤，常于数分钟症状达高峰。以头部极其剧烈的疼痛开始，患者常描述为劈裂样头痛，伴呕吐。脑膜刺激征阳性，表现为颈项强直、Kernig 征及 Brudzinski 征阳性。再出血发生率高，常发生在发病后 24 h 至 2 周内。

三、实验室及其他检查

1.CT 检查

CT 检查是确诊本病的首选方法。24～48 h 内约 90% 可见脑沟、脑池或外侧裂、脑室内等有高密度影。

2.脑脊液检查

蛛网膜下隙出血最具诊断价值和特征性的检查是腰椎穿刺脑脊液化验。血性 CSF 为本病特征之一，但腰穿有诱发脑疝和再出血的可能，需谨慎。

3.脑血管造影

脑血管造影是最有意义的辅助检查，宜在发病 3 d 或 3 周后进行。可进一步查找病因及确定手术方案。目前多采用数字减影法全脑血管造影（DSA）。

四、诊断要点

活动中或情绪激动时突然出现剧烈头痛、呕吐、脑膜刺激征阳性，CT 检查蛛网膜下隙内高密度影可以确诊。脑脊液检查为均匀一致血性,可明确诊断。可行 DSA 检查,明确病因。

五、治疗原则

治疗原则是:防止再出血;防治迟发性脑血管痉挛。

1.防止再出血

(1)消除诱因:绝对卧床休息4~6周;尽量避免增高血压和颅内压的因素,如用力排便、咳嗽、情绪激动等。对头痛和躁动不安者应用镇痛、镇静剂,避免抽搐导致再出血。

(2)止血药物:抗纤维蛋白溶解剂,可防止动脉瘤周围的血块溶解,引起再度出血。常用6-氨基己酸(EACA)、氨甲苯酸(PAMBA)、氨甲环酸等。

2.防治迟发性脑血管痉挛

发病后立即持续静脉微泵注射尼莫地平,使用 7~10 d 后,改为口服。

3.脑脊液置换疗法

脑脊液置换疗法可腰椎穿刺放脑脊液,每次缓慢放出 10~20 mL,每周 2 次,可降低颅内压,减轻疼痛,但需注意诱发脑疝、颅内感染、再出血的危险。

4.其他对症治疗

其他对症治疗,如降低颅内压;控制血压、镇痛、镇静等。

5.手术治疗

对颅内动脉瘤、颅内动静脉畸形,可采用手术切除、血管内介入治疗。

六、常用护理诊断/问题

1.疼痛:头痛

头痛与蛛网膜下隙出血致颅内压增高、血液刺激脑膜、脑血管痉挛有关。

2.潜在并发症

潜在并发症包括再出血、迟发性脑血管痉挛。

七、护理措施

1.一般护理

严格绝对卧床休息4~6周,限制探视,减少刺激,保证充分休息。避免剧烈活动和用力排便。避免精神刺激。

2.病情观察

密切监护神志、瞳孔、生命体征、头痛、呕吐、抽搐等症状和体征变化。一旦发生,通知医生,及时处理。严密监护并发症的发生。

(1)再出血:是致命并发症,表现为病情稳定时,突然再次出现剧烈头痛、呕吐、抽搐发作、脑膜刺激征阳性等。可能与出血破裂处形成的血凝块中的纤维蛋白被溶解有关。

(2)迟发性脑血管痉挛:血液流入蛛网膜下隙后,刺激脑膜和血管引起。迟发性脑血管痉挛可发生在出血后 4~15 d,导致脑梗死。

3.症状体征的护理

头痛、烦躁的患者给予镇痛、镇静药物。

4.用药护理

在尼莫地平静脉滴注过程中,患者可能出现头晕、头痛、血压下降等,应监测血压变化,减慢滴速。使用抗纤维蛋白溶解剂时,需观察是否有血栓形成的情况,如下肢静脉血栓、肺栓塞、脑血栓、急性心肌梗死、肾静脉血栓等。

5.心理护理

耐心向患者解释头痛的原因,说明休息及避免各种诱因的重要性。告知患者再出血的高风险,积极配合治疗和护理。

6.健康指导

告知患者再次出血的严重性。指导患者避免诱发因素,如剧烈活动、用力喷嚏、用力咳嗽、用力排便、情绪激动、饮酒等。配合医生及早做脑血管造影或必要时手术治疗。

(王绪玲)

第四节 三叉神经痛

原发性三叉神经痛(primary trige minal neuralgia,PTN)是一种原因未明的三叉神经分布区内闪电样反复发作的剧痛。如因脑干肿瘤、延髓空洞症等明确病因引起的称为症状性(继发性)三叉神经痛。

一、病因及发病机制

目前被广泛接受的导致三叉神经痛的原因是血管压迫。三叉神经进入脑桥处是一段长约数毫米的裸区,无髓鞘包绕,为中枢神经与周围神经的移行区。此区域易受搏动性的血管压迫,即微血管压迫或神经血管冲突致病。

二、临床表现

本病多发生在中老年人,多数在40岁以上,女性略多于男性。多为一侧发作。以突发性疼痛为主要发作特点。

1.疼痛的性质和特点

突发(无先兆,如闪电)、剧烈(电击、针刺、刀割、撕裂、烧灼样)、短暂(数秒至2 min不等),发作间期完全正常。

2.疼痛的部位

以面部三叉神经分布区内突发的剧痛为特点,以面颊部、上下颌或舌疼痛最明显。

3.疼痛有"触发点"

口角、鼻翼、颊部和舌等处最敏感,轻触即可诱发,故有"触发点"或"扳机点"之称。严重者洗脸、刷牙、说话、咀嚼都可诱发,以致不敢做这些动作。

4.病程

病程可呈周期性,原发性三叉神经痛者起始时发作次数较少,间歇期长,随病程进展而使发作逐渐频繁,间歇期缩短,甚至终日疼痛不止。本病可缓解,但极少自愈。

5.体征

原发性三叉神经痛者神经系统检查多无阳性体征,继发性三叉神经痛多伴其他脑神经及脑干受损的症状和体征。

三、实验室及其他检查

颅脑 CT 或 MRI 可鉴别继发性三叉神经痛；脑干三叉神经诱发电位是评价三叉神经功能的电生理方法。

四、诊断要点

根据疼痛发作的典型症状和分布范围，不难诊断，但应注意与牙痛、偏头痛及舌咽神经痛等区别，注意鉴别原发性与继发性三叉神经痛。

五、治疗原则

迅速有效镇痛是治疗本病的关键。首选药物治疗或辅以针刺治疗，无效时可用神经阻滞疗法或手术治疗。

1.药物治疗

卡马西平为首选药物，可使 2/3 的患者疼痛缓解。苯妥英钠是二线用药，有效率达 25％。其他药物有氯硝西泮、氯丙嗪、氟哌啶醇。

2.其他治疗

微血管减压术是较常用的三叉神经痛治疗方法，应用药物保守治疗效果不佳的患者，多数会采用微血管减压术治疗。亦可行三叉神经周围支无水乙醇封闭、射频热凝治疗或三叉神经感觉根切断术。

六、常用护理诊断/问题

1.疼痛

疼痛与三叉神经损害有关。

2.焦虑

焦虑与疼痛反复发作有关。

七、护理措施

1.一般护理

指导患者避免诱发因素，生活规律，合理休息，适度娱乐；选择清淡、无刺激的软食，严重者进食流食；帮助患者尽可能减少刺激因素，如保持周围环境安静、室内光线柔和等。手术患者术后行去枕平卧 6 h 后实施健侧卧位，有助于减轻切口水肿。

2.病情观察

观察患者服药后疼痛的部位、性质、持续时间、发作频率、程度的变化情况，观察药物的不良反应。手术治疗患者，观察术后疼痛消失和改善情况及是否出现低颅压、听力障碍、脑脊液漏、周围性面瘫及感染等并发症。

3.疼痛护理

了解疼痛的原因与诱因；与患者讨论减轻疼痛的方法与技巧，鼓励患者通过听轻音乐、阅读书籍、运用指导式想象等转移注意力，以达到精神放松，减轻疼痛。

4.用药护理

指导患者按正确剂量服药，不随意增加或减少药量，观察药物不良反应，如卡马西平可有头晕、嗜睡、恶心、步态不稳等不良反应，偶可发生皮疹、白细胞减少、共济失调、肝损害等，严重者需停药。

5.心理护理

三叉神经痛患者会因疼痛反复发作且疼痛剧烈,导致紧张、恐惧、焦虑、抑郁等,严重影响患者的生活和工作。护理人员要加强与患者的沟通交流,耐心倾听患者的倾诉,对患者存在的生活困扰和痛苦给予安慰、同情和理解。向患者及其家属介绍药物治疗及其他的治疗方法,帮助患者增强治疗的信心。

6.健康指导

帮助患者及其家属掌握本病有关治疗和训练方法。洗脸、刷牙动作轻柔,吃软食,禁吃较硬的食物,以免诱发。遵医嘱合理用药,识别药物不良反应。不要随意更换药物或停药。服用卡马西平每 2 个月应检查 1 次肝功能和血常规,发现眩晕、步态不稳及皮疹时及时就医。

(王绪玲)

第五节　急性炎症性脱髓鞘性多发性神经病

急性炎症性脱髓鞘性多发性神经病(acute infammatory demyelinating polyradicu-loneuropathies,AIDP)又称吉兰-巴雷综合征(Guillain-Barré syndrome,GBS),为急性或亚急性起病的大多可恢复的多发性脊神经根(可伴脑神经)受累的一组疾病,是一种表现为四肢对称性、弛缓性瘫痪的自身免疫病。各年龄组均可发病,以儿童、青少年、中年多见,男性发病率略高于女性,一年四季都可发病。

一、病因与发病机制

本病病因不明,2/3 病例发病前 4 周内有呼吸道或胃肠道前驱感染史,空肠弯曲菌是当前 GBS 最常见的前驱感染病原体,少数患者有手术史或疫苗接种史。多数认为本病是感染引起的细胞和体液免疫介导的迟发性自身免疫性疾病。主要病变是周围神经广泛的炎症性节段性脱髓鞘和小血管周围淋巴细胞及巨噬细胞的炎症反应。

二、临床表现

急性或亚急性起病,2 周左右达到高峰。

1.运动障碍

首发症状常为四肢对称性弛缓性无力,可自远端向近端发展或相反,亦可远、近端同时受累,并可累及躯干,严重病例可因累及肋间肌及膈肌而致呼吸麻痹。

2.感觉障碍

发病时多有肢体感觉异常,如麻木、刺痛和不适应,感觉缺乏或减退呈手套袜子样分布。

3.脑神经损害

脑神经损害以双侧周围性面瘫多见,尤其在成年人;也可有舌咽神经、迷走神经麻痹,表现为吞咽及构音困难。

4.自主神经症状

自主神经症状有多汗、皮肤潮红、手足肿胀及营养障碍。严重病例可有心动过速、直立性低血压等。

三、实验室及其他检查

1.脑脊液（CSF）检查

典型改变为细胞数正常，而蛋白质水平明显增高（为神经根的广泛炎症所致），称蛋白-细胞分离现象，为本病的重要特点。蛋白质水平增高在起病后 3 周末达到高峰。

2.肌电图

早期可见 F 波或 H 反射延迟（提示神经近端或神经根损害）。

四、诊断要点

急性或亚急性起病，病前有感染史，四肢对称弛缓性瘫痪，可有脑神经损害，常有脑脊液蛋白-细胞分离现象，可诊断。

五、治疗原则

1.对症治疗

呼吸肌麻痹是本病的主要危险，呼吸肌麻痹抢救成功与否是提高治愈率、降低病死率的关键，而呼吸机的正确使用是成功抢救呼吸肌麻痹的保证。因此，应严密观察病情，延髓支配肌肉麻痹伴饮水呛咳、呼吸困难或严重的肺部感染者，应尽早气管切开和人工辅助呼吸，保持呼吸道通畅。鼻饲营养者注意补充维生素、能量，防止电解质紊乱。

2.免疫治疗

静脉注射免疫球蛋白（IVIG）是目前国际公认的治疗 GBS 有效的免疫治疗方法。对病情进展、有可能出现呼吸肌麻痹者，尽早使用，有效率为 $50\% \sim 70\%$。多数推荐剂量为 $400\ mg/(kg \cdot d)$，连用 5 d，总剂量为 2 g/kg。主要机制为抑制抗体、补体，中和自身的抗体，抑制炎症反应。

3.血浆置换（PE）疗法

血浆置换（PE）疗法可迅速清除血循环中抗周围神经髓鞘自身抗体，与 IVIG 效果相当。不良反应为低血压、出血、感染，弊端为费用高、设备昂贵。有心功能不全、严重感染、凝血功能障碍者禁忌使用。

4.糖皮质激素

糖皮质激素目前使用存在很大争议。

六、常用护理诊断/问题

1.低效性呼吸型态

低效性呼吸型态与呼吸无力、神经肌肉受累、呼吸不完全有关。

2.生活自理缺陷

生活自理缺陷与肢体瘫痪有关。

3.焦虑/恐惧

焦虑/恐惧与健康状态改变、语言交流困难、运动量下降有关。

4.吞咽困难

吞咽困难与吞咽神经、迷走神经麻痹有关。

5.清理呼吸道无效

清理呼吸道无效与呼吸肌麻痹、肺部感染致分泌物增多有关。

6.潜在并发症

潜在并发症包括呼吸肌麻痹。

七、护理措施

1.一般护理

(1)保持呼吸道通畅:多数患者痰液不能自行排出,易引起窒息和肺部感染。鼓励有能力咳嗽的患者,取半坐卧位,深呼吸和有效咳嗽。对不能自主咳嗽者,床边备吸引装置,患者取侧卧位或平卧位,头偏向一侧,协助翻身、拍背或体位引流,及时清除口、鼻腔和呼吸道分泌物,必要时予雾化吸入,予以吸痰,保持呼吸道通畅。

(2)给氧:持续低流量给氧,并保持输氧管道通畅。

(3)饮食:给予高蛋白、高维生素、高热量且易消化食物,吞咽困难者饮食选用糊状,糊状食物可在口腔停留不易引起呛咳,患者取半坐位或坐位。进食时如有吞咽困难、发生呛咳、无法自行饮食者给予鼻饲,保证机体足够的营养,维持正氮平衡。

2.病情观察

(1)给予心电监测,动态监测生命体征、血氧饱和度、血氧分压的变化。

(2)在疾病进展期严密观察呼吸频率、节律、深度、呼吸肌功能状况,询问患者有无胸闷、气短、憋喘等症状,当患者出现呼吸费力、出汗、口唇发绀等缺氧症状,血气分析血氧分压低于70 mmHg时,应立即报告医生,遵医嘱尽早使用人工呼吸机。

(3)气管切开的患者密切观察切开局部有无渗血,皮下有无气肿,固定气管套带松紧是否合适,给予气管切开处常规换药每日1次。

(4)重症GBS患者因为瘫痪、气管切开和机械通气,卧床时间较长,要密切观察并预防各种并发症的发生,如肺部感染、压疮、营养失调、下肢静脉血栓、肢体挛缩和肌肉失用性萎缩、便秘、尿潴留等。

(5)观察脑脊液蛋白-细胞分离随时间的变化情况。观察免疫治疗和血浆置换的效果和不良反应。

3.感觉障碍和运动障碍的护理

瘫痪肢体早期进行按摩和被动运动,改善肢体血液循环,并置于良肢位。病情稳定后,鼓励并协助患者肢体主动运动,促进肌力恢复。

恢复期应鼓励患者从床上活动逐渐过渡到下床活动,注意做好保护。制订训练计划,定期评价康复效果。

4.用药护理

应用免疫球蛋白时应注意静脉点滴的速度不宜太快,应用时观察患者有无头痛、肌痛、发热、寒战、皮疹、急性肾功能不全等过敏反应。

5.心理护理

本病发病急,病情进展快,恢复期较长,患者常产生焦虑、恐惧、失望等情绪。长期情绪低落给疾病的康复带来不利。护士应及时了解患者的心理状况,积极主动关心患者,鼓励患者积极治疗和康复锻炼。

6.健康指导

指导患者出院后按时服药,营养充分,坚持每天被动或主动的肢体锻炼。病愈后仍坚持适当的运动,加强机体抵抗力,避免受凉及感冒。

(王绪玲)

第六节　脑梗死

脑梗死又称缺血性卒中,中医称之为卒中或中风。本病系由各种原因所致的局部脑组织区域血液供应障碍,导致脑组织缺血缺氧性病变坏死,进而产生临床上对应的神经功能缺失表现。脑梗死依据发病机制的不同分为脑血栓形成、脑栓塞和腔隙性脑梗死等主要类型。其中脑血栓形成是脑梗死最常见的类型,约占全部脑梗死的 60%,因而通常所说的"脑梗死"实际上指的是脑血栓形成。我国大规模人群调查显示,脑卒中发病率为$(109.7\sim217)/10$ 万,患病率为$(719\sim744.6)/10$ 万,病死率为$(116\sim141.8)/10$ 万。男性发病率高于女性,男、女性比例为$(1.3\sim1.7):1$。脑卒中发病率、患病率和病死率随年龄增加 45 岁后均呈明显增加,65岁以上人群增加最明显,75 岁以上者发病率是 $45\sim54$ 岁组的 $5\sim8$ 倍,存活者中 50%~70%患者遗留瘫痪、失语等严重残疾,给社会和家庭带来沉重的负担。

一、病因及病理

(一)病因

脑梗死是临床常见的脑血管疾病之一,主要是由于供应脑部血液的动脉出现粥样硬化和血栓形成,使管腔狭窄甚至闭塞,导致局灶性急性脑供血不足而发病;也有因异常物体(固体、液体、气体)沿血液循环进入脑动脉或供应脑血液循环的颈部动脉,造成血流阻断或血流量骤减而产生相应支配区域脑组织软化坏死者。

1.无症状脑梗死

无症状脑梗死发生的比较少,但是病死率较高,它是由于脑供血障碍引起的脑组织缺血、缺氧而引起的脑软化,引起这类脑梗死发生的原因主要有以下几方面。

(1)患者年龄较大,兼有动脉硬化性等疾病,一旦精神高度紧张或抑郁可能导致发病。

(2)在脑部缺血部位或血肿较小,仅有轻微的或偶发的麻木感或疼痛感,未引起重视。

(3)原来就有脑部疾病,如脑血肿或血管瘤等,随着运动或饮食不当(如饮酒、吸烟)逐渐加重。

2.外伤性脑梗死

外伤性脑梗死一般是在外伤 24 h 后经头颅 CT 检查时出现的一种并发症。发生的原因主要有以下几点。

(1)蛛网膜下隙出血,它占颅脑外伤患者 40%以上,而这类患者可以出现脑血管痉挛、脑缺氧或循环障碍,最后导致脑梗死。

(2)有些患者年龄较大,多为 50 岁以上,再伴有高血压、高血脂病史,本来血管已经老化,若遭受外伤后,可导致脑内血肿或脑水肿,结果颅内血压增高,最后产生脑梗死,可见外伤是这类患者脑梗死的重要诱因。

(3)外伤引起内源性脑损伤因子积聚从而引起脑梗死,部分患者在遭受外伤后,使神经递质的含量发生变化,体内的自由基或代谢废物积累增加,而这些物质都可增加脑梗死的概率。

(二)病理

本病的病理生理过程实质上是在动脉粥样硬化基础上发生的局部脑组织缺血坏死过程。由于脑动脉有一定程度的自我代偿功能,因而在长期脑动脉粥样硬化斑块形成中并无明显的临床表现出现。但脑组织本身对缺血缺氧非常敏感,供应血流中断的 4~6 min 内其即可发生不可逆性损伤。故脑血栓形成的病理生理过程可分为以脑动脉粥样硬化斑块形成过程为主的脑动脉病变期和脑动脉内血栓形成伴有脑组织缺血坏死的脑组织损伤期。

急性脑梗死是一个动态演变的过程,在发生不可逆的梗死脑组织的周围、往往存在处于缺血状态但尚未完全梗死的脑区域(即缺血半暗带)。挽救这些缺血半暗带是急诊溶栓治疗的病理生理学基础。

二、临床表现

根据部位可以分为颈内动脉系统(前循环)脑梗死和椎基底动脉系统(后循环)脑梗死。

颈内动脉系统(前循环)脑梗死可以分为颈内动脉血栓形成、大脑中动脉血栓形成、大脑前动脉血栓形成。椎基底动脉系统(后循环)脑梗死可以分为大脑后动脉血栓形成、椎动脉血栓形成、基底动脉血栓形成。颈内动脉血栓形成,临床表现复杂多样。大脑中动脉血栓形成、大脑中动脉主干闭塞可出现对侧偏瘫、偏身感觉障碍和同向性偏盲,可伴有双眼向病灶侧凝视,优势半球受累可出现失语,非优势半球病变可有体像障碍。大脑前动脉血栓形成、大脑前动脉阻塞时由于前交通动脉的代偿,可全无症状。大脑后动脉血栓形成、大脑后动脉闭塞引起的临床症状变异很大,动脉的闭塞位置和 Willis 环的构成在很大程度上决定了梗死的范围和严重程度。椎动脉血栓形成,若两侧椎动脉的粗细差别不大,当一侧闭塞时,通过对侧椎动脉的代偿作用,可以无明显症状。

在小脑后下动脉或椎动脉供应延髓外侧的分支闭塞时发生延髓背外侧综合征。基底动脉血栓形成、基底动脉主干闭塞,表现为眩晕、恶心、呕吐、眼球震颤、复视、构音障碍、吞咽困难及共济失调等,病情进展迅速而出现球麻痹、四肢瘫、昏迷,并导致死亡。基底动脉的短旋支闭塞,表现为同侧面神经和外展神经麻痹,对侧瘫痪,即为脑桥腹外侧综合征。脑桥基底部双侧梗死时,表现为双侧面瘫、球麻痹、四肢瘫、不能讲话,但因脑干网状结构未受累,患者意识清楚,能随意睁闭眼,可通过睁闭眼或眼球垂直运动来表达自己的意愿,即为闭锁综合征。

基底动脉尖端分出两对动脉,即大脑后动脉和小脑上动脉,供血区域包括中脑、丘脑、小脑上部、颞叶内侧和枕叶,其供血障碍。临床表现为眼球运动障碍、瞳孔异常、行为障碍,可伴有记忆丧失,对侧偏盲或皮质盲,少数患者可出现大脑脚幻觉,这是基底动脉尖综合征。

三、分类

根据临床表现,进展性脑梗死可以分为以下四种类型。

1.急性进展型

病情可在数小时内明显加重,当时即可观察或被患者及其家属觉察,该型占 53.6%。

2.缓慢进展型

病情多在 3~5 d 加重,个别在 2 周内病变达高峰,逐渐缓慢加重,不易被察觉,特别是发生在椎基底动脉系统上行网状结构时,有嗜睡、昏睡逐渐加重,该型占 36.4%。

3.台阶式进展型

病变达高峰后病情稳定,或略为好转,产生一个平台期,数小时或数天后再次加重,达到另一高峰,稳定后再次形成平台期,该型占 6.2%。

4.波浪式进展型

发病初期类似短暂性脑缺血发作发作,早期 CT 不显示,常诊断为短暂性脑缺血发作,经过数小时、数天再次短暂性脑缺血发作样发作,行颅脑 CT 发现已有小灶性梗死,该梗死灶实际上是上次发作所致,该型占 3.8%。

四、诊断

1.CT 血管成像

通过静脉注射碘化造影剂后,经螺旋 CT 扫描进行血管重建成像,它可检测到颅外颈动脉的狭窄程度及是否形成血液斑块,还可检测到颅内血管狭窄的程度、血栓的大小或有无动脉瘤;可直观看到脑血液循环情况,非常有利于脑梗死的早期诊断。

2.CT 灌注成像

这项技术是通过注射碘对比剂显示毛细血管的变化动态,从而观察脑组织密度有无改变,该技术可用于发病早期的检测,特别是发病 2~4 h 的超早期。如果发现脑部的低密度病灶,可判断形成了缺血性脑梗死。

3.核磁共振(MRI)

检测核磁共振成像(MRI)技术是目前最重要的辅助检查之一,特别是超早期检测(如脑梗死数分钟后)发现异常,就可确定病情,对症治疗。该技术主要有以下几类。

(1)磁共振弥散加权成像(DWI)技术:这种检测方法对早期缺血改变非常敏感,如果脑血管缺血发生仅 1~5 min 都能收集高信号,它能反映细胞是否发生了水肿,所以在脑梗死发生早期,利用 DWI 检测可特异性观察到病情的严重程度。

(2)磁共振灌注成像(PWI)技术:利用灌注对比剂追踪技术可观察到血流灌注情况,从成像上可直接看到脑部血流的变化,一旦发现脑部缺血,就非常敏感地观察到各种信息。

(3)磁共振血管成像(MRA)技术:这是一项血流依赖性技术,由于血流信号消失的因素是多方面的,不一定是血管完全闭塞,因此,必须细致区分血流缓慢、无血流形成的原因,再加上其他技术的联合应用,以免误诊。

(4)磁共振频谱(MRS)技术:该技术可判断特定脑区的代谢活动是否正常,脑部某些代谢产物的含量是否超标,最大限度地进行早期诊断,对脑梗死的严重程度作出判断。

4.诊断依据

中老年患者,有动脉粥样硬化及高血压等脑卒中的危险因素,安静状态下活动起病,并前可有反复的短暂性脑缺血发作发作,症状常在数小时或数天内达高峰。出现局灶性神经功能缺损,梗死的范围与某一脑动脉的供应区域相一致。一般意识清楚。头部 CT 在早期多正常,24~48 h 内出现低密度病灶。脑脊液正常,SPECT、DWI 和 PWI 有助于早期诊断,血管造影可发现狭窄或闭塞的动脉。

五、治疗

(一)对症支持治疗

1.休息

一般支持卧床休息,注意对皮肤、口腔及尿道的护理按时翻身,避免出现压疮和尿路感染等。

2.调控血压

若收缩压小于 180 mmHg 或舒张压小于 110 mmHg,不需降血压治疗,以免加重脑缺血;若收缩压为 185～210 mmHg 或舒张压为 115～120 mmHg,也不需降血压治疗,应严密观察血压变化;若收缩压大于 220 mmHg,舒张压大于 120 mmHg,则应给予缓慢降血压治疗,应严密观察血压变化,防止血压降得过低。

3.控制血糖

脑卒中急性期血糖增高可以是原有糖尿病的表现或应激反应。当患者血糖增高超过 11.1 mmol/L 时,应立即给予胰岛素治疗,将血糖控制在 8.3 mmol/L 以下。

4.吞咽困难的处理

有 30%～65% 的急性卒中患者会出现吞咽困难,吞咽困难治疗的目的时预防吸入性肺炎,避免因饮食摄取不足导致的体液缺失和营养不良。水、茶等稀薄液体最易导致误吸。

5.肺炎的处理

约 4.6% 卒中患者合并肺炎,误吸时卒中合并肺炎的主要原因,肺炎时患者死亡的一个主要原因,急性脑卒中还可以并发急性神经源性肺水肿。治疗主要包括呼吸治疗(如氧疗)和抗生素治疗,药敏实验有助于抗生素的选择。

6.上消化道出血的处理

上消化道出血的处理是脑卒中患者急性期临床上较常见的严重并发症,病死率较高,是由于胃、十二指肠黏膜出血性糜烂和急性溃疡所所致。主要采用胃内灌洗和使用制酸止血药物进行治疗。

7.水电解质紊乱的处理

由于神经内分泌功能的紊乱、意识障碍、进食减少、呕吐、中枢性高热等原因,尤其是脱水治疗时,常并发水电解质紊乱,进一步加重脑组织的损害,严重时可危及生命。

8.心脏损伤的处理

心脏损伤主要包括急性心肌缺血、心肌梗死、心律紊乱及心力衰竭等,是急性期脑血管病的主要死亡原因之一。早期密切观察心电图情况,必要时行动态心电监测及心肌酶谱测查,及时发现心脏损伤。

(二)溶栓治疗

主要是在缺血脑组织出现坏死之前,迅速重建缺血脑组织的血供循环,挽救受损脑细胞,尽可能地缩小因缺血缺氧对脑组织造成的不可逆性损伤,改善脑梗死的预后。溶栓治疗因受梗死脑组织生理特性差异以及脑梗死患者个体差异的限制,具有不确定性,因而临床应用时有其相应的适应证和禁忌证。

一般认为,18～80 岁脑功能损害的体征比较严重,持续存在超过 1 h;颅内无出血,无早期大面积脑梗死影像学改变;红细胞、血红蛋白、血小板、凝血功能正常的患者在 6 h 内溶栓是安全有效的。主要包括静脉溶栓、动脉溶栓和药物溶栓。

1.静脉溶栓

一般采用静脉滴注或静脉推注的方法,设备简单,操作便捷,创伤较小,耗时较短,费用较低,患者易于接受,但该溶栓方法用药剂量较大,对纤溶系统影响较大,出血较多见,对大血管的血栓再通率较低,因而适用于弥散性微血栓的溶栓。

2.动脉溶栓

一般采用经皮穿刺技术(又称 Seldinger 技术)穿刺股动脉或颈动脉,根据血管数字减影的图像示踪,将微导管插入血栓部位,注入溶栓药物,进行选择性动脉内溶栓治疗。动脉溶栓法对设备要求高,操作复杂、用药量小、耗时长、溶栓效率高、对纤溶系统影响小,适用于大血管内单一或少量血栓栓塞的患者。

3.药物溶栓

常用药物包括尿激酶、链激酶、重组组织型纤溶酶原激活物。

(1)尿激酶:非选择性的纤维蛋白溶解剂,直接将纤溶酶原激活转化为纤溶酶,裂解血栓表面和游离于血液中的的纤维蛋白,在血栓内外发挥纤溶作用,抗原性小,安全有效,较为常用。

(2)链激酶:非选择性纤维蛋白溶解剂,可经血浆及血清中的蛋白激活,提高体内纤维蛋白溶解系统的活力,将纤溶酶原激活转化为纤溶酶,溶解血栓,有一定抗原性,给药前应静脉推注地塞米松。

(3)重组组织型纤溶酶原激活物:是目前公认的最有效的溶栓药,特异性地降解血栓部位的纤维蛋白原,不产生自身纤溶作用,脑梗死发作 3 h 内静脉输入药有较好的预后。

(三)抗凝药物治疗

抗凝药物治疗是为了防止脑梗死患者因血栓扩展引发再梗死,神经功能缺失加重。适用于心源性脑梗死和进展型脑血栓患者。主要治疗药物有阿司匹林、肝素、低分子肝素钙和奥扎格雷钠等。

1.阿司匹林

抗血小板聚积,广泛地应用于缺血性脑血管病的治疗,服用后有效降低脑梗死的复发率和病死率。研究显示,阿司匹林联合氯吡格雷效果可能优于阿司匹林单用。

2.肝素

通过阻止凝血酶原转变为凝血酶,抑制纤维蛋白原转变为纤维蛋白,阻止血小板的凝聚。

3.低分子肝素钙

通过结合抗凝血酶Ⅲ及其复合物,抑制Ⅹa因子和凝血酶,同时还可促进血浆纤溶酶原激活物释放,发挥纤溶作用。临床使用时无须监测凝血指标,使用方便,治疗急性脑梗死安全有效。

4.奥扎格雷钠

血栓烷(TX)合酶抑制剂,抑制前列腺素 H_2(PGH$_2$)生成血栓烷 A_2(TXA$_2$),促进血小板所衍生的 PGH_2 转向内皮细胞后合成前列腺素(PGI$_2$),改善 TXA$_2$ 与 PGI$_2$ 的平衡异常,发挥抑制血小板聚集和扩血管的作用,改善缺血区微循环。

(四)脑神经保护剂

脑梗死患者局部脑组织的神经元损伤,同时神经元的蛋白合成停止,膜离子转运停止,神经元发生去极化,钙离子内流促进氨基酸-谷氨酸的释放,进一步加强钙离子的内流和神经元的去极化,加重神经元损伤。

因此,及时使用脑神经保护剂,一方面可以阻断神经细胞损伤及凋亡的病理生理过程,另一方面,增强脑细胞对缺血缺氧的耐受性,从而保护神经细胞,促进脑梗死局部组织的恢复。主要治疗药物包括钙拮抗剂、NO合酶抑制剂、自由基清除剂神经营养药物。

1. 钙拮抗剂

代表性药物为尼莫地平,易通过血脑屏障而选择性地作用于脑血管平滑肌,有效阻止 Ca^{2+} 进入胞内,抑制血管平滑肌收缩,减轻血管痉挛,扩张脑血管,改善病灶区血液循环;另有降低血浆黏稠性、抑制血小板聚集并防止微血栓形成的作用。

2. NO合酶抑制剂

代表性药物为NG位硝基左型精氨酸(INNA)。NO是一种血管、神经活性物质,而一氧化氮合酶(NOS)是合成NO的关键酶,包括神经元型NOS(nNOS)、内皮细胞型NOS(eNOS)和诱导型NC)S(iNOS)。其中,nNOS和iNOS过度表达释放的NO具有神经毒性,损伤神经元。NO合酶抑制剂可以缓解NO的神经毒性作用,减轻脑损伤。

3. 神经营养药物

代表性药物为脑神经生长素、吡拉西坦、尼麦角林、脑活素等。此类药物能促进脑细胞对葡萄糖的利用和能量的储存,促进脑组织的新陈代谢,增加脑血流量,刺激神经传导,兴奋受抑的中枢神经,促进损伤神经元的修复再生。

4. 自由基清除剂

代表性药物为维生素C、维生素E、超氧化物歧化酶(SOD)、甘露醇、糖皮质激素、依达拉奉等。此类药物通过清除自由基,抑制脑细胞的脂质过氧化,延迟神经细胞死亡,减小梗死面积。

(五)亚低温疗法

该方法是将人体体温降至 32 ℃～35 ℃ 而保护人体组织,特别是可保护脑组织。其机制是通过降低脑组织内葡萄糖的利用率和耗氧量而减缓脑代谢,在脑梗死发病 2～5 d 用亚低温疗法治疗,并持续 72 h,能减轻脑水肿高发期的脑损伤。

(六)高压氧疗法

将患者置于高压氧舱中吸纯氧或高浓度氧,提高患者体内的氧含量,改善梗死病变组织氧气供应量,使受损的神经细胞得以修复,促进毛细血管的再生,提高循环系统的快速运转,缩小缺血脑组织。同时,由于血液中氧气含量增加,促使血管内皮生成因子的表达,尽量减少脑梗死的体积。

六、护理

(一)一般护理

1. 心理护理

多与患者进行有效的沟通,使其了解该病的发生、发展和预后的客观规律,主要配合治疗,树立战胜疾病的信心。

2. 卧位

平卧位,以增加脑部的血液供应。

3. 饮食

低脂、低盐、高蛋白、高维生素饮食。

(二)危重期的观察及处理

1.观察

(1)注意生命体征及瞳孔、意识的变化。

(2)观察有无中枢性的高热、消化道出血和呃逆。

(3)注意高颅压,防止脑疝。

2.处理

(1)绝对卧床休息,平卧位。

(2)头置冰袋,降低脑代谢,保护脑细胞。

(3)持续低流量吸氧。

(4)保持呼吸道通畅,防止窒息,将头偏向一侧。

(5)有上消化道出血者应给予止血药和胃黏膜保护药,并注意血压的变化。

(6)留置尿管,注意尿量、尿色及性质的变化。

(7)中枢性高热的患者可身下置冰毯、酒精浴物理降温。

(8)按时快速输入脱水剂(20%的甘露醇),降低颅内压,防止脑疝。

(三)健康指导

1.环境

创造一个安静整洁、空气清新的环境,保证患者的身心能得到充分的休养。

2.饮食指导

低脂、高蛋白、高维生素饮食。戒烟酒。

3.日常活动

(1)劳逸结合,避免过度劳累。

(2)做力所能及的事,增强其自我照顾能力。

4.心理指导

保持平静的心态,避免情绪激动,多与大家交流,减轻精神压力。

5.医疗护理

(1)教会家属协助患者进行瘫痪肢体的康复,出院后坚持功能锻炼。

(2)提醒患者避免诱发因素,控制血糖、血脂、血压,定期限进行复查。

七、疾病预后

本病的病死率约为10%,致残率可达50%以上。存活者的复发率高达40%,脑梗死复发可严重削弱患者的日常生活和社会功能,而且可明显增加病死率。

(史晓萍)

第七节 脑出血

脑出血是指非外伤性脑实质内血管破裂引起的出血,占全部脑卒中的20%～30%,急性期病死率为30%～40%。发生的原因主要与脑血管的病变有关,即与高血脂、糖尿病、高血压、血管的老化、吸烟等密切相关。脑出血的患者往往由于情绪激动、费劲用力时突然发病，早期病死率很高，幸存者中多数留有不同程度的运动障碍、认知障碍、言语吞咽障碍等后遗症。

脑出血 1 个月内病死率超过 40%，大多数幸存者常遗留严重的神经功能缺损，是常见的临床重症之一。

在我国，脑出血占全部卒中的 20%～30%，急性期病死率为 30%～40%。高血压是卒中的独立危险因素，由高血压所致的脑出血占全部脑出血的 60%～70%。

一、病因

常见病因是高血压合并小动脉硬化，微动脉瘤或者微血管瘤，其他包括脑血管畸形、脑膜动静脉畸形、淀粉样脑血管病、囊性血管瘤、颅内静脉血栓形成、特异性动脉炎、真菌性动脉炎，烟雾病和动脉解剖变异、血管炎、瘤卒中等。

此外，血液因素有抗凝，抗血小板或溶栓治疗，嗜血杆菌感染，白血病，血栓性血小板减少症以及颅内肿瘤、酒精中毒及交感神经兴奋药物等。

用力过猛、气候变化、不良嗜好（吸烟、酗酒、食盐过多、体重过重）、血压波动、情绪激动、过度劳累等为诱发因素。

二、临床表现

脑出血常发生于 50～70 岁，男性略多，冬、春季易发，通常在活动和情绪激动时发病，出血前多无预兆，半数患者出现头痛并很剧烈，常见呕吐，出血后血压明显升高，临床症状常在数分钟至数小时达到高峰，临床症状体征因出血部位及出血量不同而异，基底核，丘脑与内囊出血引起轻偏瘫是常见的早期症状；少数病例出现痫性发作，常为局灶性；重症患者迅速转入意识模糊或昏迷。

（一）基底节区出血

1.壳核出血

壳核出血最常见，约占脑出血病例的 60%，系豆纹动脉尤其是其外侧支破裂所致，可分为局限型（血肿仅局限于壳核内）和扩延型。常有病灶对侧偏瘫、偏身感觉缺失和同向性偏盲，还可出现双眼球向病灶对侧同向凝视不能，优势半球受累可有失语。

2.丘脑出血

丘脑出血占脑出血病例的 10%～15%，系丘脑膝状体动脉和丘脑穿通动脉破裂所致，可分为局限型（血肿仅局限于丘脑）和扩延型。常有对侧偏瘫、偏身感觉障碍，通常感觉障碍重于运动障碍。深浅感觉均受累，而深感觉障碍更明显。

可有特征性眼征，如上视不能或凝视鼻尖眼球偏斜或分离性斜视、眼球会聚障碍和无反应性小瞳孔等。小量丘脑出血致丘脑中间腹侧核受累可出现运动性震颤和帕金森综合征样表现；累及丘脑底核或纹状体可呈偏身舞蹈投掷样运动；优势侧丘脑出血可出现丘脑性失语、精神障碍、认知障碍和人格改变等。

3.尾状核头出血

尾状核头出血较少见。多由高血压动脉硬化和血管畸形破裂所致，一般出血量不大，多经侧脑室前角破入脑室。常有头痛、呕吐、颈项强直、精神症状，神经系统功能缺损症状并不多见，故临床酷似蛛网膜下腔出血。

(二)脑叶出血

脑叶出血占脑出血的 5%～10%,常由脑动静脉畸形、血管淀粉样病变、血液病等所致。出血以顶叶最常见,其次为颞叶、枕叶、额叶,也有多发脑叶出血的病例。额叶出血可有偏瘫、尿便障碍、运动性失语、摸索和强握反射等;颞叶出血可有感觉性失语、精神症状对侧上象限盲、癫痫;枕叶出血可有视野缺损;顶叶出血可有偏身感觉障碍、轻偏瘫、对侧下象限盲,非优势半球受累可有构象障碍。

(三)脑干出血

1.脑桥出血

脑桥出血约占脑出血的 10%,多由基底动脉脑桥支破裂所致,出血灶多位于脑桥基底部与被盖部之间。大量出血(血肿＞5 mL)累及双侧被盖部和基底部,常破入第四脑室,患者迅速出现昏迷、双侧针尖样瞳孔、呕吐咖啡样胃内容物、中枢性高热、中枢性呼吸障碍、眼球浮动、四肢瘫痪和去大脑强直发作等。小量出血可无意识障碍,表现为交叉性瘫痪和共济失调性偏瘫,两眼向病灶侧凝视麻痹或核间性眼肌麻痹。

2.中脑出血

中脑出血少见,常有头痛、呕吐和意识障碍,轻症表现为一侧或双侧动眼神经不全麻痹、眼球不同轴、同侧肢体共济失调,也可表现为 Weber 或 Benedikt 综合征;重症表现为深昏迷,四肢弛缓性瘫痪,可迅速死亡。

3.延髓出血

延髓出血更为少见,临床表现为突然意识障碍,影响生命体征,如呼吸、心律、血压改变,继而死亡。轻症患者可表现不典型的延髓背外侧综合征(Wallenberg 综合征)。

(四)小脑出血

小脑出血约占脑出血的 10%,多由小脑上动脉分支破裂所致。常有头痛、呕吐,眩晕和共济失调明显,起病突然,可伴有枕部疼痛。出血量较少者,主要表现为小脑受损症状,如患侧共济失调、眼震和小脑语言等,多无瘫痪;出血量较多者,尤其是小脑蚓部出血,病情迅速进展,发病时或病后 12～24 h 出现昏迷及脑干受压征象,双侧瞳孔缩小至针尖样、呼吸不规则等。暴发型则常突然昏迷,在数小时内迅速死亡。

(五)脑室出血

脑室出血占脑出血的 3%～5%,分为原发性和继发性脑室出血。原发性脑室出血多由脉络丛血管或室管膜下动脉破裂出血所致,继发性脑室出血是指脑实质出血破入脑室。常有头痛、呕吐,严重者出现意识障碍如深昏迷、脑膜刺激征、针尖样瞳孔、眼球分离斜视或浮动、四肢弛缓性瘫痪及去脑强直发作、高热、呼吸不规则、脉搏和血压不稳定等症状。临床上易误诊为蛛网膜下隙出血。

三、诊断措施

1.CT 检查

颅脑 CT 扫描是诊断脑出血首选的重要方法,可清楚显示出血部位、破入量、血肿形态、是否破入脑室以及血肿周围有无低密度水肿带和占位效应等。病灶多呈圆形或卵圆形均匀高密度区,边界清楚,脑室大量积血时多呈高密度铸型,脑室扩大。1 周后血肿周围有环形增强,血肿吸收后呈低密度或囊性变。动态 CT 检查还可评价出血的进展情况。

2. MRI 和 MRA 检查

对发现结构异常,明确脑破入的病因很有帮助。对检出脑干和小脑的出血灶和监测脑出血的演进过程优于 CT 扫描,对急性脑出血诊断不及 CT。

3. 脑脊液检查

脑出血患者一般无须进行腰椎穿刺检查,以免诱发脑疝形成,如需排除颅内感染和蛛网膜下隙出血,可谨慎进行。

4. DSA

脑出血患者一般不需要进行 DSA 检查,除非疑有血管畸形、血管炎又需外科手术或血管介入治疗时才考虑进行。

DSA 可清楚显示异常血管和造影剂外漏的破裂血管及部位。

5. 其他检查

其他检查包括血常规、血液生化、凝血功能、心电图检查和胸部 X 线片检查。外周白细胞可暂时增多,血糖和尿素氮水平也可暂时升高,凝血活酶时间和部分凝血活酶时间异常提示有凝血功能障碍。

四、治疗

治疗时间的概念,国内争议尚大:超早期为 3~6 h,急性期为 2~7 d,亚急性期为 8~30 d;防止急性脑出血后血肿扩大的治疗时间窗一般认为血肿扩大多发生在 6 h 内,少数发生在 6~24 h 内,24 h 后几乎血肿不再扩大。

(一)止血药和降血压

无论是对凝血功能正常者还是异常者,都肯定重组因子Ⅶa 有止血作用,是急性脑出血内科治疗最有前途的药物。许多国家临床对照试验都证实其可显著降低急性脑出血的病死率和致残率。重组因子Ⅶa 是一种维生素 K 依赖糖蛋白,是止血的始动因子。降血压不要过于积极,一般应维持在血压<180/105 mmHg。

(二)脑水肿

脑出血早期病情恶化主要是血肿增大的结果,而 48 h 后则主要是脑水肿所致。当颅内压>20 mmHg 持续 5 min,降压目标:颅内压<20 mmHg,脑灌注压>70 mmHg。病初 24 h 内不主张预防使用甘露醇,除非病情危重有脑疝或脑疝危险者用。剂量 0.25~0.5 g/kg,每 4~6 h 可同时用速尿 10 mg,每 2~8 h,时间<5 d,使血浆渗透压≤310 mmol/L。白蛋白可提高胶体渗透压,反跳少,有神经保护作用,100 mL/d,3~5 d。

亚低温疗法(32 ℃~35 ℃)一直被认为是减轻脑水肿降低颅内压最有效的措施,国内外亚低温治疗时间窗:开始时间越早越好,最好在 12 h 内开始实施;持续时间应在脑出血后,出现颅内高压降至正常后再维持 24 h,如无颅内高压,亚低温持续 24 h,即可复温。七叶皂苷钠可稳定血管内皮细胞,改善微循环,抗炎性介质,抗自由基损伤,与甘露醇联用效果更好。

(三)早期血压管理

2003 年欧洲卒中促进会指南指出:不建议在急性期降低血压,除非血压特别高(出血性卒中>180/105 mmHg)。脑出血急性期血压控制方案(<24 h):①间隔 5 min 以上的 2 次血压,如 SBP >230 mmHg 或 DBP>140 mmHg,应用硝普钠 0.5~1.0 μg/(kg·min),静脉滴注,将血压控制在平均动脉压 130 mmHg 左右,脑灌注压>70 mmHg;②间隔 20 min 以上 2 次血压,SBP180~230 mmHg 或 DBP 105~140 mmHg,平均动脉压>130 mmHg,可静脉给拉贝洛尔、艾司洛尔、依那普利或其他易于调整剂量的药物,将血压控制在上述标准;③如 SBP<180 mmHg、DBP<105 mmHg,可暂不降压;④对 SBP<180 mmHg、DBP 105 mmHg,何时将血压降到正常水平无统一意见,主张脑出血后 2 周开始用温和长效降压药物,用 1~2 个月将血压降到正常。

(四)防止细胞凋亡治疗

在脑出血发病后 24 h 内血肿周围组织中即可出现细胞凋亡,持续 5 d。水蛭素可减轻凝血酶诱导的脑水肿和神经细胞凋亡,水蛭素可与凝血酶的活性中心形成高度稳定的非共键化合物从而抑制凝血酶活力,脑出血发生后 24~72 h 给予水蛭素。牛磺酸熊去氧胆酸理论上可通过调控细胞凋亡的经典途径减少细胞凋亡,是治疗脑出血及其他与凋亡相关急性神经系统损伤极有潜力的药物,但目前还在临床试验阶段。

(五)血肿周围缺血半暗带治疗

由于少数患者 48 h 内仍有活动性出血,所以治疗脑缺血定在 48 h 后进行较为安全,尼莫地平以 2~5 mg/d 缓慢静脉滴注。只要血压稳定,无明显凝血机制障碍,可进行活血化瘀,如川芎嗪、复方丹参、灯盏花等。

(六)神经保护剂治疗

目前证实有一定神经保护作用的药物有尼莫地平、硫酸镁、银杏制剂、丹参制剂;突触前谷氨酸释放抑制剂有苯妥因、拉莫三嗪衍生物,二者均为钠通道阻滞剂,正在进行Ⅲ期临床试验;γ-氨基酸受体激动剂;自由基清除剂(维生素 E、维生素 C、20%甘露醇)抗炎治疗,认为白细胞造成继发性脑损伤为缺血性脑损伤提供了"第二治疗时间窗",可以使用单核巨噬细胞拮抗剂、IL-1 受体拮抗剂等。胞二磷胆碱:抗自由基,抗氧化,清除有害因子,稳定细胞膜,有双重神经保护作用,改善认知功能障碍(已经进入Ⅱ期临床试验),0.5~1.5 g/d×6 周。脑复康:具有神经保护作用,可以增加受损伤区血流,降低梗死灶及其附近葡萄糖代谢,增加 ATP 的产量,改善神经传导等功能,12 g/d×4 周,静脉滴注,继之口服 4.8 g/d×8 周。

(七)控制癫痫

大多数发生在脑出血后最初 24 h 内,首选大仑丁,如果 1 个月无再次发作,可逐渐停药;如果出血 2 周后发作,再次发作风险性很高,应长期预防用抗癫痫药物。

(八)胰岛素

脑出血急性期由于应激高血糖反应,可常规应用胰岛素以降低高血糖,并注意钾的补充。另外,胰岛素对出血周围的缺血脑组织有保护作用,其作用机制可能是:纠正缺血引起的细胞内酸中毒,改善细胞代谢;清除自由基;调节神经递质的释放。胰岛素疗效确切、价格便宜,可在临床上广泛应用。

五、护理

(一)病情观察

1.意识状态

意识改变往往提示病情变化,应定时观察和判断意识情况。出现以下征象应警惕病情恶化:神志清醒转变为嗜睡状态;对疼痛反应趋向迟钝;原躁动不安突然转向安静昏睡或昏睡中出现鼻鼾声;在清醒状态下出现小便失禁。

2.生命体征

(1)体温:发病后出现低热,多为出血后被机体吸收所产生的吸收热;发病后数小时内即出现持续性高热,且应用抗生素及解热药物效果不佳,提示系丘脑下部体温调节中枢受损所致,为中枢性高热;发病早期体温正常,数日逐渐升高,常提示有合并感染。

(2)脉搏和心率:注意观察脉搏的速率、节律、强弱等。脉搏缓慢是颅内压增高的表现,脉搏增强提示血压升高,脉搏细弱有循环衰竭的趋势。

(3)呼吸:观察呼吸频率、节律和深浅等。脑桥、中脑受损时可出现中枢性过度呼吸,呼吸可加快至 70~80 次/分;颅内压增高可导致脑疝而使呼吸减慢或突然停止;呼吸不规则或出现叹息样呼吸、潮式呼吸提示病情危重。

(4)血压:颅内压增高时常引起血压增高,特点是收缩压增高,而舒张压不增高或增高不明显。如果血压突然下降,提示循环衰竭或合并消化道出血,应立即通知医师。

3.瞳孔

观察患者双侧瞳孔是否等大及对光反应的敏感度。双侧瞳孔大小不等,对光反应迟钝或消失,提示脑干损伤;双侧瞳孔缩小呈针尖样并伴有高热,是原发性脑桥出血特征之一;一侧瞳孔进行性散大伴对光反应消失,意识障碍加重,频繁呕吐,颈项强直,则提示小脑幕裂孔疝形成。应立即配合医师进行抢救。

4.癫痫

脑出血可引起癫痫发作。注意观察抽搐发生的部位、次数、持续及间隔的时间、发作时有无大小便失禁及瞳孔对光反应是否存在等。

5.并发症

及时预防、发现和治疗并发症对于挽救脑出血患者生命有积极的意义。出现咖啡样呕吐物,应注意上消化道出血的可能;两侧瞳孔大小不等、对光反应迟钝或消失、意识障碍程度逐渐加重,预示脑疝发生。咳嗽、咳痰、发热提示呼吸道感染。

6.出入量的观察及记录

脑出血患者多应用脱水药降颅压,减轻脑水肿。因此,正确记录出入量尤为重要,可以及时反映患者的肾功能情况和脱水效果,为医师提供调整治疗方案的依据,防止过度脱水所引起的血容量不足、血压下降、电解质紊乱、肾功能损害等不良反应。

(二)防治再出血

急性期应绝对卧床休息 4~6 周,避免不必要的搬动或刺激,避免剧烈咳嗽和用力排便。便秘者可用开塞露软化大便。各种操作如吸痰、翻身、留置胃管应动作轻柔,防止剧烈咳嗽及喂食时的呛咳。谢绝亲友探访,以免因情绪波动引起血压和颅内压的波动。意识状况、生命体征、肢体活动等突然恶化,预示再出血的可能,应积极配合医师进行抢救。

(三)正确使用脱水药

(1)20%甘露醇 125~250 mL 升静脉滴注,要求必须在 30 s 内滴完,必要时加压滴入。有心血管疾病的老年人,特别是疑有心力衰竭者滴速不宜过快。

(2)静脉快速滴注甘露醇时,甘露醇的高渗作用会使血容量突然增加,血压升高,心脏负荷增加。因此,在静脉滴注过程中应严密观察心率、脉搏、呼吸、血压等。

(3)注意观察尿量及肾功能情况,防止急性肾衰竭的发生。定期检测电解质、肝肾功能,以免发生水、电解质紊乱及脏器衰竭。

（4）使用甘露醇期间，应经常更换注射部位，以免因经常刺激局部产生疼痛，甚至引起静脉炎。勤巡视病房，观察有无液体渗出，避免甘露醇渗出导致组织坏死。

（5）甘露醇遇冷易结晶，若有结晶须在温水中加温溶解冷却后使用。

（史晓萍）

第八节　脑栓塞

脑栓塞是指脑动脉被进入血液循环的栓子堵塞所引起的急性脑血管疾病，是一种常见的缺血性脑血管病。它是指血液中的各种栓子，如心脏的附壁血栓、动脉硬化斑块、脂肪、肿瘤细胞、空气等随血流进入脑动脉而阻塞血管。当侧支循环不能代偿时，引起该动脉供血区脑组织缺血性坏死，出现局灶性神经功能缺损，占脑卒中的12%～20%。按栓子来源分为心源性脑栓塞、非心源性脑栓塞和来源不明的脑栓塞，其中以心源性脑栓塞最常见。其起病急骤，常在数秒或数分钟内症状达高峰，少数呈进行性恶化，如未能及时诊治，常导致严重后果。

一、病因及病理

（一）病因

1995年第4届全国脑血管病会上将脑栓塞分为心源性、非心源性、脂肪性和其他等类型。

由于抗生素的广泛应用，风湿热发病率大为减少，而老年性、非风湿性心脏病患者的脑栓塞发病率有上升趋势，60.3%的老年非风湿性房颤患者曾发生脑缺血症状，其中2/3是由于心源性栓子所致脑栓塞。

1. 心源性脑栓塞

心源性脑栓塞是脑栓塞中最常见的，约有75%的心源性栓子栓塞于脑部，引起脑栓塞常见的心脏疾病有心房颤动、心脏瓣膜病、感染性心内膜炎、心肌梗死、心肌病、心脏手术、先天性心脏病（来自体循环静脉系统的栓子，经先天性心脏病如房间隔缺损、卵圆孔未闭等的异常通道，直接进入颅内动脉而引起脑栓塞，为反常栓塞）、心脏粘液瘤等。

2. 非心源性脑栓塞

动脉来源包括主动脉弓和颅外动脉（颈动脉和椎动脉）的动脉粥样硬化性病变、斑块破裂及粥样物从裂口逸入血流，能形成栓子导致栓塞；同时损伤的动脉壁易形成附壁血栓，当血栓脱落时也可致脑栓塞；其他少见的栓子有脂肪滴、空气、肿瘤细胞、寄生虫卵、羊水和异物等。

3. 来源不明

少数病例利用现在检查手段和方法查不到栓子的来源。

（二）病理

脑栓塞可以发生在脑的任何部位，由于左侧颈总动脉直接起源于主动脉弓，故发病部位以左侧大脑中动脉的供血区较多，其主干是最常见的发病部位。由于脑栓塞常突然阻塞动脉，易引起脑血管痉挛，加重脑组织的缺血程度。因起病迅速，无足够的时间建立侧枝循环，所以，栓塞与发生在同一动脉的血栓形成相比，病变范围大，供血区周边的脑组织常不能免受损害。

脑栓塞引起的脑组织缺血性坏死可以是贫血性、出血性或混合性梗死，出血性更为常见，占 30%～50%。脑栓塞发生后,栓子可以不再移动,牢固地阻塞管腔;或栓子分解碎裂,进入更小的血管,最初栓塞动脉的血管壁已受损,血流恢复后易从破损的血管壁流出,形成出血性梗死。

在栓子的来源未消除时,脑栓塞可以反复发作。某些炎症栓子可能引起脑脓肿、脑炎及局灶脑动脉炎等。有时在血管内可以发现栓子,如寄生虫、脂肪球等。

二、临床表现

患者发病前曾有肢体发麻、运动不灵、言语不清、眩晕、视物模糊等征象。常于睡眠中或晨起发病,患肢活动无力或不能活动,说话含混不清或失语,喝水发呛。多数患者意识消除或轻度障碍。面神经及舌下神经麻痹,眼球震颤,肌张力和腹反射减弱或增强,病理反射阳性,腹壁及提睾反射减弱或消失。

脑血栓轻微者表现为一侧肢体活动不灵活、感觉迟钝、失语,严重者可出现昏迷、大小便失禁甚至死亡。但由于发生的部位不一样,脑血栓的症状也不一样。

病变发生在颈内动脉时,脑血栓的症状在临床上表现为"三偏症"即偏瘫、偏身感觉障碍、偏盲。

同时有可能伴有精神症状,主侧半球病变尚有不同程度的失语、失用和失认,还出现特征性的病侧眼失明伴对侧偏瘫称黑矇交叉性麻痹,动眼神经麻痹,视网膜动脉压下降。

病变发生在大脑前动脉时,由于前交通动脉提供侧支循环,近端阻塞时可无症状;周围支受累时,常侵犯额叶内侧面,常出现下肢瘫痪,并可伴有下肢的皮质性感觉障碍及排尿障碍;深穿支阻塞,影响内囊前支,常出现对侧中枢性面舌瘫及上肢轻瘫。双侧大脑前动脉闭塞时可出现精神症状伴有双侧瘫痪。

病变发生在大脑中动脉时,主干闭塞时有三偏征,主侧半球病变时尚有失语。这种部位血栓最为常见。

当病变出现在小脑前下动脉时,脑血栓的症状为眩晕、眼球震颤,两眼球向病灶对侧凝视,病灶侧耳鸣、耳聋,Horner 征及小脑性共济失调,病灶侧面部和对侧肢体感觉减退或消失。当病变出现在小脑后下动脉时,引起延髓背外侧部梗死,出现眩晕、眼球震颤,病灶侧舌咽、迷走神经麻痹,小脑性共济失调及 Horner 征,病灶侧面部对侧躯体、肢体感觉减退或消失。

三、诊断

1.颅多普勒超声(TCD)

经颅多普勒能追踪脑血管血流中的微栓子;有助于发现无症状性脑栓塞,能发现脑栓塞的危险因素之一;颅内和颈部大动脉狭窄,尤其是狭窄程度在 70% 以上者,经颅多普勒超声(TCD)诊断的阳性率高达 95% 以上。

2.食管超声心动图

经食管超声心动图能发现心房附壁血栓、大动脉斑块等,心源性脑栓塞患者早期应用经食管超声心动图能探测左房栓子并预报并发栓塞的危险度。

3.单光子发射断层扫描

单光子发射断层扫描利用单光子发射断层扫描半定量地测量不对称性的脑血流灌注,得以评估栓塞后脑组织损害程度和残存脑组织的功能。还可利用单光子发射断层扫描研究脑缺血的病理生理变化。

4.磁共振影像

磁共振影像脂肪性脑栓塞中,头部 CT 未发现异常,MRI 则显示 T_2 加权像上分散的、高信号的脑梗死灶,单光子发射断层扫描和经颅多普勒也在急性期显示出脑部血流量降低。MRI 在诊断脂肪性栓塞方面比头部 CT 敏感性高,应作为此类栓塞影像学检查的首选方法。还有一些新型 MRI 如弥散加权磁共振影像(DWI)、灌注加权磁共振影像(PWI)等,目前多用来监测溶栓治疗过程及评价溶栓效果。

5.D-二聚体检测

D-二聚体是测定纤溶系统主要因子,对于诊断与治疗纤溶系统疾病(如各种血栓)及与纤溶系统有关疾病(如肿瘤、妊娠综合征)以及溶栓治疗监测,有着重要的意义。纤维蛋白降解产物 D 的水平升高,表明体内存在着频繁的纤维蛋白降解过程。因此,纤维 D-二聚体是深静脉血栓、肺栓塞、弥散性血管内凝血的关键指标。D-二聚体的敏感性为 93.9%,特异度为89.7%。

四、治疗

脑栓塞的治疗应包括对于原发病即栓子来源器官病变的治疗和脑栓塞的治疗两部分。脑栓塞的治疗主要在于改善脑循环,减轻缺血缺氧所致的脑损害。各种治疗措施与脑梗死大致相同,由于脑栓塞极易发生梗死后出血,故抗凝治疗必须慎重。

(一)一般处理

卧床及镇静处理;保持呼吸道通畅和心脏功能;注意营养状况,保持水和电解质的平衡;加强护理防止肺炎、泌尿系感染和压疮等并发症的发生。

(二)脱水降颅压

治疗脑栓塞的主要措施之一,目的在于减轻脑水肿,防止脑疝形成,以降低病死率。常用的是高渗脱水药、利尿药和肾上腺皮质激素。

(三)血管扩张药

若有意识障碍、颅内压增高或脑脊液有红细胞,禁忌应用血管扩张药;病程已超过 24 h 或心功能不全者,也不宜使用。常用的有罂粟碱、烟酸、碳酸氢钠或山莨菪碱(654-2)静脉滴注,二氧化碳气体间断吸入和口服桂利嗪、双氢麦角碱等,以促进侧支循环,增加缺血区的局部血容量。

(四)抗血小板聚集药

阻止血小板的聚集,有助于预防心内新血栓的形成,防止血管内血栓继续增殖扩展,故在脑栓塞发病后就必须重视使用抗血小板聚集药。通常可选用阿司匹林、双嘧达莫(潘生丁)、磺吡酮(苯磺唑酮)等。

(五)抗凝及溶栓治疗

应用抗凝及溶栓疗法,比动脉粥样硬化性脑梗死的适应证更严格,考虑溶栓剂易发生出血的并发症,应特别慎用。由于临床上心源性脑栓塞最多见,为预防心内形成新血栓以杜绝栓子的来源,同时防止脑血管内的栓子或母血栓继续增大,以避免脑梗死范围扩大,多采用抗凝治疗。炎症性病变所致的脑栓塞,如亚急性感染性心内膜炎等,禁忌应用。通常在严格观察出、凝血时间,凝血酶原活动度和时间的条件下,先给予肝素钙(低分子肝素)治疗,也可选用新双豆素,剂量应随时调整。

(六)颈星状交感神经节封闭

颈呈状交感神经节封闭能减轻脑栓塞的症状。操作简易,无须特殊的器械和药物,故常被采用。但是治疗应早期进行,开始越早,疗效就越佳,临床常见在起病 24 h 内封闭可明显好转。一般每天 1 次,约 10 天为 1 疗程。通常应注意先行普鲁卡因皮试以排除过敏,穿刺部位不能过低,以防刺入脊髓蛛网膜下隙、颈动脉或椎动脉、颈静脉、肺尖等。严重肺气肿者禁用,如患者已开始抗凝治疗也不宜使用。

(七)神经保护剂

缺血超早期,神经元膜离子转运停止,神经元去极化,钙离子内流导致兴奋性氨基酸增多,加剧钙离子内流和神经元去极化,致细胞的结构破坏。常用的神经保护剂有钙拮抗药、兴奋性氨基酸受体拮抗药、自由基清除剂、神经营养因子、神经节苷脂等。

(八)亚低温治疗

在急性期,如条件允许可考虑适当早期给予亚低温治疗。亚低温对缺血性的脑损伤亦有肯定意义,不但减轻梗死后的病理损害程度,而且能促进神经功能恢复,并不产生严重的并发症。尽量在发病 6 h 内给予。

(九)康复治疗

宜早期开始,病情稳定后,积极进行康复知识和一般训练方法的教育,鼓励患者树立恢复生活自理的信心,配合医疗和康复工作,争取早日恢复,同时辅以针灸、按摩、理疗等,以减轻病残率提高生存质量。

五、护理

(一)常规护理

1.活动

为避免出血、加重或再出血,忌行走或头部剧烈运动,应卧床 2～4 周。有躁动现象,给予加床挡,必要时使用约束带或给予镇静药,使其安静。

2.基础护理

保持床铺的平整、干燥、清洁,去除对皮肤刺激的有害因素。每 2 h 翻身 1 次,并将发红部位的皮肤给予按摩,在骨隆凸处放棉垫或铺气垫床,避免使用易损伤皮肤的便器,防止压疮发生。意识障碍者做好口腔护理,有义齿应取下,防止窒息。

3.饮食

低盐低脂的食物。急性脑出血重症患者发病 48 h 内一般禁食,以静脉输液来维持营养、补充足量的热能。每日液体量为 1 500～2 000 mL,48 h 后不能进食者给予鼻饲,以混合奶或匀浆为主。鼻饲过程中注意温度和量。有消化道出血者应禁食,待无咖啡色物质排出后再进食。

4.心理护理

对意识清楚的、意识好转的患者讲解疾病的转归、治疗,消除其紧张心理,使情绪稳定利于患者康复。

(二)特殊护理

1.颅高压护理

(1)体位:颅内压增高者,床头抬高 15°～30°,伴昏迷者采取平卧位,头偏向一侧,或侧卧位,以利口腔内分泌物引流。

（2）降温：每 4 h 测量体温 1 次，若体温高，给予头置冰袋、冰帽、冰毯等物理降温措施。体温在 38.5 ℃以下尽量采用物理降温。

（3）保护脑细胞：及时、准确、清楚地给予脱水剂，降低颅内压，常用 20% 甘露醇，同时观察药液有无渗出到皮下，避免发生组织坏死。为减少脑细胞损坏，及时吸氧，氧流量 2～3 L/min。

2.大小便护理

（1）对有尿潴留患者，禁止膀胱区加压按压，防止血压升高，应给予留置尿管，做好尿道口护理，预防泌尿系感染。

（2）尿失禁者，注意更换尿布、床单，防止尿液对皮肤刺激、发生压疮。

（3）由于疾病影响、卧床时间过久、活动减少、饮食摄入减少、肠蠕动减慢，易发生粪便潴留。3 d 以上未大便应保留灌肠。

3.瘫痪的护理

注重肢体摆放及功能锻炼。

（1）急性期：应将肢体摆放于正常功能位，避免因关节位置的错误而影响肢体的活动甚至出现并发症（如肩手综合征）。

（2）恢复期或稳定期：积极进行肢体及全身的功能锻炼，促进肢体的功能恢复和预防关节变形及肌肉挛缩。

（三）病情观察

（1）观察瞳孔大小，意识障碍有无加重，以及脑疝的发生征象。

（2）观察生命体征的变化，注意血压的变化。

（3）保持呼吸道通畅，有痰应吸出，必要时行气管切开。

（四）急危重症的观察和处理

1.脑疝的观察

（1）注意瞳孔的变化，如有一侧瞳孔突然散大，或两侧瞳孔对光反射迟钝或消失，提示脑疝发生。

（2）观察生命体征的变化，血压急骤上升，呼吸、脉搏变慢，剧烈头痛、昏迷都是颅压升高的表现，每 15～30 min 测 1 次并记录。

（五）健康指导

1.环境

创造安静、舒适、光线柔和的环境，便于情绪稳定、休息。减少探视、陪护人员，避免声光刺激，保证休息。病情好转应尽量避免情绪激动。

2.饮食

以清淡、易消化、低盐、低脂的食物为主。血糖增高的，应控制食物的量、种类。多吃蔬菜、水果，戒烟、酒，多喝白开水，确保大便通畅。

3.日常活动

急性期绝对卧床休息 2～4 周，并摆放好肢体功能位，周后在床上进行被动活动，并在康复医生指导下进行肢体功能锻炼。

4.心理护理

保持平静的心情，避免情绪的激动及过度紧张、焦虑。对疾病要有认识，不要独处，尽量和他人多相处,有事可以向他人倾诉,保证血压的稳定。

5.医疗护理

措施的配合高血压患者要知道降压药物的使用原则、使用方法及注意事项。血压不可降得过快、过低,以免引起心、脑、肾灌注不足,应使高血压患者的血压维持在 160/95 mmHg 左右。

（史晓萍）

第八章　精神科疾病护理

第一节　焦虑症

一、概述

（一）概念

焦虑症又称焦虑性神经症,以焦虑、紧张、恐惧的情绪障碍,并伴有自主神经系统症状和运动不安等为特征,并非由于实际的威胁所致。并且其紧张惊恐的程度与现实情况很不相称。临床上分为广泛性焦虑和惊恐发作两种。

（二）临床表现

1.广泛性焦虑

广泛性焦虑又称慢性焦虑症,占焦虑症的57%。主要临床表现如下。

（1）心理障碍:表现为客观上并不存在某种威胁或危险和坏的结局,而患者总是担心、紧张和害怕。尽管患者也知道这是一种主观的过虑,但不能控制使其颇为苦恼。此外尚有易激惹,对声音过敏、注意力不集中、记忆力不好。由于焦虑常伴有运动性不安,如来回踱步或不能静坐。常见患者疑惧,两眉紧锁,两手颤抖,面色苍白或出汗等。

（2）身体症状:自主神经功能以交感神经系统活动过度为主,如口干、上腹不适、恶心、吞咽困难及头晕、出汗、面色潮红等。

（3）运动症状:与肌紧张有关,有紧张性头痛,常表现为顶、枕区的紧压感;肌肉紧张痛和强直,特别在背和肩;手有轻微震颤,精神紧张时更为明显。另外,有不安宁、易疲乏及睡眠障碍等。

2.惊恐发作

惊恐发作又称急性焦虑症,据统计,约占焦虑症的41.3%,故并不少见。急性惊恐发作时,常有明显的自主神经症状,如心悸(占92.3%),有强烈的心跳、呼吸困难(占84.6%)、胸闷、胸痛、四肢发麻,甚至不能控制的发抖、出汗。因此患者惊恐万分,似有濒死之感。发作时短则1~20 min,长可达数小时,有时发作后可以卧床不起,数日后恢复。有学者对焦虑症患者追踪统计,有1/3的患者病程在半年到2年;2/3的患者在2年以上。

41%~59%的患者痊愈或好转,少数患者预后欠佳。

（三）治疗

1.广泛性焦虑

药物治疗不是首选治疗手段,如果心理咨询后仍持续存在明显的焦虑症状可用药物治疗。

（1）药物治疗:苯二氮卓类,如阿普唑仑可诱导入眠,减轻焦虑,但应注意长期服用导致药物依赖。SSRI类也可应用,用β受体阻滞剂有利于控制患者身体症状。

（2）心理治疗:支持心理治疗、行为疗法。

（3）其他疗法:生物反馈疗法、音乐治疗等与药物联合应用。

2.惊恐发作

药物对惊恐发作有明显效果,一般应在药物控制惊恐发作和焦虑的基础上配合心理治疗。

(1)药物治疗:如发作不频繁以及发作有限的患者,短期使用抗焦虑药治疗会有所帮助。常用苯二氮卓类药物、β受体阻滞剂、三环类抗抑郁剂和单胺氧化酶抑制剂。

(2)心理治疗:支持心理治疗、放松疗法、行为疗法等均可配合选用。

(3)避免不必要的检查或药物及非精神科会诊。

二、护理

(一)护理评估

1.一般情况

(1)一般资料:评估患者的年龄、性别、文化、职业、婚姻、家族史、既往史及有无药物过敏史等。

(2)患者的饮食习惯、睡眠、排泄、体重是否发生了变化,是否有皮肤瘙痒、恶心、呕吐、头痛等感觉,卫生自理情况如何。

(3)对医疗护理的合作性。

2.躯体情况

躯体情况指患者的生命体征、躯体情况,如睡眠、营养、大小便、有无重大的躯体疾病等,患者是否突然出现心悸、胸闷、气短、出汗、头晕等自主神经功能症状等。

3.心理功能

评估患者情绪的变化,是否感到抑郁、焦虑、猜疑、无望;患者如何表达情感,他的情感是有益的、有害的、和蔼的还是悲剧性的;有无自杀、自伤等企图;评估焦虑发作时的特征表现及主要的临床相;评估患者焦虑发作时的症状、体征、发作方式、持续时间及发作频率、发作时有无背景因素;评估患者的性格特点,应激水平及独立解决问题的能力等。

4.社会功能

患者的生活自理能力,与人交往,参与活动的情感投入和持久程度,以及完成的效率与质量等;主观能动及客观环境适应能力。

5.其他方面的评估

评估患者对治疗的态度、用药情况、疗效与不良反应,患者的经济状况,工作、学习情况等;了解实验室及其他辅助检查,如血、尿、心电图、脑电图等。

(二)护理诊断

(1)睡眠障碍:与紧张、担心有关。

(2)潜在的惊恐发作:与极度焦虑有关。

(3)潜在的自杀自伤行为:与自我价值感下降有关。

(三)护理目标

①能认识焦虑的表现和应对方式,如恰当地宣泄自己的焦虑情绪,减轻痛苦;②在心理和生理上的舒适感增加;③能运用有效的应对机制控制焦虑。

(四)护理措施

1.安全和生活护理

(1)提供安静舒适的环境,减少外界刺激。加强对患者的安全护理。

（2）鼓励参加较简单、容易完成、喜欢并可以自控的活动。减少白天卧床时间，增加活动内容，如鼓励患者参加适当的集体活动，转移其注意力，减少对焦虑因素的过分关注。尊重患者，允许保留自己的私人空间和尊重其隐私。

（3）对失眠患者按有关护理程序给予适当处理。

2.心理护理

（1）鼓励患者回忆或自己描述焦虑时的感觉，接纳患者的焦虑感受，与患者讨论处理焦虑的方式，争取病友、家庭和社会的支持。

（2）与焦虑患者谈话，语速要慢，态度要和蔼，提问要简明、扼要，着重当前问题，并给予简洁明确的指导。如对患者解释其不适的原因来自于焦虑情绪，并配合适当的检查，证明其躯体健康，解除疑虑。

（3）表示对患者的理解和同情，对患者当前的应对机制表示认同、理解和支持。不要与患者采取的防卫行为进行辩论，但不轻易迁就。需鼓励患者按可控制和可接受的方式表达焦虑、激动和愤怒，比如允许自我发泄（如来回踱步、谈话、哭泣等）。

（4）在患者因躯体不适而痛苦时，酌情陪伴并帮助其减轻或解除不适。教会患者放松技术，有条件时进行认知重建训练，使其与医生合作进行反馈治疗，并明确表示有希望治愈。

（5）患者主诉躯体不适要注意倾听，避免过分提供照顾，要及时发现躯体症状先兆，酌情提供安慰。

3.特殊护理

（1）有时焦虑、惊恐发作的患者可出现自杀、自伤、不合作、冲动行为等，必须适当限制，加强巡视，掌握其发生规律，并预见到可能发生的后果。对有明显危险时应严加防范，其活动应控制在工作人员视线范围内，并认真交接班。对医嘱严防的患者必要时设专人护理，禁止单独活动与外出，禁止在危险场所逗留，外出时应严格执行陪伴制度。

（2）一旦发生自杀、自伤或受伤等意外，应立即隔离患者，与医生合作实施有效抢救措施。对有自杀倾向及自伤后的患者，要做好其心理护理，了解其心理变化，以便进一步制订针对性防范措施。

（3）焦虑发作时一定要陪伴在患者身旁，增加患者的安全感。

（4）焦虑可传播，应限制与其他焦虑患者接触，并防止将医护人员的焦虑传给患者。

（5）遵医嘱给抗焦虑药，让患者明白药物的作用，注意观察药物的治疗作用与不良反应。

（五）健康教育

减少患者或家属因模糊观念而焦虑、抑郁，如帮助患者了解疾病知识，以免患者担心疾病会演变成精神病。指导家属配合治疗护理，并做好患者出院后的家庭治疗护理，防止复发。

（六）护理评价

（1）焦虑情绪是否减轻，情绪是否稳定。

（2）睡眠是否得到改善。

（3）患者及其家属对疾病知识是否了解。

（4）患者对事物的认知是否得到提高警惕。

（王菲菲）

第二节　强迫症

一、概述

(一)概念

强迫症以强迫症状为主要临床相。其特点是有意识的自我强迫和反强迫并存。二者尖锐冲突使患者焦虑和痛苦,患者体验到观念或冲动系来源于自我,但违反自己意愿,虽极力抵抗,但无法控制。患者意识到强迫症状的异常性,但无法摆脱。女性发病率略高,通常都在25岁前发病。病程迁延者可以表现为仪式性动作为主而精神痛苦减轻,但社会功能严重受损。

(二)临床表现

1.以强迫思想或强迫思维为主的临床表现

常见有强迫怀疑、强迫联想、强迫性穷思竭虑、强迫回忆等。

(1)强迫怀疑:是指患者对自己言行的正确性反复产生怀疑,明知毫无必要,但难以摆脱。如寄信时怀疑是否已经签名,丢进信筒后又怀疑是否写错住址等。

(2)强迫联想:是指见到一句话或一个词,或脑海中出现一个观念,便不由自主联想起另一个观念或词句。如联想的观念或词句与原来意义相反,则称强迫性对立观念。

(3)强迫性穷思竭虑:是指对日常生活中的一些事情或自然现象,反复思索,刨根问底,明知缺乏现实意义毫无必要,但不能控制。如反复思考树叶为什么是绿色的,1+1为什么等于2等。

(4)强迫回忆:是指患者对经历过的事件,不由自主地在脑海中反复呈现,无法摆脱,感到苦恼。如果这种回忆达到表象程度,称为强迫表象。

2.强迫情绪

对某些事物不必要地担心或厌恶,明知没有必要,但无法摆脱。

3.强迫意向

反复体验到想要作某种违背自己意愿的动作或行为的强烈内心冲动。知道没有必要,努力控制自己不做。但难以摆脱这种冲动,也称为强迫性害怕丧失自控能力。

4.强迫动作和行为

强迫动作和行为常是强迫思想导致的不由自主的顺应性行为,企图由此减轻强迫思想引起的焦虑。临床常见:反复洗涤,强迫检查,强迫询问,强迫性仪式动作。如仪式动作或行为导致行动缓慢,称为强迫性迟缓。例如,反复看书的第一行,不能继续往下阅读。

5.自知力

患者对强迫症状有一定的自知力,知道这类思维或行为是不合理的或不必要的,试图控制又未能成功。

6.病程与预后

强迫症多在青少年或成年早期无明显原因缓慢起病,病程迁延,症状可因某些应激因素而加重。一般而言,1年后约有2/3的患者症状缓解。病程超过一年者,病情往往波动不已。对症状极重而住院治疗者随访发现,在13~20年后有3/4的患者无变化。预后不佳的主要影响因素是:症状严重;病前人格有严重缺损;存在持续的心理社会应激。

(三)治疗

1.心理治疗

(1)认知-行为治疗:是对强迫症治疗最有效的心理治疗方法。行为治疗主要运用两种方法,即暴露和反应预防。暴露是逐步的,与系统性脱敏相似,或者是更快捷的满灌法,逐渐延长患者在引起焦虑环境中停留时间(如肮脏),直到患者不再对其敏感。暴露疗法用于缓解患者在害怕环境中的焦虑反应。而反应预防主要是让患者面对恐怖环境不做出强迫性反应,如对于强迫怀疑的患者,教其学会停止反复思考出门是否锁门等问题。

(2)森田疗法对强迫症治疗有效,特别是在患者症状改善时幅度较大。患者对治疗精神领悟越深刻,远期疗效越好。

2.药物治疗

(1)氯丙咪嗪治疗量平均每日 150~250 mg(片剂),必要时可加用拟 5-HT 药物,以提高疗效。

(2)强迫症需要较长的治疗时间,一般需应用治疗剂量治疗 10~12 周。

(3)严重病例或难治病例,约有 40% 的患者对 SSRI 治疗反应欠佳,可考虑其他治疗方法,如静注氯丙咪嗪或转神经外科治疗。

二、护理

(一)护理评估

1.一般情况

(1)一般资料的评估:注意评估既往健康状况,有无重大疾病,有无家族史、过敏史等。

(2)人格特点的评估:评估患者的人格特点,如内向或外向,有无突出的人格特征;患者从小做事的习惯,有无过分的仔细、谨慎、刻板和固执;有无追求完美,不合理地要求他人按照自己的意愿办事。

2.生理功能

患者的躯体状况、意识状态、生命体征、营养状况、睡眠及活动有无异常。

3.精神状态

评估思维、情感和行为表现,评估发病时的症状特点、症状的轻重程度,强迫发作时有无相应的背景因素,强迫行为持续的时间,焦虑的情绪反应与强迫症状的关系以及有无自杀倾向等。

4.社会功能

评估患者社会支持系统是否良好,患者的人际关系是否良好;评估患者家庭教育的方式与患者成年后行为模式间的关系。评估患者幼年的生活环境、所受的教育;评估患者近期的工作环境、生活条件有无变化,近期有无重大生活事件发生等。

(二)护理诊断

(1)睡眠型态紊乱:与强迫思维有关。

(2)有暴力行为的危险(针对自己):与悲观和绝望感有关。

(3)皮肤完整性受损:与反复洗涤有关。

(三)护理目标

(1)建立良好的护患关系。

(2)能自觉执行相关的行为治疗措施。

(3)患者能运用"合理情绪疗法"进行自我认知的调整。

(四)护理措施

1.安全和生活护理

为患者营造安静、舒适、安全的环境,为患者的焦虑、烦躁、沮丧、睡眠障碍等症状的改善创造条件。

2.心理护理

(1)建立良好的护患关系,及时引导患者思考并调动其情绪向积极的方面转化。

(2)耐心倾听,对患者当前的情绪反应表示认同、理解,鼓励患者按可控制和可接受的方式表达内心的激动和愤怒。允许其适当发泄。

(3)鼓励患者多参与集体活动,以转移注意力。

3.特殊护理

(1)及时评估其心理状态,注意运用倾听技巧,表示理解患者的遭遇并让她体验到受尊重。

(2)适时引导患者进行认知调整,当不良情绪产生时帮助患者找出不合理的信念,从而有利于患者更容易领会其不合理信念,不良情绪及强迫行为之间的关系。

(3)当强迫意念产生时,鼓励患者及时施行行为治疗措施。及时肯定患者的进步,以使得良性情绪及行为得到及时的正性强化。

(4)与患者共同练习寻找生活、工作中可能出现的不良情绪,进行合理的认知调整训练,以巩固和加强此次治疗的远期效果。

(五)健康教育

(1)对患者进行相关疾病知识的教育,增加患者对自我理解的能力。

(2)教会患者放松训练的技巧及方法,如腹式呼吸法、冥想、音乐治疗、合适的体育运动等。

(六)护理评价

(1)患者能否正确领会行为疗法的目的和意义。

(2)患者经过认知调整后能否正确应对情绪与压力。

(王菲菲)

第三节　失眠症

一、概述

失眠症是一种持续相当长时间的睡眠的质和(或)量令人不满意的状况。失眠症包括入睡困难与睡眠维持困难,多见于妇女、老年人以及心理功能紊乱和社会经济状况差的人。

(一)病因

(1)心理-社会因素:是最常见的病因,如各种生活事件造成焦虑、紧张、恐惧不安等。

(2)躯体因素:疼痛、瘙痒、频繁咳嗽、夜尿、吐泻、饥饿等。

(3)环境因素:更换场所、声音嘈杂、光线刺激等。

（4）药物和食物因素：咖啡、浓茶、中枢兴奋药物等。

（5）其他：神经系统、精神疾病因素，人格特征及遗传因素也是引起失眠的原因。

（二）临床表现

失眠症患者主要表现为：入睡困难，睡眠不深，易惊醒，自觉多梦早醒，醒后不易再睡，醒后感到疲乏或缺乏清醒感。最常见的症状是难以入睡，其次是早醒和维持睡眠困难。患者常因失眠出现心力交瘁、困倦、焦虑、抑郁、易激惹和对自身过度关注，严重者导致工作或学习效率下降，甚至影响社会功能。患者由此产生对失眠的恐惧和对失眠所致后果的过分担心，而致就寝时紧张、焦虑、无法入睡。这种"失眠-焦虑-失眠"的恶性循环导致失眠症状持续存在，久治不愈。多数时候，失眠患者并非真正存在睡眠减少，而是睡前的焦虑，抑郁等不良情绪造成患者对时间认知上的偏差，感到入睡前时间非常漫长，而入睡后的时间又很短暂；部分患者还可有睡眠感丧失。

（三）诊断

值得指出的是，几乎所有人都有过难以入睡或睡眠不实的经历，但这只是一过性的，属于正常现象。由于某些心理社会应激几夜没睡好，不能称之为失眠症。症状持续时间是失眠症诊断的主要依据之一。为了确诊失眠症，要求患者上床后 30 min 内难于入睡，或维持睡眠困难，并且有醒后不能恢复疲乏，次日精神萎靡，社会与职业功能受损，每周至少 3 次，持续 1 个月以上。

（四）治疗原则

1.消除病因

引起失眠的原因很多，首先要确定诱发因素和发病原因，有针对性去除或减轻诱因或病因。

2.心理治疗

心理治疗和心理教育。通过疏导、鼓励、安慰等措施减少患者的心理压力，阻止短暂失眠发展为慢性失眠，改善患者的生活质量，对慢性失眠者、反复发作者防止其发作时意外事故的发生。

3.药物治疗

应注意药物对睡眠的影响，并做适当调整。催眠药有助睡眠，但不应常规应用，使用期为 21～28 d。

二、护理

（一）护理评估

1.主观资料

（1）难以维持正常睡眠。如主诉感到没有睡好；出现精神症状，如易怒、白天倦怠、抑郁、焦虑、恐惧及易惊醒等。注意评估持续时间、所在地点和可能的原因等。

（2）注意现在和过去的睡眠情况，日常上床和起床时间。失眠的性质，如入睡、维持睡眠和苏醒困难。

2.客观资料

如脸色发灰、黑眼圈、眼睑红肿、哈欠、白天瞌睡、注意力下降、烦躁易怒等，并评估睡眠时间。

3.相关因素

(1)病理生理因素

1)继发于缺氧,如呼吸系统疾病和循环系统疾病等,或排泄困难,如腹泻、尿潴留、排尿困难、疼痛。

2)继发于焦虑、抑郁等恶劣情绪的伴发症状,如入睡困难或早醒等。

3)生活方式改变:如职业、心理等的变化影响生活规律。

4)年龄因素:如妇女绝经期前或性功能改变等。

(2)治疗因素:如药物影响。

(3)环境因素:各种干扰,如噪声、恐惧、护理操作、灯光、低温等。

(二)主要护理诊断

(1)焦虑。

(2)睡眠型态紊乱。

(3)疲乏。

(三)护理目标

(1)能明确失眠原因。

(2)能适应环境,睡眠达 8 h 左右(不论是否应用催眠药)。

(3)养成良好的作息习惯,能讲出 2～3 条改善睡眠的方法。

(四)护理措施

1.安全护理和生活护理

(1)创造良好睡眠条件,如病房要保持空气新鲜、温度适宜、安静,夜班工作人员要做到谈话轻、行走轻、操作轻、关门轻。

(2)帮助患者养成按时入睡、早睡早起的良好睡眠习惯。避免睡前兴奋。如不宜看刺激紧张的电视节目、不宜长久谈话、喝浓茶、咖啡。晚饭不宜吃得过饱。尿频者睡前不宜多饮水。

2.心理护理

应做好睡前心理护理,注意疏导和消除患者由失眠产生的焦虑情绪,如对紧张害怕者,工作人员可在患者视线内活动,并教会患者一些利于入睡的方法。

3.特殊护理

(1)日间:减少日间睡眠时间(不超过 1 h),不宜卧床时间过长,鼓励患者参加各项活动。

(2)夜间:密切观察患者的睡眠情况,不定时巡视病房,每班作睡眠记录。了解睡眠障碍的程度,并给予及时解决。

(3)减少睡眠时受伤的可能性,把床放低,可使用床档。

(4)必要时遵医嘱给予安眠药,主观性失眠可给安慰剂。

(五)健康教育

(1)帮助门诊和住院患者知晓不利于睡眠的生活方式:①不要关注钟表,总是看时间会使入睡更加困难;②睡前 2 h 避免易兴奋的活动,如看战争片或玩竞技性的电脑游戏;③避免摄入乙醇(酒精)、咖啡、浓茶、巧克力、可乐等兴奋剂;④晚饭后避免进食大量液体食物,因为频频如厕会干扰睡眠;⑤戒烟,因为尼古丁的作用与失眠有关。

(2)以正确的态度对待失眠,消除顾虑,解除心理负担,纠正恶性循环。

(3)以平常心看待一切,正确评价自己,遇事会疏导自己。

(4)掌握前述良好的睡眠卫生习惯。

(王菲菲)

第四节 老年期疑病症

疑病症患者并没有器质性的疾病,只是一种过于怀疑自己生病的心理障碍。老年期疑病症主要指老年人对自身的健康状况或身体的某一部分功能过分关注,担心或相信患有一种或多种严重躯体疾病的持久的观念。患者诉躯体症状,反复就医,虽经反复医学检验阴性和医师解释没有相应疾病证据,患者也不能消除自己的顾虑。临床常伴有焦虑或抑郁。老年期疑病症的病因目前尚未明了。

一、概述

(一)临床特点

老年期疑病症的主要临床表现如下。

1.心理障碍

有两种表现。一为疑病感觉,患者感觉对身体某部位的敏感度增加,进而疑病,或过分关注。老年人的描述含糊不清,部位不固定。但另一种为疑病观念,老年人的描述形象逼真,生动具体,确信自己患有某种疾病,要求做各种检查,尽管检查正常,医师的解释与保证并不足以消除其疑病信念。常伴有失眠、焦虑和抑郁症状。

2.疼痛

疼痛是本病最常见的症状。约有2/3的老年人有此症状,但对疼痛性质描述不清,有时甚至诉全身疼痛,但查无实据,以致四处求医却毫无结果。

3.躯体症状

表现多样而广泛,涉及身体许多不同区域,如恶心、吞咽困难、口腔内有异味、反酸、胀气、腹痛、心悸、呼吸困难,担心患有高血压或心脏病等。

(二)治疗原则

以精神治疗为主,辅以药物治疗。

1.精神治疗

以支持性心理治疗为主。在耐心倾听患者陈述与仔细检查之后,以事实说明所疑疾病缺乏根据,切忌潦草检查与简单解释。

如配合其他治疗,疗效可能更好。对暗示性较高的患者,在支持性心理治疗的基础上进行催眠暗示可能获良效。

2.药物治疗

抗焦虑与抗抑郁药可消除患者的焦虑、抑郁情绪。抗精神病仅对少数患者有效,哌迷清(2～8 mg/d)对单一症状的疑病症可能有良效。

二、护理

(一)护理评估

1.既往史

了解有无慢性躯体疾病及明显的心理不适症状;了解近期有无重大生活事件;了解老年人有无心理冲突及负性情感体验。

2.个性特征

评估老年人个性有无敏感、多疑,对人、对事是否过于敏感,行为有无患得患失、犹豫不决等。

3.辅助检查

根据老年人所述临床症状做必要的检查,分清症状是因器质性还是心因性疾病引起的。本病无阳性结果。

(二)护理诊断及医护合作性问题

(1)精神困扰:与过度关注自身健康有关。

(2)舒适的改变:与疑病症的各种症状有关。

(3)语言沟通障碍:与老年人的个性特征有关。

(三)护理目标

(1)老年人能够正确地认识自身的健康状况,并采取有效的应对方法。

(2)老年人自我感觉舒适,因疑病而产生的各种躯体症状缓解或消失。

(3)老年人能最大限度地保持沟通能力。

(四)护理措施

老年期疑病症的治疗,以心理治疗为主,可适当配合药物治疗。其护理措施如下。

1.心理护理

护理人员要充分理解和接纳老年人,耐心听取老年人的诉述,尽量回避讨论症状,与患者建立良好的关系。逐步引导患者认识到自己并不是真正患有躯体疾病,而是一种心理障碍,需要用心理的方法治疗。注意与患者沟通时态度诚恳,语气不可模棱两可,但也不能做作或过分地关心、体贴,以免引起患者猜疑。

2.矫正老年人的不良认知

通过进行相关知识的健康教育,教会老年人一些医学常识,改变其不良认知,纠正错误逻辑和推理。

3.转变不良的生活方式

鼓励老年人积极参加各种有益的活动,合理安排日常生活,转变不良的生活方式。引导老年人做一些有趣的事情,以转移注意力,减少对自身健康的过分关注。

(五)护理评价

(1)老年人是否能够正确地认识自身的健康状况,并采取有效的应对方法。

(2)老年人是否自我感觉舒适,因疑病而产生的各种躯体症状缓解或消失。

(3)老年人是否能最大限度地保持沟通能力。

(王菲菲)

第五节　儿童情绪障碍

一、概述

儿童少年期情绪障碍是发生在儿童少年期，以焦虑、恐惧、抑郁、强迫等症状为主要临床表现的一组疾病。虽然儿童少年期情绪障碍的临床表现类似于成人的神经症，但是却与成人神经症有着本质的区别：儿童少年期情绪障碍病程多呈短暂性，很少持续到成年期，因此，两者之间没有明显的内在联系或连续性；儿童少年期情绪障碍似乎只是情绪正常发育趋向的突出化，而不是本质的异常，与成年神经症有着不同的心理发病机制。国内调查显示，各类儿童少年期情绪障碍的发生率为 17.7%，女性多于男性。

儿童少年期情绪障碍的发病原因包括：遗传易感素质，幼儿期养成的胆怯、敏感或过分依赖的习惯，家庭教育方式不当等生物因素与心理社会因素。其中，以心理社会因素为发病的主要原因。比如，家长对儿童过分保护或过分严格苛求、态度粗暴，患有躯体疾病等情况，均易使儿童产生情绪问题；儿童遇到较严重的精神刺激时，如学习负担过重、紧张疲劳等，亦可促使发病。

（一）临床表现

1. 儿童分离性焦虑障碍

儿童分离性焦虑障碍是指儿童与其所依恋的对象（人或依恋物）分离时产生过度的焦虑情绪，多起病于 6 岁前，依恋对象多是患儿的母亲，也可以是父亲、祖父母及其他抚养者或照顾者，还可以是某个依恋物。通常幼儿或学龄前期儿童与所依恋的对象离别时出现某种程度的焦虑情绪是正常现象。只有当焦虑发生在儿童早期，并且对与所依恋对象离别的恐怖构成焦虑情绪的中心内容时，才成为儿童离别焦虑障碍。其在严重程度、持续时间上远远超过正常儿童的离别情绪反应，社会功能也会受到明显影响。

主要临床表现：①过分担心依恋对象可能会遭受意外、或害怕他们一去不复返；②过分担心依恋对象不在身边时，自己会走失、被绑架、被杀害或住院等情况发生；③因害怕分离而不愿或拒绝上学；④夜间没有依恋对象在身边时不愿上床就寝，或反复出现与分离有关的噩梦，容易惊醒；⑤当预料即将与依恋对象分离时，立即会出现过度的、反复发作的苦恼而哭叫、发脾气、痛苦、淡漠或社会退缩；⑥部分患儿分离时或分离后可以出现头痛、胃痛、恶心、呕吐、浑身不适等躯体症状。

2. 儿童恐怖性焦虑障碍

儿童恐怖性焦虑障碍是指儿童对某些物体或某些特殊情景产生异常的恐惧，这种情绪反应远远超出了恐怖对象实际带来的危险，而正常儿童对此无异常情绪反应。主要表现为对日常生活一般客观事件和情景产生过分的恐惧和焦虑，比如害怕昆虫、动物、黑暗、噪音、出血、疾病、死亡等，患儿对恐怖对象产生回避行为而逃避、退缩，从而影响其正常的生活、学习和社交活动。

3. 儿童社交性焦虑障碍

儿童社交性焦虑障碍是指儿童对新环境或陌生人产生恐惧、焦虑情绪和回避行为。在新环境与陌生人交往时持续地紧张不安，过分害羞、尴尬，对自己的行为过分关注，感到痛苦和身体不适、呼吸急促、面色苍白或潮红、出汗、发抖、心慌、胸闷、血压升高或出现哭闹、不语、退缩。

(二)诊断

有儿童少年期情绪障碍的临床表现,儿童分离性焦虑障碍起病于 6 岁以前,各类情绪障碍的病程均持续至少已 1 个月,并达到严重干扰患儿的正常生活、学习和社交活动的程度,在排除了广泛性发育障碍、情感障碍、精神分裂症、癫痫性精神障碍、广泛性焦虑障碍以及其他原因所致的焦虑和恐惧症状以后即可给予相应情绪障碍的诊断。

(三)治疗

1.心理治疗

心理治疗为主要的治疗手段,根据患儿的发病因素和症状特点,采用支持性心理治疗、家庭治疗、行为疗法及游戏治疗等方法,耐心教育、引导患儿,逐步帮助培养坚强个性去勇敢面对和克服情绪障碍;鼓励患儿积极参加集体活动,增加人际交往,帮助改善情绪、适应环境;积极建议家长改变不良的教育方式,给予患儿更多的情感交流与支持,以减少对患儿不良的心理影响。

2.药物治疗

对幼年儿童的情绪障碍患者,应尽量少用药物治疗。如有必要,可短期、小剂量使用抗焦虑药或抗抑郁药对症处理。临床上根据不同的病情常选用的药物有安定、氯米帕明、多塞平等。多数患者病程短暂,不会持续到成人期,预后良好。

二、儿童情绪障碍患者的护理

(一)护理评估

1.生活史

询问患儿既往的健康状况,有无较正常儿童易于罹患某些疾病。

2.生理功能

评估患儿生理功能是否正常,有无饮食、睡眠障碍,有无躯体疾病等。

3.心理功能

评估患儿的主要情绪特征,有无焦虑、恐惧、抑郁症状,程度轻重如何。患儿的焦虑、恐惧是否属于正常范围,是否符合他们的年龄发展水平。评估患儿是否伴发有多动障碍、品行障碍、发育障碍等问题。

4.社会功能

与同伴的交往、学习能力和学业表现如何。家庭是否和睦、父母教养方式是否合理等。

(二)护理诊断/问题

1.营养失调

营养失调与焦虑、恐惧等症状影响进食有关。

2.睡眠型态紊乱

睡眠型态紊乱与焦虑、恐惧等症状有关。

3.卫生、穿着、进食、如厕自理缺陷

卫生、穿着、进食、如厕自理缺陷与焦虑、恐惧等症状有关。

4.焦虑

焦虑与患儿离开父母有关。

5.恐惧

恐惧与患儿恐惧某种客观事物、到陌生的环境、接触陌生人有关。

6.有针对自己或他人施行暴力的危险

有针对自己或他人施行暴力的危险与焦虑、恐惧等异常情绪有关。

7.社会交往障碍

社会交往障碍与对社交产生的焦虑、恐惧情绪等症状有关。

8.个人、家庭应对无效

个人、家庭应对无效与缺乏疾病知识、不能有效沟通有关。

(三)护理目标

(1)患儿的营养、睡眠等生理功能能够维持在正常状态。

(2)患儿的焦虑、恐惧及其他的主诉症状减轻或消失。

(3)患儿未发生受伤或伤害他人的行为。

(4)患儿能表达内心的感受,能掌握新的积极有效的应对方式。

(5)患儿的社会功能改善,能适应正常的学习和生活。

(6)患儿的家庭功能改善。

(四)护理措施

1.生活护理

注意患儿饮食情况,因焦虑、恐惧等症状影响进食者可协助进餐。创造和谐的居住环境,帮助患儿安排有规律的生活秩序,增加患儿的安全感。对睡眠障碍患儿提供温暖、舒适的睡眠环境,采取促进睡眠的措施,帮助患儿睡眠,以保证每日 $8\sim9$ h 的睡眠时间。

2.心理护理

以耐心、关爱、同情及温和的态度接触患儿,取得患儿的信任,与患儿交朋友,使其愿意将自己的痛苦与烦恼向你倾诉,对他们的痛苦表示同情和理解,指导他们如何去适应环境,增强克服情绪障碍的信心。消除能导致孩子出现异常情绪的人为因素。尽量消除环境中的不利因素,对环境有可能发生变化时提前告诉患儿。及时与学校联系,了解患儿在学校的困难,解除患儿的精神压力,恢复其自信心。

3.药物治疗护理

严格执行各项医嘱,督促服药;病情好转的患儿,应鼓励其继续配合治疗,以巩固疗效,争取彻底治愈。同时协助医生开展各项心理行为疗法。

4.健康教育

掌握教育孩子的正确方法。向患儿家长宣传有关儿童精神卫生知识,不要以离别来要挟孩子,对待孩子惧怕上学不要打骂和责怪。对孩子的微小进步要给予充分肯定,锻炼孩子的独立社交能力,切忌过分地溺爱或恐吓。培养健全的人格,鼓励孩子多参加集体活动,增进交谈,从小送幼儿园,增加与人接触的机会。不要在他人面前训斥孩子,以免增加逆反心理。切忌将患儿独自关闭在家中与社会隔绝。教会家属用药知识,随时观察药物不良反应,并确保患儿的充分营养。

(五)护理评价

(1)患儿的饮食、睡眠及其他生理功能是否正常。

(2)患儿病态的情绪是否改善或消失。

（3）患儿的社会交往能力是否改善。

（4）家庭配合治疗的程度是否提高，家庭不良的养育态度与方式是否纠正。

（5）患儿有无发生受伤或伤害他人的行为。

（王菲菲）

第六节　神经性厌食

一、概述

（一）概念

神经性厌食症是以患者对自身体象的感知有歪曲，担心发胖而故意节食，以致体重显著下降低于正常标准，并有青春期发育停滞、闭经等症状的一种进食障碍。

神经性厌食症是 1874 年英国的 Willian Cull 医生首先使用这一术语描述这种疾病，并强调心理因素在发病和疾病过程中起重要的作用。

神经性厌食主要发生于青少年女性，尤其是在初、高中女生中发病率最高。因为许多患者否认存在的症状，所有神经性厌食的真实患病率很难确定。但有资料证明，该病的发病年龄为12～25 岁，14～18 岁为患病率最高期。

一般认为，在社会层次较高的人群和经济文化较发达的国家患病率较高。此类患者的数量有逐渐增加的趋势。

（二）病因与发病机制

该病的病因虽不十分明确，但病因学的研究认为，该病的发生与下列因素有关。

1.社会文化因素

社会文化因素在发病中起着很重要的作用。现代社会文化观念中，把女性的身材苗条作为自信、成功的代表。大量的媒体也把大力宣传减肥、追求苗条作为社会时尚，受到公众的推崇，这无疑给予女性极大的压力。而在某些职业中，患病率明显高于普通人群的现象也支持这一观点，如芭蕾舞演员、时装模特患病率高于普通人群 4～5 倍。

2.家庭心理因素

有人提出，患者以进食行为代表对父母过度控制、过度保护的反抗，或以节食为手段达到对父母的反控制，以此作为解决家庭内冲突的一种方法。另一种说法是，患者的依赖性强，多与母亲的关系过于密切、依赖，而以自我控制进食作为自己独立的象征。有人提出，该病的发生与青少年性发育和心理发育的不同步有关，患者对日益丰满的身材难以接受，希望停留在儿童时期，拒绝成熟。

3.生物学因素

遗传学研究显示，家族史存在有抑郁症、酒依赖、肥胖或进食障碍的人群中。进食障碍发生的危险性明显升高，其机制不详。双卵双生（孪生子）中患病率仅占 10%，单卵双生患病率高达 50% 是较有说服力的证据。但许多学者提出，他们共同生活的家庭和社会文化环境所起的作用也不容忽视。也有人提出进食障碍与抑郁症基本相近，二者之间有交叉。

(三)临床表现

1.病态地恐惧肥胖,关注体形

本病的核心症状是对肥胖的强烈恐惧和对体形体重的过度关注。患者表现为对自己的形体要求非常严格,对肥胖异常恐惧。有些患者即使已经骨瘦如柴仍认为自己太胖,或认为身体的某一部位过于肥胖,如臀部太大、腿太粗等,即使他人解释劝说也无效,这种现象称为体象障碍。有些患者虽然否认有怕胖的心理,但即使自己体重已很轻,仍不肯进食和改善健康状况。

2.想方设法控制体重

为达到自己制定的体重标准,患者常常采取各种措施限制体重增加。患者最初只是少吃主食、肉、蛋等,逐渐发展为完全避免使用高糖分或高蛋白的食物,常以清水煮菜叶充饥。为确保食物不被吸收,患者进食时速度非常缓慢,在口中细嚼慢咽,或者采用在口中咀嚼,然后吐出。除限制进食外,患者还常采用过度运动以避免体重增加,如每日不停地走动、跑步、游泳、做健美操或做家务等,甚至拒绝休息或坐卧。这些活动强度量多与体力极不相称,使人感到患者是在自我折磨,自我惩罚。还有部分患者采用进食后立即用手指刺激咽后璧进行引吐或服用大量泻药、利尿剂和减肥药的方式避免体重增加。这种清除行为常常是患者在秘密中进行的,需要注意观察才能发现。

3.常伴有精神障碍

约有 2/3 的厌食症患者合并一种或多种精神障碍。其中,最常见的为抑郁症状,表现为情绪低落、情绪不稳、易冲动,严重者有自杀观念。其次为焦虑症状或惊恐发作,恐惧也较常见。部分患者存在强迫观念和行为,一定要说服别人,做事情刻板,有特定顺序。

4.生理功能发生紊乱

轻者表现为消瘦、皮肤干燥、脱发、代谢减慢、便秘、闭经、畏寒、头痛、多尿和睡眠障碍等;严重者表现为器官功能低下、水电解质紊乱。当严重营养不良、水电解质失衡不能纠正时,可导致死亡。尤其是在患者体重低于正常体重 60% 以下时,病死率较高。在各种躯体并发症中,性功能异常是最常见的症状。女性患者常表现为闭经、月经稀少或初潮不来。约有 20% 的女性患者,其闭经出现在体重下降之前,所以常因闭经就医,而非治疗进食障碍。另外,性欲减退、第二性征发育停滞等症状及特征也较常见。如果厌食症发生在月经初潮前,则会导致患者体型矮小、乳房发育不良,长期停经还会引起骨骼疏松。体格检查可发现水肿、低血压、阴毛稀疏、脉搏迟缓、心律失常和幼稚子宫。男性常出现痔疮、无性欲、第二性征发育停滞等症状。

(四)诊断要点

(1)自己有意控制食量和(或)采取过度运动、自我诱吐、导泻、服用药物等方法以减轻体重。

(2)体重显著下降,与其年龄和身高的标准体重值相比,减少了 15% 以上;若以 Quetelet 体重指数计算为 17.5 或更低(Quetelet 体重指数=体重千克数/身高米数)。

(3)担心自己发胖,甚至明显消瘦仍认为自己太胖。

(4)女性闭经(至少持续 3 个月未来潮)、性欲减退、男性性功能低下,青春期前的患者性功能曾幼稚型。

(5)不是任何一种躯体疾病所致的体重减轻,节食也不是任何一种精神症状的继发症状。

(五)治疗与预防

1.治疗

大多数患者以门诊治病为主,而当患者出现严重的营养不良、恶液质或有严重的自伤、自杀行为时,必须采用住院的方式强行治病,以免意外的发生。治病方法主要是以心理治疗为主,部分患者还需辅助药物治疗和支持治疗。

2.预防

对社区加强知识宣教,尤其是目标人群,如青春期、女性、学生等人群应定期进行多途径的相关知识介绍。宣传体形美的正常标准和内涵,合理营养的必要性以及过度消瘦的后果。

二、护理

(一)护理评估

1.生理方面

(1)体格检查需详细进行,重点注意生命体征,体重与身高、年龄的比例,皮肤、心血管系统及引吐和服用利尿剂、导泻剂的情况。其他还包括心理疾病史、药物滥用史、家庭情况评估等。

(2)躯体健康状况,包括患者的意识状态、生命体征、全身营养状况、身高和体重、皮肤弹性、双下肢有无水肿、指(趾)甲和牙齿的情况,女性患者是否闭经及闭经的时间。

(3)患者体重变化情况。

2.心理方面

(1)所认为的理想体重和对自身体型的看法。

(2)饮食习惯和结构,包括患者目前每日的食谱、进食量,以往的食谱、进食量,患者对食物的认识以及偏好。评估患者是否有意限制饮食以及开始的时间,评估患者是否存在暴饮、暴食的行为,进食后是否主诉胃痛、胃胀,以及进食后催吐剂、导泻剂和其他催吐方法的使用情况。为减轻体重所进行的活动种类和量,评估患者每日的活动量是否适度。评估患者的情绪状况,是否存在抑郁、焦虑、兴奋、易激惹等不良情绪,有无自杀、自伤倾向。应对方式和心理防御机制的运用情况。

3.家庭社会方面

(1)患者对营养知识有无正确的认识。

(2)家庭系统不能有效干预和应对患者的节食行为。

(二)护理诊断

(1)营养失调:低于机体需要量与拒绝进食、自行诱吐、过度运动、滥用导泻剂有关。

(2)自我形象紊乱对自己的外表不满意:对自己的体像有错误认识;有害怕长胖的心理。

(3)体液不足与摄入不足:过度运动、自引吐泻行为导致消耗或丢失过多等有关。

(4)活动无耐力与饮食不当引起的能量供给不足有关。

(5)有感染的危险与营养不良导致机体抵抗力下降有关。

(三)护理目标

(1)患者建立健康的饮食习惯,摄入热量逐渐增加,生命体征、血压、实验室检查结果恢复正常,体重恢复正常。

(2)患者能对自己的体像有理性的认识。

(3)患者能叙述营养不良的促成因素、不良后果及预防方法。

(四)护理措施

1.安全与生活护理

提供安静、舒适的进食环境。指导患者选择食物种类,但需对患者进食时长加以限制,一般不超过 30 min。同时陪伴患者进餐,至餐后至少 1 h,以确保患者按量摄入食物。无诱吐发生。必要时请家属携带患者喜好的食物。

2.心理护理

(1)与患者建立相互信任的关系,向患者表示关心和支持,使患者有被接纳感。

(2)患者饮食情况改善时要给予鼓励:当患者体重增加时,给予一定特权作为奖励,如体重减少则取消部分特权作为惩罚。

3.特殊护理

(1)评估患者达到标准体重和正常营养状态所需的热量。与营养师和患者一起制定体重增长计划。

(2)如果患者拒绝进食。在劝其进食的基础上可辅以胃管鼻饲或胃肠外营养。

(3)限制患者餐后的异常行为,如长时间跑步。

(4)每日定时使用固定体重计测量患者体重,密切观察和记录患者的生命体征、出入量、心电图、实验室检查结果(如电解质、酸碱度、白蛋白等)直至以上项目指标趋于平稳为止。评估皮肤、黏膜的色泽、水分和完整性。如有异常,及时向其主管医生汇报。

(5)帮助患者正确理解身材与食物的关系。将患者实际的身体尺寸与其主观感受做对比,帮助患者认识其主观判断的错误。鼓励患者进行适当的自身修饰和打扮。鼓励患者总结自己的优点,尤其是身体形象方面的长处。

(五)健康教育

待患者病情允许时,向其讲明低体重对健康的危害性,让患者对进食障碍有正确的认识和养成良好的进食习惯。

(谢素梅)

第七节 品行障碍

一、概述

(一)概念

品行障碍是指儿童少年期反复而持久性地出现的反社会性行为、攻击性行为和对立违抗性行为。这些异常行为严重违反了与其年龄相适应的社会道德准则和规范,影响了儿童、少年自身的社会功能,损害了他人或公共利益。CCMD-3 将品行障碍分为反社会性品行障碍和对立违抗性障碍。

(二)病因

国内调查发现:患病率为 1.45%~7.35%,男性多见,男女之比为 9:1;患病高峰年龄为13 岁;城市患病率高于农村。病因包括生物学因素、家庭因素和社会环境因素。

(三)临床表现

1.反社会性行为

反社会性行为表现为说谎、逃学、离家出走、流浪不归、不顾父母的禁令而经常在外过夜、偷窃、纵火、勒索或抢劫、虐待他人、故意伤害他人、猥亵行为、强迫他人与自己发生性关系、吸毒、参与社会上的犯罪团伙等。这些行为均不符合道德规范和社会准则。

2.攻击性行为

攻击性行为指侵犯和攻击他人的行为,可表现为躯体攻击和言语攻击。表现为对他人的人身或财产进行攻击,如经常挑起或参与斗殴,采用打骂、折磨、骚扰及长期威胁等手段欺负他人;虐待弱小、残疾人和动物;故意破坏他人公共财物等。男性以躯体性攻击为多见,女性则以言语性攻击为多见。

3.对立违抗性行为

对立违抗性行为指故意地违抗和不服从他人,特别是对家长的明显不服从、违抗或挑衅行为,多见于 10 岁以下儿童。表现为:经常说谎而不是为了逃避惩罚,经常暴怒,怨恨他人、怀恨在心或心存报复;经常不服从、不理睬或拒绝成人的要求或规定;经常因自己的过失或不当行为而责怪他人,与成人争吵、与父母或教师对抗,故意干扰别人,违反校规或集体纪律等。

4.合并问题

品行障碍患者常合并注意缺陷与多动障碍、情绪障碍如抑郁、焦虑、情绪不稳或易激惹、智力偏低、学习困难等。

二、品行障碍患者的护理

(一)护理评估

1.生活史

生活史包括母孕期情况、出生时状况、发育情况、父母的教养方式、学习情况、与同龄人的交往情况、有无躯体疾病史、家族史等。

2.生理评估

评估患者的身体发育情况、营养状况、饮食、睡眠情况,有无躯体疾病等。患者辅助检查的各项指标情况,如颅脑 CT、MRI、脑电图、心电图、各种化验检查等。

3.心理社会评估

(1)心理功能:主要包括情绪、行为和智力等方面。患者情绪的稳定性如何,有无一定的自控能力,有无焦虑、抑郁等情绪,是否有自尊心低下、自卑心理。患者是否有反社会性行为、攻击行为和对立违抗行为。是否喜欢冒险、做事不顾后果。有无注意缺陷、多动症等问题。患者的智力是低下还是正常。

(2)社会功能:主要包括人际交往能力和学习能力。患者与其他同龄人的交往及相处如何,是否合群,当出现矛盾或冲突时采用什么方式解决。患者的学习成绩如何,能否按时完成作业,做作业的质量如何,有无学习困难。

(二)护理措施

1.生活护理

合理营养,保证睡眠,培养良好的生活习惯与生活规律。

2.安全护理

限制患儿从事某些有危险隐患的行为,从日常生活小事中培养患儿遵纪守法的习惯。

3.用药护理

对于需要服用药物治疗的患者,要求患者及其家属了解服药的必要性、可能出现的不良反应等,以取得他们的配合。在服药过程中护士要督促患者按时服药,并且密切观察药物疗效与不良反应,及时向医生汇报。

4.心理护理

以耐心、关爱、同情、包容的态度与患儿建立良好的护患关系,取得患儿的信任和合作。讲解疾病的性质,使患儿对自己的病态行为有正确的认识。以支持、肯定和给予希望的语言与患儿交流,使患儿树立起战胜疾病的信心。

5.教育训练

教育训练主要有行为疗法和认知行为疗法两种方式。可采用个别治疗和小组治疗的形式,小组治疗的环境对患儿学会适当的社交技能更为有效。对于患儿进行行为矫正训练,最好是家长、老师及医护人员一起讨论,制订一个统一的治疗计划,根据患者的年龄和临床表现,可选强化法、消退法和游戏疗法等,逐步改善不良行为,建立正常的行为模式,促进社会适应行为的发展。教会患者以亲社会的行为方式和他人交往,让患者在遇到矛盾或冲突时学会用非攻击性方式来解决,可以通过示范和角色扮演等方式进行训练,增强他们的人际交往能力。

6.健康教育

健康教育主要是针对患儿及家长。一方面要讲解疾病发生的可能原因、主要表现、预后等的相关知识和应对方法,帮助患儿及家长认识到疾病的性质,对病态的行为有正确的认识。通过教育使家长认识到家庭环境和社会环境对患儿发病的重要影响,引导家长学习和运用正确的教育理念和教育方式,帮助患儿学习正确的道德行为准则和社会规范,学会正确处理个人与他人、个人与家庭、个人与社会的关系,培养良好的社会道德品行。另一方面,品行障碍的治疗是一个长期的过程,需要家长在家庭中以及教师在学校中配合医生进行干预。

(刘亚丽)

第八节　精神活性物质所致精神障碍

一、护理评估

(一)病史的评估

1.精神活性物质应用史

患者使用精神活性物质的种类数量、名称和动机(如好奇、追求快感、逃避等),每种物质的使用方式、用药持续时间、每次用量、目前用量及间隔时间等。患者既往戒毒、戒酒或戒烟史,治疗用药,药物不良反应等。

2.其他特殊情况

患者有无躯体疾病史、精神障碍史、手术史、过敏史以及个人史有无留级、逃学、偷窃、出入拘留所、暴力犯罪记录等。

(二)生理评估

1.一般情况

测量患者生命体征;观察皮肤有无反复注射痕迹;有无营养不良、极度消瘦等。

2.躯体戒断症状

患者有无打哈欠、流涕、发热、肌肉疼痛、腹痛、恶心呕吐、腹泻、震颤、共济失调等。

3.并发症

患者有无感染性疾病、消化道疾病、肝肾功能损害、心血管系统疾病、神经系统疾病、性病等。

4.实验室及其他辅助检查

患者血、尿常规,血生化、心电图、脑电图等检查结果。

(三)心理评估

1.认知活动

(1)有无感知觉的改变,如出现感觉减退、幻觉等。

(2)有无思维内容方面的改变,如慢性酒中毒患者出现嫉妒妄想。

(3)有无智力与记忆力损害,如遗忘、错构、虚构等。

(4)有无注意力、定向力障碍。

(5)有无自知力的损害。

2.情感活动

(1)有无情绪异常变化,如情绪不稳、焦虑、抑郁、紧张、恐惧等。

(2)有无对以往行为愧疚、自责、悲伤、后悔等。

3.意志行为活动

(1)生活情况:生活是否有规律,是否改变了原有的生活方式、能否满足基本需求等。

(2)觅药行为:有无在脱瘾治疗中不惜一切手段继续用药,如说谎、偷窃、收集、藏匿、攻击等。

4.人格特征

(1)有无人格不成熟或缺陷,如经受不住挫折、容易冲动、控制力差等。

(2)是否缺乏自信及决策能力,如自卑、退缩、不合群等。

(四)社会功能评估

(1)有无社会功能受损,特别是人际交往与沟通能力。

(2)与家庭成员的关系有无受损,如婚姻破裂、虐待子女、敌视家人等。

(3)社会支持系统情况:患者的家庭成员是否有药物滥用者和酒依赖者,家庭成员及亲友对患者的支持程度。

(4)患者所处的群体和文化氛围对患者的影响,如患者平日来往的朋友是否有药物滥用者和酒依赖者;当地风俗习惯是否容忍或助长患者使用精神活性物质。此外,还可应用评估工具进行筛查和评估,如酒瘾问题自填式筛查问卷和世界卫生组织开发的用于筛查精神活性物质使用问题的酒精、香烟和其他物质使用筛查测验、酒精使用障碍识别测验,以及 Fagerstrom 尼古丁依赖测验等。

二、护理措施

(一)生理功能方面

1.生活护理

(1)饮食护理:精神活性物质依赖者饮食无规律,大多食欲下降,厌食,进食少,甚至拒食。

护士应观察患者进食情况,给予易消化、营养丰富的饮食,鼓励患者多饮水。对拒食者应耐心劝食,必要时鼻饲或静脉给予营养支持。

(2)睡眠护理:精神活性物质依赖者在戒断后往往存在顽固性失眠,失眠时患者的注意力会集中在躯体的不适感上,易诱发复吸或有可能对镇静催眠药物产生依赖。护士应留意观察患者睡眠情况,协助患者改善睡眠状况,如指导患者建立规律的作息习惯;改善睡眠环境,保持安静、舒适、光线柔和等;睡前不宜过饥或过饱,不宜大量饮水;睡前避免刺激和剧烈运动;睡前用温水洗澡,注意足部保暖等。

(3)个人卫生护理:个别患者因意识障碍、戒断反应、消化道症状等影响了自理能力或保持个人卫生的能力,护士应关注这些患者的口腔和皮肤清洁,观察二便情况,保持患者着装和床单元整洁。

2.安全护理

(1)精神活性物质依赖者多伴有人格障碍,有的受精神症状的影响,表现易激惹、冲动,甚至违反规章制度、不服从治疗,可能出现针对自己或针对他人的暴力行为。护士接触患者应注意接触方式,既要坚持原则,又要注意沟通技巧,避免直接冲突。根据病情可设立专人护理,必要时给予隔离或保护性约束。

(2)患者入院3～5 d,大多戒断反应严重,难以克制生理上的痛苦和心理上的依赖,要求提前出院或想逃跑。护士应密切巡视,关注患者的言谈举止,满足他们的合理需求,让其安心住院。

3.对症护理

(1)过量中毒护理:首先要确认是何种药物中毒,再给予相应的处理方法,如洗胃、给予拮抗剂等。密切观察患者的生命体征变化,保持水电解质及能量代谢的平衡。保持呼吸道通畅,做好口腔护理及皮肤护理,预防并发症。在患者急性期过后,给予针对性的健康教育和指导。

(2)戒断综合征的护理:一般脱瘾者在出现流泪、流涕、打哈欠之后出现全身症状,如全身酸痛、心悸、胸闷、发热、发冷、出汗等。护理上应做到:①密切观察,尽早准确发现戒断症状,防止戒毒者夸大症状,把握最好的给药时间,减轻患者痛苦;②患者在出现戒断症状时应卧床休息,避免剧烈活动,减少体力消耗;站立时要缓慢,不应突然改变体位;③患者戒断症状严重时,出现生理和心理的依赖,可能要求提前出院。因此要密切关注他们的言谈举止,分析掌握心理活动,保证病区安全;④戒断反应严重时患者进食少,甚至拒食,因而产生营养不良,抵抗力下降,此时,应保证患者的充足营养。

(3)药物护理:严格遵守给药制度,按时给药,静脉用药时注意液体滴速,密切观察生命体征、瞳孔及意识的变化。病房内备好抢救药品及器材。密切观察药物不良反应,并及时处理。

(4)防止交叉感染:长期吸食海洛因的患者多伴有栓塞性静脉炎、肝炎、性病等。入院时,护士应检查全身情况,操作中严格执行无菌规范。发现各种传染病,及时隔离、报告和处理患者用物。出院或死亡患者床单要做彻底的终末消毒。

(二)心理功能方面

由于多数成瘾者有心理障碍或个性的改变,出现一些心理问题,常见的有否认、依赖、低自尊、易激惹、觅药和再犯行为等,因而需要护士给予心理护理。

在心理护理过程中应注意与患者建立良好的护患关系,尊重但不迁就患者;加强认知干预,让患者认识到滥用精神活性物质的危害,自觉抵制;指导患者正确运用应对机制,建立正确的心理防御机制。

1. 否认

否认即使问题相当严重,但大部分的患者仍否认失去控制力,否认给个人和家庭带来痛苦。对一个物质依赖者来说,下决心停用已经成为生活重心的物质是相当困难的。而"承认问题"是做出改变的第一步,护士可利用集体治疗的机会,指出患者的成瘾行为以引发改变行为的意愿。

另外,护士可以与患者共同制订行为契约,在契约内容中强调患者在参加治疗的期间必须完全戒除成瘾物质,最好以书面的形式记录下来并由双方签名。

2. 依赖

依赖是物质滥用者的人格特征之一,而逃避责任是依赖行为的表现之一,这也是此类患者难以改变行为的原因之一。所以,护士必须小心,不要掉入为患者作决定的陷阱,而要与患者协商,调动患者的自主性。

3. 低自尊

由于物质滥用者往往已失去工作、朋友及家庭,缺乏可以建立自尊的人际关系或活动,因此自尊较低,常利用药物产生的松弛、欣快感及压抑解除来暂时驱除个人的自卑感,甚至会产生冲动或自我伤害行为。护士应协助患者确认其现存的力量及资源,同时利用肯定训练来协助患者增强自尊。

4. 易激惹

当物质依赖者必须放弃他们依赖的物质,或被迫承担其行为责任时,他们会感到焦虑、愤怒,此时护士应利用集体讨论的机会帮助患者认清自己体验到的感觉,然后协助患者以非破坏性的方式去表达自己的感受或采用转移注意力的方式,如运动、音乐、绘画等。

5. 觅药和再犯行为

护士对觅药行为者要严加防范,严禁毒品和酒被带入病房。发现觅药行为必须当面指出,帮助患者了解此种行为隐含的自我挫败性质,同时要防止发生冲突,保证患者及工作人员安全。由于人格缺陷、情绪困扰等因素影响,成瘾者有很高的再犯率。

当患者再犯时,护士不要拒绝或批评患者,可以表达对患者未能保持进步的失望,但重要的是必须重新开始,与患者探讨再犯的动机及帮助其找出减轻这些心理痛苦的方法,利用患者曾经戒除成功的事实或其他成功实例来培养其对未来乐观的态度。

(三)社会功能方面

1. 提高家庭、社会支持

家庭成员提供可靠的支持对物质依赖者的康复非常重要,但家人常会对患者的行为感到沮丧失望,所以必须由有经验的工作人员做家庭咨询,以协助家属了解疾病知识,强化家庭功能,充分发挥家庭支持的作用。此外,在社区建立活动站,创造无歧视的社会康复环境。

2. 自助团体

自助团体是帮助物质依赖者及其家人的另一种方法,如"匿名戒酒会"是自助团体的标准模式,是由戒酒者自行组织的自助团体,通过互助与自助的方式,依靠集体的力量来解决共同问题,通过这种形式使许多酒依赖者彻底戒酒,重新过上正常的生活。

3. 利用过渡性安置机构

许多社区有暂时性的安置机构,例如酒依赖或药物依赖的"中途之家"。这些机构让患者从戒断期至完全康复返回社区的过渡期间有个生活的地方,在这里会提供个体的和团体的咨询,帮助患者调整自己以适应社区生活。

(滕 菲)

第九节 注意缺陷

一、概述

注意缺陷又称多动症,是以在需要认知参与的活动中难以保持注意力的集中,缺乏对冲动行为的控制以及不分场合的多动为核心临床表现的神经发育性障碍。由于诊断标准不统一和诊断工具的差异,该障碍的患病率在各个国家和地区之间差异比较大,一般报告为 $3\%\sim5\%$,近半数 4 岁以前起病,男性多于女性,性别比为 $(4\sim9):1$。

(一)临床表现

1.注意障碍

注意障碍是此病的最主要症状,表现出与其年龄不相称的注意力不集中,容易因外界刺激而分心,做事往往有始无终,或不断从一种活动转向另一种活动。活动中不注意规矩和细节,交谈时心不在焉,做事丢三落四,经常遗失随身物品,忘记日常的生活安排。

2.活动过度

活动过度是此病的突出症状,表现为与儿童年龄或所处场合不相称的活动过多、小动作过多和语言过多,不能较长时间静坐,常常在座位上扭来扭去。手常闲不住,凡是能碰到的东西都要碰一下,因喜欢招惹别人,常与同学争吵或打架。缺乏控制力,做事不计后果,在危险场所行事鲁莽,无视社会规范,如强行打断或加入别人的活动,因而不受欢迎。情绪常不稳定,易发脾气。

3.冲动控制能力差

冲动控制能力差是此病的第三大主要症状,表现为耐力差,不能等待,遇事容易冲动,在集体活动或比赛中不能遵守游戏规则,不能静等按顺序轮流进行活动或游戏,总是插队抢先,被老师认为是不守纪律或不遵守规则,经常干扰别人的活动,往往与同伴发生冲突,不受人欢迎,平时行动鲁莽,在采取行动前缺乏思考、不顾后果、凭一时兴趣或冲动行事,而造成不良后果。

4.其他表现

学习困难、品行不佳、社交受阻、情绪调节不良。

(二)实验室及其他检查

(1)体格检查:应注意头颅、皮肤、肢体及躯体其他各部位发育情况,有无畸形。

(2)神经系统检查。

(3)精神状况检查。

(4)心理评估:包括儿童行为评定量表(父母评定量表、教师评定量表、儿童自评量表)和心理测验(注意测验、智力测验、记忆测验)。

(5)辅助检查:脑电图、CT、MRI 等。

(三)诊断要点

ICD-10 的诊断标准比美国 DSM-IV 偏严格,ICD-10 要求在注意缺陷以及多动、冲动各项领域均需要具备至少一定数量的症状,而现行 DSM 系统则要求在注意缺陷或多动、冲动领域至少分别具有 6 条以上症状。因此,ICD-10 多动性障碍不能再进一步分类为临床亚型,而根据现行 DSM 系统,则可进一步划分为注意缺陷为主型、多动冲动为主型或混合型 3 类,国内更为普遍地接受后者的观念。但两者均强调引人注目的注意缺陷或行为多动与冲动至少持续 6 个月以上。

(四)治疗要点

根据患儿及其家庭特点制定综合性治疗方案,强调家庭、学校、医生三方面的共同协作,进行个体化药物治疗、家庭心理治疗,以及有针对性的父母管理训练,坚持下去可达到显著而持久的疗效。

二、注意缺陷患者的护理

(一)护理评估

1.生理方面

患儿的身体状况。

2.活动方式

将患儿与同年龄、同性别、同智龄的儿童比较,他的活动是否增多;观察患儿在什么环境中活动多,活动的性质是否具有危险性等。

3.注意力评估

注意力是否集中,是否主动注意减弱,被动注意增强而易受外界刺激分心,上课时是否能专心听讲、完成作业,有无学习困难,学习成绩是否很差。

4.情绪状态

有无情绪不稳、冲动、激惹或反应迟钝、平淡;或情感脆弱,情绪极易波动。

5.交往状况

在无智力障碍的情况下与同龄儿童的交往情况及相处关系,能否有耐心好好和同学游戏,并遵守游戏规则。

(二)常见护理诊断/问题

1.社会交往障碍

社会交往障碍与注意障碍、活动过度、冲动控制能力差有关。

2.语言沟通障碍

语言沟通障碍与注意障碍、冲动控制能力不够有关。

3.个人应对无效

个人应对无效与注意障碍、冲动控制能力差有关。

4.有暴力行为的危险

有暴力行为的危险与冲动控制能力差有关。

5.生活自理缺陷

生活自理缺陷与注意缺陷、社交受阻、情绪调节不良有关。

(三)其他护理诊断/问题

1.父母角色冲突

父母角色冲突与疾病所致个人角色缺失有关。

2.执行治疗方案无效

执行治疗方案无效与疾病所致维护个人健康能力,遵医行为降低有关。

(四)护理目标

(1)患儿在上课学习时能集中注意力,学习能力逐步改善,遵守纪律。

(2)患儿在一些特殊的缺陷方面建立起自信。

(3)患儿在社会交往中掌握一些技巧,社交能力逐步改善。

(4)能有效减少或避免患儿攻击行为。

(5)患儿的个人生活自理能力逐步改善。

(6)患儿的家庭功能改善。

(7)患儿父母的角色冲突减轻或消除。

(五)护理措施

(1)制定合理的作息时间,培养良好的生活规律,保证充足的睡眠,从每件小事培养患儿专心的习惯。

(2)组织患儿参加一些需要精力的活动同时强调注意安全,如登山、打球、跑步等,以发泄患儿多余的精力。

(3)督促患儿按时服药,观察药物疗效与不良反应。

(4)经常了解患儿的心理状态,了解有无心理应激或烦躁,帮助患儿有效地应付心理压力。

(5)家长教育:向家长讲解有关疾病知识;教育家长面对现实,应意识到在培养、教育、管理上要花更多的精力和时间,不要过高要求孩子。与家长一起帮助患儿消除可能有的心理压力与烦恼。要求家长平时要密切保持与老师的联系,随时了解患儿在学校的情况,家长、老师、同学、医护人员共同合作来帮助孩子。

(六)护理评价

(1)患儿注意缺陷是否改善,听课、做作业等时是否能集中注意力。

(2)患儿异常活动水平是否改善,行为多动是否明显减少或消失。

(3)患儿社会功能是否改善,如社会交往、适应能力及同伴关系是否改善,攻击冲动等不良行为是否改善。

(4)患儿的不良情绪如焦虑、恐惧、发脾气等是否减少或消除。

(5)患儿的家庭功能是否增强,家庭参与、配合培训的程度是否提高,家庭的养育态度和方式是否合理,家属认识和处理疾病的能力是否加强。

(七)健康指导

1.对疾病认知的指导

改变家长和老师把患儿当成是不服管教的"坏孩子"这一错误认识,教育他们用"赞扬"、"鼓励"的正性强化方式代替单纯的惩罚教育。

2.干预措施指导

让家长学会如何解决家庭问题,学会如何与患儿相处,如何共同制定明确的奖惩协定,如何使用阳性强化方式鼓励患儿的良好行为,如何使用惩罚方式消除患儿的不良行为等。

(1)确定训练目标:训练目标要从患儿实际出发,简单明了,循序渐进,不要拿他们与正常孩子比较,挫伤患儿的自尊心。

(2)增加交流沟通:家长应给患儿解释的机会,让患儿把不满和意见都讲出来,然后一起分析讨论,对的加以肯定,错的加以纠正,使孩子懂得事情可以通过沟通而获得解决,使患儿体会到民主、平等、被重视的感觉,这样有利于改善患儿与家长的关系,减少对立,配合治疗。

(3)合理安排时间:多动症儿童做事没有头绪,父母每天要帮助孩子安排游戏、活动和学习的内容,合理分配好时间,使孩子意识到每天该做的事一件也不能少。患儿精力旺盛,可适当安排郊游、跑步、踢球等既安全而又消耗体力的活动,给患儿过多的精力以发泄的渠道。

(4)培养学习兴趣:对学习有困难者,要积极鼓励、耐心辅导,消除其自卑情绪,培养其学习兴趣,切忌讽刺挖苦与歧视贬低,树立患儿的自信心。对任何一点进步都要及时表扬鼓励,以求保持。

(5)注意言传身教:家长要加强自身修养,"身教重于言教"。凡要求孩子做到的,家长首先要做到;家长不要将自己的不良情绪发泄到孩子身上;不能单纯依靠药物治疗或老师和医师的教育来对待孩子;家庭成员之间要融洽相处而不要相互指责,为患儿提供一个有利于疾病康复的环境。

(6)建立家长、老师和医护人员治疗联盟互相沟通信息,共同商量制定解决问题的办法。

3.学校教育

应使学校教师了解疾病的性质,学会观察评估患儿的病态表现,了解针对这类患儿的教育训练方法,避免歧视、体罚或其他粗暴的教育方法,恰当运用表扬和鼓励方式提高患儿的自信心和自觉性,通过语言或中断活动等方式否定患儿的不良行为,课程安排要考虑到给予患儿充分的活动时间。

(李　强)

第九章 普外科疾病护理

第一节 腹部损伤

一、概述

腹部损伤是较常见的一种外科急症。根据损伤的范围可分为单纯性腹壁损伤和腹腔内脏器损伤。根据腹壁是否保持完整,腹腔内脏器或组织是否与外界相通,分为开放性损伤和闭合性损伤。开放性损伤多因利器或火器损伤所致,闭合性损伤则常发生于挤压、碰撞、坠落、冲击等钝性暴力之后。腹腔内脏器损伤既可累及肝、脾、肾等实质性脏器,也可损伤胃、肠等空腔脏器。肝、脾、肾组织结构脆弱、血流丰富、位置比较固定,在受到暴力打击之后,比其他内脏更容易破裂。上腹部受挤压时,胃窦、十二指肠或胰腺可被压在脊柱上而断裂,肠道的固定部分(如上段空肠、末段回肠等)更易受损;充盈的空腔脏器(如饱餐后的胃、充盈的膀胱等)比空虚者更易破裂。常见内脏损伤依次是脾、肾、肝、胃、结肠、膀胱等破裂。胰腺和十二指肠因解剖位置较深,故损伤发生率较低。

在日常生活中,闭合性腹部内脏损伤最多见,且伤情严重,如果不能在早期确定内脏是否受损,很可能贻误手术时机而导致严重后果。因此,早期正确的诊断和及时有效的治疗,是降低腹部创伤病死率的关键。对单纯性腹壁损伤的处理与一般软组织损伤相同,但应密切观察病情变化。对怀疑有腹内脏器损伤者,在密切观察病情变化的同时,应积极做好手术前准备。对肝、脾等实质性脏器破裂大出血,应边抗休克边手术。对胃肠等空腔脏器破裂者,在纠正休克的前提下进行手术。对合并感染性休克不易纠正时,可在抗休克的同时进行手术治疗。手术主要为剖腹探查术,包括全面探查、止血、修补、切除或引流有关病灶以及清除腹腔内残留液体。

二、护理评估

(一)健康史

了解患者受伤的病因、时间、部位、姿势;了解致伤物的性质、暴力的强度、速度、硬度、着力部位和作用方向等因素,询问伤后是否接受过治疗,注意观察有无内脏的损伤。对严重昏迷患者,应询问陪同或现场目击者。既往有无其他慢性疾病及不良嗜好。

(二)身体状况

对腹部损伤患者必须评估是单纯性腹壁损伤,还是合并有腹内脏器损伤。发生腹内脏器损伤时,应判断是实质脏器损伤,还是空腔脏器破裂等。

1.单纯性腹壁损伤

局限性腹壁胀痛、压痛、有时可见皮下瘀斑,疼痛的程度和范围常逐渐缓解和缩小。全身症状轻,一般情况良好。

2.腹腔内脏器损伤

(1)实质性脏器破裂:肝、脾、肾等破裂大出血。①局部表现:可有明显腹胀和移动性浊音。腹膜刺激征不明显,但肝破裂伴有大量胆汁外溢,或胰损伤胰液溢入腹腔时,则有明显的腹痛和腹膜刺激征。右肩部放射痛,提示可能是肝损伤。左肩部放射痛,提示可能有脾破裂。②全身表现:以腹腔内出血症状为主,患者面色苍白、四肢发冷、出冷汗、脉搏细弱、血压下降。有时肝或脾损伤,但被膜保持完整,可无明显腹腔内出血表现,而在伤后数日或数周,由于被膜下血肿继续增大或继发感染,使被膜破裂发生急性大出血。

(2)空腔脏器破裂:肠、胃、胆囊膀胱等破裂,其内容物溢至腹腔。①局部表现:有明显的腹膜刺激征,肝浊音界缩小,肠鸣音减弱或消失;②全身表现:以腹膜炎为主。伤后有持续性剧烈腹痛伴恶心、呕吐。稍后可有体温升高、脉快、呼吸急促、血压下降、肠麻痹等,严重者可发生感染性休克。

(三)心理—社会状况

腹部损伤大多在意外情况下突然发生,患者多表现为紧张、恐惧等心理反应。尤其有开放性损伤伤口、流血、内脏自伤口脱出者,患者反应更为强烈。了解患者及其家属对疾病治疗及预后的认识程度,家庭照顾与经济支持能力。

(四)辅助检查

1.实验室检查

①实质脏器破裂:可见红细胞、血红蛋白、血细胞比容等数值下降,白细胞计数可略有增高。胰腺损伤时,血、尿淀粉酶数值升高;②空腔脏器破裂:可见白细胞计数增高,中性粒细胞比例增高,二氧化碳结合力下降。

2.影像学检查

腹部 X 线检查可观察到膈下积气,腹内积液以及脏器的大小、形态位置的改变。超声检查对肝、脾、肾等实质性脏器损伤,确诊率达 90% 左右,可探测某些内脏的外形及大小,并测知腹腔内是否有积液,也可发现腹腔内积气,有助于空腔脏器破裂的诊断。CT 检查对软组织和实质性脏器的分辨率高,可清晰显示腹腔和各脏器的情况。

3.诊断性腹腔穿刺术和腹腔灌洗术

诊断性腹腔穿刺术和腹腔灌洗术是腹部外伤最常用的辅助检查方法。腹腔穿刺抽到液体后,应观察其性状,如血液、胃肠内容物、混浊腹腔积液、胆汁或尿液,借以推断何种脏器受损。若抽出不凝固的血液,提示是实质性器官破裂内出血,因腹膜的脱纤维作用而使血液不凝。若抽出血液迅速凝固,多因穿刺针误刺血管或血肿所致。若腹腔穿刺抽出混浊的液体,发现胃肠道内容物,可以确诊有胃肠等空腔脏器破裂。疑有胰腺损伤时,可测定其淀粉酶含量。对肉眼观察不能确定穿刺抽出液体的性质时,应对样本进行实验室检查。对疑有内脏损伤而腹腔穿刺无发现者,也可进行腹腔灌洗。有下列情况之一时,即应做好手术准备:①肉眼所见,灌洗液为血性、含胆汁、胃肠内容物或证明是尿液;②镜检红细胞计数超过 $100\times10^9/L$ 或白细胞计数超过 $0.5\times10^9/L$;③淀粉酶高于 100 U/L,Somogyi 法;④涂片发现细菌者。

三、治疗要点

(一)急救原则

权衡各种损伤的轻重缓急,优先处理对生命威胁最大的损伤,如心跳呼吸骤停、窒息、大出血、张力性气胸等。在积极防治休克的前提下,或在抗休克治疗的同时,积极剖腹探查止血。

(二)非手术治疗

非手术治疗适用于轻度单纯性实质性脏器损伤,生命体征较平稳。经过各项检查尚不能确定有无内脏损伤患者。其方法如下。

(1)禁食、胃肠减压、留置导尿管。

(2)维持水电解质平衡,给予营养支持。

(3)防治感染和休克:腹部损伤有内脏损伤时很容易发生休克和感染,应积极采取抗休克措施,合理选用抗菌药治疗。

(4)对症处理:诊断明确后,可使用镇静和止痛剂。

(三)手术治疗

1.清创术

清创术适用于开放性腹部损伤。单纯非穿透伤,行腹壁清创缝合。穿透性腹壁伤合并有内脏损伤时,在腹壁伤口清创后,另作切口行剖腹手术,以免发生切口愈合不良;有内脏脱出时,将内脏消毒后,无菌操作下还纳腹腔后,再清创。

2.剖腹探查术

剖腹探查术包括止血、修补、切除、清理腹腔和引流。其指征:①开放性、穿透性腹部损伤并确诊或高度疑有内脏损伤;②经非手术治疗休克不见好转;③腹膜炎有扩大趋势;④全身情况恶化。

四、主要护理诊断/问题

(一)体液不足

体液不足与创伤后失液、失血、呕吐、禁食等有关。

(二)疼痛

疼痛与腹部受伤有关。

(三)焦虑/恐惧

焦虑/恐惧与创伤意外刺激、出血、担心手术及预后有关。

(四)潜在并发症

潜在并发症包括急性腹膜炎、失血性休克、腹腔脓肿。

五、护理措施

(一)现场急救

(1)优先处理心跳呼吸骤停、窒息、大出血、张力性气胸等。

(2)迅速建立静脉通道,快速补液,积极防治休克。

(3)妥善处理伤口,如有内脏脱出,不可现场还纳,以防腹腔污染。可用较为清洁的碗覆盖后再包扎,安全转运。

(二)非手术治疗的护理

1.体位

无休克患者取半卧位,绝对卧床休息,不能随意搬动患者,以防肝、脾包膜下血肿破裂发生大出血。

2.密切观察病情

①每 15～30 min 监测体温、脉搏、呼吸、血压 1 次;②观察患者的神志、面色、肢体温度、尿量、腹部症状及体征,注意有无腹腔内出血症状,对有休克症状者,应按休克患者护理;③对怀疑有腹腔脏器损伤者,应协助医生做腹腔穿刺;④观察有无胸、脑、骨等联合伤;⑤未明确诊断前,严禁使用止痛剂,以免掩盖病情,贻误抢救时机。

3.禁食、胃肠减压

病情严重或疑有内脏损伤者,需禁食,胃肠减压,以防腹腔污染或加重病情。禁食期间需输液以维持水、电解质平衡及供给热量,并记录出入量。胃肠减压患者护理按胃肠减压的护理常规。

4.预防感染

遵医嘱及时、足量使用抗生素。开放性损伤应常规注射破伤风抗毒素。

5.心理护理

关心患者,耐心解释病情,使患者情绪稳定,配合治疗与护理。

(三)手术治疗的护理

1.术前准备

积极做好腹部手术的术前常规准备。

2.术后护理

①术后 15～30 min 测一次生命体征,观察有无腹膜刺激征和内出血的表现,待生命体征稳定后,改为半卧位。②继续禁食,保持胃肠减压引流管通畅,观察引流液的性质、量。胃肠蠕动恢复,肛门排气后,可拔除胃管,进少量流质,逐渐恢复饮食。一周内禁食甜食、牛奶等。③静脉输液维持水、电解质、酸碱平衡,并维持患者的营养需要,观察并记录腹腔引流情况;防止并发症等。④继续使用有效抗生素,进行各项操作时严格遵守无菌技术操作原则。⑤防止肺部并发症,鼓励患者深呼吸,协助拍背咳痰,必要时雾化吸入。⑥鼓励患者早期离床活动,促进肠蠕动恢复,防止发生肠粘连。

六、健康教育

(1)针对各种外伤的原因,积极宣传相应预防措施,包括工作安全、交通安全、加强法制教育等。宣传、普及各种急救方法,在发生意外事故时,能进行简单的急救或自救,降低病死率。

(2)出院后要注意休息,增加营养,注意饮食调节,适度锻炼。3 个月、6 个月及 1 年后定期复查。

(赵　芬)

第二节　　急性腹膜炎

腹膜是由间皮细胞组成的一层很薄的质膜,分为相互连续的壁腹膜和脏腹膜两部分。

壁腹膜贴附与腹壁内面,脏腹膜覆盖在腹腔脏器的表面,壁腹膜和脏腹膜相互延续形成潜在间隙,称为腹膜腔,内含 75～100 mL 草黄色的清液,发挥润滑作用。男性完全密闭,女性经输卵管与外界相通。腹膜的动脉来自于肋间动脉和腹主动脉的分支;静脉血回流入门静脉和下腔静脉,故门静脉或下腔静脉循环受阻时,腹腔内可积聚大量的液体,发生腹腔积液。壁腹膜主要受肋间神经和腰神经的支配,属躯体神经,故痛觉敏感,定位准确,受炎症刺激后可引起腹肌紧张;脏腹膜受内脏交感和副交感神经支配,痛觉定位差,对膨胀、牵拉及压迫等刺激较为敏感。

一、病因及分类

急性腹膜炎是由细菌、化学、物理损伤等引起的腹腔脏腹膜和壁腹膜的炎症。按发病机制分为原发性和继发性两类,按累及的范围可分为弥散性和局限性两类。急性化脓性腹膜炎累及整个腹腔称为急性弥散性腹膜炎。脓液在腹腔内积聚,由肠管、内脏、网膜或肠系膜等粘连包围,与游离腹腔隔离,形成腹腔脓肿。腹腔脓肿可分为膈下脓肿、盆腔脓肿和肠间脓肿。一般均继发于急性腹膜炎或腹腔内手术,原发性腹膜炎引起的极为少见。

(一)急性腹膜炎

1.原发性腹膜炎

原发性腹膜炎指腹腔内无原发病灶,细菌经由血行、泌尿道、女性生殖道等途径播散至腹腔引起的腹膜炎,病原菌多为溶血性链球菌、肺炎球菌或大肠埃希菌。多发生于 10 岁以下的女孩,多在患肾病、猩红热或营养不良等抵抗力低下时发生,常并发呼吸道、肠道、泌尿系的感染。临床较少见。

2.继发性腹膜炎

继发性腹膜炎主要致病菌是肠道内的常驻菌群,其中以大肠埃希菌最常见,其次是厌氧杆菌、链球菌等。大多为混合性感染。常继发于以下情况。

(1)腹腔空腔脏器穿孔、损伤:腹部损伤、胃及十二指肠溃疡急性穿孔是最常见的原因,常先引起化学性腹膜炎,继发细菌感染后成为化脓性腹膜炎;胆囊壁的坏死穿孔常造成极为严重的胆汁性腹膜炎。

(2)腹内脏器缺血:如绞窄性肠梗阻等。

(3)脏器炎症扩散:急性阑尾炎、肠梗阻等含细菌渗出液在腹腔内扩散,引起腹膜炎。

(4)其他:如腹部手术时污染腹腔、腹部开放性损伤等。

(二)腹腔脓肿

1.膈下脓肿

脓液积存于膈肌下、横结肠及其肠系膜上方的间隙内,称为膈下脓肿,可发生在一个或两个以上的间隙内。以右膈下脓肿多见,常继发于阑尾炎、胃十二指肠溃疡及胆囊炎穿孔或肝脓肿穿破后。一般多在原发病好转后又出现感染症状。小的膈下脓肿经手术治疗可被吸收,较大的脓肿,可因长期感染,自身组织耗竭,病死率较高。膈下感染还可引起反应性胸腔积液、胸膜炎,穿破膈肌入胸腔后可发生脓胸;穿透消化道管壁可引起消化道反复出血或内瘘,如肠瘘或胃瘘;也可扩散并发脓毒症。

2.肠间脓肿

肠间脓肿是指脓液包围在肠管、肠系膜与网膜之间的脓肿。脓肿可能是单发的,也可能是多个大小不等的脓肿。脓液积聚在肠管、肠系膜与网膜之间。如脓肿周围广泛粘连,可以发生粘连性肠梗阻。

3.盆腔脓肿

盆腔位于腹腔最低位置,腹腔内炎性渗出物及脓液易积于此形成盆腔脓肿。盆腔脓肿常位于子宫直肠凹、膀胱直肠凹,常见于急性阑尾炎穿孔或女性盆腔腹膜炎后。因盆腔腹膜面积较小,吸收能力有限,故腹部手术后或腹膜炎等患者宜采取半卧位,有利于感染局限。减轻中毒症状,且便于引流。

二、病理生理

腹膜受细菌或肠道内容物的刺激,立即发生充血、水肿等反应,继而产生大量浆液性渗出液以稀释毒素。继发性腹膜炎的脓液多呈黄绿色、稠厚并有粪臭味。

腹膜炎的转归与患者的抵抗力和细菌数量、毒力等有关。如患者抵抗力强,致病菌毒力弱,则病变组织与大网膜和邻近肠管粘连,可使病变局限成为局限性腹膜炎,渗出液逐渐被吸收,炎症消散而痊愈,但纤维粘连,导致机械性肠梗阻。如被局限的感染仍较严重,渗出液不能完全被吸收,可形成局限性脓肿。若患者病情严重、年老体弱、细菌毒力强或救治不当,感染可迅速扩散并加重,最终可出现感染性休克导致死亡。

三、护理评估

(一)健康史

应了解既往疾病史及身体状况,判断腹膜炎发生原因。急性化脓性腹膜炎常继发于腹腔内脏的炎症、穿孔、损伤或腹部手术后污染,应详细询问相关病史、外伤史及手术史。

(二)身体状况

了解患者是否存在以下临床表现。

1.急性化脓性腹膜炎

(1)局部表现。①腹痛:是最主要的表现,一般为持续、剧烈疼痛,常不能忍受。咳嗽、转动体位时加重。疼痛范围多自原发病部位开始,随炎症扩散而波及全腹,但仍以原发病灶最为显著。②恶心、呕吐:最初为腹膜受刺激引起的反射性恶心、呕吐,较轻微,并发麻痹性肠梗阻可发生持续性呕吐,呕吐物常含黄绿色胆汁,甚至呈粪样肠内容物。③体温、脉搏变化:骤然发病的患者,开始时体温正常,后逐渐升高。原有炎性病变者,发病时体温已上升,继发腹膜炎后更趋增高。但年老体弱者体温可不升。④腹部体征:腹胀明显,视诊可见腹式呼吸减弱或消失。触诊腹部有明显的腹膜刺激征,以原发病灶处最明显。胃肠、胆囊穿孔时可由于胃酸及胆汁的强烈化学性刺激引起剧烈腹肌紧张,呈现"板状腹"。因胃肠胀气叩诊呈鼓音;胃肠穿孔时肠内气体移至膈下,可使肝浊音界缩小或消失。腹腔内积液较多时可有移动性浊音。听诊有肠鸣音减弱或消失,系肠麻痹所致。若直肠指诊前窝饱满并有触痛,提示盆腔感染或脓肿形成。局限性腹膜炎时,临床表现相对较轻,腹膜刺激征局限于病灶部位。

(2)全身表现:随着病情进展,患者可相继出现高热、寒战、脉搏细速,呼吸急促,面色苍白,口唇发绀,血压下降,神志不清等一系列感染中毒症状。

2.腹腔脓肿

(1)膈下脓肿。①全身表现:患者可有发热,初为弛张热,脓肿形成后为持续高热,体温高达 39 ℃左右,脉率快,舌苔厚腻,逐渐出现乏力、消瘦、厌食。②局部表现:肋缘或剑突下可有持续性钝痛,深呼吸时加重,可伴有颈肩部牵涉痛。脓肿刺激膈肌引起呃逆;感染影响至胸膜、肺时,出现胸腔积液、气促、咳嗽、胸痛等表现。

(2)肠间脓肿。①全身表现:发热、腹痛、腹胀。②局部表现:腹部压痛或扪及包块。脓肿自行穿破至肠腔或膀胱形成内瘘,脓液随大、小便排出。

(3)盆腔脓肿。①全身表现:常发生在急性腹膜炎治疗过程中或阑尾穿孔、结肠手术后。腹部手术后体温升高或下降后又升高,脉速,而腹部检查无阳性发现。②局部表现:出现典型的直肠或膀胱刺激症状,如里急后重、排便次数增多而量少、黏液便或尿急、尿频、排尿困难等。直肠指检直肠前壁有触痛,有时有波动感。

(三)社会—心理状况

急性腹膜炎发病急、发展快,且疼痛加剧,患者及其家属常产生紧张和焦虑情绪,尤其是诊断不明时,患者常因医护人员不给注射止痛剂,表现出怨恨、愤怒等的反应。

(四)辅助检查

1.血常规检查

白细胞计数和中性粒细胞比例增加,或有中毒颗粒。

2.X线检查

空腔脏器穿孔,70%~80%可见膈下游离气体。肠梗阻、肠麻痹可见其特征性表现。膈下脓肿时腹部X线可见患侧膈肌升高,肋膈角模糊或胸腔积液;肠间脓肿腹部立位X线可见肠壁间距离增宽、局部肠管积气及小肠液气平面。

3.超声或CT检查

超声或CT检查有助于判断原发病变部位,明确脓肿位置大小,显示腹腔内积液。可在超声引导下行诊断性穿刺。

4.腹腔穿刺及腹腔灌洗

根据抽出液的性质来判断病情。胃十二指肠急性穿孔时抽出黄色、混浊、含胆汁、无臭味液体。饱食后穿孔时可含食物残渣。急性重症胰腺炎时抽出液为血性且胰淀粉酶含量高等。

四、治疗要点

(一)急性化脓性腹膜炎

1.非手术治疗

禁食、胃肠减压;纠正水、电解质紊乱及代谢性酸中毒;应用抗生素;营养支持,必要时输入新鲜血;镇静、吸氧;严密观察腹膜炎变化情况。若病情不见好转或有加重倾向,即应中转手术治疗。

2.手术治疗

继发性腹膜炎以手术治疗为主。应尽早去除引起腹膜炎的病因,积极改善全身状况及控制感染性休克,清理或引流腹腔积液,促进腹腔炎症尽早局限、吸收、消散。

(二)腹腔脓肿

1.膈下脓肿

(1)非手术治疗:感染早期脓肿尚未形成时,采用非手术治疗以大量抗生素控制感染,加强支持疗法,必要时输新鲜血或血浆。

(2)手术治疗:一旦脓肿形成,须定位后引流。近年来采用经皮穿刺置管引流术,具有创伤小、引流效果好的优点,约80%的膈下脓肿可以治愈。也可根据脓肿所在位置行手术切开引流,途径有经前腹壁肋缘下切口或经后腰部切口,手术创伤较大。消耗显著的患者,应加强营养、输液、输血或血浆等支持疗法,一般情况好转后再行手术治疗。

2.肠间脓肿

肠间脓肿首选非手术治疗,应用抗生素、物理透热及全身支持治疗。如非手术治疗无效或发生肠梗阻时,则考虑剖腹探查解除梗阻,清除脓液并行引流术。手术时容易使肠管破裂造成肠瘘。若超声、CT 检查提示脓肿较局限且为单房且与腹壁紧贴,可采用超声引导下经皮穿刺置管引流术。

3.盆腔脓肿

盆腔脓肿较小或未形成时,可采用非手术治疗,如应用抗生素、热水坐浴、温盐水保留灌肠及物理透热等,多数患者的炎症能吸收消散。脓肿较大者可经直肠前壁切开排脓,已婚女性可经阴道后穹窿切开引流。

五、主要护理诊断/问题

(一)体液不足

体液不足与禁食摄入不足、恶心呕吐或胃肠减压体液丢失过多有关。

(二)疼痛

疼痛与腹膜炎刺激或手术创伤有关。

(三)体温过高

体温过高与腹腔内感染、毒素吸收有关。

(四)低效性呼吸形态

低效性呼吸形态与腹痛、腹胀有关。

(五)潜在并发症

潜在并发症包括中毒性休克、粘连性肠梗阻等。

六、护理措施

(一)术前护理

1.禁食、胃肠减压

禁食、胃肠减压可以减轻胃肠内积气,减少消化道内容物流入腹腔,减轻疼痛刺激,减少毒素吸收,降低肠壁张力,改善胃肠壁的血供,有利于炎症的局限、吸收及胃肠功能的恢复。

2.体位

在无休克时采用半卧位,有利于改善呼吸、循环和促进炎症局限。

3.维持体液平衡

遵医嘱补充液体,维持水、电解质平衡。输新鲜血或血浆、清蛋白等,以增强抵抗力。

4.控制感染

根据细菌药敏试验结果选用抗生素,应足量、联合使用。

5.对症处理

镇静、止痛、吸氧,减轻患者痛苦。在诊断不明时不可使用镇痛药,以免掩盖病情。

6.病情观察

定时测血压、脉搏、呼吸、体温;定期监测血常规及电解质;准确记录 24 h 液体出入量;必要时留置尿管;观察腹痛、腹胀情况。

7.术前准备

随时做好腹部急症手术前的常规准备。

(二)术后护理

1.体位

患者术后回病房后,先安置平卧位,完全清醒,血压平稳后改为半卧位。

2.密切观察

做好包括生命体征、腹部体征、切口处及引流液的性质、量的观察。观察有无腹腔脓肿。引流期间观察切口敷料是否干燥,有无渗血、渗液,敷料有脱落或渗湿时需及时更换。观察切口愈合情况,及早发现切口感染的征象并给予处理。

3.禁食、胃肠减压

术后患者继续禁食并行胃肠减压,待其肠蠕动恢复、肛门排气后,拔除胃管,先进少量流质饮食。若未出现恶心、呕吐、腹胀、腹痛等不适,则逐渐恢复正常饮食。

4.维持体液平衡

遵医嘱补充水、电解质、维生素和蛋白质,满足术后机体需要。

5.控制感染

继续使用抗生素。

6.鼓励患者早期活动

鼓励患者早期活动以促进术后恢复,防止粘连性肠梗阻的发生。

7.腹腔引流管的护理

正确连接和妥善固定各引流管,对于有多根腹腔引流管者,应标签注明位置及功能,以免混淆。防止引流管脱出和受压,定时挤压,保持通畅。记录引流液的量、颜色、性状,预防腹腔内残余感染。当引流液量减少、色清、患者全身状况好转,体温及白细胞计数正常,超声检查显示阴性时,可考虑拔管。

七、健康教育

(1)指导患者摄入高蛋白、高热量、高维生素,易消化饮食。

(2)解释术后半卧位和早期活动的重要意义。

(3)出院后要注意休息,注意饮食卫生、避免餐后剧烈活动,以避免并发粘连性肠梗阻。

(4)保持心情愉快,劳逸结合。

(赵　芬)

第三节　肠梗阻

肠梗阻指肠内容物不能正常运行、顺利通过肠道。肠梗阻不仅能引起肠管本身的解剖功能改变,并可导致全身性生理紊乱,甚至危及患者生命,其病因复杂,病情多变,发展迅速,是外科常见的急腹症。

一、病因及分类

(一)按肠梗阻发生的基本原因分类

1.机械性肠梗阻

机械性肠梗阻在临床中最为常见,常见病因有:肠壁病变,如先天性异常(如闭锁、狭窄、重度畸形等)、Crohn病、肿瘤;医源性狭窄(肠吻合术后吻合口狭窄);肠管受压、肠腔堵塞等原因引起肠腔狭窄,肠内容物通过发生障碍。

2.动力性肠梗阻

动力性肠梗阻肠壁本身没有病变,梗阻原因是神经反射或毒素刺激引起肠壁肌肉功能紊乱所致。可分为麻痹性肠梗阻和痉挛性肠梗阻。前者常见于急性腹膜炎、腹部大手术后、腹膜后血肿和感染等,后者见于肠道功能紊乱和慢性铅中毒,较少见。

3.血运性肠梗阻

由于肠系膜血管栓塞或血栓形成,使肠管血运障碍,发生肠麻痹而使肠管失去蠕动能力。

(二)按肠壁有无血运障碍分类

1.单纯性肠梗阻

单纯性肠梗阻无血运障碍,只有肠管内容物通过受阻。

2.绞窄性肠梗阻

绞窄性肠梗阻不仅有肠管内容物通过受阻,同时伴有肠管血运障碍。可因肠系膜血管受压、栓塞或血栓形成等使相应肠段急性缺血,造成肠绞窄。

(三)其他分类

按肠梗阻部位分可为高位性肠梗阻(空肠上段)及低位性肠梗阻(回肠末段和结肠);按梗阻程度分为完全性肠梗阻和不完全性肠梗阻;按病情缓急可分为急性肠梗阻和慢性肠梗阻。

二、病理生理

(一)局部变化急性完全性肠梗阻引起

1.肠蠕动增强

梗阻部位以上肠管蠕动频率及强度增强,以解除肠内容物通过障碍。

2.肠腔膨胀、积气积液

梗阻近端因液体和气体积聚而使肠管扩张膨胀,梗阻远端肠管因排空而变细。大量积气主要来自吞咽的气体,少部分来自血液中气体弥散及肠道内细菌分解发酵产生的气体。

3.肠壁血运障碍

肠管膨胀,肠腔压力升高,肠壁变薄,使肠壁静脉回流受阻,毛细血管及小静脉瘀血,肠壁充血水肿,通透性增加,渗出液渗入腹腔,使大量液体丧失。随病情进展,出现动脉血运障碍,静脉血栓形成,肠管缺血、坏死或穿孔。

(二)全身变化

1.水和电解质紊乱

急性高位肠梗阻时,由于不能进食及呕吐频繁,大量丢失消化液;低位肠梗阻时,大量液体不能被重吸收,而潴留在肠腔内。另外,肠管过度膨胀,影响肠壁静脉回流,大量血浆渗入肠腔及腹腔。由于体液大量丢失,可引起严重脱水,血液浓缩,酸碱失衡,电解质紊乱,有效循环血量减少,甚至引起低血容量性休克。

2.感染和中毒

梗阻以上肠腔内的细菌积聚,细菌大量繁殖并产生多种强烈毒素,同时由于肠壁通透性增加,使肠内细菌及毒素进入腹腔,又经腹膜再吸收,引起腹膜炎、菌血症或脓毒症。

3.休克

当病情恶化,可引起失液性和中毒性休克,晚期可发生多脏器功能衰竭。

4.呼吸和心脏功能障碍

由于肠管普遍扩张使膈肌上升,影响肺内气体交换,同时妨碍下腔静脉血液回流,而致呼吸和循环功能障碍。

三、护理评估

(一)健康史

应详细询问病史并结合检查进行分析。如有腹部手术史考虑粘连性肠梗阻,了解患者既往是否有慢性肠梗阻症状、腹外疝或腹痛发作史。全身如有结核病灶考虑肠结核或腹腔内结核引起的肠梗阻;便秘或饱餐后剧烈运动考虑有肠扭转;如有心房纤颤考虑肠系膜血管栓塞。老年患者应多考虑肿瘤、肠扭转粪便堵塞等。

(二)身体状况

尽管由于梗阻的原因、部位、病变程度、发病缓急的不同。可有不同的临床表现,但肠内容物不能顺利通过肠腔是一致的。其共同的临床表现如下。

1.局部表现

(1)症状。①腹痛:单纯机械性肠梗阻腹痛特点为阵发性剧烈腹痛,这是由于梗阻以上肠管强烈蠕动引起的。腹痛呈波浪式,由轻而重、重而又轻。腹痛发作时腹内有明显窜气感,并可见肠蠕动或肠型,伴肠鸣音亢进,腹部听诊可闻及气过水声或金属音。单纯性肠梗阻发展为绞窄性肠梗阻后,腹痛发作时间频繁,缓解时间缩短,腹痛持续性伴阵发性加重,且可出现腹膜炎体征。麻痹性肠梗阻腹痛多不明显,而呈持续性胀痛,肠鸣音减弱或消失。②呕吐:早期为反射性,呕吐物为胃内容物,呕吐后腹痛可暂时缓解。梗阻部位越高,呕吐出现越早,次数越频繁。高位肠梗阻时呕吐频繁,呕吐物主要为胃及十二指肠内容物。低位肠梗阻呕吐出现较晚,量少,呕吐物常有带臭味粪样物。结肠梗阻到晚期才出现呕吐。若呕吐物呈棕褐色或血性,提示肠管有血运障碍。麻痹性肠梗阻呕吐呈溢出性。③腹胀:腹胀一般出现较晚,其程度与梗阻部位有关。高位肠梗阻腹胀不明显,有时可见胃型及蠕动波。低位肠梗阻及麻痹性肠梗阻腹胀显著,可为全腹胀。腹部隆起不均匀、不对称,为肠扭转等闭袢性肠梗阻的特征。④停止排便排气:完全性肠梗阻时,常无肛门排气排便。但发病早期,尤其是高位肠梗阻,其梗阻以下的肠腔内仍残留气体或粪便,可以自行或灌肠后排出。不完全性肠梗阻可有多次少量排气、排便,但不能因此而否定肠梗阻的存在。肠管如有绞窄,可排出黏液血便。

(2)体征。①视诊:单纯性机械性肠梗阻可见腹胀、肠型和蠕动波;麻痹性肠梗阻时腹胀均匀,肠扭转时腹胀不对称。②触诊:单纯性肠梗阻因肠管膨胀,腹部有轻压痛,但无腹膜刺激征;绞窄性肠梗阻腹部有固定性压痛和腹膜刺激征,压痛的包块常为绞窄的肠襻。③叩诊:单纯性肠梗阻呈鼓音;绞窄性肠梗阻,因腹腔内有渗液,可有移动性浊音。④听诊:肠鸣音亢进,有气过水声或金属音,为机械性肠梗阻的表现。麻痹性肠梗阻则肠鸣音减弱或消失。

2.全身表现

单纯性肠梗阻早期全身变化不明显,梗阻晚期或有绞窄性肠梗阻可有口唇干燥、眼窝凹陷、皮肤弹性消失、尿少或无尿等脱水表现,严重者出现脉搏细速、血压下降、面色苍白、四肢发凉等中毒和休克征象。

(三)心理—社会状况

肠梗阻常急性发作,病因复杂,病情多变,发展迅速,常使患者产生紧张、焦虑及恐惧心理。剧烈腹痛、呕吐等症状也会使家属不知所措,并要求医护人员尽早做出诊断,解除病痛。

(四)辅助检查

1.实验室检查

由于脱水使血液浓缩,血红蛋白值及血细胞比容升高,尿比重增高。肠梗阻晚期可有白细胞计数增高、水电解质紊乱及酸碱失衡的表现。

2.X线检查

肠梗阻后4~6,立位或侧卧位腹部X线片,可见肠管扩张、积气及多个液平面。由于梗阻的部位不同,有各自不同的特点:空肠梗阻由于空肠黏膜环状皱襞可显示"鱼肋骨刺"状,结肠梗阻位于腹部周围,显示"结肠袋"形。

四、治疗要点

纠正梗阻所致的全身生理紊乱和解除梗阻。具体方法可根据肠梗阻的类型、病情程度和患者的全身情况不同采用非手术治疗和手术治疗。

(一)非手术治疗

粘连性、麻痹性或痉挛性肠梗阻、蛔虫或粪块堵塞引起的肠梗阻以及肠套叠早期,均可施行非手术治疗。主要措施包括禁食、胃肠减压、纠正水、电解质紊乱及酸碱失衡,应用抗生素防止细菌感染,口服生植物油针刺疗法、低压空气和钡剂灌肠等方法解除梗阻。

(二)手术治疗

手术治疗适用于各种类型的绞窄性肠梗阻及非手术治疗无效的肠梗阻。手术方式主要有以下几种。

1.解除梗阻原因的手术

解除梗阻原因的手术如粘连松解术、肠切开取异物、肠套叠或肠扭转复位术等。

2.肠切除肠吻合术

肠切除肠吻合术如肠管因肿瘤或炎性狭窄,或肠管失活坏死时,应做肠切除肠吻合手术。

3.肠短路手术

若粘连成团,无法分离解除梗阻时,可做梗阻近端与远端肠襻的短路吻合术。

4.肠造口术或肠外置术

若肠已坏死而患者情况严重,不允许作肠切除吻合,或晚期恶性肿瘤无法切除时,可作肠造口或肠外置,暂时解除梗阻。

五、主要护理诊断/问题

(一)腹痛

腹痛与梗阻的肠内容物不能正常运行或通过障碍,肠蠕动增加有关。

（二）体液不足

体液不足与呕吐、大量液体积聚腹腔及肠腔、胃肠减压有关。

（三）组织灌注量异常

组织灌注量异常与肠梗阻导致体液丧失有关。

（四）潜在并发症

潜在并发症包括肠绞窄坏死、腹腔感染、术后切口感染或裂开、肠瘘等。

六、护理措施

（一）非手术治疗的护理

1.体位

无休克者取半卧位，以减轻腹痛、腹胀对膈肌的压迫，也有利于改善呼吸及循环功能。休克患者取休克位，并将头偏向一侧，防止误吸。

2.禁食、胃肠减压

多需绝对禁食禁饮，梗阻解除后 12 h 可试进少量流质，但忌甜食和牛奶，以免引起腹胀，48 h 后试进半流质。胃肠减压以减轻腹胀、腹痛。注意保持胃肠减压的通畅有效。做好口腔护理，减轻患者的不适感。观察引流液的性质以判断梗阻的部位、程度，并记录引流量作为补液的参考，使出入量保持平衡。

3.补液护理

根据患者脱水的性质、程度、血清电解质及血气分析结果决定如何补充液体及电解质，必要时输血，以维持体液平衡。

4.呕吐护理

重症患者应头转向一侧，以防呕吐物吸入气管，导致窒息及吸入性肺炎。呕吐后及时清除呕吐物，给予温开水或生理盐水漱口，保持口腔清洁。注意观察呕吐的时间、次数、性质及量并记录。

5.用药护理

遵医嘱使用抗生素以防治感染，减少毒素吸收，减轻中毒症状。注意观察用药后疗效及不良反应。确定无肠绞窄后，可使用阿托品类解痉药，但禁用吗啡类镇痛药物，以免掩盖病情。

6.病情观察

严密观察病情变化，注意生命体征及全身症状，了解是否有脱水及休克前期表现。严密观察和准确记录出入液量。动态观测血常规、电解质及血气分析结果。若出现下列表现，应考虑绞窄性肠梗阻的可能，并及早手术治疗。①腹痛发作急骤，起始即为持续性剧烈疼痛，或在阵发性加重之间仍有持续性疼痛，肠鸣音不亢进；②呕吐出现早、剧烈，为持续性；③病情进展快，早期出现休克，抗休克治疗后改善不显著；④腹胀不对称，腹部有局限性隆起或触及有压痛的包块；⑤有明显的腹膜刺激征，体温上升、脉搏增快、白细胞计数增高；⑥呕吐物、胃肠减压、肛门排出物为血性，或腹腔穿刺抽出血性液体；⑦经积极的非手术治疗无效或症状无明显改善；⑧腹部 X 线检查见孤立、固定、突出胀大的肠襻，且不因体位、时间而改变位置。

（二）手术治疗的护理

1.术前准备

按腹部手术护理常规进行。

2.体位及活动

麻醉清醒,血压平稳后,取半卧位。鼓励患者早期活动,有利于肠功能的恢复,防止肠粘连。

3.饮食

术后继续禁食,肠蠕动恢复前仍需胃肠减压,通过静脉补充营养。应记录出入量,维持水、电解质平衡。待肛门排气后,可拔除胃管,逐步恢复饮食,应提供易消化的高蛋白、高热量和高维生素的食物。

4.防治感染

遵医嘱使用抗生素。

5.病情观察

观察生命体征、伤口敷料及引流情况,及时发现术后有无切口感染、肠瘘等并发症的发生。肠瘘常发生在术后1周,患者感觉腹部胀痛,持续发热,白细胞升高,腹壁切口处出现红肿,可流出带有粪臭味的液体。

七、健康教育

(1)注意饮食卫生,养成饭前、便后洗手的良好习惯,不吃不洁食物,减少肠道寄生虫病,正确使用驱虫药。

(2)病情允许,应鼓励腹部手术后患者早期下床活动,促进肠蠕动恢复,防止肠粘连。

(3)保持大便通畅,老年及肠功能不全有便秘现象者及时给予缓泻剂,以协助其排便。

(4)出院时应嘱患者注意腹部保暖,不暴饮暴食,不吃难消化或刺激性食物,避免饭后剧烈活动。

(赵　芬)

第四节　急性阑尾炎

急性阑尾炎发病率居各种急腹症首位。多发生于年轻人。早期诊治绝大多数患者能够在短期内痊愈,部分患者病情复杂或延误诊治,可导致严重的并发症,甚至死亡。

一、病因

(一)阑尾管腔梗阻

阑尾管腔梗阻是急性阑尾炎最为常见原因。阑尾管腔细,开口狭小,阑尾卷曲,均是阑尾管腔易于阻塞的原因。而最常见原因是淋巴滤泡的明显增生,约占60%,其次是粪石阻塞,约占35%。食物残渣、异物、炎性狭窄、寄生虫、肿瘤等则少见。阑尾管腔阻塞后,腔内压力上升,血运发生障碍,细菌乘机繁殖,引起炎症。

(二)细菌侵入

病菌通常为肠道内的革兰阴性菌或厌氧菌。当阑尾发生梗阻后,腔内细菌繁殖生长,分泌内毒素和外毒素,损伤黏膜上皮,使黏膜形成溃疡,细菌穿过溃疡的黏膜进入阑尾肌层引起急性炎症。此外,细菌还可经血液循环或邻近脏器感染侵入阑尾。

(三)神经反射

肠道功能因某种原因(急性肠炎、盲肠结核)发生紊乱时,阑尾也受到影响,引起阑尾肌肉或血管反射性痉挛,导致管腔狭窄梗阻,同时血管痉挛致阑尾缺血,使阑尾腔黏膜受损,细菌侵入引起阑尾炎。

二、病理

(一)分类

1.急性单纯性阑尾炎

病变早期,炎症仅限于黏膜及黏膜下层,表现为阑尾黏膜浅表性溃疡和出血点,周围有炎性细胞浸润。阑尾外观轻度肿胀,浆膜充血并失去光泽,表面及腔内有少量纤维性渗出物。

2.急性化脓性阑尾炎

急性化脓性阑尾炎亦称蜂窝织炎性阑尾炎。炎症进一步发展侵及阑尾全层组织。阑尾明显肿胀,浆膜高度充血,表面附有脓性渗出物。阑尾黏膜的溃疡面加大并深达肌层和浆膜层,管壁内可有小脓肿形成,腔内有积脓,形成局限性腹膜炎。

3.坏疽、穿孔性阑尾炎

炎症继续发展,阑尾腔内压力升高,发生血运障碍,使阑尾管壁坏死或部分坏死,呈暗紫色或黑色,阑尾腔内充满血性脓液,易发生穿孔。穿孔后脓液进入腹腔,可引起急性弥散性腹膜炎。

4.阑尾周围脓肿

急性阑尾炎化脓、坏疽或发生穿孔,如果此过程进展缓慢,大网膜可移至右下腹部,将阑尾及周围炎性组织包裹粘连,形成炎性肿块或阑尾周围脓肿。

(二)转归

1.炎症消退

单纯性阑尾炎,若治疗及时,可获痊愈。即使化脓性阑尾炎得到药物治疗,炎症消退,仍出现管壁增厚、管腔狭窄、阑尾粘连扭曲残留等病理改变,转为慢性阑尾炎,易复发。

2.炎症局限

化脓、坏疽或穿孔性阑尾炎,阑尾被大网膜及周围组织粘连包裹,形成炎性包块或局限性脓肿。

3.炎症扩散

病情严重,未予以及时治疗,又未能被大网膜包裹局限,炎症扩散形成弥散性腹膜炎、化脓性静脉炎、肝脓肿或感染性休克。

三、护理评估

(一)健康史

了解疾病发生的诱因,如有无急性肠炎、慢性炎性肠病、蛔虫病等;了解有无暴饮暴食、生活不规律、过度疲劳等诱发因素;了解既往有无类似发作病史,如是慢性阑尾炎急性发作,明确反复发作的时间、性质。同时了解患者对疾病发生和预防知识的熟悉程度。

(二)身体状况

了解患者是否存在以下临床表现。

1.局部表现

(1)症状。①腹痛:是急性阑尾炎的主要症状,常突然发生,开始于脐周或上腹部,呈阵发性,程度较轻,6~8 h后疼痛转移并固定于右下腹部,呈持续性疼痛并逐渐加重。大多数患者有典型的转移性右下腹痛的表现,但少数患者在开始即出现右下腹疼痛。不同位置的阑尾炎,其腹痛的部位有所区别。②胃肠道症状:患者可有恶心、呕吐,发生较早。开始为反射性,程度较轻,后因弥散性腹膜炎导致麻痹性肠梗阻,症状逐渐加重。部分患者可有便秘、腹泻等胃肠功能紊乱症状,多不严重。盆腔位阑尾炎或出现盆腔脓肿时,可有大便次数增多、里急后重、黏液便等直肠刺激症状。

(2)体征。①右下腹固定压痛:是急性阑尾炎的重要体征。压痛固定,部位常在麦氏(McBurney)点,压痛点也可随阑尾位置改变而发生变化。②腹膜刺激征:壁腹膜受炎症侵犯,有腹肌紧张、压痛、反跳痛、肠鸣音减弱或消失,可提示阑尾炎已导致化脓、坏疽或穿孔。应注意孕妇、肥胖、老人、虚弱患者及盲肠后位阑尾炎患者,此征象可不明显。③右下腹包块:体查可见右下腹饱满,扪及一压痛性包块,边界不清,固定,可考虑阑尾周围脓肿。

(3)其他体征:可辅助诊断。①结肠充气试验:患者仰卧位,先用一手压住左下腹,再用另一手反复挤压近侧结肠部,结肠积气可传至盲肠和阑尾部位,引起右下腹疼痛者,为结肠充气试验阳性;②腰大肌试验:患者左侧卧位,将右下肢向后过伸,若出现右下腹疼痛者为阳性,表明阑尾位置较深或在盲肠后位靠近腰大肌处,或炎症已波及腰大肌。③闭孔内肌试验:仰卧位,左右膝均屈曲,然后将右髋被动内旋,若引起右下腹疼痛者为阳性。说明阑尾位置较低,靠近闭孔内肌。④经肛门直肠指检:盆腔阑尾炎症时,早期即可在直肠右前壁有触痛。若盆腔形成炎性肿块或积脓时,触痛更明显,且可扪及肿块或波动感。

2.全身表现

①早期乏力,体温正常或稍高(达38 ℃左右),炎症加重可出现口渴、出汗、脉率加快、寒战高热(达39 ℃或40 ℃)等全身中毒症状。若并发门静脉炎时,患者可表现寒战高热、黄疸、肝肿大有触痛,甚至形成肝脓肿,严重者可致感染性休克。②急性化脓性、坏疽性阑尾炎未经及时治疗,脓性分泌物可经腹膜吸收导致急性腹膜炎,若形成腹腔脓肿,表现为腹膜刺激征、压痛包块和全身中毒症状等并发症;阑尾静脉中的感染性血栓,沿肠系膜上静脉至静脉,可导致门静脉炎等严重并发症。

(三)心理—社会状况

患者平时多体健,疾病突发,疼痛逐渐加剧,患者及其家属常可产生焦虑心理,急切希望尽早明确诊断,解除疼痛。

部分患者因对疾病相关知识不了解,而将阑尾炎引起的上腹痛或脐周痛当作"胃痛",按"胃肠炎"治疗,而延误病情。

(四)辅助检查

1.实验室检查

白细胞计数增多,一般为$(10\sim20)\times10^9$/L,中性粒细胞比例增高;尿液检查一般无阳性发现,但盲肠后位阑尾炎累及输尿管时,尿中可见少量红、白细胞。

2.影像学检查

当诊断不确定时选用影像学检查。①腹部X线片可见盲肠扩张和液气平面,偶见钙化的粪石异物影,可助诊断;②超声检查可见肿大的阑尾或脓肿;③CT检查有助于阑尾周围脓肿的诊断。

四、治疗要点

(一)手术治疗

一旦急性阑尾炎确诊,应早期行阑尾切除术。

(二)非手术治疗

非手术治疗仅适用于早期单纯性阑尾炎、阑尾周围脓肿已局限、病情趋于好转或有严重器质性疾病有手术禁忌证者。主要措施是选择有效的抗生素和补液治疗。

对于阑尾周围脓肿则不宜手术,应采用抗炎等非手术治疗,待肿块消失 3 个月后,再行阑尾切除术。

五、主要护理诊断/问题

(一)疼痛

疼痛与腹部炎症反应或手术创伤有关。

(二)体温过高

体温过高与化脓性感染毒素吸收有关。

(三)体液不足

体液不足与呕吐、禁食、腹膜炎等有关。

(四)潜在并发症

潜在并发症包括急性腹膜炎、感染性休克、腹腔脓肿、腹腔内出血、切口感染、粘连性肠梗阻、阑尾残株炎、粪瘘等。

六、护理措施

(一)非手术治疗的护理

①卧床休息,取半卧位;②酌情禁食或进食流质以减少肠蠕动,有利于炎症局限,并做好静脉补液护理;③严密观察病情变化,注意患者体温、脉搏、神志、腹部体征的变化,定期复查血常规及电解质等;④及时应用有效抗生素,控制感染,如病情未见好转或加重,应中转手术治疗。

(二)手术治疗的护理

1. 术前护理

与患者及其家属耐心解释病情,说明麻醉、手术中配合方法,以减轻患者的顾虑;按急诊腹部手术常规准备,术前忌灌肠,以免引起阑尾穿孔;常规检查血、尿、便常规和出凝血时间,老年患者应做心、肺、肾功能的检查。

2. 术后护理

(1)体位:患者回病房后按不同的麻醉类型,给予适当体位。血压平稳后,采用半卧位,利于腹腔液的引流和感染的局限。

(2)饮食:术后 1～2 d 待胃肠功能恢复、肛门排气后进食流质,如无不适,渐改为半流质。术后 4～6 d 可给软质普食。勿进食过多甜食,术后 1 周内忌牛奶和豆制品,以免引起腹胀。

(3)早期活动:应鼓励患者早期下床活动,以促进肠蠕动恢复,防止肠粘连发生。轻症患者手术当天即可下地活动,重症患者应在床上活动,待病情稳定后,及早下地活动。

(4)并发症的观察及处理。①切口感染:是阑尾炎术后最常见的并发症,多因手术污染、存留异物、血肿、引流不畅等所致。表现为术后 2～3 d 体温上升、切口局部红肿、胀痛或跳痛。处理为拆去缝线、清创、引流,定期换药至伤口愈合。②出血:常发生在术后 24～48 h 内。阑尾系膜结扎线脱落可引起腹腔内大出血,表现为腹痛、腹胀、引流管内流出大量新鲜血,重者可致出血性休克;阑尾残端结扎线松脱,同时荷包缝合较紧时,出血可进入肠管内,引起下消化道出血。一旦发现出血征象,应立即抽血作血型鉴定、交叉配血试验、备血,并同时输液、输血、纠正休克,必要时再次手术止血。③腹腔感染及腹腔脓肿:常发生于化脓性或坏疽性阑尾炎后,特别是阑尾穿孔并发腹腔感染,炎症渗出物积聚于膈下、盆腔、肠间隙可形成脓肿。常发生于术后 5～7 d,表现为体温升高或下降后又升高,并有腹痛、腹胀、腹部包块及直肠、膀胱刺激症状等。④粘连性肠梗阻:是阑尾切除术后较常见的并发症。由于手术损伤或阑尾周围脓液、术后卧床等多种因素,均可导致术后发生粘连性肠梗阻。一般经非手术治疗可痊愈,病情严重者需手术治疗。⑤粪瘘:多因阑尾残端结扎线脱落或术中损伤肠管所致。粪瘘发生时已局限化,类似阑尾周围脓肿的表现,一般经手术治疗可自行闭合痊愈。⑥阑尾残株炎:由于切除阑尾时残端太长,术后复发炎症,出现阑尾炎症状。可采用 X 线钡剂检查,以明确诊断。症状严重时,须行手术切除阑尾残株。

七、健康教育

(1)指导患者生活规律,劳逸结合。注意饮食卫生,避免腹部受凉,防止胃肠功能紊乱。

(2)术后有消化道症状及腹部不适,应及时复查。

(赵　芬)

第五节　胃、十二指肠溃疡急性穿孔

急性穿孔是胃、十二指肠溃疡的严重并发症之一,起病急、变化快,病情重,需紧急处理,若诊治不当可危及生命。其发生率呈逐渐上升趋势,发病年龄渐趋老龄化。

一、病因与病理

胃、十二指肠溃疡穿孔是活动期溃疡逐渐向深部侵蚀、穿破浆膜的结果。90％的十二指肠溃疡穿孔发生在壶腹部前壁,60％的胃溃疡穿孔发生于胃小弯。前壁溃疡发生急性穿孔后,食物和具有强烈刺激性的消化液,如胃酸、胆汁及胰液等流入腹腔,引起化学性腹膜炎、腹腔内大量渗液,6～8 h 后细菌开始大量繁殖并逐渐转变为化脓性腹膜炎。

病原菌以大肠埃希菌、链球菌多见。由于强烈的化学刺激、剧烈腹痛、细菌毒素吸收以及细胞外液丢失等因素,可出现休克;后壁溃疡,在浸透浆膜前多与邻近器官粘连、愈着,形成慢性穿透性溃疡。

二、护理评估

(一)健康史

了解患者的年龄、职业、性格特征、饮食习惯及营养状况等;有无非甾体类抗炎药、皮质类固醇等用药史;有无溃疡病史。

(二)身体状况

了解患者是否存在以下临床表现。

1.全身表现

恶心、呕吐、出冷汗;面色苍白、脉搏细速、血压下降、四肢厥冷等休克征象;发热、脉快等感染征象。

2.局部表现

(1)术前:①患者于空腹、夜间或饱食后,突发上腹部刀割样剧痛,并迅速波及全腹,以上腹为重;②急性面容,表情痛苦,强迫体位,腹式呼吸减弱或消失;③全腹压痛、反跳痛,以上腹部为著,腹肌紧张呈"木板样"强直;④肝浊音界缩小或消失,可有移动性浊音;⑤肠鸣音减弱或消失。

(2)术后:①观察切口愈合情况,有无渗血、渗液及感染等;②留置引流管的种类、数目、引流部位和引流液性状;③观察和了解术后不适的种类及程度,如切口疼痛、尿潴留等;④了解有无术后并发症的发生,如切口裂开、腹腔残余脓肿等。

(三)心理—社会状况

心理—社会状况了解患者和家属对疾病治疗、护理、预后及术后康复的认知程度;了解家庭的支持能力。

(四)辅助检查

1.血常规检查

血白细胞计数及中性粒细胞比例增高。

2.X 线检查

站立位 X 线检查,80%可见膈下新月状游离气体影。

3.诊断性腹腔穿刺

穿刺抽出液可含胆汁或食物残渣。

三、治疗要点

(一)非手术治疗

1.适应证

适应证:①一般情况良好,无明显中毒症状及休克的患者;②空腹状态下穿孔,症状轻,腹膜炎较局限者;③无出血、幽门梗阻及恶变等并发症者;④胃、十二指肠造影显示穿孔已封闭者。

2.治疗措施

①禁食、持续胃肠减压;②静脉补液,维持水、电解质和酸碱平衡,同时给予营养支持;③应用抗生素,防治感染;④给予 H_2 受体阻断剂或质子泵拮抗剂等制酸药物;⑤严密观察病情变化,治疗 6~8 h 后仍不见病情好转反而加重者,应立即行手术治疗。

(二)手术治疗

手术治疗是胃、十二指肠溃疡急性穿孔的主要治疗方法。根据患者实际情况选择恰当的手术方式,包括单纯穿孔修补术和彻底性溃疡切除手术。

1.单纯穿孔修补术

单纯穿孔修补术即缝合穿孔处加大网膜覆盖。优点是操作简便,手术时间短,安全性高。

适用于穿孔小,情况差者。但有 2/3 患者,因溃疡未愈仍需施行第二次彻底性溃疡切除手术。

2.彻底性溃疡切除手术

彻底性溃疡切除手术适用于一般情况较好,有幽门梗阻或出血史,穿孔在 8 h 以内、腹腔内炎症和胃、十二指肠壁水肿较轻者。除胃大部切除术外,对十二指肠溃疡穿孔可选用穿孔缝合术加高选择性迷走神经切断术或选择性迷走神经切断术加幽门成形术,优点是一次手术可以同时解决溃疡和穿孔两个问题。

四、主要护理诊断/问题

(一)疼痛

疼痛与溃疡急性穿孔后消化液对腹膜的强烈刺激及手术切口有关。

(二)体液不足

体液不足与溃疡急性穿孔后消化液的大量丢失有关。

(三)潜在并发症

潜在并发症包括出血、感染、吻合口瘘、腹腔内残余脓肿等。

五、护理措施

(一)术前护理

1.减轻或缓解疼痛

禁饮食、持续胃肠减压,以减少消化液继续流入腹腔;休克者取休克体位,无休克者或休克改善后取半卧位,可减轻腹壁张力;明确诊断后,遵医嘱应用镇痛药物。

2.严密观察病情变化

监测神志、生命体征及腹部体征等变化,并做好记录;若病情迅速恶化,应立即报告医生,并积极做好术前准备。

3.静脉输液

遵医嘱合理安排输液的种类与速度,以维持水、电解质和酸碱平衡;同时给予营养支持。

(二)术后护理

1.一般护理

①卧位与镇痛:术后取全麻卧位;麻醉清醒,血压平稳后改为半卧位,以利于引流,改善呼吸和循环功能;对切口疼痛所致的不舒适,遵医嘱给予镇痛药物。②营养支持:禁饮食、胃肠减压期间,遵医嘱静脉补充各种营养素;肛门排气后即可拔除胃管,当日可给予少量无渣流食,逐步恢复正常饮食。③病情观察:严密监测生命体征、腹部体征、切口愈合及引流等情况,警惕术后并发症的发生。

2.胃大部切除术后并发症的观察和护理

(1)术后胃出血:多发生于术后 24 h 内,常因术中止血不彻底;术后 4～6 d 发生的出血,常为吻合口黏膜坏死脱落所致;术后 10～20 d 发生的出血,与吻合口缝线处感染、腐蚀血管有关。胃大部切除术后,因术中残留或缝合创面少量渗血,胃管内可引流出 100～300 mL 暗红色或咖啡色胃液,24 h 内自行停止属于正常现象。若术后短期内从胃管引流出大量鲜血,持续不止,无论血压是否下降,皆可定为术后出血。术后胃出血大多数采用非手术治疗,包括禁饮食、应用止血药物和输新鲜血。若非手术治疗不能有效止血或出血量大于 500 mL/h 时,应积极做好术前准备,再次行手术止血。

(2)十二指肠残端破裂:多发生于术后 3～6 d,是毕Ⅱ式术后的早期严重并发症。常因十二指肠溃疡切除困难,溃疡大,瘢痕水肿严重,使缝合处愈合不良;或因胃肠吻合口输入襻梗阻,使十二指肠腔内压力升高而致残端破裂。表现为突发性上腹部剧痛、发热和腹膜刺激征,白细胞计数增加,腹腔穿刺可抽出胆汁样液体。应行紧急手术,留置腹腔引流管,术中可行空肠造瘘,以便术后给予肠内营养。

(3)胃肠吻合口破裂或瘘:较少见,一般发生在术后 5～7 d,是胃癌根治术后的严重并发症之一。多数与缝合不当、吻合口处张力过大、低蛋白血症及组织水肿等因素有关。若表现为明显的弥散性腹膜炎,需立即手术治疗;若已形成脓肿或外瘘者,行局部引流,同时给予胃肠减压和营养支持;若经久不愈者,需再次手术。

(4)残胃蠕动无力或称胃排空延迟:常发生在术后 7～10 d。可能与含胆汁的十二指肠液进入残胃,干扰残胃功能;输出襻空肠麻痹,功能紊乱及变态反应等有关。多为进流质饮食数日、状况良好者,突发上腹饱胀、钝痛和呕吐,呕吐物含食物和胆汁,甚至呈不完全性高位小肠梗阻的表现。轻者 3～4 d 可自愈;严重者可持续 20～30 d,除按肠梗阻的非手术处理措施外,还应给予促胃动力药物(如多潘立酮、甲氧氯普胺等);若经非手术治疗后,梗阻症状仍不能缓解,应积极做好手术准备。

(5)术后梗阻:根据梗阻部位分为输入襻梗阻、吻合口梗阻和输出襻梗阻。其共同症状是大量呕吐,不能进食。①输入襻梗阻:多见于毕Ⅱ式术后,常因近端空肠在吻合口处成锐角或打折引起,根据梗阻的程度分为:急性完全性梗阻,表现为上腹部剧痛、频繁呕吐,量少,不含胆汁,呕吐后症状不缓解;上腹偏右有压痛,可扪及包块;血清淀粉酶升高,有时出现黄疸,可有休克症状;应紧急手术治疗。慢性不完全性梗阻,表现为进食后出现右上腹胀痛,呈喷射状呕大量含胆汁液体,不含食物,呕吐后症状缓解,也称输入襻综合征。若症状在数周或数月内不能缓解,亦需手术治疗。②吻合口梗阻:一般系吻合口过小或吻合口的胃肠壁内翻过多所致,或术后吻合口炎症水肿所致的暂时性梗阻。表现为进食后出现上腹饱胀和呕吐,呕吐物为食物,不含胆汁。X 线钡餐检查可示造影剂完全停留在胃内,需再次手术解除梗阻。③输出襻梗阻:多因大网膜水肿、炎性肿块压迫、肠粘连等所致。表现为上腹饱胀,呕吐食物和胆汁。若不能自行缓解,应行手术解除梗阻。

(6)倾倒综合征:一般认为是由于胃大部分切除术后,丧失了幽门括约肌,导致胃排空过速所产生的一系列综合征,主要表现为胃肠道和心血管两大系统症状,根据进食后症状出现的时间可分为以下两种。①早期倾倒综合征:常发生在餐后半小时内,多因餐后大量高渗性食物快速进入空肠,将大量细胞外液吸入肠腔,使循环血量骤减有关;也和肠道受刺激后大量分泌肠源性血管活性物质,如 5-羟色胺、血管活性肽等有关;表现为面色潮红或苍白、大汗淋漓、全身无力、头昏、心悸;上腹饱胀不适、腹痛、恶心呕吐、腹泻等。多数患者通过饮食调整后,症状可减轻或消失,包括少食多餐,宜进高蛋白、低糖类饮食;避免过咸、过甜、过浓的流质饮食;餐时限制饮水、喝汤;进餐后平卧 10～20 min。术后 1 年内能逐渐自愈,极少数症状严重而持久者需手术治疗。②晚期倾倒综合征:又称低血糖综合征,一般发生在餐后 2～4 h,主要因高渗性食物迅速进入小肠而刺激胰岛素大量释放,继之发生反应性低血糖。表现为头昏、心慌、乏力、出冷汗、脉搏细弱,可导致虚脱。

出现症状时稍进饮食,尤其是糖类即可缓解。饮食宜少量多餐,增加蛋白质比例、减少糖类可防止其发生。

(7)碱性反流性胃炎:一般发生在胃大部切除术后数月至数年。系术后胆汁、胰液和肠液反流入胃,胃黏膜屏障作用遭受破坏,导致胃黏膜充血、水肿和糜烂。表现为顽固性上腹或胸骨后烧灼痛,呕吐胆汁样液,吐后疼痛不减轻,常伴体重减轻或贫血。对症状轻者,遵医嘱给予促胃动力药、胃黏膜保护剂及胆汁酸结合药物(考来烯胺);对症状严重者,需择期行手术治疗。

3.迷走神经切断术后并发症

(1)吞咽困难:多见于迷走神经干切断术后,系食管下段运动失调或食管炎所致。常出现于术后早期开始进固体食物时,下咽时有胸骨后疼痛。X线吞钡显示食管下段狭窄,贲门痉挛。术后1~4个月多能自行缓解。

(2)胃潴留:可发生于各类胃手术后,因迷走神经切断术后胃张力减退,蠕动消失所致。表现为患者在拔除胃管后出现上腹不适、饱胀、呕吐含胆汁的胃内容物。X线钡餐检查见胃扩张、大量潴留、无排空。

症状一般于术后10~14 d逐渐自行消失。治疗措施包括禁食、持续胃肠减压、温高渗盐水洗胃、静脉输液等。

(3)胃小弯坏死穿孔:与手术因素或胃小弯缺血、坏死形成溃疡等有关。表现为突发上腹部剧痛和急性弥散性腹膜炎症状,须急诊手术修补。

(4)腹泻:是迷走神经切断术后的常见并发症,发生率为5%~40%。与迷走神经切断术后肠道功能紊乱、胆道和胰腺功能失常以及刺激肠蠕动的体液因子释放等有关。治疗措施包括饮食调节,口服抑制肠蠕动的药物(洛哌丁胺),对频繁腹泻者还应做好肛门周围皮肤护理。

六、健康教育

(1)胃大部切除术后1年内胃容量受限,宜少量多餐,进营养丰富的饮食,逐步过渡至均衡饮食。饮食宜定时定量,少食腌制、烤制及油煎炸食品,避免过热、过冷、过辣等食物。

(2)保持心情舒畅,采用放松技术,缓解生活及工作中的压力。

(3)出院后定期复诊,若有不适,及时就诊。

(赵 芬)

第六节 胃 癌

胃癌是指发生在胃上皮组织的恶性肿瘤。临床早期70%以上毫无症状,中晚期出现上腹部疼痛、消化道出血、穿孔、幽门梗阻、消瘦、乏力、代谢障碍以及癌症扩散转移而引起的相应症状。任何年龄均可发生,以50~60岁居多,男女发病率之比为3∶1。胃癌发病率在我国各种恶性肿瘤中居第二位,有明显的地域性差别,我国的西北与东部沿海地区胃癌发病率明显高于南方地区。胃癌的预后与胃癌的病理分期、部位、组织类型、生物学行为以及治疗措施有关。

一、病因

胃癌的病因还不十分明确,随着经济水平的提高,人们的饮食结构较前有很大改善,但胃癌的发病率未见明显降低,这与各种因素相关。

1. 地域环境及饮食生活因素

胃癌发病有明显的地域性差别,我国的西北与东部沿海地区胃癌发病率比南方地区为高。长期食用熏烤、盐腌食品的人胃远端癌发病率高,与食品中亚硝酸盐、霉菌毒素、多环芳烃化合物等致癌物或前致癌物含量高有关;吸烟者的胃癌发病危险较不吸烟者高 50%。

2. 幽门螺杆菌感染

我国胃癌高发区成人 Hp 感染率在 60% 以上。幽门螺杆菌能促使硝酸盐转化成亚硝酸盐及亚硝胺而致癌;Hp 感染引起胃黏膜慢性炎症加上环境致病因素加速黏膜上皮细胞的过度增殖,导致畸变致癌;幽门螺杆菌的毒性产物 CagA、VacA 可能具有促癌作用,胃癌患者中抗 CagA 抗体检出率较一般人群明显为高。

3. 癌前病变

胃息肉、慢性萎缩性胃炎及胃部分切除后的残胃,这些病变都可能伴有不同程度的慢性炎症过程、胃黏膜肠上皮化生或非典型增生,有可能转变为癌。癌前病变系指容易发生癌变的胃黏膜病理组织学改变,是从良性上皮组织转变成癌过程中的交界性病理变化。胃黏膜上皮的异型增生属于癌前病变,根据细胞的异型程度,可分为轻、中、重三度,重度异型增生与分化较好的早期胃癌有时很难区分。

4. 遗传和基因

遗传与分子生物学研究表明,胃癌患者有血缘关系的亲属其胃癌发病率较对照组高 4 倍。胃癌的癌变是一个多因素、多步骤、多阶段发展过程,涉及癌基因、抑癌基因、凋亡相关基因与转移相关基因等的改变,而基因改变的形式也是多种多样的。

二、手术治疗原则

1. 根治性手术

原则为整块切除包括癌灶和可能受浸润胃壁在内的胃的部分或全部,按临床分期标准整块清除胃周围的淋巴结,重建消化道。

2. 姑息性手术

原发灶无法切除,为了减轻由于梗阻、穿孔、出血等并发症引起的症状而作的手术,如胃空肠吻合术、空肠造口、穿孔修补术等。

三、评估

(一)术前评估

1. 一般情况

家族史,一般健康状况,生活习惯,过敏史,是否吸烟饮酒,营养状况,排泄形态,了解患者的饮食习惯,职业及业余生活,既往病史,是否服用过使黏膜受损的药物及家中有无溃疡病患者。

2. 症状及体征

早期表现为上腹不适,约为 80% 的患者有此表现,近 50% 胃癌的患者有明显食欲减退。晚期可出现乏力、腰背痛及梗阻后出现恶心、呕吐、进食困难。

肿瘤表面溃疡时出现呕血、黑便。早期无特殊体征,晚期可见上腹肿块,同时有贫血、消瘦、腹腔积液等恶病质表现。

(1)上腹不适:是胃癌中最常见的初发症状,约80%患者有此表现,与消化不良相似,如发生腹痛,一般开始较轻微且无规律性,进食后不能缓解,逐渐加重,可以为隐痛、钝痛。部分可以有节律性疼痛,尤其胃窦癌更明显,甚至进食或服药可缓解。老年人痛觉迟钝,多以腹胀为主诉。这些症状往往不被患者所重视,就医时也易被误认为胃炎或溃疡病。故中年患者如有下列情况,应给予进一步检查,以免漏诊:①既往无胃病史,但近期出现原因不明的上腹不适或疼痛,经治疗无效;②既往有胃溃疡病史,近期上腹痛规律性改变,且程度日趋加重。如症状有所缓解,但短期内又有发作者,也应考虑胃癌的可能性,及时作进一步检查。

(2)食欲减退:食欲减退和消瘦是胃癌次常见症状,近50%的胃癌患者都有明显食欲减退的症状,部分患者是因进食过多引起腹胀或腹痛而自行限制进食的。原因不明的厌食和消瘦,很可能就是早期胃癌的初步症状,需要引起重视。早期胃癌患者一般无明显的阳性体征,大多数患者除全身情况较弱外,仅在上腹部出现深压痛。

(3)腹痛:当胃癌发展扩大,尤其是在浸润穿透浆膜而侵犯胰腺或横结肠系膜时,可出现持续性剧烈疼痛,并向腰背部放射。极少数癌性溃疡穿孔的患者也可出现腹部剧痛和腹膜刺激征象。

(4)恶心呕吐:也是较常见的症状之一,早期即可发生。胃窦部癌也可出现幽门梗阻症状。

(5)呕血和黑便:癌症表面形成溃疡时,则出现呕血和黑便。1/3胃癌患者经常有小量出血,多表现为大便潜血试验阳性,部分可出现间断性黑便,但也有以大量呕血而就诊者。

(6)腹泻:可能与胃酸过低有关,大便可呈糊状甚至可有腹泻。晚期胃癌累及结肠时常可引起腹泻、鲜血便等。

(7)吞咽困难:梗阻症状。贲门或胃底癌可引起下咽困难,胃窦癌引起幽门梗阻症状。

(8)早期胃癌可以无任何体征,或仅有上腹部压痛。中晚期胃癌多数上腹压痛明显。1/3患者腹部可触及肿块,质硬,表面不平滑,有触痛,尤其患胃窦部癌的消瘦患者更易发现肿块。至于转移灶如直肠前触及肿块、脐部肿块、锁骨上淋巴结肿大和腹腔积液的出现,更是晚期胃癌的证据。

(9)上腹部肿块、直肠前隐窝肿物、脐部肿块、左锁骨上淋巴结肿大、左腋下淋巴结肿大、腹腔积液等常提示已有远处转移。并常因转移部位不同而出现相应体征,而使临床表现非常复杂。如肝转移可出现肝大、黄疸等,卵巢转移可发现卵巢肿大和大量腹腔积液,肺部转移可有呼吸困难等。

(10)胃癌伴癌综合征也可成为重要体征,如血栓性静脉炎、皮肌炎等。晚期患者可有发热、恶病质等。

3.心理社会评估

(1)患者的自我认知。①个体认知自己的途径:主要有通过与他人的比较、依据他人对自己的态度认知自己、通过对活动成果的分析;②自我认知的形成:影响自我认知形成的因素包括环境、经济条件、角色、期望、生长发育过程中的正常生理变化、生活经历、自身认识水平、主观经验、有重要意义的人物对自己的评价、身体健康状况等;③患者的自我认知紊乱:自我认知紊乱是指个体对自己存在的感知、看法的消极评价或不适应状态,包括对自己的体像(身体心像)、社会角色(社会身份)、生理功能及自尊的消极认知评价;④自我认知评估的内容:主要包括体像(身体心像)的自我感受、社会角色的适应状况、生理功能的认知评价、自尊与人格特点等;⑤评估方法:可用交谈法、调查法、观察法、评定量表法等。

(2)患者的情绪与情感评估:个体在患病后,由于社会角色及环境的改变,正常生活模式被破坏,不少患者的心理状态失去了平衡,产生不良情绪反应。常见的不良情绪有恐惧、焦虑、抑郁和愤怒,主要观察情绪的外部表现和测量生理指标的变化。量表评定法是对情绪情感较为客观的评估方法。常用的有以下三种:Avillo 情绪情感形容词量表、Zung 焦虑自评量表(SAS)、Zung 抑郁自评量表(SDS)。

(3)社会评估。①角色与角色适应评估:患者角色适应不良的类型有患者角色冲突、患者角色缺如、患者角色强化、患者角色消退;②文化评估:包括知识、艺术、价值观、信念与信仰、习俗、道德、法律与规范等;③家庭评估:家庭压力指可以引起家庭生活发生重大改变、造成家庭功能失衡的所有刺激事件;④环境评估:社会是庞大的系统,其中以民族、职业、经济、文化、教育、生活方式、社会关系、社会支持等与健康直接相关,为社会环境评估的重点。

4.辅助检查

(1)胃液分析:正常胃液无色或呈浅黄色,每 100 mL 胃液中含游离盐酸 0~10 U,总酸度 10~50 U。胃癌患者的胃酸多较低或无游离酸。当胃癌引起幽门梗阻时,可发现大量食物残渣。若伴有出血,则可出现咖啡样液体,对胃癌诊断具有一定的意义。

(2)实验室检查:早期可疑胃癌,游离胃酸低度或缺,可见血细胞比容、血红蛋白、红细胞下降,大便潜血试验(＋),白/球倒置等,水、电解质紊乱,酸碱平衡失调等化验异常。

(3)腹部超声诊断:主要用于观察胃的邻近脏器(特别是肝、胰)受浸润及淋巴结转移情况。

(4)螺旋 CT 与正电子发射成像检查:多排螺旋 CT 扫描结合三维立体重建和模拟内腔镜技术,是一种新型无创检查手段,有助于胃癌的诊断和术前临床分期。利用胃癌组织对于氟和脱氧-D-葡萄糖(FDG)的亲和性,采用正电子发射成像技术(PET)可以判断淋巴结与远处转移病灶情况,准确性较高。

(5)X 线钡餐检查:数字化 X 线胃肠造影技术的应用,目前仍为诊断胃癌的常用方法。常采用气钡双重造影,通过黏膜相和充盈相的观察做出诊断。早期胃癌的主要改变为黏膜相异常,进展期胃癌的形态与胃癌大体分型基本一致。

(6)纤维胃镜检查:直接观察胃黏膜病变的部位和范围,并可获取病变组织做病理学检查,是诊断胃癌的最有效方法。采用带超声探头的纤维胃镜,对病变区域进行超声探测成像,有助于了解肿瘤浸润深度以及周围脏器和淋巴结有无侵犯及转移。

(二)术后评估

1.术中情况

手术方式、麻醉方式、术中使用的特殊药物、有无影响术后恢复的问题及合并症、患者的引流、输血输液情况、特殊装置等。

2.生命体征

体温、脉搏、呼吸、血压、意识及动脉血氧饱和度。呼吸道是否通畅,评估患者胃液的性质、颜色及量。

3.伤口评估

引流管是否通畅、引流液的颜色、性质及量、伤口敷料情况、伤口有无感染。

4.疼痛评估

评估疼痛的程度、特征及耐受力,评估引起疼痛的相关因素、部位、时间、频率,评估患者减轻疼痛的措施,观察患者的表情、身体位置、活动、睡眠情况。

5.饮食评估

鼻胃管进食情况、消化能力、排便、有无腹胀情况、体重、血浆蛋白和氮平衡的情况。

四、护理措施

(一)术前护理

1.心理护理

肿瘤患者不仅忍受着来自躯体的各种疼痛,还承受着巨大的精神压力。为此,给予患者情感支持非常重要。护士必须认真倾听和察觉患者的感受,耐心解答患者提出的所有问题,以同理心赢得患者的信任,对患者进行适时的心理疏导,满足他们合理的需求。

2.口腔护理

评估患者口腔黏膜情况,保持口腔清洁,对龋齿、义齿作相应处理。

3.呼吸道准备

戒烟酒,注意呼吸道感染情况,训练进行深呼吸和有效的咳嗽、排痰、翻身,使其掌握深呼吸及按压伤口咳嗽的方法。

4.术前营养护理

胃癌患者机体消耗大,常出现营养不良的症状,因此,术前应加强患者的营养,以提高手术耐受力,调整饮食,注意少食多餐,进食高蛋白、高维生素、高热量、易消化、无刺激性的少渣饮食、半流质或流质饮食,经口进食不能满足机体需要时,可根据医嘱静脉补充高能量营养及要素饮食,纠正水、电解质紊乱,准确记录出入量,对重度营养不良、血浆蛋白低、贫血者,术前遵医嘱补充蛋白质或输血。

5.手术区备皮

上至乳头,下至耻骨联合,两侧至腋中线。

6.术前准备

有幽门梗阻者,术前三天每晚用温生理盐水 500～1 000 mL 洗胃,清除胃内积存物,减轻胃黏膜水肿,对于幽门不完全梗阻者术前三天进食流质饮食,严重幽门梗阻者,应术前三天行胃肠减压,使胃体积缩小。手术日清晨留置胃管、导尿管。

(二)术后护理

1.体位

术后全麻清醒前取去枕仰卧位,麻醉清醒后取侧卧位,血压稳定后可取低半卧位,能减少腹部切口的张力,减少疼痛,有利于呼吸和循环。

2.生命体征观察

密切观察患者的血压、脉搏、体温和呼吸、尿量及切口渗血渗液等情况,发现异常,立即报告医生,及时处理。

3.镇痛

术后患者会出现各种疼痛,可以适当应用镇痛药物,应用自控镇痛泵者,应教会患者及其家属正确地使用镇痛泵,应注意预防和处理可能发生的并发症。

4.输液、应用抗生素

患者在进食期间需静脉补充液体,为患者提供所需要的水和营养素,并使用抗生素预防感染,需要时遵医嘱给予患者输血浆或全血,来改善其营养状况,有利于伤口的愈合。

5.口腔护理

保持口腔清洁,每日用生理盐水清洁口腔两次。

6.伤口观察及护理

观察伤口敷料是否完整,有无脱落,切口有无出血、渗血、渗液,如敷料渗血渗液较多,应及时更换敷料,如发现有内出血应及时报告医生处理。

7.皮肤护理

胃癌患者因抵抗力低,卧床时间长,皮肤长期受压,容易发生感染或压疮,每日为患者以温水擦浴,保持皮肤清洁、干燥。对于长期卧床者,应按时协助其更换卧位,并定时使用气压治疗,按摩以促进血液循环。平时应保持床单位清洁、干燥、平整、避免潮湿、摩擦以及排泄物刺激患者皮肤。

8.活动

术后应鼓励患者早期肢体活动,协助患者翻身、侧卧、活动下肢,卧床期间,应 2 h 翻身一次,术后第二天若生命体征平稳,应协助患者下床活动,可加快患者的肠蠕动,预防肠粘连,有利于早日排气排便,可预防腹胀,加快患者的康复。

9.饮食护理

术后三天禁饮禁食,胃肠外营养,肛门排气后可停止胃肠减压,可饮少量水,待肠蠕动安全恢复后,饮食由清流、流质、半流质逐渐过渡到软食,早期不宜进食富含纤维素食物及易胀气的食物,以少食多餐为原则,逐渐加量。

10.引流管护理

持续胃肠减压,保持胃管及其他引流管的通畅,有效的胃肠减压可以防止胃肠道内积液、积气,减轻胃肠内压力,有利于术后胃肠吻合口的愈合及胃肠道功能的恢复,观察胃液的颜色、性状及 24 h 的量。正常情况下,24 h 内胃液为咖啡色或暗红色,量为 100～300 mL。如果胃管内有鲜红色的液体引出,应及时报告主管医生,引流管应妥善固定,不可随意移动,并注意有无反折、堵塞及脱落,可使用胶布采取高举平抬法固定,每班及时记录各引流管内引流液的颜色、性状及量,如有异常,及时报告医生,术后第二天教会患者及其家属夹闭尿管,训练膀胱功能,以利于尿管的及时拔除,有利于患者的恢复。

(三)术后常见并发症的观察及护理

1.出血

术后出血一般发生在术后 24 h 内,因此,术后应严密观察患者的生命体征及胃肠减压引出物的颜色、性状、量,注意患者有无上腹饱胀感、呕血、便血或胃管内持续流出鲜血等,术后出血多采取药物止血、输血等措施得到控制,无效者需再次手术。

2.梗阻

吻合口狭窄或有炎症反应、水肿,都会引起吻合口梗阻。应注意观察患者的排气排便情况及进食后有无饱胀和呕吐,同时根据呕吐物中是否含有胆汁,判断吻合口是否发生输入空肠襻梗阻或输出空肠襻梗阻,以便给予相应的持续胃肠减压及支持疗法的处理。

3.吻合口瘘

吻合口瘘是最严重的并发症之一,通常发生在术后一周左右。若全胃切除患者术前营养较差,较易发生吻合口瘘。其主要表现为右上腹突然剧烈疼痛及腹膜刺激征,应注意腹痛及体温的变化情况,不要盲目应用镇痛药,应及时报告上级医生。

4.倾倒综合征

倾倒综合征可能是由于胃大部分切除后丧失幽门括约肌的控制,残胃排空过快,高渗性食物迅速进入空肠,使大量细胞外液进入肠道和刺激腹腔神经丛所致,表现为进食半小时后出现头晕、面色苍白、心悸、出汗、恶心、腹痛、腹泻等症状。

为了防止倾倒综合征的发生,应鼓励患者少食多餐,进食后平卧 20~30 min,可控制或减轻症状。

五、康复及出院指导

(1)嘱患者保持乐观情绪,适量的活动,避免劳累和受凉。

(2)饮食定量、适量,宜清淡饮食,避免生、冷、硬、辛辣、酒等刺激性食物,多食蔬菜及水果,不食胀气及含油高的食物,食后卧床 0.5~1 h 可预防倾倒综合征。

(3)少量多餐:出院后每日 5~6 餐,每餐 50 g 左右,逐渐增加,至 6~8 个月恢复每日 3 餐,每餐 100 g 左右,1 年后接近正常饮食。

(4)必要时遵医嘱服助消化剂及抗贫血药物。

(5)保持大便通畅,并观察有无黑便、血便,如发现异常,及时门诊或急诊就医。

(6)如有腹痛、反酸、嗳气甚至恶心、呕吐者,及时检查,及早治疗。

(7)复查:出院后 1 年内 3 个月一次,2~3 年 6 个月一次,4 年后每年复查。

(王 虹)

第七节 肝癌、胆管癌

肝癌(PHC)是一种常见的、预后差的恶性肿瘤,严重威胁着全世界人类的健康。2015 年全国肿瘤防治研究办公室发布数据显示肝癌发病率居癌症的第三位,每年新发 36.6 万例。一项为期 10 年的调查结果表明,PHC 给中国社会带来的花费和社会负担排名第一位,给我国医疗资源带来了沉重的负担。根据世界卫生组织调查显示:在恶性肿瘤患者中,PHC 发病率女性位于第 7 位,男性位于第 5 位,而在因肿瘤死亡患者中统计,PHC 在女性中病死率位于第 6 位,男性中位于第 2 位。我国长期以来都是全世界原发性肝癌发病率最高的国家之一。据统计,我国原发性肝癌人数约占全球患者数的 55%。由于 PHC 起病隐匿,病情发展迅速,恶性度极高,远期生存率低,其总体 5 年生存率<10%,其发病率、病死率每年均有所升高。

肝门部胆管癌(HBDC)是指累及胆囊管开口及以上的 1/3 肝外胆管,并常扩展至肝管汇合部和一侧或双侧肝管的恶性肿瘤,又称中央型胆管癌或 Klatskin 肿瘤,占肝外胆管癌的58%~75%,近年来其发病率有上升趋势。由于特殊解剖关系及生物学特征,HBDC 早期诊断较困难,误诊率高,手术切除率低,预后极差。

一、病因

目前普遍认为,肝癌、胆管癌的发生可为多种因素经多种途径共同引起的结果,肝硬化、乙型肝炎病毒和丙型肝炎病毒被认为是危险因素。此外,不同地区致癌和促癌因素可能不完全相同。

1. 病毒感染

长期的临床观察发现,肝炎、肝硬化、肝癌是不断迁移演变的三部曲。目前认为肝炎病毒有 A、B、C、D、E、G 等数种以及 TTV。

已证明与肝癌有关的肝炎病毒主要为乙型肝炎病毒(HBV)及丙型肝炎病毒(HCV),而其中又以乙型肝炎病毒最为常见。

2. 黄曲霉毒素

人类食物中黄曲霉素的普遍污染是人类癌症发生可能因素的观点已得到了广泛承认,因为在世界的许多黄曲霉素高污染地区,都是肝癌的高发区。黄曲霉素 B1 是目前已被证明有明确致癌作用的物质,主要存在于霉变的粮食中,如玉米、花生、大米等。

3. 遗传因素

约 40% 的肝癌患者有家族史,肝癌有家族聚集性,肝癌的发生是遗传和环境共同作用的结果,肝癌的发生在多基因基础上有主基因作用。

4. 酒精

有长期酗酒嗜好者容易诱发肝癌。过量饮酒常通过脂肪肝、酒精性肝炎及肝硬变等步骤,最终导致肝癌。

5. 癌基因

将与肝癌、胆管癌相关的癌基因分为以下几种。

(1)转化基因(N-Ias)。

(2)增殖相关基因(C-myc)。

(3)生长因子基因(IGF-2)。

(4)生长因子受体基因(C-fms)。

6. 其他

(1)烟草。

(2)亚硝胺。

(3)农药:如有机氯类等。

(4)微量元素,肝癌流行区水、土壤、粮食、人头发及血液中含铜、锌较高,钼较低。

(5)中华分支睾吸虫,刺激胆管上皮增生而产生胆管细胞癌。

(6)性激素、放射性物质和社会心理因素等。

(7)糖尿病,最近有报道,糖尿病可增加罹患肝癌的危险。

(8)肥胖。

二、治疗原则

肝癌的手术治疗主要包括肝切除术和肝移植术。

1. 肝切除术

其中肝切除术主要包括根治性手术、姑息性手术及探查性手术。手术切除主要用于病灶局限、有望能够获得根治性切除的肝癌患者。

2. 肝移植术

肝移植术主要包括常规术式(经典原位肝移植、背驮式肝移植)和新移植术式(劈离式肝移植、活体肝移植、自体肝移植、多米诺肝移植、肝细胞移植、异种肝移植)。美国移植医师学会与美国肝病研究协会在美国国立卫生研究院(NIH)召开的会议上规定肝移植指征：①肝硬化患者，一旦出现腹腔积液、肝性脑病、曲张静脉破裂出血这些肝功能失代偿性的表现时，特别是有过自发性腹膜炎及因门脉高压所导致的曲张静脉破裂出血者，不论其 Child-Pugh 肝病严重性分级如何；②Child-Pugh 肝病严重性分级标准≥7 或 MELD 分级≥15 的患者，应推荐做肝移植手术。

3.介入治疗

介入治疗可采用肝动脉栓塞治疗或化疗、射频消融治疗等。

三、评估

(一)术前评估

术前评估主要包括肝功能的评估、肝癌进展程度的评估、肾功能的评估、脑功能的评估、肺功能的评估，以及心功能的评估等。

1.一般情况

家族史、一般健康状况、生活习惯、籍贯、职业、是否吸烟饮酒、营养状况；是否存在食欲减退、乏力、体重下降、腹腔积液、黄疸、肝性脑病、静脉曲张。

2.影像学评估

根据影像学准确地分析肿瘤门静脉、肝动脉、肝静脉、下腔静脉、腹腔血管、胆管之间的关系，计算整个肝脏体积、肿瘤体积、切除肝脏体积以及剩余肝脏体积。

3.肝功能评估

主要内容包括：血清或血浆肝功能检查、肝脏清除实验、系统评分或多因素综合评估、CT 测量肝脏体积、门脉压力、术前肝脏穿刺组织病理学检查等辅助手段。主要指标有氨酶、胆红素、白蛋白、凝血酶原时间、Child-Pugh 肝功能分级、吲哚青绿试验(ICG)、氨基比林呼气试验、利多卡因代谢试验等。

4.营养状况评估

终末期肝病患者中大部分存在营养不良。营养不良不是手术的禁忌证，但严重营养不良影响术后的康复。

(二)术后评估

1.术中情况

手术方式、麻醉方式、术中使用的特殊药物、有无影响术后恢复的问题及合并症，患者的引流、输血输液情况，特殊装置等。

2.生命体征

体温、脉搏、呼吸、血压、意识及动脉血氧饱和度。呼吸道是否通畅，咳嗽排痰情况，痰液性质、颜色。

3.伤口评估

引流管是否通畅，引流液的颜色、性质及量，伤口敷料情况，伤口有无感染。

4.肝功能评估

密切观察患者的精神症状及行为，监测肝功能和黄疸变化情况，及时发现肝性脑病前兆。

5.疼痛评估

引起疼痛的原因，观察患者的表情、身体位置、活动、睡眠情况；观察有无腹痛。

6.饮食评估

进食情况、消化能力、排便情况、体重、血浆蛋白和氮平衡的情况。

7.沟通能力评估

不能语言交流的,能否采取手势、图片、文字等进行有效的交流。

四、护理措施

(一)肝切除术

1.术前护理

(1)皮肤护理:由于胆汁排泄不畅,胆盐沉积,刺激神经末梢,会引起患者皮肤瘙痒。患者常用力抓挠,易造成皮肤损伤,特别是腹部皮肤损伤、感染,将会影响手术切口愈合。

(2)改善肝功能:肝癌、胆管癌常合并不同程度的凝血功能障碍,术前给予加强支持、保肝治疗,同时大量补充 B 族维生素、维生素 C 及维生素 K。维生素 K 应于术前 3～5 d 应用,以改善凝血功能,减少术中出血。对于一般状况较差,伴贫血、低蛋白血症及严重腹腔积液者,应输血、血浆、白蛋白和利尿药等,同时注意严密观察并记录尿量、腹围及体重,对伴有心、肺、肝、肾等重要脏器慢性病者(尤其是高血压病及糖尿病患者)术前应积极治疗。

(3)饮食护理:术前应给高维生素、高蛋白、低脂清淡饮食。宜少食多餐,注意食物合理搭配及多样化,以保证营养供给,刺激食欲。必要时行静脉营养支持,以期改善患者的营养状况,增加对手术的耐受性。

(4)术前和教育:①护士应尽快协助完成必要的检查和收集检验报告提供给医生以早期实施手术;②肠道准备:口服肠道不吸收的抗生素 3 d,减少肠道细菌的数量及移位,术前晚清洁肠道,以减少腹胀和血氨来源,减少术后发生肝昏迷的条件;③常规准备:禁烟禁酒,练习床上大小便及掌握正确的咳嗽、咳痰方法等。

(5)其他准备:肝手术前一般需放置胃管,必要时也需留置尿管。广泛肝切除术术中、术后输血量可能较大,术前应备足血液,以新鲜血为佳,避免术中输入大量库存血而引起凝血障碍。

2.术后护理

(1)体位及活动:病情平稳后宜取半卧位。肝手术后一般不宜过早起床活动,尤其是肝叶切除术后过早活动易致肝断面出血。但可卧床活动,鼓励深呼吸及咳嗽,防止肺炎、肺不张等并发症发生。

(2)生命体征观察:术后必须严密观察生命体征、出血症状、意识变化、黄疸、腹腔积液、尿量情况,腹部和胸部症状及体征,各种引流管的引流情况,血、尿常规,电解质及酸碱平衡指标测定,肝肾功能检验,必要时还应进行超声波、X线等特殊检查。如发现有关并发症发生时,当及时与医师联系,认真做好相应治疗护理工作。①持续监测生命体征、中心静脉压等。准确记录出入量,为术后治疗提供可靠依据。②注意神志的变化,防止发生继发性肝昏迷。③及时观察病情变化,定时测量患者的皮温、血压、脉搏、尿量的动态变化。对既往有心功能不全的患者应注意观察其脉率、节律的变化等。④腹腔内出血:由凝血功能障碍或肝叶切除后肝断面的微血管出血引起。⑤胃肠出血:肝癌多有肝硬变,术后因诱发门静脉高压致食管曲张静脉破裂,或应激性溃疡引起胃肠出血。⑥腹腔积液:因肝功能不良、低蛋白血症所致。⑦胆汁渗漏:为肝断面组织坏死或小胆管结扎线脱落所致,可引起胆汁性腹膜炎。⑧腹腔感染:因腹腔渗血渗液引流不畅所致。⑨胸腔积液:与低蛋白血症和膈下感染有关。

(3)饮食:术后应纠正低蛋白血症和电解质紊乱,加强全身营养支持。①术后肠道功能未恢复的主要行静脉营养支持,每日液体量应为 2 500～3 500 mL,有腹腔积液时注意入量和出量平衡,热量维持在 8.4×10^3 kJ 左右。同时补充多种维生素,及时补充白蛋白、血浆、脂肪乳等。②按高价静脉营养常规护理,要特别注意总糖量与胰岛素的比例,必须根据医嘱准确无误地加入胰岛素在营养液中,及时监测血糖、尿糖变化,防止低血糖休克和高渗性非酮性昏迷。③肠道功能恢复后开始进少量流质饮食,并逐渐恢复到正常饮食。应遵循高热量、高蛋白、高维生素、低脂肪、易消化的饮食原则。

(4)引流管的观察与护理。①引流液的观察:正常人胆汁色呈金黄色,较黏稠,引流胆汁量在 500～800 mL/d。若"T"形管的日引流量达 1 500～2 000 mL,且胆汁稀薄,说明患者肝功能损害严重,这种情况下可致严重的水、电解质紊乱。胆道出血可有剧烈腹痛,引流管内可引出易凝固的大量新鲜血。正常胰液无色透明,若胰液混浊并有脓液,应考虑腹腔内吻合口有感染。②妥善固定引流管,防止管道脱落:告知患者及其家属术后各种引流管的重要性。严格执行双固定(一处固定在患者引流管出皮肤处,另一处固定在患者机体上),严防引流管脱落。胆管癌栓术后早期若发生引流管脱落,此时腹腔窦道未形成,引流液流入腹腔可造成严重感染,甚至危及患者生命。对术后患者麻醉未完全清醒者应注意适当约束上肢,防止患者躁动而抓脱引流管。术后翻身、更换引流瓶时,应避免暴力牵拉引流管,而导致引流管的脱落和移位。指导带引流管下床活动的护理方法。③保持引流管通畅:保持各引流管引流通畅,患者取半卧位,以利于引流。注意引流管的安放位置,勿折叠与受压,经常检查引流管的通畅情况。若"T"形管阻塞,胆道内压力增高,细菌及毒素上行扩散进入到血液循环,从而引起全身中毒症状;肝断面引流管引流不畅,可造成肝断面感染、膈下感染、脓肿形成等。如发现泥沙样的残石、沉渣阻塞"T"形管时,在患者无胆道出血、腹痛、发热的情况下,用 0.5％的甲硝唑溶液 100 mL 缓慢冲管,可保持引流管通畅,以达到引流的目的。

(5)肝功能护理:肝功能衰竭是肝癌切除术后主要并发症和死亡原因,多见于肝硬化患者,由于肝切除量较大或术中大出血、肝门阻断时间过长等因素导致肝细胞缺氧、坏死引起。术后应按时对患者进行肝功能检测,并根据患者的病情遵医嘱行保肝药静脉滴注治疗,使患者的肝功能恢复正常。

(6)控制术后腹腔积液:为肝癌切除术后的常见并发症之一,大量蛋白质的丢失,机体抗感染能力降低,是肝功能不全的诱因,影响手术预后,每日测量腹围进行对照,监测 24 h 出入水量;按"量出为入"的原则进行补液,限制钠盐的摄入;少量多次输注白蛋白或血浆,必要时行利尿以减轻腹腔积液。

(7)预防控制感染。①注意切口情况:患者术后常放置多个引流管以引流腹腔剖面的渗液,术后早期伤口敷料往往有渗液、渗血,密切观察,如有渗出,及时更换切口敷料,内层用酒精纱布覆盖,保持外层敷料干燥;②加强护理观察,及时了解感染征象:密切观察体温变化;③严格无菌操作:更换引流袋时,严防逆行性感染,加强各种引流管道口管理,及时消毒换药,防止管道感染。

(8)并发症的观察及护理。①做好呼吸道护理:术后患者由于体质较差、切口疼痛等原因,不敢咳嗽或咳嗽无力,咳痰困难,不利于呼吸道的通畅,容易并发肺不张及肺炎。应 15～30 min 鼓励咳嗽一次。②禁食期做好口腔护理:进食后指导患者每餐后用软毛牙刷刷牙。观察口腔黏膜的情况,观察大量应用抗生素可能出现的二重感染。③会阴护理:每日两次。④保持患者床单位整洁:鼓励患者并协助及早下床活动,减少术后长期卧床引发的并发症如肺部感染、泌尿系感染等的发生。

(二)肝移植术

1.术前护理

(1)环境准备:术前为患者准备单人房间,使病室清洁整齐,舒适和谐。室温保持在18 ℃～22 ℃,湿度保持在50%～60%,保持病室安静,使患者心情放松。妥善安排会客与休息时间。加强病房通风换气,每日紫外线消毒2次,每次30 min。

(2)术前教育:护士应详细介绍移植手术的方法、目的、优点和成功病例,为患者提供有效的处理对策,使其在肝移植术前具有良好的情绪和精神准备。具体内容如下。①术前检查的必要性及注意事项;②术后的排异反应及感染的预防,以及服用免疫抑制药的必要性,服药后产生的不良反应等;③深呼吸和有效咳嗽的技巧;④各种监护仪、导管及插管的作用及重要性。

(3)器械准备:术前1 d检查并调试术中设备(如手术床、无影灯等),熟悉设备操作方法,达到设备术中性能良好和顺利进行手术的目的。准备手术包:将肝移植器械包、肝移植敷料包、肝移植手术布类包等备好,置于肝移植预备车上。准备特殊用物:无菌软尺、无菌肝袋、16 G留置针、牵引带、止血纱带、灌洗器等。准备药品:白蛋白、甲强龙、林格液、抗生素等。准备无菌冰屑数盒。

(4)其他:见本节护理措施——肝切除术。

2.术后护理

(1)体位:手术后早期移植肝与膈面等组织尚未形成致密粘连,体位改变可能引起肝脏移位,从而影响肝脏的血液循环。未拔气管插管前患者取去枕平卧位,麻醉清醒拔除气管插管后,将床头抬高30°～40°,不宜超过45°。术后早期翻身动作要轻,切忌粗暴及幅度过大,3 d后患者可在床上坐起,7 d左右可下床活动。

(2)管道护理。①严密观察引流液颜色、性质及量:如果胆汁颜色变淡,分泌量减少,呈水样胆汁,可能发生排斥反应或瘀胆;引流出大量的淡绿色胆汁,表示肝细胞严重损害,提示预后不佳;胆汁分泌减少,同时大便为陶土色,皮肤、巩膜黄染,结合胆道造影,明确是否出现胆道部分阻塞或完全阻塞;若胆汁中出现絮状物或脓性胆汁,应考虑有胆道并发症或肝内感染;胆汁呈血性提示胆道出血,需要根据颜色深浅、是否凝固判断出血的程度。②其他:见本节护理措施——肝切除术。

(3)肝动脉血栓及栓塞:肝动脉血栓形成及栓塞多发于术后1周内,是最严重的并发症。肝动脉血栓可表现为肝区突发性疼痛、精神萎靡、高热、腹腔积液、肝功能异常。术后1周定时行肝脏血管超声波检查。由于抗凝治疗,机体处于低凝状态,容易发生血管穿刺部位渗血,注意保护血管穿刺点,在拔除动脉、静脉插管时加压包扎,防止出血。

(4)排斥反应的监测:肝移植术后排斥反应有3种形式:超急性排斥、急性排斥、慢性排斥。急性排斥为肝移植术后早期严重并发症。多发生在术后第6～7 d至第6周,在排除感染和外科因素的情况下,如突然出现体温升高,情绪波动(烦躁或萎靡),倦怠,乏力,肝区胀痛,胆汁量减少、稀薄、色淡,黄疸加深,肝酶谱急剧升高,肝功异常,提示为排异。一旦确诊,应及时大剂量使用激素治疗。每日抽血化验肝功能,并准确记录胆汁量。

(5)并发征的观察:①黄疸及腹腔积液:随着移植肝功能恢复,黄疸和腹腔积液将逐渐消退,如长时间不消退或黄疸消退后又加深或顽固性腹腔积液,要注意移植感染、排斥及坏死的可能;②感染:肝移植术后感染是死亡的主要原因。

（6）正确服用免疫抑制药：患者术后遵医嘱均采用他克莫司、霉酚酸酯、激素三联免疫抑制药方案抗排斥治疗。免疫抑制药的规范应用是移植手术后成功与否的关键因素。认为应注意以下几点：①依照免疫抑制药药动学原理，保证服用他克莫司前后禁食禁水 2 h，以达到有效药物浓度；②对于他克莫司药物浓度不稳定的患者可以加用西柚汁顺服；③定期准确监测药物浓度变化并及时做出剂量调整；④始终与患者保持长期联系，并做好院外指导工作，防止药物错服、漏服事件发生。

（7）其他：见本节护理措施——肝切除术。

五、射频消融治疗肝癌及相关护理技术

（一）原理

射频消融术治疗肝癌已有 20 余年，其原理是利用高频电流，电流由电极针发出，负极板与针状电极在人体之间形成回路，导致组织中的离子和极性大分子振荡撞击摩擦发热，局部达到特定温度，可以引起肿瘤细胞的不可修复损伤，致使细胞内外水分蒸发、干燥、固缩脱落以致无菌性坏死，从而达到治疗的目的。在凝固灭活肿瘤组织的同时可使肿瘤组织与周围正常组织间形成 0.5～1.0 cm 厚的凝固带，切断肿瘤血供并防止肿瘤转移。

（二）仪器设备

射频消融治疗系统是由穿刺定位系统、射频电极、射频机及监控系统等方面组成。穿刺定位系统可分为 B 超、CT、MRI 等；射频电极可分为单电极、双电极、多电极和冷循环电极，其中，冷循环电极是近几年刚刚应用于临床。传统电极周围组织易发生炭化，导致阻抗增加，减少了能量向周围的传导。冷循环电极采用 14～18 号电极，其芯中空，含有两个相通的内孔，使冷却介质（水或空气）可在其中循环，通过在加温过程中降低电极尖的温度，可避免电极周围组织的汽化、炭化空洞形成和水分丢失，使热损毁的范围增加。

（三）射频消融术治疗肝癌的方式

射频消融术治疗肝癌有开腹直视、腔镜引导及影像学引导经皮等方式。影像学引导行经皮射频消融术由于其微创、方便、疗效较好等优势广泛应用于临床，尤其是超声引导行射频消融术治疗肝癌创伤小、恢复快、并发症少，肿瘤坏死彻底，远期预后较好，患者经济负担轻。

（四）射频消融术治疗肝癌的适应证

随着技术的进步、仪器的发展、治疗水平的提高及治疗经验的丰富积累，射频消融术治疗肝癌的适应证不断扩大。以往的禁忌证已成为当今的适应证范围。多数研究者认为，肿瘤直径<3 cm、数量≤4 或肿瘤直径<5 cm、数量≤3 个，直径累积<12 cm，可达到较好的治疗效果，病灶可有效坏死清除，对肝功能也不会有较大影响。近年来此适应证有所扩大，对于直径大于 5 cm 的病灶，可采用集束针或采用单针多点立体定位消融。以往认为，肝脏肿瘤接近膈肌、胆囊或胃肠为射频消融术的禁忌或相对禁忌，现随着治疗经验的丰富及先进方法的出现，肿瘤毗邻这些"危险部位"已经不再是以往的"禁区"。

（五）射频消融术治疗肝癌的护理

1.术前护理

（1）术前准备。①检查检验：患者术前常规行心电图、胸片、血常规、尿常规、粪常规、肝肾功能、凝血功能、血型等检查，确保符合消融治疗手术适应证。②患者准备：术前 1 d 手术区域备皮，清洁穿刺部位皮肤，保持治疗区域清洁干燥。教会患者床上使用便器，以适应绝对卧床

的需要。嘱患者术前4 h禁食、2 h禁水,进入治疗室前排空膀胱,核实手术知情同意书签署情况。③物品准备:检查射频治疗仪、冷循环仪、心电监护仪、穿刺包、急救物品等仪器设备是否运转正常,物品是否齐全,无菌物品是否在有效期内。

(2)心理护理:向患者详细讲解肿瘤射频消融的原理、基本方法及步骤、安全性、优越性、疗效、术中及术后可能出现的情况及注意事项。列举成功病例,减轻患者的恐惧心理,详细解答患者提出的有关问题,使患者充分认识到射频消融的优越性,增强治疗的信心和勇气,使其以最佳的心理状态配合治疗与护理。

(3)体位及呼吸配合训练:体位和呼吸配合是手术成功的重要因素。患者一般采用仰卧位,右侧手上举抱头,左侧手自然下垂放在身体左侧,根据病灶的位置有时也采取左侧卧位或将右侧胸腹部垫高。一般要求患者在平静呼吸状态下屏气,以保证每次呼吸幅度基本一致。术前向患者反复示教术中的体位及呼吸配合。治疗过程一般采用局部麻醉,并给予一定的镇静和镇痛处理,患者术中处于清醒状态,指导患者及时准确地说出自己的感受和体验,以便及时有效地采取相应的治疗、护理措施。

2.术中护理

(1)粘贴分散电极:妥善粘贴分散电极(回路电极板),一般对称贴于患者双侧大腿外侧肌肉发达部位,确保粘贴完整、牢固,以避免皮肤灼伤,并嘱患者如有分散电极粘贴局部疼痛时要及时告知医护人员。

(2)给予镇静、镇痛药:遵医嘱于术前给予镇静及止痛药,术中患者如出现疼痛反应,可遵医嘱及时追加。

(3)病情观察及监护:予患者吸氧和心电监护,密切监视心电图的变化,观察患者的神志、心率、心律、血压、血氧、呼吸变化。遵医嘱根据患者的治疗反应调整功率、温度、能量的设定,并准确记录射频消融治疗条件。嘱患者严格保持规定体位,以确保穿刺准确及治疗安全;询问患者的治疗感受,安慰、鼓励患者;适时为患者擦汗、局部按摩缓解疼痛以帮助患者配合手术,完成治疗。如患者出现恶心、呕吐,应立即协助其头偏向一侧,及时清除呕吐物,防止误吸及窒息。术毕手术局部无菌敷料覆盖,送回病房。

(4)并发症的处理。①心率减慢:为术中最常见的并发症,可能与疼痛导致迷走神经兴奋或胆心反射有关。术中应严密观察患者的生命体征变化,特别是心率变化,注意患者反应。心率降至60次/分以下时应提醒医生,遵医嘱停止治疗,遵医嘱肌注阿托品,加大吸氧流量,调整输液速度,待心率恢复正常后再继续治疗。②皮肤灼伤:常见于皮肤分散电极粘贴处,多由患者术中出汗,分散电极粘贴松动所致。如患者出现灼热和疼痛感应要及时查看和处理。

3.术后护理

(1)一般护理:遵医嘱更改患者饮食,如治疗部位靠近胃肠部位,遵医嘱予禁食或流质饮食,卧床休息,保持穿刺部位敷料干燥,密切观察生命体征变化。加强基础护理,注意保暖,勤换棉质衣服,适量补液并进行饮食指导,鼓励患者多饮水,进高热量、高维生素、易消化的营养饮食,以减轻肝脏负担,提高机体抵抗力。

(2)疼痛的护理:疼痛是由于治疗后肿瘤组织坏死、肝组织炎性水肿和肝被膜张力增加所致。一般持续3~5 d,主要表现为胀痛,其程度与肿瘤大小、位置深浅、治疗持续时间及患者的耐受程度等因素有关。严密观察患者术后生命体征、腹部情况,观察穿刺点有无渗液、腹部隆起和急腹症症状以防出血和其他并发症。协助患者取舒适体位,指导患者学会放松技巧,分散注意力,缓解疼痛,必要时遵医嘱予以镇痛药物。

(3)发热的护理:射频消融治疗是使肿瘤细胞发生凝固性坏死,而坏死组织是内源性致热物质,吸收后可使患者体温上升,故术后发热常见,体温多在 37.5 ℃～38.5 ℃。术后应每 4 h 测 1 次体温,连续 3 d;向患者解释发热的原因,嘱其多饮水或温水擦浴。若体温>38.5 ℃,遵医嘱给予物理降温或药物降温处理。若体温>39 ℃,物理降温或药物降温无效,且持续时间>2 d,遵医嘱复查血常规、B 超,注意有无肝脓肿等严重并发症。

(4)血红蛋白尿的护理:射频消融治疗因高温使癌细胞坏死,流经肿瘤部位血液中的大量红细胞破坏,大量蛋白分解,其产物血红蛋白被吸收入血可产生血红蛋白尿。术后要密切观察尿量、颜色及性质。鼓励患者多饮水,遵医嘱补液,保持 24 h 尿量在 2 000 mL 以上。出现血红蛋白尿时,为防止肾小管被堵塞,遵医嘱应用碱性药物如碳酸氢钠以碱化尿液,同时增加液体量或在补足液体情况下应用利尿药增加尿量,减少对肾小管的损伤,保护肾功能。

(5)肝功能损害的护理:经射频消融治疗后坏死肿瘤组织的吸收加重了肝脏组织的负担,可引起不同程度的肝功能损害,多表现为转氨酶升高及黄疸指数升高,严重者可出现腹腔积液或肝昏迷。①对原有肝功能异常者,术后予以吸氧 1～2 d,以减少肝细胞的损伤,促进肝细胞的修复;②术后 3 d 内宜卧床休息,鼓励患者多食高热量、高维生素、易消化食物;③注意询问患者有无腹胀,观察下肢有无水肿并准确记录 24 h 尿量;④对腹腔积液患者定期测量腹围,密切观察腹腔积液的消长情况;⑤观察患者皮肤、巩膜有无黄疸,定期进行肝功能及电解质的检测;⑥遵医嘱应用护肝药物;⑦保持大便通畅,避免便秘,以免血氨增加。

(6)术后并发症病情观察要点。①消融后综合征:患者表现为发热、疼痛,少见的有寒战、血尿,具体原因不明;处理:加强监护,输液、镇痛、对症处理。②内出血:如患者凝血功能异常或血小板过低,可遵医嘱输注止血药物、血小板、血浆、凝血酶原复合物等;术后密切关注患者的生命体征并注意患者的症状,尤其是腹部症状,必要时可行介入止血。③肝脏破裂:术后密切关注患者的生命体征并注意患者的症状,是否有疼痛、腹胀、急腹症等症状,及时发现异常报告医生,及时处理。④感染:患者感染,可发生肝脓肿等,对于患有糖尿病等容易感染者尤其注意。如发生肝脓肿,按常规肝脓肿治疗,可行穿刺置管引流术并根据血液或脓液的细菌培养与药物敏感试验选择敏感的抗生素进行治疗。⑤气胸:术中密切观察患者症状及体征,若出现相应临床症状,如呼吸困难应及时确诊。少量气胸密切观察,胸片示肺脏压缩超过 30% 或出现严重呼吸困难的临床表现应及时穿刺排气,如出现张力性气胸应行胸腔闭式引流。

六、康复及出院指导

1.饮食指导

指导患者养成良好的饮食习惯,多食用易消化的食物,忌刺激性食物。进食高营养、易消化、清淡饮食,如有腹腔积液者应采用低盐饮食,以防水钠潴留。饮食以高热量、高维生素、高蛋白、低脂肪饮食为宜;禁烟酒、辛辣刺激性食物。不吃霉变及变质食物。

2.运动指导

患者在保证充足睡眠及休息的同时,应选择适宜的有氧运动;患者在增强体质的同时,保证心情愉悦和舒畅。

3.注意自我防护

教给患者自我防护的知识,如避免受凉,避免去人员过多、过杂的地方,避免与有传染性疾病的人接触,流行性感冒时提前注射疫苗等。

4.用药指导

(1)患者应遵医嘱服用治疗药物,不可擅自增减剂量或停药。

(2)肝移植受者需服用各种免疫抑制药,常用的有泼尼松(强的松)、他克莫司、环孢素等。严格遵医嘱服药,对移植肝顺利成活十分重要。

应根据患者的具体情况进行用药指导,使每例患者在出院前能熟知自己所用药物的剂量、用法、服用时间、常见不良反应及服药的重要性。

5.复诊指导

患者应定期进行复查,进行常规体检,当病情变化时应及时就医。

(1)服用他克莫司、环孢素的患者应定期到医院测血药浓度,遵医嘱调整药物剂量时应每周测 2 次,出院初期每周测 1 次,血药浓度平稳后改为 2 周或 1 个月测 1 次。

(2)由于原发性肝癌患者接受肝移植手术后存在癌症复发的可能,所以,此类患者出院后还应定期接受预防性治疗。

(王　虹)

第八节　急性胆囊炎

急性胆囊炎是一种常见急腹症,女性多见。根据胆囊内有无结石,将胆囊炎分为结石性胆囊炎和非结石性胆囊炎,后者较少见。

一、病因

(一)急性结石性胆囊炎

1.胆囊管梗阻

结石阻塞或嵌顿于胆囊管或胆囊颈,直接损伤黏膜,以致胆汁排出受阻,胆汁淤滞、浓缩;高浓度胆汁酸盐具有细胞毒性,引起细胞损害,加重黏膜的炎症、水肿甚至坏死。

2.细菌感染

细菌通过胆道逆行进入胆囊,或经血液循环或淋巴途径进入,在胆汁流出不畅时造成感染。主要致病菌是革兰阴性杆菌,常合并厌氧菌感染。

(二)急性非结石性胆囊炎

急性非结石性胆囊炎病因不清楚,胆囊内胆汁淤滞和缺血可能是发病的原因。多见于严重创伤、烧伤、长期胃肠外营养、大手术(如腹主动脉瘤或心肺旁路手术)后的患者。

二、病理生理

(一)急性结石性胆囊炎

结石致胆囊管梗阻,胆囊内压升高,黏膜充血水肿、渗出增多,此时为急性单纯性胆囊炎。如病因未解除,炎症发展,病变可累及胆囊壁全层,白细胞弥散浸润,浆膜层有纤维性和脓性渗出物覆盖,成为急性化脓性胆囊炎。

若胆囊内压持续增高,导致胆囊壁血液循环障碍,引起胆囊壁组织坏疽,则为急性坏疽性胆囊炎。坏疽性胆囊炎常并发胆囊穿孔,多发生于底部和颈部。急性胆囊炎因周围炎症浸润至邻近器官,也可穿破至十二指肠、结肠等形成胆囊胃肠道内瘘。

(二)急性非结石性胆囊炎

病理过程与急性结石性胆囊炎基本相同,急性非结石性胆囊炎更易出现胆囊坏疽、穿孔。

三、临床表现

(一)症状

1.腹痛

腹痛为右上腹阵发性绞痛或胀痛,常在饱餐、进食油腻食物后或夜间发作,疼痛可放射至右肩、肩胛、右背部。

2.消化道症状

腹痛发作时常伴有恶心、呕吐、厌食、便秘等消化道症状。

3.发热

根据胆囊炎症反应程度不同,可有轻度至中度发热。如出现寒战、高热,提示病变严重,可能出现胆囊化脓、坏疽、穿孔或合并急性胆管炎。

(二)体征

右上腹可有不同程度的压痛或叩痛,炎症波及浆膜时可出现反跳痛和肌紧张。将左手压于右上肋缘下,嘱患者腹式呼吸,如出现突然吸气暂停称为 Murphy 征阳性,是急性胆囊炎的典型体征。

四、辅助检查

(一)实验室检查

血常规检查可见白细胞计数及中性粒细胞比例升高,部分患者可有血清胆红素、转氨酶或淀粉酶升高。

(二)影像学检查

B 超可胆囊增大,胆囊壁增厚,并可探及胆囊内结石影。CT、MRI 均能协助诊断。

五、处理原则

主要为手术治疗。手术时机和手术方式取决于患者的病情。

六、常见护理诊断/问题

1.急性疼痛

急性疼痛与结石突然嵌顿、胆汁排空受阻致胆囊强烈收缩或继发感染有关。

2.营养失调

低于机体需要量与不能进食和手术前后禁食有关。

3.潜在并发症

胆囊穿孔、出血、胆瘘等。

七、护理措施

(一)术前护理

1.病情观察

严密监测生命体征,观察腹部体征变化。若出现寒战、高热、腹痛加重、腹痛范围扩大等,应考虑病情加重,及时报告医师,积极处理。

2.缓解疼痛

嘱患者卧床休息,取舒适体位;指导患者进行有节律的深呼吸,达到放松和减轻疼痛的目的。对诊断明确且疼痛剧烈者,给予消炎利胆、解痉镇痛药物,以缓解疼痛。

3.控制感染

遵医嘱合理运用抗生素,选用对革兰阴性细菌及厌氧菌有效的抗生素并联合用药。

4.改善和维持营养状况

对非手术治疗的患者,根据病情决定饮食种类,病情较轻者可予清淡饮食;病情严重者需禁食和(或)胃肠减压。不能经口进食或进食不足者,可经肠外营养途径补充和改善营养状况。拟行急诊手术的患者应禁食,经静脉补充足够的水、电解质、热量和维生素等,维持水、电解质及酸碱平衡。

(二)健康教育

1.合理作息

合理安排作息时间,劳逸结合,避免过度劳累及精神高度紧张。

2.合理饮食

进食低脂饮食,忌油腻食物;宜少量多餐,避免暴饮暴食。

3.定期复查

非手术治疗或行胆囊造口术的患者,遵医嘱服用消炎利胆药物;按时复查,以确定是否行胆囊切除手术。

出现腹痛、发热和黄疸等症状时,及时就诊。

(李锦玲)

第九节　急性梗阻性化脓性胆管炎

急性梗阻性化脓性胆管炎(AOSC)是胆道感染疾病中的严重类型,又称急性重症胆管炎。急性胆管炎和 AOSC 是胆管感染发生和发展的不同阶段和程度。

一、病因

(一)胆道梗阻

引起胆道梗阻最常见的原因为胆总管结石。此外,还有胆道蛔虫、胆管狭窄、胆肠吻合口狭窄、恶性肿瘤、先天性胆道解剖异常等。胆道发生梗阻时,胆盐不能进入肠道,易造成细菌移位致急性化脓性炎症。

（二）细菌感染

细菌感染途径为经十二指肠逆行进入胆道或经门静脉系统入肝到达胆道。致病菌大多为肠道细菌，以大肠埃希菌、变形杆菌、克雷伯杆菌、铜绿假单胞菌等革兰阴性杆菌多见，常合并厌氧菌感染。

二、病理生理

AOSC 的基本病理变化是胆管梗阻和胆管内化脓性感染。胆管梗阻及随之而来的胆道感染造成梗阻以上胆管扩张、胆管壁黏膜肿胀，梗阻进一步加重并趋向完全性；胆管内压力升高，胆管壁充血、水肿、炎症细胞浸润及溃疡形成，管腔内逐渐充满脓性胆汁或脓液，使胆管内压力继续升高，当胆管内压力超过 $3\ kPa(30\ cmH_2O)$ 时，肝细胞停止分泌胆汁，胆管内细菌和毒素逆行进入肝窦，产生严重的脓毒血症，大量的细菌毒素可引起全身炎症反应、血流动力学改变和 MODS。

三、临床表现

本病发病急，病情进展迅速，除了具有急性胆管炎的 Charcot 三联征外，还有休克及中枢神经系统受抑制的表现，称为 Reynolds 五联征。

（一）症状

1.腹痛

腹痛表现为突发剑突下或右上腹持续性疼痛，阵发性加重，并向右肩胛下及腰背部放射。肝内梗阻者疼痛较轻，肝外梗阻时腹痛明显。

2.寒战、高热

体温持续升高达 39 ℃～40 ℃或更高，呈弛张热。

3.黄疸

多数患者可出现不同程度的黄疸，肝内梗阻者黄疸较轻，肝外梗阻者黄疸较明显。

4.神经系统症状

神志淡漠、嗜睡、神志不清，甚至昏迷；合并休克者可表现为烦躁不安、谵妄等。

5.休克

口唇发绀，呼吸浅快，脉搏细速达 120～140 次/分，血压在短时间内迅速下降，可出现全身出血点或皮下淤斑。

6.胃肠道症状

多数患者伴恶心、呕吐等消化道症状。

（二）体征

剑突下或右上腹部不同程度压痛，可出现腹膜刺激征；肝常肿大并有压痛和叩击痛，肝外梗阻者可触及肿大的胆囊。

四、辅助检查

（一）实验室检查

白细胞计数升高，可超过 $20×10^9/L$，中性粒细胞比例明显升高，细胞质内可出现中毒颗粒。肝功能出现不同程度损害，凝血酶原时间延长。动脉血气分析示 PaO_2 下降、氧饱和度降低。常伴有代谢性酸中毒、低钠血症等。

(二)影像学检查

B超可在床旁进行,以便及时了解胆道梗阻部位、肝内外胆管扩张情况及病变性质,对诊断很有帮助。如病情稳定,可行 CT 或 MRCP 检查。

五、处理原则

立即解除胆道梗阻并引流。当胆管内压降低后,患者情况能暂时改善,利于争取时间进一步治疗。

六、常见护理诊断/问题

(一)体液不足

体液不足与呕吐、禁食、胃肠减压和感染性休克等有关。

(二)体温过高

体温过高与胆管梗阻并继发感染有关。

(三)低效性呼吸型态

低效性呼吸型态与感染中毒有关。

(四)潜在并发症

胆道出血、胆瘘、多器官功能障碍或衰竭。

七、护理措施

(一)病情观察

观察神志、生命体征、腹部体征及皮肤黏膜情况,监测血常规、电解质、血气分析等结果的变化。

若患者出现神志淡漠、黄疸加深、少尿或无尿、肝功能异常、PaO_2 降低、代谢性酸中毒及凝血酶原时间延长等,提示发生 MODS,及时报告医师,协助处理。

(二)维持体液平衡

1.观察指标

严密监测生命体征,特别是体温和血压的变化;准确记录 24 h 出入液量,必要时监测中心静脉压及每小时尿量,为补液提供可靠依据。

2.补液扩容

迅速建立静脉通路,使用晶体液和胶体液扩容,尽快恢复有效循环血量;必要时使用肾上腺皮质激素和血管活性药物,改善组织器官的血流灌注及氧供。

3.纠正水、电解质及酸碱平衡失调

监测电解质、酸碱平衡情况,确定补液的种类和量,合理安排补液的顺序和速度。

(三)维持正常体温

1.降温

根据体温升高的程度,采用温水擦浴、冰敷等物理降温方法,必要时使用药物降温。

2.控制感染

联合应用足量有效的抗生素,有效控制感染,使体温恢复正常。

(四)维持有效气体交换

1. 呼吸功能监测

密切观察呼吸频率、节律和幅度;动态监测 PaO_2 和血氧饱和度,了解患者的呼吸功能状况,若患者出现呼吸急促、PaO_2 下降、血氧饱和度降低,提示呼吸功能受损。

2. 改善缺氧状况

非休克患者采取半卧位,使腹肌放松,膈肌下降,利于改善呼吸状况;休克患者取仰卧中凹位。根据患者呼吸型态及血气分析结果选择给氧方式和确定氧气流量或浓度,可经鼻导管、面罩、呼吸机辅助等方法给氧,改善缺氧症状。

(五)营养支持

禁食和胃肠减压期间,通过肠外营养途径补充能量、氨基酸、维生素、水及电解质,维持和改善营养状况。凝血功能障碍者,遵医嘱予维生素 K_1 肌内注射。

(六)完善术前检查及准备

积极完善术前相关检查,如心电图、B 超、血常规、凝血时间、肝肾功能等。准备术中用药,更换清洁病员服,按上腹部手术要求进行皮肤准备。待术前准备完善后,送入手术室。

(李锦玲)

第十节　胆石症

一、概述

胆石症包括发生在胆囊和胆管内的结石,是胆道系统的常见病和多发病。在我国,胆石症的患病率为 0.9%~10.1%,平均为 5.6%;女性与男性的比例为 2.57:1。随着生活水平的提高、饮食习惯的改变及卫生条件的改善,我国胆石症已由以胆管的胆色素结石为主转变为胆囊的胆固醇结石为主。

(一)胆石的分类

可按胆结石的化学成分或结石所在部位的不同进行分类。

1. 按化学成分分类

(1)胆固醇结石:以胆固醇为主要成分,外观呈白黄、灰黄或黄色,质硬,单发或多发,形状和大小不一,呈多面体、圆形或椭圆形,表面多光滑,剖面呈放射状排列的条纹,X 线检查多不显影。

(2)胆色素结石:以胆色素为主要成分,形状及大小不一,呈粒状、长条状或铸管形,一般为多发。可分为以下两种。①黑色胆色素结石:无胆汁酸、无细菌、质硬,几乎均发生在胆囊内;②棕色胆色素结石:有胆汁酸、有细菌、质软易碎,主要发生在肝内、外胆管内。

(3)混合型结石:由胆红素、胆固醇、钙盐等多种成分混合而成。根据所含成分比例的不同,呈现不同的形状、颜色和剖面结构。

2. 按结石所在部位分类

可分为:①胆囊结石;②肝外胆管结石;③肝内胆管结石。

(二)胆石的成因

胆石的成因十分复杂,是多因素综合作用的结果。

1.胆道感染

胆汁淤滞、细菌或寄生虫入侵等引起胆道感染,细菌产生的β-葡萄糖醛酸酶和磷脂酶能水解胆汁中的脂质,使可溶性的结合性胆红素水解为非结合性胆红素,后者与钙盐结合,成为胆色素结石的起源。

2.胆道异物

蛔虫、华支睾吸虫等虫卵或成虫的尸体可成为结石的核心,促发结石形成;胆道手术后的手术线结或 Oddi 括约肌功能紊乱时食物残渣随肠内容物反流入胆道成为结石形成的核心。

3.胆道梗阻

胆道梗阻引起胆汁滞留,滞留胆汁中的胆色素在细菌作用下分解为非结合性胆红素,形成胆色素结石。

4.代谢因素

胆汁中胆固醇浓度明显增高,胆汁酸盐和卵磷脂含量相对减少,不足以转运胆汁中的胆固醇,使胆汁中的胆固醇呈过饱和状态并析出、沉淀、结晶,从而形成结石。此外,胆汁中的某些成核因子(如糖蛋白、黏蛋白和 Ca^{2+} 等)有明显的促成核作用,缩短了成核时间,促进了结石的生长。

5.胆囊功能异常

胆囊收缩功能减退,胆囊内胆汁淤滞亦有利于结石形成。胃大部或全胃切除、迷走神经干切断术后、长期禁食或完全肠外营养治疗的患者,可因胆囊收缩减少,胆汁排空延迟而增加发生结石的可能。

6.其他

雌激素可促进胆汁中胆固醇过饱和,与胆固醇结石成因有关;遗传因素亦与胆结石的成因有关。

二、胆囊结石

胆囊结石指发生在胆囊内的结石,主要为胆固醇结石或以胆固醇为主的混合型结石,常与急性胆囊炎并存,为常见病和多发病。主要见于成年人,40 岁以后发病率随年龄增长呈增高的趋势,女性多见。

(一)病因

胆囊结石是综合性因素作用的结果,主要与胆汁中胆固醇过饱和、胆固醇成核过程异常及胆囊功能异常有关。

这些因素引起胆汁的成分和理化性质发生变化,使胆汁中的胆固醇呈过饱和状态,沉淀析出、结晶而形成结石。

(二)病理生理

饱餐、进食油腻食物后胆囊收缩,或睡眠时体位改变致结石移位并嵌顿于胆囊颈部,导致胆汁排出受阻,胆囊强烈收缩而发生胆绞痛。结石长时间持续嵌顿和压迫胆囊颈部,或排入并嵌顿于胆总管,临床可出现胆囊炎、胆管炎或梗阻性黄疸。小结石可经过胆囊管排入胆总管,通过胆总管下端时可损伤 Oddi 括约肌或嵌顿于壶腹部引起胆源性胰腺炎。此外,结石及炎症反复刺激胆囊黏膜可诱发胆囊癌。

(三)临床表现

单纯性胆囊结石,未合并梗阻或感染时,常无临床症状或仅有轻微的消化系统症状。当结石嵌顿时,则可出现明显症状和体征。

1.症状

(1)胆绞痛:是胆囊结石的典型症状,表现为右上腹或上腹部阵发性疼痛,或持续性疼痛阵发性加剧,可向右肩胛部或背部放射。常发生于饱餐、进食油腻食物或睡眠中体位改变时。

(2)上腹隐痛:多数患者仅在进食油腻食物、工作紧张或疲劳时感觉上腹部或右上腹隐痛,或者有饱胀不适、嗳气、呃逆等,常被误诊为"胃病"。

2.体征

(1)腹部体征:有时可在右上腹触及肿大的胆囊。若合并感染,右上腹可有明显压痛、反跳痛或肌紧张。

(2)黄疸:多见于胆囊炎症反复发作合并 Mirizzi 综合征的患者。Mirizzi 综合征是特殊类型的胆囊结石,由于胆囊管与肝总管伴行过长或胆囊管与肝总管汇合位置过低,持续嵌顿于胆囊颈部的结石或胆囊管结石压迫肝总管,引起肝总管狭窄;炎症反复发作导致胆囊肝总管瘘管,胆囊管消失、结石部分或全部堵塞肝总管。

(四)辅助检查

首选 B 超,其诊断胆囊结石的准确率接近 100%。CT、MRI 也可显示胆囊结石,但不作为常规检查。

(五)处理原则

手术治疗:胆囊切除术是治疗胆囊结石的最佳选择。无症状的胆囊结石不需积极手术治疗,可观察和随访。

(六)常见护理诊断/问题

1.急性疼痛

急性疼痛与胆囊结石突然嵌顿、胆汁排空受阻致胆囊强烈收缩有关。

2.知识缺乏

缺乏胆石症和腹腔镜手术的相关知识。

3.潜在并发症

胆瘘。

(七)护理措施

1.术前护理

(1)疼痛护理:评估疼痛的程度,观察疼痛的部位、性质、发作时间、诱因及缓解的相关因素,评估疼痛与饮食、体位、睡眠的关系,为进一步治疗和护理提供依据。对诊断明确且剧烈疼痛者,遵医嘱予消炎利胆、解痉镇痛药物,以缓解疼痛。

(2)合理饮食:进食低脂饮食,以防诱发急性胆囊炎而影响手术治疗。

(3)LC 术前的特殊准备:①皮肤准备:腹腔镜手术进路多在脐部附近,嘱患者用肥皂水清洗脐部,脐部污垢可用松节油或液状石蜡清洁;②呼吸道准备:LC 术中需将 CO_2 注入腹腔形成气腹,达到术野清晰并保证腹腔镜手术操作所需空间的目的。CO_2 弥散入血可致高碳酸血症及呼吸抑制,故术前患者应进行呼吸功能锻炼;避免感冒,戒烟,以减少呼吸道分泌物,利于术后早日康复。

2. 术后护理

(1)体位:协助患者取舒适体位,有节律地深呼吸,达到放松和减轻疼痛的效果。

(2)LC 术后的护理

1)饮食指导:术后禁食 6 h。术后 24 h 内饮食以无脂流质、半流质为主,逐渐过渡至低脂饮食。

2)高碳酸血症的护理:表现为呼吸浅慢、$PaCO_2$ 升高。为避免高碳酸血症的发生,LC 术后常规予低流量吸氧,鼓励患者深呼吸,有效咳嗽,促进机体内 CO_2 排出。

3)肩背部酸痛的护理:腹腔中 CO_2 可聚集在膈下产生碳酸,刺激膈肌及胆囊床创面,引起术后不同程度的腰背部、肩部不适或疼痛等。一般无须特殊处理,可自行缓解。

(3)并发症的观察与护理:观察生命体征、腹部体征及引流液情况。若患者出现发热、腹胀和腹痛等腹膜炎表现,或腹腔引流液呈黄绿色胆汁样,常提示发生胆瘘。一旦发现,及时报告医师并协助处理。

3. 健康教育

(1)合理饮食:少量多餐,进食低脂、高维生素、富含膳食纤维饮食;少吃含脂肪多的食品,如花生、核桃、芝麻等。

(2)疾病指导:告知患者胆囊切除后出现消化不良、脂肪性腹泻等原因,解除其焦虑情绪;出院后如果出现黄疸、陶土样大便等情况应及时就诊。

(3)定期复查:中年以上未行手术治疗的胆囊结石患者应定期复查或尽早手术治疗,以防结石及炎症的长期刺激诱发胆囊癌。

三、胆管结石

胆管结石为发生在肝内、外胆管的结石。

(一)病因

肝外胆管结石分为继发性结石和原发性结石。继发性结石主要是胆囊结石排入胆总管内引起,也可因肝内胆管结石排入胆总管引起。原发性结石的成因与胆汁淤滞、胆道感染、胆道异物(包括蛔虫残体、虫卵、华支睾吸虫、缝线线结等)、胆管解剖变异等因素有关。

肝内胆管结石病因复杂,主要与胆道感染、胆道寄生虫(蛔虫、华支睾吸虫)、胆汁淤滞、胆道解剖变异、营养不良等有关。肝内胆管结石常呈肝段、肝叶分布,由于胆管解剖位置的原因,左侧结石比右侧多见,左侧最常见的部位为左外叶、右侧为右后叶,可双侧同时存在,也可多肝段、肝叶分布。

(二)病理生理

胆管结石所致的病理生理改变与结石的部位、大小及病史长短有关。结石主要导致如下。

1. 肝胆管梗阻

胆管结石可引起胆道不同程度的梗阻,阻塞近段的胆管扩张、胆汁淤滞、结石积聚。长时间的梗阻导致梗阻以上的肝段或肝叶纤维化和萎缩,最终引起胆汁性肝硬化及门静脉高压症。

2. 胆管炎

结石导致胆汁引流不畅,容易引起胆管内感染,反复感染加重胆管的炎性狭窄;急性感染可引起化脓性胆管炎、肝脓肿、胆道出血及全身脓毒症。

3.胆源性胰腺炎

结石嵌顿于壶腹时可引起胰腺的急性和(或)慢性炎症。

4.肝胆管癌

肝胆管长期受结石、炎症及胆汁中致癌物质的刺激,可发生癌变。

(三)临床表现

1.肝外胆管结石

平时无症状或仅有上腹不适,当结石阻塞胆道并继发感染时,可表现为典型的 Charcot 三联征,即腹痛、寒战与高热及黄疸。

(1)腹痛:发生在剑突下或右上腹,呈阵发性绞痛或持续性疼痛阵发性加剧,疼痛可向右肩背部放射,常伴恶心、呕吐。系结石嵌顿于胆总管下端或壶腹部刺激胆管平滑肌或 Oddi 括约肌痉挛所致。

(2)寒战、高热:胆管梗阻并继发感染后引起全身中毒症状,多发生于剧烈腹痛后,体温可高达 39 ℃～40 ℃,呈弛张热。

(3)黄疸:胆管梗阻后胆红素逆流入血所致。黄疸的程度取决于梗阻的程度、部位和是否继发感染。部分梗阻时黄疸较轻,完全性梗阻时黄疸较重;合并胆管炎时,胆管黏膜与结石的间隙随炎症的发作及控制而变化,黄疸呈现间歇性和波动性。出现黄疸时,患者可有尿色变黄、大便颜色变浅和皮肤瘙痒等症状。

2.肝内胆管结石

肝内胆管结石可多年无症状或仅有上腹部和胸背部胀痛不适。绝大多数患者因寒战、高热和腹痛就诊。梗阻和感染仅发生在某肝叶、肝段胆管时,患者可无黄疸;结石位于肝管汇合处时可出现黄疸。体格检查可有肝大、肝区压痛和叩击痛等体征。并发肝脓肿、肝硬化、肝胆管癌时则出现相应的症状和体征。

(四)辅助检查

1.实验室检查

血常规检查白细胞计数及中性粒细胞比例明显升高;血清胆红素升高,其中直接胆红素升高明显,转氨酶、碱性磷酸酶升高。尿胆红素升高,尿胆原降低或消失。糖链抗原(CA19-9)明显升高时需进一步检查排除胆管癌的可能。

2.影像学检查

B超可发现结石并明确其大小和部位,作为首选检查。CT、MRI 或 MRCP 等可显示梗阻部位、程度及结石大小、数量等,并能发现胆管癌。PTC、ERCP 为有创性检查,仅用于诊断困难及准备手术的患者。

(五)处理原则

胆管结石以手术治疗为主。原则为尽量取尽结石,解除胆道梗阻,去除感染病灶,通畅引流胆汁,预防结石复发。

(六)护理评估

1.术前评估

(1)健康史。①一般情况:了解患者的年龄、性别、劳动强度、妊娠史等;②既往史:有无反酸、嗳气、餐后饱胀等消化道症状;有无呕吐蛔虫或粪便排出蛔虫史;有无胆囊结石、胆囊炎和黄疸病史;有无过敏史及其他腹部手术史。

(2)身体状况。①局部:了解腹痛的诱因、部位、性质及有无肩背部放射痛等;有无肝大、肝区压痛和叩痛等,是否触及肿大的胆囊,有无腹膜刺激征等。②全身:有无神志淡漠、烦躁、谵妄、昏迷等;有无食欲减退、恶心、呕吐、体重减轻、贫血、黄疸、寒战、高热、腹腔积液等症状。③辅助检查:白细胞计数及中性粒细胞比例是否明显升高;肝功能是否异常,凝血酶原时间有无延长;B超及其他影像学检查结果是否提示肝内外胆管扩张和结石。

(3)心理-社会状况:了解患者及其家属对疾病的认识;患者的社会支持系统情况、家庭经济状况等。

2.术后评估

(1)手术情况:了解麻醉、手术方式;术中梗阻解除及引流情况;各引流管放置的位置及目的等。

(2)身体情况:动态评估生命体征,引流管是否通畅,引流液的颜色、量和性状等;手术切口愈合情况,有无并发症发生。

(3)认知-心理状况:了解患者及其家属对术后康复知识的掌握程度;是否担心并发症及预后等。

(七)常见护理诊断/问题

1.急性疼痛

急性疼痛与结石嵌顿致胆道梗阻、感染及 Oddi 括约肌痉挛有关。

2.体温过高

体温过高与胆管结石梗阻导致急性胆管炎有关。

3.营养失调:低于机体需要量

营养失调:低于机体需要量与疾病消耗、摄入不足及手术创伤等有关。

4.有皮肤完整性受损的危险

有皮肤完整性受损的危险与胆汁酸盐淤积于皮下,刺激感觉神经末梢导致皮肤瘙痒有关。

5.潜在并发症

出血、胆瘘、感染等。

(八)护理目标

(1)患者自诉疼痛缓解或得到控制。

(2)患者感染得到有效控制,体温恢复正常。

(3)患者营养状况得到改善。

(4)患者皮肤黏膜无破损和感染。

(5)患者并发症得到预防或被及时发现和处理。

(九)护理措施

1.术前护理

(1)病情观察:若患者出现寒战、高热、腹痛、黄疸等情况,应考虑发生急性胆管炎,及时报告医师,积极处理。

(2)缓解疼痛:观察疼痛的部位、性质、发作的时间、诱因及缓解的相关因素,对诊断明确且剧烈疼痛者,可给予消炎利胆、解痉镇痛药物。禁用吗啡,以免引起 Oddi 括约肌痉挛。

（3）降低体温：根据患者的体温情况，采取物理降温和（或）药物降温；遵医嘱应用足量有效的抗生素，以控制感染，恢复正常体温。

（4）营养支持：给予低脂、高蛋白、高糖类、高维生素的普通饮食或半流质饮食。禁食、不能经口进食或进食不足者，通过肠外营养途径给予补充。

（5）纠正凝血功能障碍：肝功能受损者肌内注射维生素 K_1 10 mg，每日 2 次，纠正凝血功能，预防术后出血。

（6）保护皮肤完整性：指导患者修剪指甲，不可用手抓挠皮肤，防止破损。保持皮肤清洁，用温水擦浴，穿棉质衣裤。瘙痒剧烈者，遵医嘱使用外用药物和（或）其他药物治疗。

2. 术后护理

（1）病情观察：观察生命体征、腹部体征及引流情况，评估有无出血及胆汁渗漏。对术前有黄疸的患者，观察和记录大便颜色并监测血清胆红素变化。

（2）营养支持：术后禁食、胃肠减压期间通过肠外营养途径补充足够的热量、氨基酸、维生素、水、电解质等，维持患者良好的营养状态。胃管拔除后根据患者胃肠功能恢复情况，由无脂流质逐渐过渡至低脂饮食。

（3）T 管引流的护理

1）妥善固定：将 T 管妥善固定于腹壁，不可固定于床单，以防翻身、活动时牵拉造成管道脱出。

2）加强观察：观察并记录 T 管引流出胆汁的颜色、量和性状。正常成人每日分泌胆汁800～1 200 mL，呈黄绿色、清亮、无沉渣、有一定黏性。术后 24 h 内引流量 300～500 mL，恢复饮食后可增至每日 600～700 mL，以后逐渐减少至每日 200 mL 左右。如胆汁过多，提示胆道下端有梗阻的可能；如胆汁混浊，应考虑结石残留或胆管炎症未被控制。

3）保持引流通畅：防止引流管扭曲、折叠、受压。引流液中有血凝块、絮状物、泥沙样结石时要经常挤捏，防止管道堵塞。必要时用生理盐水低压冲洗或用 50 mL 注射器负压抽吸，用力要适宜，以防引起胆管出血。

4）预防感染：长期带管者，定期更换引流袋，更换时严格执行无菌操作。引流管口周围皮肤以无菌纱布覆盖，保持局部干燥，防止胆汁浸润皮肤引起炎症反应。平卧时引流管的远端不可高于腋中线，坐位、站立或行走时不可高于腹部手术切口，以防胆汁逆流引起感染。

5）拔管：若 T 管引流出的胆汁色泽正常，且引流量逐渐减少，可在术后 10～14 d，试行夹管 1～2 d；夹管期间注意观察病情，若无发热、腹痛、黄疸等症状，可经 T 管作胆道造影，造影后持续引流 24 h 以上。如胆道通畅无结石或其他病变，再次夹闭 T 管 24～48 h，患者无不适可予拔管。拔管后，残留窦道用凡士林纱布填塞，1～2 d 内可自行闭合。若胆道造影发现有结石残留，则需保留 T 管 6 周以上，再做取石或其他处理。

（4）并发症的预防和护理

1）出血：可能发生在腹腔或胆管内。腹腔内出血，多发生于术后 24～48 h，可能与术中血管结扎线脱落、肝断面渗血及凝血功能障碍有关。胆管内出血，术后早期或后期均可发生，多为结石、炎症引起血管壁糜烂、溃疡或术中操作不慎引起。胆肠吻合口术后早期可发生吻合口出血，与胆管内出血的临床表现相似。护理措施。①严密观察生命体征及腹部体征：腹腔引流管引流大量血性液体超过 100 mL/h，持续 3 h 以上并伴有心率增快、血压波动时，提示腹腔内出血；胆管内出血表现为 T 管引流出血性胆汁或鲜血，粪便呈柏油样，可伴有心率增快、血压下降等休克表现。及时报告医师,防止发生低血容量性休克。②改善和纠正凝血功能:遵医嘱予以维生素 K_1 10 mg 肌内注射,每日 2 次。

2)胆瘘:胆管损伤、胆总管下端梗阻、T 管脱出所致。患者若出现发热、腹胀和腹痛等腹膜炎表现,或腹腔引流液呈黄绿色胆汁样,常提示发生胆瘘。护理措施。①引流胆汁:将漏出的胆汁充分引流至体外是治疗胆瘘最重要的原则;②维持水、电解质平衡:长期大量胆瘘者应补液并维持水、电解质平衡;③防止胆汁刺激和损伤皮肤:及时更换引流管周围被胆汁浸湿的敷料,给予氧化锌软膏涂敷局部皮肤。

3.健康教育

(1)饮食指导:注意饮食卫生,定期驱除肠道蛔虫。

(2)定期复查:非手术治疗患者定期复查,出现腹痛、黄疸、发热、厌油等症状时,及时就诊。

(3)带 T 管出院患者的指导:穿宽松柔软的衣服,以防管道受压;淋浴时,可用塑料薄膜覆盖引流管处,以防感染;避免提举重物或过度活动,以免牵拉 T 管导致管道脱出。出现引流异常或管道脱出时,及时就诊。

(李锦玲)

第十一节　胰腺癌

胰腺癌(PC)是世界卫生组织公布的十大恶性肿瘤之一,迄今为止尚无有效的治疗方法。胰腺属于腹膜后位器官,位置隐蔽,胰周有许多重要器官,胰腺的钩突又包绕门静脉等大血管,而且胰腺癌对腹主动脉、门静脉等大血管、胆总管胰腺部等具有高度的侵袭性。淋巴结转移是主要转移方式,在肿瘤早期即可出现。直径为 1.0～2.0 cm 的胰腺癌 30% 已有局部淋巴结、淋巴管、血管、神经等部位侵犯。这些浸润仅有很少一部分能从影像学上表现出来,加上胰腺癌发展迅速、凶险,临床特点为病程短、进展快、病死率高。据我国肿瘤登记中心 2015 年发布的数据,胰腺癌在 2012 年发病人数 8.6 万,排在所有肿瘤的第 10 位。到目前为止,根治性手术切除仍是胰腺癌患者获得长期生存的唯一手段。但由于胰腺癌发病隐匿,早期临床特征不明显,到症状明显时往往只有 1/5 的患者能够施行手术,而其中又有将近一半的人在手术中发现无法彻底(R_0)切除。

一、病因

目前胰腺癌的病因未明。

1.个体因素

胰腺癌与性别及年龄有关,男性比女性高发,随年龄增长发病率增加。

2.家族史

胰腺癌与胰腺、结肠、卵巢癌等癌症家族史及几种高度特征性遗传性癌症综合征相关,其中包括遗传性胰腺炎、Lynch 综合征 Ⅱ 型、家属性非典型多胎黑素瘤综合征、遗传性眼癌、Von Hippe Lindau 综合征、共济失调性毛细血管扩张症、多发性内分泌肿瘤 Ⅰ 型和神经纤维肉瘤等。

3.疾病因素

胰腺癌发病还与胆囊炎、胆囊切除术后、幽门杆菌感染、胃大部切除术后、阑尾切除术后、免疫缺陷等疾病有关。

4.环境因素

在诱发胰腺癌的诸多危险因素中,吸烟是目前唯一公认的危险因素,同时饮酒、大量高脂、高胆固醇饮食导致的过度肥胖可能增加胰腺癌发病危险。另外,致癌化学物质和放射性物质的长期接触可能与发病密切相关。

二、治疗原则

手术仍是胰腺癌唯一的根治性治疗方式,切除肿瘤是改善患者预后,使其获得长期生存时间最为关键的因素。然而,无论是标准根治性切除还是扩大根治性切除,最后患者出现肿瘤的复发或远处转移,因此,单一的手术切除已无法满足胰腺癌患者治疗的需求,手术联合放、化疗,生物治疗,分子靶向治疗,中医中药等综合治疗手段,才能最大限度地使胰腺癌患者获得最佳的治疗效果,提高其生存时间。

1.根治性手术治疗

根据肿瘤所在部位及切除范围的不同,手术方式可分为以下几种。

(1)标准胰十二指肠切除术(whipple 手术)。

(2)扩大的胰十二指肠切除术。

(3)保留幽门的胰十二指肠切除术(PPPD)。

(4)全胰十二指肠切除术(TP)。

(5)区域性全胰切除。

(6)胰体尾切除术等。

2.姑息性手术治疗

大多数胰腺癌患者就诊时已属于中晚期,无法行根治性切除。而大多数患者都伴随有腹痛、梗阻性黄疸、胃输出道梗阻等症状,根据患者的个体情况选择合适的姑息性手术方式:胆总管空肠 Roux-en-Y 吻合术、胃空肠吻合术、内镜支架置入术、经皮胆道引流或支架置入术等。

三、评估

(一)术前评估

1.一般情况

家族史、一般健康状况、生活习惯、籍贯、职业、是否吸烟饮酒、营养状况等。

2.检查

检查包括肿瘤标记物、影像学手段等。CT 及增强 CT 仍是目前胰腺癌诊断的重要手段。同时,以 CA19-9 为主的在临床中广泛应用的肿瘤标记物被认为在诊断胰腺癌中具有重要作用。

3.胰腺癌分级

多采用 Loyer 分级标准和 TNM 分类。

4.胰腺癌术前可切除性评估

胰腺癌可切除的标准一般为:①肿瘤局限于胰腺内,或直接侵犯胆总管、十二指肠、脾脏、胃等可一并切除的范围内(TNM 分类中的 T_1、T_2 期和 T_3 期);②肿瘤未侵犯周围大血管,如腹腔干动脉、肝静脉、PV、腹主动脉或下腔静脉;③无广泛的淋巴结转移;④无肿瘤腹膜种植或肝脏等其他远处转移。

(二)术后评估

1.术中情况

手术方式、麻醉方式、术中使用的特殊药物、有无影响术后恢复的问题及合并症,患者的引流、输血输液情况、特殊装置等。

2.生命体征

体温、脉搏、呼吸、血压、意识及动脉血氧饱和度、呼吸道是否通畅。

3.伤口评估

腹腔引流管和胰腺引流管是否通畅、引流液的颜色、性质及量、伤口敷料情况、伤口有无感染。

4.疼痛评估

引起疼痛的原因,观察患者的表情、身体位置、活动、睡眠情况。

5.饮食评估

进食情况、消化能力、排便情况、体重、血浆蛋白和氮平衡的情况。经口腔进食后有无误咽。

6.沟通能力评估

不能语言沟通时,能否采取手势、图片、文字等进行有效交流。

四、护理措施

(一)术前护理

1.心理护理

疾病本身及强烈的思想波动而导致的失眠、抑郁、焦虑、烦躁。此时要有针对性地了解造成患者心理波动的原因,评估患者焦虑的程度;对患者家属进行宣教,加强患者与其家属的沟通,并增强其与其他社会支持系统的沟通和联系,使患者在情感上获得支持。

2.皮肤护理

黄疸是胰腺癌较为多见的一个症状,在病程的任何阶段都可出现黄疸,多见于胰头癌,一般在癌症早期出现。黄疸多为癌组织阻塞胆管造成的,黄疸程度呈进行性加深,同时常有皮肤瘙痒的症状。故胰腺癌患者要注意特殊的皮肤护理。

3.疼痛护理

腹痛是胰腺癌较为典型的症状,以胰体和胰尾癌较为多见,疼痛部位常处于脐周、上腹部或右上腹,性质多为剧烈绞痛,呈阵发性、持续性或进行性加重,发病时呈放射性,向腰背部放射,疼痛在卧位时和晚间加重,变换体位或行动时疼痛可减轻。

对于胰腺癌疼痛的患者,其护理要特别注意环境的安静,协助患者取得舒适的体位,建议患者听舒缓的音乐,还可以选择按摩、热敷等物理疗法缓解患者的痛苦,若患者疼痛剧烈不能忍受,遵医嘱行镇痛药物治疗。

4.饮食

应联合营养师,根据患者的喜好和饮食习惯,有针对性地为患者量身定制饮食方案。入院后常规给予低脂饮食;术前1d进食低脂半流质。

5.并发症预防

术前指导患者做床上排便练习、床上翻身练习,以及深呼吸及有效咳嗽练习,这些练习可有效地防止术后尿潴留、压疮及肺部感染等并发症的发生。对于糖尿病患者,心、脑、肾并发症发生率高于一般人,且在应激情况下容易发生心力衰竭和心肌梗死且术后容易并发切口感染、吻合口瘘等,故在手术前应遵医嘱使用降糖药或胰岛素,动态监测血糖,将血糖控制在 $5.1\sim6.1$ mmol/L,在无水、电解质和酸碱平衡紊乱情况下手术。术前 1 d 备皮、备血,做药物过敏试验。

6.术前和教育

(1)嘱患者做肠道准备,即术前第 3 天食用半流质食物,术前第 2 d 食用流质饮食,手术的前 1 d 完全禁食,并进行灌肠或口服肠道抗菌药物,以为手术做好肠道准备,前 1 d 还需要为患者进行交叉配血、皮肤准备、药物皮试等前期准备。

(2)向患者及其家属讲解手术进行的方式、方法,基本流程和危险因素,以及预期达到的效果,让患者及其家属对手术过程及结果有初步的了解,避免患者产生对未知事物的恐惧。再次,指导患者进行咳嗽练习和床上排便的方法,为术后做准备。

(3)完成手术的日常准备,如洗澡、洗头,更换病号服,指导患者取下首饰、假牙等,留置胃管,确保胃管通畅在位。

(二)术后护理

1.体位及活动

术后麻醉未清醒取去枕平卧位,头偏向一侧,以防呕吐物误吸,患者神志清醒、血压平稳后取半卧位,有利于呼吸和引流,减轻腹部伤口张力。早期肢体活动。

2.生命体征观察

准确记录体温、血压、呼吸、脉搏等生命体征指标。

3.引流管的观察

保持腹腔各种部位引流管通畅,导管标明引流部位,防止导管滑脱、扭曲、堵塞和污染。记录各管引流液体的量及颜色,若引流量大、色鲜红,应警惕腹腔内大出血的可能,并及时报告医生。记录 24 h 尿量,尿量应不低于 1 500 mL/d。膀胱冲洗每天 3 次。注意切口有无出血、红肿及渗出。保证腹带的固定作用,每日更换腹带。适当应用曲马朵等镇痛药。应用镇痛药时,应注意血压、脉搏及呼吸变化。因胰腺分泌液体较多,可用导尿管或细硅胶管注入无菌生理盐水加抑肽酶和抗生素冲洗腹腔。动态监测引流液的胰淀粉酶值和细菌培养。

4.营养支持

术后早期,需抑制胰腺分泌功能,使胰腺处于休息状态,同时因胃肠道功能障碍,需行肠外营养支持。

术后 3 周左右,如病情稳定,肠道功能基本恢复,可以通过空肠造瘘提供营养,并逐渐恢复饮食。

5.血糖管理

胰腺术后的患者,因胰腺手术的创伤引起机体产生强烈的应激反应,导致全身代谢和神经内分泌系统的变化,造成糖耐量异常,出现应激性高血糖,手术应激也可以诱发潜在的糖尿病;同时广泛的胰腺切除,胰岛细胞不足,引起血糖的调控功能失常。术后含糖补液根据血糖监测指标,遵医嘱加短效胰岛素。通常采用 4 点血糖(6:00—11:30—16:30—21:30)的方式控制血糖于 5~9 mmol/L,注意患者是否有低血糖表现。待患者胃管拔除,肠蠕动恢复,肛门排气,给予进食后,请内分泌科医师会诊,指导调整胰岛素或降糖药物用法剂量。

对于根治性全胰切除术的患者,因患者失去了分泌胰岛素及胰高血糖素的能力,患者的血糖波动较大。加强血糖监测,术后 48 h 以内,每 4 h 监测血糖,外置胰岛素泵,根据血糖水平调节泵速,控制术后血糖于 5~9 mmol/L;48 h 后,应用短效胰岛素及甘精胰岛素控制血糖,并注意防止低血糖。

6.并发症的观察护理

术后患者免疫功能下降,加上禁食、活动减少、伤口疼痛,均可增加患者心理和生理负担,不仅延迟患者的康复,还可能致多种并发症。必须重视术后观察,做到早期诊断和早期处理。

(1)术后出血:少量出血,全身无失血性休克表现,一般经更换敷料,加压包扎或全身使用止血药即可止血。如出血量大,术后短期内出现胸闷、脉速、烦躁、面色苍白、上肢湿冷、呼吸急促、血压下降等内出血和休克的表现,除加快输液、输血外,应积极手术止血。

(2)胰瘘:胰瘘通常指胰空肠吻合口瘘,发生在术后 5~7 d。患者如出现腹痛、腹胀、高热、腹腔引流液较多,应考虑胰瘘。注意保护皮肤,防止胰液腐蚀,应用氧化锌软膏局部护理,并保持局部清洁。

(3)切口感染:切口感染常发生在术后 3~5 d,当患者自述切口疼痛加重或减轻后又加重,伴体温升高、脉速、白细胞计数增高时,应立即检查切口。若局部出现红、肿、压痛或有波动感,即证明已出现感染。感染早期可局部给予热敷、理疗或用抗生素局部封闭。如有脓肿形成,应拆除局部缝线,敞开伤口,放置引流,定时更换敷料。

(4)切口裂开:切口裂开多发生于术后 7~10 d 或拆除皮肤缝线后 24 h 以内。发生切口裂开时,立即用无菌生理盐水纱布覆盖,并用腹带包扎,并通知医生准备手术。如有内脏脱出,切勿在病床上还纳,以免造成腹腔感染。年老体弱,全身营养状态差易出现切口裂开。

7.其他护理

鼓励患者早期卧床活动和早期起床活动,患者神志清醒后,鼓励其做深呼吸、咳痰,协助翻身、拍背、活动非手术部位的肢体。血压平稳后取半卧位,情况良好时,进一步做起床活动,先在室内缓步走动,再酌情外出散步。认真做好口腔护理和会阴护理,使患者舒适,减少感染发生。认真做好皮肤清洁护理,更换体位,防止褥疮发生。

五、康复及出院指导

1.饮食指导

适时进餐,勿暴饮、暴食,选择易消化、无刺激、少渣饮食;注意休息,生活起居应有规律,3 个月内避免过度劳累,保持心情舒畅,避免精神刺激,适当进行体育锻炼,逐步增加活动量。体质弱,体型消瘦者需要补充营养。鼓励患者多进富有营养的食物,必要时给予胃肠鼻饲或静脉高营养。有明显黄疸者,遵医嘱给予维生素 K_1,以改善凝血功能。

2.运动指导

患者在保证规律生活、睡眠充足的前提下,可适当加强有氧运动,以增强患者的免疫力,但不宜过度劳累,可逐渐加大活动量。

3.用药指导

患者应按时服药,定时监测血常规及肝肾功能,胰腺癌患者大多需要术后综合治疗,应遵医嘱定时复查及治疗。

4.复诊指导

定期门诊复查,如出现腹部不适,及时就诊。

（王　虹）

第十二节　肛　瘘

一、概述

肛瘘为直肠下段、肛管与肛门周围皮肤形成的感染性通道。由内口、瘘管和外口三部分组成,是常见的直肠肛管疾病,多见于青壮年。

二、病因

肛瘘多由直肠肛管周围脓肿引起,以化脓性感染多见,少数为特异性感染,如结核、克罗恩病、溃疡性结肠炎等。

三、病理

肛瘘主要有以下几种分类。

(1)按病原分为化脓性肛瘘和结核性肛瘘。

(2)按病变程度分为单纯性肛瘘(只存在单一瘘管)和复杂性肛瘘(存在多个瘘口和瘘管,甚至分支)。

(3)根据瘘管与肛管括约肌的关系分为肛管括约肌间型、经肛管括约肌型、肛管括约肌上型和肛管括约肌外型。

四、诊断要点

1.临床表现

(1)流脓:是肛瘘的主要症状,脓肿反复形成是肛瘘的特点。

(2)疼痛:瘘管存积脓液、粪便进入瘘管及排便时,疼痛加重。内盲瘘时常感到直肠下部和肛门部灼热不适,排粪时感到疼痛。

(3)瘙痒:肛门部皮肤由于脓液及其他排出物刺激,常感觉皮肤瘙痒,有时形成湿疹。

(4)硬结或瘢痕:瘘管壁及瘘口的反复刺激,使纤维组织增生,常表现为瘘管周围皮肤变色,触及条索状硬结通向肛门内。

(5)全身症状:多数无全身症状。当肛瘘侵犯范围较大、较深或支管较多或反复炎症感染时,出现消瘦、贫血、便秘、排便困难等全身症状。结核性肛瘘可伴低热、消瘦、食欲缺乏和盗汗等症状。

2.辅助检查

直肠指诊;内镜检查;亚甲蓝染色法;瘘管造影;肛门超声;MRI。

五、治疗

手术原则是切开瘘管,敞开创面,促进愈合。手术治疗主要有以下三种方法。

（1）瘘管切开术：适用于低位单纯性肛瘘。瘘管全部切开,切除瘘管内肉芽组织,促进伤口愈合。

（2）挂线疗法：适用于高位单纯性肛瘘,是利用橡皮筋或有腐蚀作用的药线的机械性压迫作用,使结扎处组织发生血运障碍而坏死,以缓慢切开肛瘘。

（3）肛瘘切除术：适用于低位单纯性肛瘘。将肛瘘组织完全切除至健康组织,逐渐愈合。

六、护理

1. 主要护理诊断

（1）皮肤完整性受损：与瘘口长期排出脓性分泌物的刺激有关。

（2）自我形象紊乱：与瘘口长期排出脓性分泌物及粪便污染衣物有关。

（3）潜在的并发症：伤口感染、肛门狭窄、肛门失禁等。

2. 护理目标

（1）保持皮肤清洁干燥,皮肤完整性得以保护。

（2）能够主动保持会阴部及衣物的清洁,逐渐适应生活改变。

（3）并发症能够被预防和及时发现,并得到相应的处理。

3. 术前护理措施

（1）观察患者有无肛门周围皮肤红、肿、疼痛、流脓或排便困难,症状明显时,嘱其卧床休息,肛门局部给予热敷或热水坐浴,以减轻疼痛,利于大便的排出。

（2）鼓励患者进高蛋白、高热量、高维生素,易消化的少渣饮食,多食新鲜蔬菜、水果及脂肪类食物,保持大便通畅。

（3）养成定时排便的习惯,便秘者遵医嘱给予缓泻药物,改变排便行为。

（4）急性炎症期,遵医嘱给予抗生素,每次排便后用清水冲洗干净,再用 1∶5 000 高锰酸钾溶液温水坐浴,每次 20 min,3 次/天。

4. 术后护理措施

（1）监测生命体征变化。

（2）术后便困难者,经诱导无效,给予导尿,必要时留置尿管。

（3）术后 2～3 d 进半流、少渣饮食。

（4）术后 3 d 内服阿片酊控制排便,有利于切口愈合,嘱患者口服液体石蜡,软化粪便,禁忌灌肠。

（5）肛瘘脓肿切开引流及肛瘘切开术后的患者,术后第 2 天开始更换敷料,换药前、排便后均坐浴,坐浴后创面先用凡士林油纱覆盖,再用普通纱布盖好并固定,以防肛门狭窄。

（6）肛瘘手术如损伤外括约肌,可导致大便失禁,由于粪便的刺激可引起局部组织糜烂,需要指导患者定时坐浴,保持肛门周围的皮肤清洁干燥,为减少对皮肤的刺激可局部涂氧化锌软膏。

（7）指导患者提肛,进行肛门括约肌功能的训练。

（李锦玲）

第十三节　肛管直肠周围脓肿

一、概述

直肠位于盆腔的后位上接乙状结肠,长为 12～15 cm。直肠上端的大小似结肠,直肠下部扩大成直肠壶腹,是粪便暂存的部位。肛管上接直肠,下至肛门边缘,长为 3～4 cm。肛管内括约肌、直肠纵肌的下部、肛管外括约肌的深部和耻骨直肠肌共同组成肛管直肠环,主要功能是收缩肛门。

直肠肛管周围脓肿是直肠肛管周围软组织内或其周围间隙内发生急性化脓性感染,并形成脓肿。脓肿常常破溃或切开后常形成肛瘘。脓肿是直肠肛管周围炎症的急性期表现,多见于青壮年。

二、病因

直肠肛管周围脓肿多数由肛腺感染引起,也可继发于肛周皮肤感染、损伤、肛裂、内痔、骶尾骨骨髓炎、肛管直肠癌破溃或波及深部的感染等。

三、病理

直肠肛管周围间隙为疏松的脂肪结缔组织,感染极易蔓延、扩散:向上可达直肠周围形成高位肌间脓肿或骨盆直肠间隙脓肿;向下达肛周皮下,形成肛周脓肿;向外穿过外括约肌,形成坐骨肛管间隙脓肿;向后形成肛管后间隙脓肿或直肠后间隙脓肿。

四、诊断要点

1.临床表现

根据脓肿的病变部位不同,其临床表现也不同。

(1)肛门周围脓肿最常见,位于肛门周围皮下。主要症状是肛周持续性、跳动性疼痛,肿胀和局部压痛为主要表现。排便、受压或咳嗽时加重,行动不便,坐卧不安,全身感染性症状不明显。局部可见肛周皮肤红、肿、硬、压痛,可有波动感,穿刺时抽出脓液。常自行破溃,形成低位肛瘘。

(2)坐骨肛管间隙脓肿较常见,脓肿较大,位置较深。初期局部体征不明显,而全身感染中毒症状明显。初期表现为患侧持续性胀痛,逐渐加重,继而为持续性跳痛,排便或行走时加剧。发热为最常见的临床症状。以后出现肛门患侧红肿,局部触诊或肛门指诊时患侧有深压痛,甚至波动感。

(3)骨盆直肠间隙脓肿较为少见。该处脓肿位置深、空间大,因此,全身感染症状较局部症状出现早且明显。早期就有全身中毒症状,如发热、寒战、全身疲倦不适。局部表现为直肠坠胀感,便意不尽。直肠指检在患侧直肠深处可触及有压痛的隆起,有时有波动感。诊断主要靠穿刺抽脓,必要时做直肠超声或 CT 检查可发现脓腔,即可明确诊断。

(4)如肛门括约肌间隙脓肿、直肠后间隙脓肿、高位肌间脓肿、低位肌间脓肿、黏膜下脓肿。

由于位置较深,局部症状大多不明显,主要表现为会阴、直肠部坠胀感,排便时疼痛加重;患者同时有不同程度的全身感染症状。直肠指检可触及痛性包块。

2.辅助检查

直肠指检;穿刺抽脓;亚甲蓝染色法;瘘管造影;肛管超声;CT 或 MRI。

五、治疗

1.非手术治疗

应用抗生素、温水或中药坐浴、局部理疗、口服缓泻剂或液状石蜡等以减轻患者排便痛苦。

2.手术治疗

脓肿切开引流是治疗直肠肛管周围脓肿的主要方法。

六、护理

1.主要护理诊断

(1)疼痛:与急性化脓性感染及手术有关。

(2)体温升高:与全身感染有关。

(3)便秘:与疼痛惧怕排便有关。

(4)皮肤完整性受损:与脓肿破溃及手术切开引流有关。

2.护理目标

(1)疼痛减轻,舒适感增强。

(2)体温逐渐恢复正常,无严重并发症发生。

(3)保持排便通畅。

(4)患者感染逐渐得到控制,皮肤完整性得以恢复。

3.术前护理措施

(1)有效缓解疼痛:指导患者采取舒适体位,避免局部受压;指导患者热水坐浴。

(2)保持大便通畅:嘱患者多饮水,摄入有助于促进排便的食物,鼓励患者排便,对于惧怕疼痛者,应提供相关知识。根据医嘱予以缓泻剂。

(3)控制感染:合理有效应用抗菌药,条件成熟时应穿刺抽取脓液,并根据药敏试验结果选择和调整敏感抗菌药。

(4)对症处理:高热患者给予物理降温。

4.术后护理措施

(1)肛周脓肿术后换药也是个关键,要注意避免矫形愈合,务必使伤口内肉芽从底部向外逐渐填满,以免形成瘘管。

(2)卧床休息,并用抗生素,至全身症状消退后为止。

(3)宜进低渣饮食,并服用液状石蜡或其他缓泻药,保持大便通畅。

(4)脓肿切开引流护理:对脓肿切开引流者,应密切观察引流液的颜色、量、性状并记录。定时冲洗脓腔,保护引流通畅。当脓液变稀,引流量小于 50 mL/d 时,可考虑拔管。

(5)拔除引流管后,用 1:5 000 高锰酸钾温水、中药洗剂或盐水坐浴,每日 1～3 次(包括大便后的 1 次)。

（李锦玲）

第十四节　盲肠造口术的护理

盲肠造口最早在 1710 年由 Litter 提出,但其一直是一种有争议的手术。盲肠造口用于粪便转流时候,由于其转流粪便不彻底,远端肠道常常会出现粪便,而回肠造口相比之下能够得到非常满意的引流,故在为保护远端结直肠吻合口瘘带来严重并发症时采取预防性盲肠造口多被预防性回肠造口所替代,但也有研究发现,采取预防性盲肠置管造口和襻式结肠造口相比较,前者可有效缩短平均住院日,减少术后并发症的结论。

在结肠癌导致的梗阻中,左半结肠癌常采取 Hartmann 手术,而右半结肠癌常行一期切除合,在采用盲肠造口多局限于盲肠高度扩张而有穿孔风险时采用,也导致盲肠造口在临床应用较少。

近年来,相比上述因素,Cormand 等认为,盲肠造口的绝对适应证恰恰是盲肠扭转,盲肠扭转相比乙状结肠扭转少见,主要原因是胚胎发育异常导致异常游离的盲肠及升结肠,占肠扭转的 25%～30%。

此外,在难治性便秘的治疗手段中,顺行节制性灌肠(antegrade continence enema,ACE)可通过经皮盲肠置管造口术而有效治疗便秘。盲肠造口存在手术操作复杂、造口关闭困难、并发症多等缺点。在行盲肠造口时候,就要求我们准确的把握盲肠造口的适应证。盲肠造口依据手术操作方式的不同,分为盲肠造口术、盲肠置管造口术、经皮盲肠置管造口术。这三种方法将逐一介绍。

一、适应证

(1)急性结肠梗阻,尤其是肿瘤位置位于升结肠癌和横结肠,患者一般情况差,不能一期切除,可做暂时性盲肠造口术。另外,在结肠梗阻引起的盲襻综合征,盲肠张力最大,术中发现有易导致缺血坏死及穿孔的可能,也可行暂时性盲肠造口。

(2)在结肠吻合术中,若吻合口不太满意,同时做盲肠造口术,以利于短期内减压,保证吻合口愈合。

(3)盲肠穿孔。

(4)盲肠扭转。

(5)慢性难治性便秘患者,可以经皮盲肠置管,便于进行顺行限制性灌肠术。

二、盲肠造口术

(一)麻醉与体位

硬膜外麻醉或全身麻醉,一般采用平卧位。

(二)手术步骤

(1)于右下腹脐与髂前上棘连线内 1/3 处行经腹直肌切口。

(2)寻找回盲部,分离盲肠侧腹壁,游离回盲部。

(3)将回盲部肠壁浆肌层与腹膜缝合固定,缝合均采用近期不可吸收缝线间断缝合。

(4)可将提出盲肠壁再分别与腹外斜肌腱膜,皮肤真皮层缝合,最后一层缝合可用凡士林纱布条围绕一周打结并固定于造口周围。现代造口护理能提供各种防漏材料,可不再放置纱条保护。

（5）若盲肠扩张严重，可用细针或套针排气后拉出切口，若引流不畅，可将腹壁切口的壁腹膜与皮肤的真皮层行间断缝合，可切开拉出盲肠，安置造口袋。

四、注意事项

应严格无菌操作，否则将引起难以控制的感染，甚至危及患者的生命。

（1）缝合肠壁和筋膜关闭开放的腹腔，针距 0.5 cm，不能让指尖通过，使腹腔充分与腹壁隔开，防止造口后肠内容物流入并污染腹腔。

（2）切开盲肠时候，沿结肠带切开盲肠壁。

（3）切开盲肠壁全层与腹壁皮肤全层间断缝合。所有缝线不应穿入肠腔内，特别是穿过膨胀盲肠的缝线要特别细心，否则将发生漏液或破裂，后果严重。

三、盲肠置管造口术

（一）手术步骤

（1）选择切口及切开方法同盲肠造口术。

（2）进腹后，提出盲肠，周围用盐水纱布保护，用不吸收线在盲肠前结肠带处做两个同心荷包缝合，彼此相距 1 cm。在荷包缝合中央做一小切口。

（3）从切口插入双导管吸引管，吸引肠内容物。

（4）拔出吸引管后，插入蕈状导管，结扎内圈荷包缝线，剪去线尾。

（5）结扎外圈荷包缝线，使盲肠壁内翻，再将线尾穿过腹膜后打结，使盲肠壁固定于腹膜上。造口管从腹壁切口或右下腹另一戳口引出。

（6）逐层缝合腹壁切口，并将造口管固定于皮肤上。

四、经皮盲肠置管造口术

（1）可以在 X 线/CT 引导下，在回盲部定位，用专用穿刺针穿刺入盲肠，再用扩张导管扩张腹壁，然后置入 Chait 盲肠造口导管。将导管固定于皮肤。

（2）可以通过腹腔镜辅助下将穿刺针置入盲肠，再荷包缝合置管口。可将盲肠浆肌层与腹壁固定，减少术后造口瘘的发生。

（3）可以在肠镜的辅助下将穿刺针置入。

五、盲肠造口的围手术期处理

（一）术前准备

（1）结肠急性梗阻者，应及时纠正失水和电解质紊乱，并做胃肠道持续抽吸减压，必要时输血或白蛋白。

（2）病情允许，应口服抗生素，以减少肠道内细菌，有利于防止感染。

（3）经皮盲肠置管术，术前两日流质饮食，术前夜清洁灌肠。

（二）盲肠造口术主要并发症及预防

（1）腹腔感染，多见于盲肠扩张破裂，注意造口缝线时候，不应穿入肠腔内。

（2）造口周围炎症，盲肠造口时候经造口流出较多具有腐蚀性的消化液，可导致造口周围皮肤腐蚀。

（三）盲肠置管造口术主要并发症及预防

（1）腹壁切口感染，多因肠腔漏液所致，因此手术时应小心操作，特别是缝合膨胀的盲肠要细心。

（2）粪便沿橡皮管溢出的情况，多发生在术后 4～8 d，可将导管拔出或在皮肤平面剪断导管，其尖端可由肛门排出。拔管后，造口多能自行愈合。若手术是已将盲肠壁与皮肤缝合，则须以后另做手术，使造口闭合。

（3）导管堵塞，术后 24 h 内，可每 4 h 用生理盐水冲洗引流管，以保障管腔通畅。必要时可通过导管向结肠内注入新霉素、卡那霉素等抗生素。

（4）造口管可于术后 1～2 周拔出，创口如有粪便流出，必须更换敷料，如结肠梗阻已经解除，瘘口可自行愈合。但有时可形成一个经久不愈的瘘管，需行手术切除，并缝合修补盲肠上的瘘口。

（5）导管引流不畅，可行切开盲肠的盲肠造口，可于术后 3 天将蕈状导管拔出，沿结肠带扩大造口，将其开放，每 8～12 h 用温盐水洗肠一次，以尽快解除梗阻。梗阻解除后，盲肠瘘需手术闭合。

（四）经皮盲肠置管造口术主要并发症及预防

（1）导管周围感染，多因粪便沿导管溢出。

（2）皮肤刺激症状，具有腐蚀性的肠液沿导管溢出，可腐蚀周围皮肤。可及时护理，采用人工皮或防漏膏保护皮肤。

（3）导管发生移位、脱落、可仔细固定导管，并及时更换导管。

（4）穿刺导致的器官损伤，术中认真识别邻近器官，防止损伤。

（林瑞娜）

第十五节　肠内营养的护理

肠内营养（EN）是经胃肠道提供代谢需要的营养物质及其他各种营养素的营养支持方式。其决定于时间长短、精神状态与胃肠道功能。肠内营养的途径有口服和经导管输入两种，其中经导管输入以包括鼻胃管、鼻十二指肠管、鼻空肠管和胃空肠造瘘管。

一、使用肠内营养剂的优点

（一）肠内营养和肠外营养相比更符合人的生理模式

使用肠内营养剂有助于维持肠黏膜细胞结构与功能的完整性，促进肠黏膜的增生、修复，维护肠黏膜屏障，减少肠源性感染的发生。不会引起长期肠外营养产生的肠黏膜萎缩、肠道形态与功能异常、胆道系统功能紊乱等病症。尤其是在患者存在或部分存在消化道功能，且进食又不影响疾病治疗时当属首选，因而临床应用日趋广泛。

（二）使用方法灵活

肠内营养剂市场上购买回来可以直接用于临床，静脉营养液往往需要临时在输液配置中心配制。肠内营养剂用法有口服、鼻胃管、鼻肠管、食管（咽）造口、鼻空肠胃管、通过手术或内镜行胃造口、空肠造口以及经肠外瘘口等多种途径。特别是鼻胃管、鼻肠管简单易行,为临床常用。

(三)安全、价廉

与肠外营养剂相比,使用肠内营养剂更加安全,没有空气栓塞、血栓形成、血气胸、穿刺部位损伤等静脉营养的并发症。

其并发症主要为恶心、呕吐、腹泻、误吸等,相对较轻。肠内营养剂对技术和设备的要求较低,药品费用比肠外营养低得多。

二、肠内营养的时机

(1)早期肠内营养:早期肠内营养能明显降低病死率和感染率改善营养摄取,减少住院费用。早期肠内营养的概念"进入 ICU 24～48 h 内",并且血流动力学稳定、无禁忌证的情况下开始肠道喂养。

(2)烧伤后 6 h 内给予肠内营养是安全、有效的,能够更快地达到正氮平衡。

(3)重症急性胰腺炎患者,初期复苏后条件允许时可开始营养支持,并优先考虑经空肠营养。

(4)大多数脑外伤患者在 1 周内均有胃排空延迟,半数以上患者在伤后第 2 周内仍有胃排空延迟,直至 16 d 后所有患者才能耐受足量肠内营养,宜选择经空肠实施肠内营养。

(5)早期是否闻及肠鸣音并非决定喂饲的指征,在发病 24～72 h 后,如果没有禁忌证应尽快给予肠内营养。

(6)重症患者急性应激期营养支持应掌握"允许性低热量"原则 20～25 kcal/(kg·d):在应激与代谢状态稳定后,能量供给量需要适当的增加 30～35 kcal/(kg·d)。

三、适应证

凡有营养支持指征、胃肠道有功能且安全时,使用肠内营养:①吞咽和咀嚼困难;②意识障碍或昏迷;③消化道瘘;④短肠综合征;⑤肠道炎性疾病;⑥急性胰腺炎;⑦高代谢状态;⑧慢性消耗性疾病;⑨纠正和预防手术前后营养不良;⑩特殊疾病。

四、禁忌证和不良反应

(一)禁忌证

小肠广泛切除后的 1 个月内、肠梗阻、上消化道出血、腹膜炎、顽固性呕吐或严重急性腹泻、急性重症胰腺炎急性期、休克患者等。

(二)不良反应

主要有胃肠道反应,恶心、呕吐或腹胀、腹痛、腹泻,常与给药速度太快、药物浓度太高、药物温度不当有关。其他有营养液误吸或营养液在胃内潴留反流入气道所致的吸入性肺部炎症、鼻咽部糜烂及不适、鼻窦炎、中耳炎等。

五、肠内营养剂的分类

1.要素饮食

营养成分明确,为分子水平,可不经消化直接吸收,因此对胃肠道功能要求不高,只要有吸收功能即可应用。

2.大分子聚合物

此类营养剂需要消化道的消化功能和吸收功能。

(1)自制匀浆膳:将牛奶、豆浆、鱼、肉、蔬菜、水果等食物研碎加水而成,为自然食物。可有良好口感,其不足在于营养成分不能保证,以及热量和营养价值不宜精确计算。

(2)大分子聚合物:含有蛋白质、糖、脂肪、维生素、矿物质和水。同时可根据患者需要配制不同含量,不同浓度的营养剂。

3.整蛋白配方

饮食将人体需要的营养物质按一定比例配方制成粉剂或液体,成分较全,补充的氮是以完整蛋白质形式提供,如大豆蛋白、酪蛋白,需要在肠道内经消化才能被吸收。

4.特殊配方

制剂根据特殊患者的需要,对常用的配方适当调整,加减某些成分而成。如肾衰竭患者使用的营养液应含有足够能量和必需氨基酸,含少量脂肪和电解质;肝性脑病患者使用的营养液应含有高浓度支链氨基酸(亮氨酸、异亮氨酸、缬氨酸),而芳香族氨基酸含量低,前者可经肌肉代谢以减轻肝脏负担,并可与后者竞争性通过血-脑屏障,以降低血氨浓度。

六、常见的肠内营养支持途径

(一)鼻胃管

1.适应证

短期(<4周)的肠内营养支持;因神经或精神障碍所致的精神不足及因口咽、食管疾病不能进食的患者;全肠外营养到肠内营养的过渡;烧伤、某些消化系统疾病、接受放化疗的患者。

2.禁忌证

存在不能进行肠内营养的疾病;严重的胃排空障碍。

3.置管技术

(1)床边插管,评估患者需要置管的深度,协助患者半卧位,液体石蜡润滑鼻胃管头端,自鼻腔缓慢插入,置入15 cm左右时嘱患者做吞咽动作,在患者吞咽时顺势将鼻胃管插入直至到达预设深度。检查口腔内有无盘绕,观察患者有无恶心、呕吐现象,用胶布将鼻胃管固定于鼻翼部。

(2)确定鼻胃管位置,影像学检查是确认鼻胃管位置的"金标准",其他方法有回抽胃液、听气过水声及检查置管深度,但这些都不能完全确认鼻胃管的位置。

(二)胃造口术

1.适应证

(1)预计肠内营养支持时间>4周。

(2)上消化道肿瘤、神经性吞咽困难、创伤、长期机械通气、口咽部手术围术期等。

2.禁忌证

(1)存在不能进行肠内营养的疾病。

(2)严重的凝血功能障碍。

(3)无法进行内镜治疗及不能耐受手术者。

3.置管技术

(1)经皮内镜胃造口(PEG)置管技术。①拖出法是目前最常用的置管方法。内镜置入胃后,镜头照射指示腹壁上最接近胃的位置后,穿刺针经皮肤刺入胃壁前侧,置入一根导丝,内镜活检钳钳住导丝并由口腔退出。喂养管与导丝相连后下拉至胃,然后经由穿刺处拖出。喂养管的固定板位于胃内,皮肤外露端连接阀盘。造口管道通常在 1 周内愈合,此前需每日更换敷料。②其他:使用球囊导管通过穿刺和扩张后经腹置入胃部的推进法;将双向胃固定术和剥离鞘结合在胃内置入球囊导管的方法等。

(2)置管技术。①在透视下向胃内置入细鼻胃管并注入 500~1 000 mL 空气,观察胃的位置。在 X 线引导下,沿左肋缘下经腹壁穿刺胃体前壁入胃腔,抽到空气后注入少量造影剂,确认置入胃腔。分别置入 2 个锚钉将胃壁固定于腹壁,锚钉间距 2 cm。②锚钉间经腹壁穿刺入胃腔,在透视下将可剥离式扩张管置入胃腔,造影证实后去扩张导管,沿外鞘管置入胃造口管,去除外鞘,造影证实导管位置正确后缝线固定。③外科胃造口术置管技术;通常采用 Stamm 或 Witzel 式胃造口术。外科胃造口术可采用较粗的喂养管。手术患者需要更长时间恢复,费用也更高。

(三)咽、食管造口术置管技术

1.经鼻十二指肠导管

鼻胃管置管后,协助患者右侧卧位,以便能借助胃的蠕动将导管的头端通过幽门进入十二指肠。适用于短期(<4 周)肠内营养支持患者。

2.通过胃造口管

在导引钢丝或内镜引导下,将十二指肠导管头端经过幽门,进入十二指肠。

(四)经鼻空肠管

1.适应证

(1)短期(<4 周)的肠内营养支持。

(2)误吸风险高或经胃喂养后表现不耐受。

(3)某些消化系统疾病(如胰腺炎等)无法进行经胃喂养。

2.禁忌证

(1)肠梗阻、肠坏死、肠道穿孔等严重的肠道疾病。

(2)严重腹胀或腹腔间隙综合征,无法耐受肠内营养。

3.置管技术

经鼻空肠置管可在胃镜或在 X 线辅助下操作,也可借助螺旋导管头端的重力作用和促胃动力药物进行盲插。经胃镜空肠营养管放置术属定点管道置放技术,成功率高,但置管过程患者不适感较强且费用较高。X 线下鼻空肠管置管患者的耐受性较好,但成功率不及胃镜下置管高。螺旋管置管徒手盲插的成功率较高,置管前后均可使用促胃动力药物,一般置管 24 h 后导管尖端到达幽门后的可有 80% 以上。空肠营养导管尖端应到达 oddi's 韧带以下 30~60 cm 处。

(1)经胃造口置管(PEJ):在 PEG 不能顺利建立或不适应时,可考虑以 PEJ 代替 PEG 实施肠内营养支持。通常 PEJ 是在 PEG 的基础上,经胃造口管的外口置入一根导丝,再在内镜辅助下将导丝送入空肠内的简易置管方法。PEJ 置管成功率为 72%~86%,较 PEG 有所降低。

(2)手术空肠造口:在肠道手术时在腹壁上开口,将空肠造口管留置于肠道内,并经导管提供肠内营养支持。

七、护理评估

1.健康史

(1)一般情况:询问患者年龄、性别、婚姻和职业;近期饮食情况,如饮食习惯和食欲有无改变\有无厌食,饮食种类和进食量;是否因检查或治疗而需禁食,禁食天数。有无额外丢失;是否存在消化道梗阻、出血、严重腹泻或因腹部手术等不能经胃肠道摄食的疾病或因素。

(2)家族史:了解患者家庭中有无类似消化道病史。

(3)既往史:近期或既往有无消化系统手术史、较大的创伤、灼伤、严重感染或慢性消耗性疾病,如结核、癌症等。

2.身体状况

(1)主要症状与体征:有无腹部胀痛、恶心、呕吐、腹泻、压痛、反跳痛和肌紧张等腹膜炎体征;生命体征是否平稳,有无休克、脱水或水肿征象。

(2)辅助检查:了解体质量、血浆清蛋白、细胞免疫功能等检查结果,以评估患者的营养状况及对营养支持的耐受程度。

3.心理-社会状况

了解患者及其家属对营养支持重要性和必要性的认识程度,对营养支持的接受程度和对营养支持费用的承受能力。

八、常见护理问题

(1)胃肠动力失调与不能经口摄食、管饲、患者不耐受等有关。

(2)皮肤完整性受损与留置喂养管有关。

(3)潜在并发症:感染性并发症,如吸入性肺炎、急性腹膜炎。

九、护理目标

(1)患者胃肠功能改善,未发生腹痛、腹泻、恶心、呕吐及厌食等情况。

(2)患者未发生皮肤破损、感染等情况。

(3)患者未发生并发症或并发症得到及时发现、处理。

十、护理措施

(一)心理护理

首先,行肠内营养前要告知患者拟采用的置管途径,应用的营养膳食种类、灌注方法、应用时间长短及其可能出现的并发症,详细解答患者提出的有关问题;向患者介绍肠内营养的优点、必要性及对治疗原发病的益处,必要时介绍治疗成功的典型病例,以增强其信心,还要让患者及其家属了解费用问题,使患者配合治疗。由于这些患者长期不能经口进食,唾液减少,而引起食欲的不满足、消化不良、厌食等情况,因此,要做好心理和饮食的正确指导,可以嘱患者由口进食,嚼碎后将食糜吐出,在咀嚼过程中品尝食物的滋味,满足食欲,并通过咀嚼反射促进胃肠道消化液的分泌及肠蠕动,有利于营养物质的消化与吸收。患者清醒合作,有利于鼻胃管的固定与存放,减少了由于患者不理解而带来的拔管,有利于肠内营养的顺利进行。

(二)预防误吸

1.管道护理

①妥善固定喂养管:注意观察喂养管在体外的标记,经鼻置管者妥善固定于面颊部,造口置管者采用缝线固定于腹壁,患者翻身、床上活动时防止压迫、扭曲、拉脱喂养管;②输注前确定导管的位置是否恰当:可用 pH 试纸测定抽吸液的酸碱性,必要时可借助 X 线透视、摄片确定管端位置,并注意置管处周围皮肤状况,如有红、肿、热、痛等应及时处理。

2.取合适体位

经鼻胃管或胃造口途径肠内营养时,取 $30°\sim45°$ 半卧位有助于防止营养液反流和误吸,经鼻肠管或空肠造口途径者可取随意卧位。

3.及时评估胃内残留量

每次输注营养液前及连续输注过程中(每隔 4 h)抽吸并评估胃内残留量,若超过 $100\sim150$ mL,应减慢或暂停输注,必要时遵医嘱加用胃动力药物,以防胃潴留引起反流和误吸。

(二)提高胃肠道耐受性

1.加强观察

注意有无腹泻、腹胀、恶心、呕吐等胃肠道不耐受症状,采取针对性措施如减慢速度或降低浓度,若对乳糖不耐受,应改用无乳糖配方营养制剂。

2.输注环节的调控

输注时注意营养液的浓度、速度及温度。①经胃管:开始即可用全浓度($20\%\sim24\%$),滴速约 50 mL/h,每日给予 $500\sim1\,000$ mL,$3\sim4$ d 内逐渐增加滴速至 100 mL/h,达到每日所需总量 $2\,000$ mL;②经空肠管:先用 $1/4\sim1/2$ 全浓度(即等渗液),滴速宜慢($25\sim50$ mL/h),从 $500\sim1\,000$ mL/d 开始,用输注泵控制输注速度为佳。输注时保持营养液温度合适($38\,℃\sim40\,℃$),室温较低时可使用恒温加热器。

3.防止营养液污染

配制营养液时遵守无菌操作原则;现配现用,1 次仅配 1 d 量;暂不用时置于 4 ℃ 冰箱保存,用时取出,并适当加温,24 h 内用完;每日更换输注管或专用泵管。

4.支持治疗

伴有低蛋白血症者,遵医嘱给予清蛋白或血浆等,以减轻肠黏膜组织水肿导致的腹泻。

(三)避免黏膜和皮肤损伤

经鼻置管常引起患者鼻咽部不适,可采用细软质的喂养管,用油膏涂拭鼻腔黏膜可起润滑作用,防止鼻咽部黏膜长期受压产生溃疡。经胃、空肠造口者,保持造口周围皮肤干燥、清洁,防止造口周围皮肤损伤。

(四)喂养的护理

在实施肠内营养过程中,喂养护理尤为重要。在喂养过程中要因人而异,掌握其喂养的原则。

1.“三度”

适宜的浓度、速度及温度,遵循由低到高的原则,即由低浓度、低速度开始,逐渐增加至患者可以耐受的浓度和速度,浓度可由 $8\%\rightarrow12\%\rightarrow20\%\rightarrow25\%$,以等渗液为宜,速度可由 20 mL/h$\rightarrow$60 mL/h$\rightarrow$80 mL/h$\rightarrow$120 mL/h。

2.温度的控制

在使用过程中一般将温度控制到 37 ℃$\sim$38 ℃,最高不超过 40 ℃。加热方法可采用电热力加温或温水袋加温。匀浆营养液可采用热水加温或微波炉加温,其标准为滴至手背不烫为宜。

3.容量

由少到多、逐日递增的原则,防止胃潴留的发生。根据其耐受情况,滴速为 $80\sim100$ mL/h 增加滴速为 $125\sim150$ mL/h,每天从 500 mL 递增至 $1\,500\sim2\,000$ mL 并维持。

（五）喂养管的护理

1.喂养管的选择

临床多选用质地柔软的细管,粗管因其引起并发症较多、患者感觉不适等原因而较少使用,仅用于胃液的抽吸和一些较黏稠和颗粒较大的肠内营养剂的输注。

2.喂养管位置的固定和检测

首先要妥善固定好导管,每班检查导管置入深度,防止牵拉、脱位,特别是在治疗胰腺炎的过程中,如导管脱出空肠,刺激胰腺分泌胰液,诱发或加重胰腺炎,对于胆汁回灌患者,由于胆汁偏碱性,胆汁输入胃内可使胃黏膜遭到损害。

3.预防喂养管堵塞

护理中选用细孔柔软,稳定性好的鼻饲管以求舒适安全;出现导管阻塞时,先用温开水行"加压冲洗"和"负压抽洗"交替进行的方法,同时用手反复捏挤体外部分管道并调整患者体位。禁止经该喂养管输注颗粒性或粉末状药物。切忌将药物和配方饮食混合,也不能把不同药物混合。持续输注时,如输入的营养剂较黏稠,则应使用胃肠泵。喂养管堵塞时,应先查明原因,排除导管本身的因素后,可用热水加压冲洗导管。切忌将导丝插入导管内疏通,以防戳穿胃肠道。

4.换管

临床观察发现,喂养管放置近 2 个月,管端有变脆及易破现象。所以,喂养管放置超过 4 周应及时更换。

（六）并发症的预防及护理

1.鼻、咽、食管损伤,喂养管周围瘘或感染,喂养管堵塞等机械性和感染性并发症的处理

经鼻插管者,注意定时观察鼻腔黏膜的完整性,每日清洁鼻腔、口腔,并滴液状石蜡润滑鼻腔;造瘘者,注意观察瘘口周围皮肤有无发红、糜烂、感染,导管周围有无胃液、肠液溢出。营养液尽量采用连续输注,不用一次投给;局部涂氧化锌软膏保护瘘口周围皮肤。做好喂养管的护理。

2.误吸、恶心、呕吐、腹泻、便秘、倾倒综合征等胃肠道并发症的处理

床头抬高 $30°$,使用胃肠泵连续输注,但避免夜间输注,定时检查胃充盈程度及胃内残留量。每次输注前要了解胃排空情况,如胃残留量＞100 mL,提示有胃潴留,应减慢或停止输注。需延长输注间隔时间或行胃负压吸引,必要时可加入胃动力药。配制及输注营养液的过程中要注意无菌操作,避免污染。采用适合小肠节律运动的方法进行输注。长期(＞3 周)使用成分制剂者,应考虑补充膳食纤维。

3.水、电解质失衡、血糖紊乱等代谢性并发症

定期测电解质、血糖、尿糖、体质量等;记录出入量。长期肠内营养患者可有凝血酶原时间延长,应遵医嘱每周或必要时给予维生素 K 预防。

4.制订一些简单有效的监护表格是预防肠内营养并发症的有效手段

可根据各医院或科室的习惯和条件自行设计监护表格。肠内营养已成为临床营养支持的首选途径,具有价廉、安全、有效、合乎生理特点、操作简便、易于推广等优点,已被人们广泛认同。护理人员应充分了解这一技术的最新进展,掌握相应的护理措施,提高护理质量,为患者提供更好的护理服务。在肠内营养的护理过程中,强调肠内营养剂输注过程中并发症预防及护理、管道位置、通畅、输注速度等,尤其是要熟练掌握胃肠泵等先进仪器和新技术的使用。

（七）代谢及效果监测

注意监测血糖或尿糖，以及时发现高血糖和高渗性非酮性昏迷。记录液体出入量，防止水、电解质失调。定期监测血常规、血生化及肝、肾功能，留尿测定氮平衡，进行人体测量，以评价肠内营养效果。

（八）健康教育

1.EN 相关知识

向患者及其家属讲解肠内营养的重要性、必要性及注意事项，从而降低自行拔管的风险。

2.饮食护理

术后恢复经口饮食是循序渐进的过程，指导患者和家属知晓各恢复阶段饮食护理的内容，保持均衡饮食。

3.出院指导

携带喂养管出院的患者及其家属掌握居家喂养、自我护理方法及注意事项，包括饮食量、性质，进食频率，皮肤护理等，并定期到医院复诊。

十一、护理评价

（1）患者在接受肠内营养期间是否能维持正常的排便形态，是否出现腹胀或腹泻。

（2）患者是否发生黏膜、皮肤的损伤。

（3）患者是否发生与肠内营养支持相关的感染性并发症。

（贾渌洁）

第十章　泌尿外科疾病护理

第一节　尿石症

尿路结石又称尿石症,是泌尿外科最常见的疾病之一。按尿路结石所在的部位基本分为上尿路结石和下尿路结石。尿路结石发生与流行病学因素(如年龄、性别、职业、饮食成分和结构、水摄入量、气候、代谢和遗传等)、尿液因素(尿 pH 改变、尿液浓缩、抑制晶体形成的物质不足)、泌尿系统局部因素(尿液的淤积、尿路感染、尿路异物)等有关。尿路结石以草酸钙结石最常见,磷酸盐、尿酸盐、碳酸盐次之,胱氨酸结石罕见。上尿路结石主要表现为与活动有关的疼痛和血尿;膀胱结石的典型症状为排尿突然中断,伴疼痛、排尿困难和膀胱刺激征;尿道结石的典型症状为排尿困难、点滴状排尿及疼痛。处理原则包括病因治疗、非手术治疗、体外冲击波碎石、内镜取石或碎石术、开放手术等。

一、护理评估

(一)术前评估

1.健康史

(1)个人情况:患者的年龄、性别、职业、居住地、饮食及饮水习惯、营养状况等。

(2)既往史:患者既往有无结石史,有无代谢和遗传性疾病,有无长期卧床病史;有无泌尿系统感染、梗阻性疾病、甲状旁腺功能亢进、痛风等病史。

2.身体状况

(1)疼痛的部位与程度,肾绞痛的发作情况。

(2)血尿的特点,有无活动后血尿。

(3)排尿情况与尿石排出情况。

(4)是否有膀胱刺激征。

(5)是否并发肾积脓、肾积水。

(6)实验室检查是否提示代谢、肾功能、凝血功能异常,影像学检查有哪些异常发现。

3.心理社会状况

(1)患者是否了解尿石症的治疗方法。

(2)患者是否担心尿石症的预后。

(3)患者是否知晓尿石症的预防方法。

(二)术后评估

(1)术后结石排出情况。

(2)尿路梗阻解除程度。

(3)肾功能恢复情况。

(4)有无尿路感染、出血、"石街"形成等并发症发生。

二、常见护理诊断/问题

1.疼痛

疼痛与结石刺激引起的炎症、损伤及平滑肌痉挛有关。

2.潜在并发症

潜在并发症包括感染、出血、"石街"形成。

3.知识缺乏

缺乏预防尿石症的知识。

三、护理目标

（1）患者自述疼痛减轻，舒适感增强。

（2）患者未发生并发症，或并发症发生后得到及时发现与处理。

（3）患者知晓尿石症的预防知识。

四、护理措施

（一）非手术治疗的护理

1.缓解疼痛

嘱患者卧床休息，局部热敷，指导患者做深呼吸、放松以减轻疼痛。肾绞痛发作时遵医嘱使用镇痛、解痉药。

2.饮水与活动

鼓励患者大量饮水，每日 3 000 mL；适当做一些跳跃运动或经常改变体位，有助于结石的排出。

3.病情观察

观察尿液的颜色与性状，监测体温、尿中白细胞数，及早发现感染征象；观察结石排出情况，排出结石可做成分分析，以指导结石治疗与预防。

（二）体外冲击波碎石治疗的护理

1.术前护理

（1）解释：向患者及其家属解释体外冲击波碎石治疗的方法、碎石效果及配合要求；嘱患者术中配合做好体位固定，不能随意变换体位，以确保碎石定位的准确性。

（2）检查：术前行腹部 X 线片复查，了解结石位置、数量与大小。同时行实验室检查，了解凝血功能与肝肾功能。

2.术后护理

（1）鼓励患者多饮水：每天饮水量大于 3 000 mL，可根据出汗量适当增减饮水量，促进排石。

（2）采取有效体位、促进排石。①结石位于肾下盏：取头低位；②肾结石碎石后：一般取健侧卧位。注意：同时叩击患侧肾区，利于碎石由肾盏排入肾盂、输尿管。巨大肾结石碎石后可因短时间内大量碎石突然积聚于输尿管而发生堵塞，引起"石街"和继发感染，严重者引起肾功能改变。因此，碎石后宜取患侧卧位，以利结石随尿液缓慢排出。

3.术后并发症的观察与护理

（1）血尿：碎石术后多数患者出现暂时性肉眼血尿，一般不需要特殊处理。

（2）发热：感染性结石患者，由于结石内细菌播散而引起尿路感染，往往引起发热。遵医嘱应用抗菌药物，高热者采用降温措施。

（3）疼痛：结石碎片或颗粒排出可引起肾绞痛，应给予解痉止痛等处理。

（4）"石街"形成：是常见且较严重的并发症之一。体外冲击波碎石术后碎石过多地积聚于输尿管内，可引起"石街"。患者有腰痛或不适，有时可合并继发感染。可用输尿管镜取石或碎石。除多饮水外，必要时留置双"J"管，以预防"石街"形成。

（三）手术治疗的护理

1.术前护理

协助做好术前检查，术前常规准备，协助术前结石定位。

2.术后护理

（1）病情观察：观察患者生命体征，尿量、尿液颜色和性状。

（2）肾造瘘管护理：内镜碎石术（PCNL）后常留置肾造瘘管，主要起引流残余碎石作用。要点：①妥善固定肾造瘘管；②预防感染；③保持引流管通畅：勿压迫、折叠管道。若发现肾造瘘管被堵塞，可用注射器吸取少量（5~10 mL）生理盐水冲洗，反复多次，直至管道通畅；④观察记录引流液的量、颜色和性状。术后早期，肾造瘘管引流出血性尿液，一般1~3 d内尿液颜色转清，不需特殊处理；⑤拔管：术后3~5 d若引流尿液转清、体温正常，则可考虑拔管，拔管前作拔管试验，无腰部胀痛、渗液、发热等不适可拔管。

（3）双"J"管护理：碎石术后于输尿管内放置双"J"管，可起到内引流、内支架的作用，还可扩张输尿管，有助于小结石的排出。要点：①术后指导患者尽早取半卧位，多饮水、勤排尿；②鼓励患者早期下床活动，但避免活动不当（如四肢同时伸展的动作、剧烈运动、过度弯腰、突然下蹲等）引起双"J"管滑脱或上下移位。注意：双"J"管一般留置4~6周，经复查B超或腹部摄片确定无结石残留后，在膀胱镜下取出双"J"管。

（4）肾周引流管护理：开放性手术后常留置肾周引流管，起引流渗血、渗液作用。注意妥善固定，保持引流通畅，观察并记录引流液颜、性状与量。

（5）膀胱造瘘管护理：膀胱结石行耻骨上膀胱切开取石术后常留置膀胱造瘘管，应做好管道护理。

（四）并发症的观察与护理

1.出血

观察：术后早期易发生。若术后短时间内肾造瘘管或肾周引流管内引出大量鲜红色血性液，须警惕为出血。

护理：应安慰患者，嘱其卧床休息，及时报告医生，遵医嘱应用止血药、抗感染等。留置肾造瘘管者可夹管1~3 h，以造成肾盂内压力增高，从而达到压迫性止血的目的。若经止血处理后，患者生命体征平稳，再重新开放造瘘管。拔除肾造瘘管后也应警惕出血的发生。

2.感染

观察：术后应密切观察患者的体温变化，及早发现感染性休克征象。

护理：遵医嘱应用抗菌药物；保持各引流管通畅，留置导尿管者做好尿道口与会阴部的清洁；肾造瘘口应定时更换敷料，保持清洁、干燥。

3.输尿管损伤

术后观察有无漏尿及腹膜炎征象。一旦发生，及时处理。

五、健康教育

1.尿石症的预防

(1)嘱患者大量饮水防石。

(2)饮食指导:根据结石成分、代谢状态调节饮食。①含钙结石:合理摄入钙量,适当减少牛奶、奶制品、豆制品、巧克力、坚果等含钙量高的食物的摄入;②草酸盐结石:限制浓茶、菠菜、番茄、芦笋、花生等食物;③尿酸结石:不宜食用含嘌呤高的食物,如动物内脏、豆制品、啤酒。避免大量摄入动物蛋白、精制糖和动物脂肪。

(3)药物预防:根据结石成分,血、尿钙磷、尿酸、胱氨酸和尿 pH 值,应用药物预防结石发生。草酸盐结石患者可口服维生素 B_6 以减少草酸盐排出;口服氧化镁可增加尿中草酸溶解度。尿酸结石患者可口服别嘌醇和碳酸氢钠,以抑制结石形成。

2.双"J"管的自我观察与护理

(1)自我护理:部分患者行碎石术后须带双"J"管出院,期间若出现排尿疼痛、尿频、血尿时,多为双 J 管膀胱端刺激所致,一般经多饮水、减少活动和对症处理后均能缓解。嘱患者术后 4 周回到医院复查并拔除双"J"管。避免过大的体力活动强度,一般的日常生活活动不需受限。

(2)自我观察:如果患者出现无法缓解的膀胱刺激征、尿中有血块、发热等症状,应及时就诊。

3.复查

定期行 X 线或 B 超检查,观察有无残余结石或结石复发。若出现腰痛、血尿等症状,及时就诊。

六、护理评价

(1)患者疼痛程度是否减轻。

(2)患者是否出现并发症;若并发症发生,是否得到及时发现和处理。

(3)患者是否知晓尿石症的预防知识。

(杨　帆)

第二节　良性前列腺增生

良性前列腺增生简称前列腺增生,是一种中老年男性常见的疾病,多在 50 岁后出现症状。老龄和有功能的睾丸是其发病的两个重要因素,二者缺一不可。前列腺增生症状与前列腺体积不成比例,早期症状为尿频,夜间更为明显。进行性排尿困难是其最主要症状,严重者可出现尿潴留或充盈性尿失禁。长期排尿困难导致腹压增高,可引起腹股沟疝、内痔、脱肛等。合并感染或结石时,可出现明显尿频、尿急、尿痛症状。尿路梗阻可引起严重肾积水、肾功能受损。症状较轻者,一般不需要治疗;如症状加重,可予药物治疗和手术治疗。经尿道前列腺电切术是良性前列腺增生治疗的金标准,适用于大多数患者。

一、护理评估

（一）术前评估

1. 健康史

（1）个人情况：了解患者的年龄、生活习惯、性生活情况、烟酒嗜好、饮水习惯、排尿习惯、睡眠情况、饮食和营养状况等。

（2）既往史：患者既往有无并发尿潴留、尿失禁、腹股沟疝、内痔或脱肛等；有无高血压、糖尿病、脑血管疾病等。

（3）用药史：有无服用性激素类药物，有无使用治疗前列腺增生的药物等。

2. 身体状况

（1）排尿困难程度、夜尿次数。

（2）有无血尿、膀胱刺激征。

（3）有无肾积水及程度，肾功能情况如何。

（4）有无腹股沟疝、内痔、脱肛。

（5）专科检查：国际前列腺症状（I-PSS）评分状况如何；血清前列腺特异性抗原（PSA）、前列腺大小、残余尿量、尿流率如何。

3. 心理社会状况

（1）患者是否有焦虑及生活不便。

（2）患者及其家属是否知晓良性前列腺增生的治疗方法。

（二）术后评估

（1）手术、麻醉方式，术中出血、补液、输血情况。

（2）膀胱冲洗是否通畅。

（3）血尿程度及持续时间。

（4）水、电解质平衡情况。

（5）有无发生出血、前列腺电切综合征、膀胱痉挛、尿失禁、下肢深静脉血栓、尿道狭窄等并发症。

二、常见护理诊断/问题

1. 排尿障碍

排尿障碍与膀胱出口梗阻、逼尿肌功能障碍有关。

2. 疼痛

疼痛与膀胱痉挛有关。

3. 潜在并发症

潜在并发症包括出血、前列腺电切综合征、膀胱痉挛、尿失禁、下肢深静脉血栓、尿道狭窄。

三、护理目标

（1）患者恢复正常排尿。

（2）患者诉疼痛减轻或消失。

（3）患者未发生并发症，或并发症发生后得到及时发现与处理。

四、护理措施

(一)非手术治疗的护理

1.急性尿潴留的预防及护理

(1)预防:避免急性尿潴留的诱发因素,如受凉、过度劳累、饮酒、便秘、久坐及服用止咳药物;指导患者多饮水、勤排尿、不憋尿,避免尿路感染;注意保暖;预防便秘。

(2)护理:当发生尿潴留时,及时留置导尿管或膀胱造瘘管,并做好管道护理。

2.药物治疗护理

(1)α_1受体阻滞剂类:主要不良反应为头晕、体位性低血压,应在睡前服用,用药后卧床休息,改变体位时动作慢,预防跌倒,同时与其他降压药分开服用,避免对血压的影响。

(2)5α还原酶抑制剂:起效缓慢,一般在服药3个月左右见效,停药后症状易复发,告知患者应坚持长期服药。

3.其他

夜尿频繁者,睡前2 h减少饮水量,如需起床如厕预防跌倒,必要时协助如厕或床边备便器。

(二)手术治疗的护理

1.术前护理

(1)协助做好术前检查,前列腺增生患者大都为老年人,常合并慢性病,应协助做好心、脑、肝、肺、肾等重要器官功能的检查;常规术前准备。

(2)心理护理:多与患者沟通,详细解释病情;介绍患者认识同类疾病康复者,减轻患者的担忧。

2.术后护理

(1)病情观察:观察患者的神志、生命体征、心功能、尿量、尿液颜色和性状。

(2)膀胱冲洗的护理:术后予生理盐水持续冲洗膀胱,防止凝血块形成堵塞尿管。要点:①冲洗速度、天数根据尿色情况而定。②冲洗液温度为25 ℃~30 ℃,预防膀胱痉挛。③确保冲洗及引流通畅。尿管堵塞时,可采取挤捏尿管、加快冲洗速度、施行高压冲洗、调整导管位置等方法,必要时用灌洗空针吸取生理盐水反复抽吸冲洗。注意:保持有效持续膀胱冲洗,预防尿管堵塞。④观察、记录引流液的颜色及有无凝血块。⑤准确记录冲入液量和排出液量,严防过多液体潴留在膀胱内。

(3)尿管护理:术后利用导尿管的水囊压迫前列腺窝与膀胱颈,将导尿管固定在大腿内侧,稍加牵引,起到压迫止血的目的。保持尿管引流通畅,病情允许情况下,每日饮水2 000 mL以上,预防尿路感染。

3.术后并发症的观察与护理

(1)出血:与电切部位渗血、静脉窦开放、凝血功能障碍等有关。观察:冲洗液颜色,是否伴有血块,有无低血容量表现。护理:术后保持排便通畅,避免用力排便时腹压增高引起出血;术后早期禁止灌肠或肛管排气,避免造成前列腺窝出血。①对于非凝血功能障碍造成的出血,用气囊尿管牵拉压迫前列腺窝止血,同时持续膀胱冲洗或配合间断人工冲洗,避免血块形成堵塞尿管,尿管引流不畅可致膀胱腔及前列腺窝过度扩张,加重出血。②对于凝血功能障碍的出血,根据不同原因给予止血药物治疗或输血。

(2)前列腺电切综合征(TURS):切除前列腺组织时静脉窦开放,导致大量冲洗液被吸收,血容量急剧增加,出现稀释性低钠血症。观察:术后早期有无循环系统和神经系统的功能异常,如烦躁不安、血压下降、脉搏缓慢等,严重者出现肺水肿、脑水肿、心力衰竭等症状,血清钠低于正常水平。护理:一旦出现,立即吸氧,给予利尿剂、脱水剂,减慢输液速度;静脉滴注3%氯化钠溶液纠正低钠;注意保护患者安全,避免坠床、意外拔管等。

(3)膀胱痉挛:与术后逼尿肌功能不稳定、导管刺激、尿管堵塞、冲洗液温度低等因素有关。观察:表现为尿道烧灼感、疼痛、强烈的便意或尿意不尽感,常伴有尿道血液或尿液渗出,引流液多为血性,持续膀胱冲洗液逆流。如不及时处理,可能会加重前列腺窝出血。护理:保持冲洗液温度25 ℃~30 ℃、减少气囊/尿管囊内液体、保持尿管引流通畅;遵医嘱给予解痉镇痛;必要时给予镇静药。

(4)尿失禁:与尿道括约肌功能受损、膀胱逼尿肌不稳定等有关,多为暂时性。观察:患者拔除尿管后有无急迫性或者压力性尿失禁表现。护理:指导患者行盆底肌训练,电刺激、生物反馈治疗或膀胱功能训练。

(5)尿道狭窄:属远期并发症,与尿道瘢痕形成有关。定期监测残余尿量、尿流率,必要时行尿道扩张术或尿道狭窄切除术。

五、健康教育

1.生活指导

根据患者心功能、肾功能指导适当饮水;饮食清淡,多食纤维素含量多的食物,保持大便通畅,以免用力排便使腹压增加而造成出血。

2.活动指导

1~2个月内避免重体力劳动;避免剧烈运动和骑跨动作,如跑步、骑自行车、久坐。TURP术后1个月,原则上可以恢复性生活,会出现逆行射精,但不影响性交。少数患者出现阳痿,可采取心理治疗、药物治疗或物理治疗。

3.康复锻炼

对于有膀胱过度活动症的患者,行膀胱功能训练,逐渐延长排尿间隔时间。

4.自我观察

若出现尿线逐渐变细、排尿困难、阴囊肿大、疼痛、发热、血尿,应及时就诊。

5.定期复查

定期行B超检查,复查PSA、尿流率及残余尿量。

六、护理评价

(1)患者排尿是否改善。

(2)患者疼痛程度是否减轻。

(3)患者是否出现并发症;若出现,是否得到及时发现和处理。

(杨　帆)

第三节　膀胱癌

膀胱癌是泌尿系统中最常见的恶性肿瘤,高发于 50～70 岁的患者。常见的致病因素为吸烟、长期接触某些致癌物质、膀胱慢性感染与异物长期刺激。最常见的早期临床表现为间歇性肉眼血尿,可自行减轻或停止;晚期可出现尿频、尿急、尿痛或排尿困难及尿潴留,下腹部触及肿块,广泛浸润盆腔或转移时可出现腰骶部疼痛。辅助检查包括尿脱落细胞学检查、影像学检查(B 超、静脉尿路造影、CT、MRI),膀胱镜检查是诊断膀胱癌最直接、最重要的方法,可直接观察肿瘤的部位、大小、数目等,并可取组织做病理学检查。临床上以手术治疗为主,单发的 T2 期内肿瘤可行经尿道膀胱肿瘤切除术或膀胱部分切除术,较大、反复发作、多发及分化不良的 T2 和 T3 期肿瘤以及浸润性鳞癌和腺癌,应行膀胱全切除和尿流改道术。保留膀胱的术后患者,需定期膀胱灌注化疗药物或卡介苗(BCG),可以延缓肿瘤的复发。

一、护理评估

(一)术前评估

1. 健康史

(1)个人情况:患者的年龄、性别、居住地、生活习惯、吸烟史,是否从事橡胶、印刷、塑料、皮具、燃料等行业。

(2)既往史:既往有无膀胱炎、血吸虫病、宫颈癌等病史。

(3)家族史:有无泌尿系肿瘤的家族史。

2. 身体状况

(1)排尿情况、血尿程度。

(2)有无消瘦、贫血等营养不良表现以及疼痛情况。

(3)肾功能情况。

(4)影像学检查有哪些异常结果。

3. 心理社会状况

(1)患者是否知晓病情。

(2)对手术方式、尿流改道、手术并发症的认知程度与接受情况。

(3)家庭和社会支持情况。

(二)术后评估

(1)手术方式、尿流改道情况。

(2)引流管的名称、位置、标志、固定、通畅。

(3)泌尿造口的情况。

(4)有无发生电解质紊乱、尿漏、排尿异常、新膀胱尿道吻合口狭窄、泌尿系感染、膀胱结石等并发症。

二、常见护理诊断/问题

1. 恐惧和焦虑

与恐惧癌症、害怕手术、担心预后及家庭经济有关。

2.自我形象紊乱

自我形象紊乱与膀胱全切、尿流改道术后排尿方式改变有关。

3.潜在并发症

潜在并发症包括出血、膀胱穿孔、膀胱痉挛、电解质紊乱、尿漏、泌尿系感染、新膀胱尿道吻合口狭窄、排尿异常。

三、护理目标

(1)患者恐惧与焦虑减轻。

(2)患者能适应排尿方式的改变。

(3)患者未发生并发症或并发症,已得到及时发现与处理。

四、护理措施

(一)术前护理

1.术前准备

协助做好术前检查,常规术前准备。

2.造口定位

协助做好泌尿造口的定位。

3.饮食与营养

进高热量、高蛋白、高维生素及易消化饮食,必要时通过静脉补充,纠正营养失调的状态。

4.肠道准备

肠代膀胱者,术前 3 d 口服肠道不吸收的抗菌药物并予半流饮食,术前 1 d 予无渣流质饮食,术前晚及术晨予清洁灌肠。女性患者术前 1 d 行阴道灌洗。

5.心理护理

解释手术方式,对尿流改道者介绍手术的必要性与重要性,泌尿造口患者给予造口袋试戴体验,消除恐惧心理。

(二)术后护理

1.经尿道膀胱肿瘤切除术或膀胱部分切除术后护理

(1)病情观察:观察生命体征、管道引流情况、腹部情况等。

(2)尿管护理:保持尿管通畅,观察记录引流性质、量、颜色。

(3)膀胱灌注化疗的护理:对保留膀胱者,为预防复发,术后可采用膀胱内灌注化疗药物。常用药物有卡介苗(BCG)、丝裂霉素、吡柔比星、表柔比星、多柔比星及羟喜树碱等。每周灌注 1 次,8 次后改为每月 1 次,共 1～2 年。要点:①膀胱灌注前 2 h 禁饮水;②行膀胱灌注后,按药物说明膀胱内保留 0.5～2 h;③灌注后多喝水,当天饮水量不少于 3 000 mL,减少药物对尿道黏膜的刺激;④在药物配制及灌注过程中需做好职业防护。

(4)并发症的观察和护理

1)出血。①观察:尿液颜色,是否伴有血块;有无低血容量表现;②护理:一旦出现及时处理,必要时持续膀胱冲洗。

2)膀胱穿孔。①观察:患者有无腹痛、腹胀、发热、尿管引流量减少等表现;②护理:保持尿管引流通畅,必要时行手术治疗。

2.膀胱全切除＋尿流改道术后护理

常用尿流改道术式。①肠代膀胱术:全膀胱切除术后,利用回肠或结肠的一部分,形成代膀胱,双侧输尿管吻合;代膀胱末端拖出于腹壁作尿路造口。分非可控制性(患者需终生佩戴尿袋)与可控性(需定时通过尿路造口插入尿管进行导尿)。②原位新膀胱术:在全膀胱切除术后,利用回肠或结肠的一部分,制成储尿囊,与尿道吻合,重建下尿路功能。

(1)病情观察:密切观察生命体征、管道引流、腹部情况、造口血运等。

(2)引流管护理:膀胱全切-肠代膀胱术后留置的引流管较多,做好各管道的护理。各引流管道应标志清晰,妥善固定,防止扭曲,避免滑脱;保持引流通畅,经常挤压,避免血块与黏液堵塞管道,指导活动时管道放置的位置;严密观察引流液的颜色、性质、量。还要注意各管的特点。①代膀胱造瘘管:用于引流尿液及代膀胱黏液,使代膀胱处于低压状态,促进愈合,同时可用于代膀胱的冲洗;②输尿管支架管护理:用于支撑输尿管、引流尿液,因管腔较小,应经常挤捏防堵塞,一般术后 10～14 d 可拔除;③盆腔引流管:用于引流盆腔的积血积液,通过该引流液的性质和量,可以观察有无出血和尿漏,一般术后 3～5 d 拔除;④输出道造瘘管:用于支撑和引流,预防输出道狭窄,一般术后 1 周左右拔除;⑤尿管原位新膀胱术后常规留置尿管,目的是引流尿液及代膀胱黏液、代膀胱冲洗及训练代膀胱的容量,经常挤压,避免血块与黏液堵塞,代膀胱容量达到 150 mL 以上可拔除。

(3)腹胀的预防与护理:术后早期腹胀多数由于气腹、全麻后肠麻痹或低钾血症引起,少数可由尿液外渗引起;术后 1 周后出现的腹胀则多见于粘连性肠梗阻。护理:取半坐卧位、必要时给予腹带固定,测量腹围,早期下床活动、中医艾灸针灸、穴位注射、胃肠减压可以促进胃肠蠕动。

(4)泌尿造口护理:术后密切观察造口黏膜的血运情况,用生理盐水清洁造口及造口周围皮肤,并选择合适的造口袋。

(5)代膀胱冲洗护理:代膀胱多使用结肠或回肠来代替,会产生较多的肠黏液,易引起管道堵塞,故需作代膀胱冲洗。①时间与频率:术后第 1 天开始每日行代膀胱冲洗 1～2 次,如有管道堵塞,随时增加冲洗次数;②冲洗液:可选用阿托品 0.5 mg 加入生理盐水,也可用 5％碳酸氢钠溶液;③方法:每次用注射器或灌洗空针抽取 30～50 mL 溶液,从代膀胱造瘘管或尿管注入,低压缓慢冲洗并回抽,如此反复多次至冲洗液澄清为止。

(三)术后并发症的观察和护理

1.电解质紊乱(高氯性酸中毒)

代膀胱过多吸收了尿液中的 Cl^-,血中 Cl^- 增多、HCO_3^- 减减少,从而出现酸中毒。

观察:有无乏力、食欲缺乏、恶心、呕吐,血生化检查有无异常(HCO_3^- 低于正常值,Cl^- 高于正常值)。

护理:保持尿管引流通畅,减少残余尿量,必要时给予口服或者静脉输注 5％碳酸氢钠。

2.尿漏

观察:尿漏可发生在输尿管与新膀胱吻合口、贮尿囊、新膀胱与后尿道吻合口。表现为盆腔引流管引出尿液、伤口渗出尿液、尿管或代膀胱造瘘管引流液减少,患者出现腹痛、腹胀或伴有发热。

护理:取半坐卧位,保持各引流管通畅,遵医嘱使用抗菌药物。必要时手术治疗。

3.泌尿系感染

观察:拔尿管后有无尿频、尿急、尿痛、腰痛、体温升高等症状,血、尿常规检查白细胞计数有无异常。

护理:每日饮水量 2 000 mL 以上,达到自然冲洗的作用;定期膀胱冲洗,减少黏液堵塞;定时排尿,必要时使用腹压协助排尿,减少残余尿量;残余尿量超过代膀胱容量的 1/3 时行间歇自助导尿,降低膀胱内压,减少新膀胱输尿管反流。

4.代膀胱尿道吻合口狭窄

观察:早期可表现为残余尿量逐渐增多,严重时出现排尿费力、尿潴留或者充盈性尿失禁。

护理:一旦发现有新膀胱尿道吻合口狭窄,应尽早行尿道扩张术,必要时手术治疗。

5.排尿异常(尿失禁、排尿困难、尿潴留)

观察:原位新膀胱术后患者容易出现排尿异常,表现为尿失禁或排尿困难、尿潴留。

护理。①尿失禁:拔尿管前加强新膀胱贮尿功能训练,拔尿管后指导盆底肌收缩训练,改善控尿能力;定时排尿,避免膀胱过度充盈而发生充盈性尿失禁。②排尿困难、尿潴留:嘱多喝水,定期膀胱冲洗,减少黏液堵塞;排尿时轻压下腹部或蹲位排尿,利用腹压协助排尿;残余尿超过代膀胱容量的 1/3 应行间歇自助导尿。注意:综合分析原位新膀胱术后患者尿失禁的原因,制定个性化的排尿功能康复训练,预防术后并发症。

五、健康教育

1.自我护理

(1)非可控尿路造口术后指导:非可控制性尿路造口术后患者需终生佩戴尿袋。需教会患者清洗造口,熟练更换造口袋,睡觉时调整造口袋方向,并接引流袋置于床边,避免尿液浸渍造口周围皮肤引起皮炎。

(2)可控尿路造口术后:指导患者自我导尿,应注意清洁双手,根据需要间隔 2~4 h,尽量使用一次性导尿管。

(3)原位新膀胱术后:视黏液的情况,定期行代膀胱冲洗。

2.原位新膀胱训练

术后患者要坚持进行新膀胱功能训练,包括以下方法。

(1)贮尿功能:拔尿管前先夹闭导尿管,定时开放,初期每 15~20 min 放尿 1 次,逐渐延长至 1~2 h,若能达到贮尿 150~200 mL 最为理想。

(2)排尿功能:定时排尿,一般每 2~3 h 一次,夜间须调闹钟叫起排尿,必要时用手轻压下腹部膀胱区或蹲位,利用腹压协助排尿。

(3)控尿功能:行盆底肌收缩训练。

3.预防感染与新膀胱结石

多饮水,避免泌尿系感染、减少黏液刺激。定期复查 B 超,一旦发现新膀胱结石,应尽早手术治疗。

4.复查

保留膀胱术后,每 3 个月进行一次膀胱镜检查,2 年后无复发者半年复查一次;新膀胱术后定期复查电解质、泌尿系 B 超、残余尿量;终身随访。

六、护理评价

(1)患者是否焦虑减轻,情绪稳定。

(2)患者是否能接受自我形象改变的现实。

(3)患者是否发生并发症,或并发症能得到及时发现与有效处理。

(杨　帆)

第四节　前列腺癌

前列腺癌是老年男性生殖系统中较常见的恶性肿瘤,多发于 50 岁以上。病因尚不清楚,可能与种族、遗传、环境、饮食和性激素等有关。早期一般无症状;随着肿瘤生长,患者可表现为下尿路梗阻症状,如尿频、尿急、尿流中断、排尿不尽,甚至尿潴留或尿失禁;骨转移者可出现骨痛、脊髓压迫症状及病理性骨折;晚期症状有贫血、衰弱、下肢水肿、排便困难等。直肠指诊、血清前列腺特异性抗原(PSA)测定和前列腺穿刺活检是诊断前列腺癌的三个主要方法。前列腺癌的主要治疗方法包括根治性前列腺癌切除术、去势治疗(手术去势、药物去势)、放射性核素粒子植入治疗、化学治疗。

一、常见护理诊断/问题

1.营养失调:低于机体需要量

营养失调与肿瘤消耗、手术创伤有关。

2.焦虑、恐惧

焦虑、恐惧与对癌症的恐惧、害怕及手术引起性功能障碍等有关。

3.潜在并发症

潜在并发症包括尿道膀胱吻合口漏、直肠损伤、尿失禁、勃起功能障碍、尿道吻合口狭窄。

二、护理措施

(一)去势治疗的护理

应用手术去势、联合药物去势,同时阻断睾丸和肾上腺来源的雄激素,抑制肿瘤细胞生长。手术去势包括双侧睾丸切除术与包膜下睾丸切除术;药物去势包括应用人工合成的促黄体生成素释放激素类似物(LHRH-A)及雄激素受体阻滞剂。

1.心理护理

去势术后患者可能情绪低落,用药后将逐渐出现性欲下降、勃起功能障碍、乳房增大等难堪情况,容易造成自卑,甚至是丧失生存意志。充分地尊重与理解患者,帮助患者调整不良情绪,并积极争取家属的支持。

2.不良反应的观察与护理

药物去势常见不良反应为潮热、心血管并发症、高脂血症、肝功能损害、骨质疏松与贫血。用药后定时检查肝功能、血常规等,并遵医嘱使用药物对症治疗。

(二)手术治疗的护理

1.术前护理

(1)协助做好术前检查,术前常规准备。

（2）肠道准备：为避免术中损伤直肠，需做肠道准备，术前 3 d 进少渣半流质饮食，术前 1～2 d 进无渣流质饮食，口服肠道不吸收抗菌药物，术前晚及术晨进行肠道清洁。

（3）指导患者进行有效的盆底肌训练。

2.术后护理

（1）病情观察：观察患者的生命体征、尿量、尿色、引流液性状。

（2）管道护理。①尿管：术后留置尿管 1～2 周，起引流尿液、尿道重建术后的支架作用。妥善固定尿管，缝合固定和蝶形胶布外固定；保持尿管引流通畅，有血块堵塞时及时冲洗，以免引起尿漏。拔尿管前行尿道造影，观察吻合口愈合情况。注意：术后留置尿管期间妥善固定，保持通畅，防止意外脱管。②腹腔引流管：保持通畅，观察引流液性状，有无尿液、粪状物。

（三）术后并发症的观察与护理

1.尿道膀胱吻合口漏

尿道膀胱吻合口漏指尿液从尿道膀胱吻合口漏入腹腔。主要原因有导尿管引流不通畅、营养状况差、合并糖尿病等。观察：表现为术后腹腔引流液持续清亮量增多，伴有腹胀腹痛，尿管引流液减少。护理：给予半坐卧位，及时冲洗尿管，保持腹腔引流管、尿管通畅，增加营养，控制血糖。

2.直肠损伤

直肠损伤是较严重的并发症，可造成肠瘘、尿道直肠瘘、盆腔感染。观察：腹部情况、有无发热、尿液及引流液性状。护理：术后予半坐卧位，保持管道引流通畅；发现直肠损伤，及时行修补术。

3.尿失禁

尿失禁术后常见，可为暂时性或永久性，大部分患者在 1 年内可改善。观察：患者拔尿管后有无尿液不受控制流出，无排尿感，尿液呈滴沥状。护理：指导患者行盆底肌训练及电刺激、生物反馈治疗等；注意合理饮水、保持会阴部皮肤清洁干燥。

4.勃起功能障碍

勃起功能障碍术后常见，由于手术造成的神经与血管损伤引起勃起功能的减退或丧失。观察：勃起功能障碍的程度。护理：遵医嘱予口服药物治疗、尿道内及海绵体内药物治疗或负压勃起装置（VED）康复治疗。

5.尿道膀胱吻合口狭窄

尿道膀胱吻合口狭窄与留置尿管的时间及尿路感染或者局部瘢痕形成有关。观察：表现为术后出现排尿困难，尿频，残余尿量增加。护理：可定期行尿道扩张或者尿道狭窄切除术。

三、健康教育

1.活动指导

注意休息、劳逸结合；3 个月内避免剧烈活动如负重、骑车，以免发生继发性出血；失禁患者保持会阴部清洁干燥，如使用尿套，夜间使用尿垫。

2.饮食指导

避免进食高脂肪饮食，特别是动物脂肪、红色肉类；多进食蔬菜、水果、豆类、谷物等含纤维素高的食物。蔬菜、水果中富含维生素 C、维生素 D、维生素 E 等保护因子，番茄红素对预防前列腺癌也有积极作用。保持大便通畅，忌食辛辣刺激性食物，戒烟酒，多饮水，每日饮水量

1 500～2 000 mL。

3.康复锻炼

每日规律进行盆底肌锻炼,必要时做生物反馈治疗。盆底肌锻炼需持之以恒才可维持理想效果,一般需锻炼 3～4 周,大小便的控制能力方可有所改善;若要有明显改善,有时需要3～6 个月。

盆底肌锻炼法:可在坐位、站立位、卧位进行。

(1)缓慢收缩法:首先放松大腿、臀部和腹部肌肉;集中注意力,慢慢向上收紧和提升包围着尿道和肛门的肌肉;尽可能把盆底肌肉收紧,维持收缩至 10 s,然后慢慢放松,休息 10 s,然后再重复运动;每组运动包括收缩和放松盆底肌肉。每天做 5～10 组,共 50～100 次。

(2)快速收缩法:合并膀胱过度活动症的患者,感到尿急时做快速收缩,可减轻尿急的感觉;收缩 1 s,放松 1 s,循环 10 次。

4.自我观察

注意有无腰痛、骨关节疼痛,观察排尿情况,注意有无血尿、排尿困难或发热等现象。若出现上述情况,应及时就诊。

5.定期复查

定期复查血 PSA、骨扫描、B 超、血常规、肝功能等。

(杨　帆)

第五节　肾损伤

肾脏深埋于肾窝,因其受到肋骨、腰肌、脊柱、腹壁内脏器等的保护,通常不易受损,却会因刀刺伤或枪弹伤而致肾脏开放性损伤。由于肾脏质地脆、包膜薄,常因腰背部或上腹部受到外力撞击或挤压导致闭合性损伤,也是临床最常见的肾脏损伤类型。闭合性肾损伤依据肾脏受创伤的程度,可分为挫伤、部分裂伤、全层裂伤和肾蒂损伤 4 种病理类型。肾损伤的主要临床表现为休克、血尿、疼痛、腰腹部肿块、发热等。肾损伤常为严重多发性损伤的一部分,确诊需依据实验室检查及影像学检查。主要处理原则包括紧急处理、非手术治疗、手术治疗等。

一、护理评估

(一)术前评估

1.受伤史

受伤史包括受伤的原因、时间、地点、部位、暴力性质、强度和作用部位;受伤至就诊期间的病情变化及就诊前采取的急救措施。

2.身体状况

(1)有无腰痛、腹部疼痛及程度。

(2)有无合并感染、尿外渗等情况。

(3)尿量及尿色变化情况。

(4)血压、脉搏、体温等有无异常,有无休克征象。

(5)血、尿常规检查及影像学检查有无异常发现。

3.心理社会状况

(1)患者是否存在明显的焦虑与恐惧,是否担心肾损伤的预后。

(2)患者及其家属对肾损伤伤情与治疗的了解程度,能否配合肾损伤的治疗。

(二)术后评估

(1)生命体征是否平稳。

(2)切口情况、肾周引流管引流情况。

(3)有无出血、尿外渗、感染等并发症的发生。

二、常见护理诊断/问题

1.疼痛

疼痛与肾包膜下积血或血/尿渗入肾周围组织,凝血块堵塞输尿管有关。

2.潜在并发症

潜在并发症包括休克、感染。

3.知识缺乏

缺乏预防肾损伤的相关知识。

三、护理目标

(1)患者自述疼痛减轻。

(2)患者未发生并发症,或并发症发生后得到及时发现与处理。

(3)患者知晓预防肾损伤的相关知识。

四、护理措施

(一)紧急处理

(1)大出血及休克的患者应进行紧急抢救,以维持生命。

(2)密切观察生命体征,并做好记录。

(3)尽快进行必要的检查,以确定肾损伤的程度及范围,有无合并其他脏器损伤。

(二)非手术治疗的护理

1.缓解疼痛

嘱患者卧床休息,指导患者做深呼吸、放松以减轻疼痛。在诊断明确的情况下,可遵医嘱使用镇静、止痛剂,以缓解患者的不适和疼痛。

2.休息与活动

绝对卧床休息2~4周。待病情平稳、血尿消失后方可离床活动。

注意:肾挫伤需4~6周才趋于愈合,即使几天内尿色转清、局部症状减轻,尿液检查恢复正常,仍需绝对卧床。

3.输液

建立静脉通道、及时输液,必要时输血,以维持有效循环血量。

4.感染的预防与护理

(1)保持伤口的清洁、干燥,敷料渗湿时应及时更换。

(2)遵医嘱应用抗菌药物,并鼓励患者多饮水。

5.病情观察

(1)观察有无活动性出血:①密切观察血压、脉搏、呼吸、体温及皮肤情况,观察有无休克征象;②每 30 min～2 h 留取尿液于编号的试管内,观察尿色深浅变化,若颜色加深,说明有活动性出血;③记录 24 h 尿量,减少时应立即告知医生;④观察腰痛是否加剧、肾区肿块是否增大、有无腹膜刺激征出现等。

(2)及早发现感染征象:若患者体温升高、伤口疼痛并伴有白细胞计数和中性粒细胞比例升高、尿常规示有白细胞时,多提示有感染。注意:肾损伤患者在保守治疗期间发生以下情况,需行手术治疗:①经积极抗休克后生命体征仍未见改善,提示有内出血;②血尿逐渐加重,血红蛋白和血细胞比容继续降低;③腰、腹部肿块明显增大;④怀疑腹腔脏器损伤。

(三)手术治疗的护理

依据肾损伤程度的不同,手术治疗方法有以下几种:肾部分引流、肾修补术或肾部分切除术、肾切除术、肾血管修复术、肾动脉栓塞疗法等。

1.术前准备

有手术指征者,在抗休克的同时,紧急做好各项术前准备。

(1)协助患者做好术前常规检查,特别注意患者的凝血功能是否正常。

(2)尽快做好备皮、配血等,条件允许时行肠道准备。

2.术后护理

(1)肾部分切除术后患者绝对卧床休息 1～2 周,以防继发性出血。

(2)病情观察:观察患者生命体征,引流液的颜色、性状及量;准确记录 24 h 尿量。

(3)调节输液速度,避免加重健侧肾脏负担。

(4)肾周引流管护理:肾脏手术后常留置肾周引流管,起到引流渗血、渗液作用。护理:妥善固定,保持引流管通畅,观察、记录引流液的颜色、性状与量,一般于术后 2～3 d,引流量减少时拔除。

(四)术后并发症的观察与护理

1.出血

观察:术后早期易发生。若术后短时间内肾周引流管内引流出大量鲜红色血性液,须警惕活动性出血。

护理:嘱患者绝对卧床休息,避免发生再次出血。若出现出血,应安慰患者,并立即报告医生,遵医嘱应用止血药等。

2.感染

观察:监测患者体温变化以及引流液的情况,及早发现感染征象。

护理:遵医嘱应用抗菌药物;保持切口敷料的清洁、干燥,有渗出及时更换;保持各引流管通畅;留置导尿管者做好尿道口与会阴部的清洁。

五、健康教育

1.预防出血

出院后 3 个月内不宜从事体力劳动或竞技运动,防止继发损伤。

2.用药指导

行肾切除术后者,须注意保护健侧肾脏,不用对肾功能有损害的药物,如氨基糖苷类抗菌药等。

3.饮食指导

进高蛋白、高热量、高维生素、营养丰富的饮食,忌辛辣刺激类食物,保持大便通畅。

六、护理评价

(1)患者疼痛程度是否减轻。

(2)患者是否出现并发症;若并发症发生,是否得到及时发现和处理。

(3)患者是否知晓预防肾损伤的相关知识。

(杨　帆)

第六节　膀胱损伤

膀胱损伤是指膀胱壁在受到外力的作用时发生膀胱浆膜层、肌层、黏膜层的破裂,引起膀胱腔完整性破坏、血尿外渗。膀胱损伤有开放性和闭合性两种。开放性膀胱损伤常伴有骨盆骨折,易形成腹壁尿瘘、膀胱直肠瘘或膀胱阴道瘘;闭合性膀胱损伤主要因下腹部遭撞击、挤压所致;医源性膀胱损伤常见于膀胱镜检查或治疗。膀胱损伤的临床表现主要有腹痛、血尿和排尿困难,合并其他脏器损伤或骨盆骨折出血严重者,极易发生失血性休克。导尿试验阳性提示有膀胱破裂,影像学检查有助于诊断。膀胱损伤的主要处理原则包括紧急处理、非手术治疗、手术治疗及并发症的处理等。

一、常见护理诊断/问题

1.组织灌流量改变

组织灌流量改变与膀胱破裂、骨盆骨折损伤血管引起出血、尿外渗有关。

2.排尿困难

排尿困难与外伤导致的膀胱损伤有关。

3.潜在并发症

潜在并发症包括休克、感染。

二、护理措施

(一)紧急处理

(1)积极抗休克治疗,如输液、输血、镇静、止痛等。

(2)预防感染:遵医嘱尽早使用抗菌药物。

(二)非手术治疗的护理

1.缓解排尿困难

膀胱轻度损伤,如挫伤或膀胱造影仅见少量尿液外渗、症状较轻者,可从尿道插入导尿管,持续引流尿液 7～10 d。

2.预防感染

合理使用抗菌药物。

3.病情观察

(1)严密观察体温、脉搏、呼吸、血压、神志及尿量的变化,及时发现休克征象和其他脏器的合并伤。

(2)观察排尿异常情况,尿液量、颜色、性状的变化,必要时留置尿管。

(3)观察下腹部疼痛、压痛、肌紧张情况。

(三)手术治疗的护理

1.术前准备

有手术指征者,在抗休克的同时,紧急做好各项术前准备。

2.术后护理

(1)病情观察:观察患者的生命体征、尿液颜色及尿量。

(2)膀胱造瘘管护理:术后留置膀胱造瘘管,是治疗排尿困难最直接有效的手段。要点:①妥善固定造瘘管;②定时观察,保持管道引流通畅;③观察引流液的量、颜色、性状及气味;④保持造瘘口周围皮肤清洁、干燥,定期换药,定期更换引流袋;⑤拔管:膀胱造瘘管一般于置管后 10 d 左右拔除,拔管前需先夹闭此管,观察患者排尿情况良好后再拔除,拔管后造瘘口应适当填塞纱布并覆盖。

三、健康教育

1.膀胱造瘘管的自我护理

部分患者需要带膀胱造瘘管出院,需做好患者的指导。

(1)注意保持造瘘口周围皮肤的清洁、干燥,定期换药。

(2)妥善固定引流管并防止折叠或脱落。

(3)引流管和引流袋的位置切勿高于膀胱区,防止尿流逆行导致感染。

(4)观察尿液有无沉淀物,尿液颜色淡黄为正常。

(5)增加饮水量,每日饮水量为 2 500~3 000 mL,起到生理性冲洗膀胱的作用。

(6)间断轻柔挤压引流管以促进沉淀物的排出,发现阻塞时不要自行冲洗,随时就诊。

(7)如果出现无法缓解的膀胱刺激征、尿中有血块、发热等症状,应及时就诊。

2.用药指导

不随意服用对肾脏有损害的药物。

(杨　帆)

第七节　尿道损伤

尿道损伤是泌尿外科常见的急症,多见于男性。男性尿道以尿生殖膈为界,分为前、后两段。前尿道损伤多发生于尿道球部,常因会阴部骑跨伤所致;后尿道损伤多发生于尿道膜部,多为骨盆骨折时尿生殖膈突然移位所致。依照尿道损伤程度可分为尿道挫伤、尿道裂伤、尿道球部断裂和尿道膜部断裂等 4 种病理类型。尿道损伤的典型症状为尿道出血、排尿困难或尿潴留。尿道损伤若早期处理不及时或处理不当,极易形成尿道狭窄。尿道损伤的主要处理原则包括紧急抗休克、解除尿潴留,尿道挫伤及轻度裂伤者不需要特殊治疗;尿道断裂者需行手术治疗,前尿道裂伤者行经会阴尿道修补或断端吻合术,后尿道损伤作耻骨上高位膀胱造瘘或尿道会师复位术。

一、常见护理诊断/问题

1.组织灌注量改变

组织灌注量改变与创伤、骨盆骨折引起的大出血有关。

2.排尿困难

排尿困难与外伤导致的尿道损伤有关。

3.潜在并发症

潜在并发症包括感染、出血、尿道狭窄等。

二、护理措施

(一)紧急处理

1.积极抗休克治疗

(1)快速输液、输血,镇静、止痛。

(2)如伴骨盆骨折,应及时进行骨折复位固定,减少骨折端的活动,防止血管的进一步损伤。

2.解除急性尿潴留

(1)对尿道损伤患者应先尝试导尿,以确定尿道是否连续或完整,导尿成功后至少留置尿管4周。

(2)若无法插入尿管,则应行膀胱穿刺造瘘术。

(二)非手术治疗的护理

1.密切观察病情

监测患者的神志、脉搏、呼吸、血压、体温、尿量、腹肌紧张度、腹痛、腹胀等的变化,并详细记录。

2.感染的预防与护理

(1)嘱患者勿用力排尿,因可引起尿外渗而导致周围组织的继发感染。

(2)保持伤口的清洁、干燥,敷料渗湿时应及时更换。

(3)遵医嘱应用抗菌药物,并鼓励患者多饮水,以起到稀释尿液、自然冲洗尿路的作用。

(4)早期发现感染征象:尿道断裂后血、尿外渗容易导致感染,表现为伤处肿胀、搏动性疼痛、体温升高。如发现异常表现,应立即通知医生处理。若患者体温升高、伤口处疼痛并伴有血白细胞计数和中性粒细胞比例升高、尿常规示有白细胞时,多提示有感染,应及时通知并协助医生处理。

3.密切观察病情

监测患者的神志、脉搏、呼吸、血压、体温、尿量、腹肌紧张度、腹痛、腹胀等的变化,并详细记录。

4.其他护理

骨盆骨折者须卧硬板床,勿随意搬动,以免加重损伤。做好膀胱造瘘术后患者的护理。

（三）手术治疗的护理

1.术前准备

对有手术指征者,做好各项术前准备。

2.术后护理

(1)病情观察:观察患者生命体征,尿量、尿液的颜色和性质。

(2)饮食护理:术后禁食,待肛门排气后进流质饮食,逐渐过渡到普食,饮食要注意营养丰富;嘱患者多饮水,保持 24 h 尿量＞2 000 mL,达到生理性膀胱冲洗的作用。

(3)引流管(尿管、膀胱造瘘管)护理要点:①妥善固定,保持尿管及膀胱造瘘管引流通畅;②观察引流液的量、颜色、性状;③引流袋的位置切勿高于膀胱区,以防止尿液逆行导致感染;④置管时间与拔管:膀胱造瘘管留置时间需酌情决定,拔管前夹管试行排尿;根据具体手术方式,尿管需留置 7～10 d,必要时可延长 2～3 周;尿道会师术者,留置时间为 4～8 周。

（四）术后并发症的观察与护理

1.吻合口出血

除了术中因止血不彻底和局部感染外,术后阴茎勃起、海绵体充血是导致吻合口出血的重要原因。

观察:引流液是否为血性,切口是否有出血或渗血。

护理:术后应遵医嘱给予口服雌激素或镇静药物,抑制阴茎勃起,同时保持大便通畅。

2.吻合口感染

观察:注意观察尿道吻合口疼痛情况及体温变化。若术后早期局部疼痛逐渐加重、切口肿胀发红、体温持续升高不降,提示吻合口感染。

护理:留置尿管者,做好尿道口护理,每日 2 次;保持手术切口清洁、干燥;加强损伤局部的护理,严格无菌操作;遵医嘱合理使用抗菌药物。若发生吻合口感染,适当拆除伤口缝线,延期拔出引流管;若局部积液、积血或形成脓肿,则应及时切开引流。

3.尿道狭窄

局部感染和尿瘘均可导致尿道狭窄,尤其是后尿道损伤时。

观察:若患者出现排尿困难、排尿时间延长、尿液分叉、尿线变细、射程变短甚至呈滴沥状等表现时,应考虑发生尿道狭窄的可能。

护理:拔除尿管后要密切观察患者排尿情况,必要时定期做尿道扩张术。

三、健康教育

1.尿道狭窄的自我观察及预防

(1)自我观察:排尿是否有困难,排尿时间是否有延长,尿液性状是否发生改变等。

(2)预防:遵医嘱定期行尿道扩张术,以避免尿道狭窄导致的排尿困难(尿道扩张间隔时间依次为 1 周、2 周、1 个月、3 个月、6 个月),特殊情况一般需经 3～6 个月再次手术。

2.复诊

定期行 X 线检查,观察有无尿道狭窄;若发生排尿困难,应及时去医院就诊。

（杨　帆）

第八节　输尿管损伤

输尿管位于腹膜后间隙,其位置隐蔽,一般由外伤直接引起的损伤不常见,以医源性损伤多见,如手术损伤或器械损伤等。根据输尿管损伤的性质和类型,其临床表现不尽相同,主要为血尿、尿外渗、尿瘘、梗阻等。凡腹腔、盆腔手术后患者发生无尿、漏尿,腹腔或盆腔有刺激症状时,均有输尿管损伤的可能。对怀疑有输尿管损伤的患者,应进行全面的泌尿系统检查以尽早确诊。输尿管损伤的处理原则主要是手术治疗,包括输尿管置管术和输尿管吻合或再植术。

一、常见护理诊断/问题

1.疼痛

疼痛与输尿管损伤或手术有关。

2.潜在并发症

潜在并发症包括输尿管狭窄、尿瘘、感染。

3.知识缺乏

缺乏输尿管损伤的相关知识。

二、护理措施

(一)非手术治疗的护理

1.缓解疼痛

嘱患者卧床休息,指导患者深呼吸、放松,以减轻疼痛。

2.病情观察

观察并正确记录 24 h 尿量,注意有无血尿、少尿、无尿,并及时通知医生。

3.手术准备

备皮、配血,必要时做好手术的准备。

(二)手术治疗的护理

1.术前护理

(1)解释:向患者及其家属解释手术治疗的方法、效果及配合要求。

(2)检查:协助做好术前常规检查。

2.术后护理

(1)病情观察:观察患者的生命体征,尿量、颜色及性状。

(2)预防感染:尿道口护理每日 1~2 次,女患者每日行会阴冲洗;遵医嘱应用抗菌药物。

(3)双"J"管的护理:输尿管手术后放置双"J"管,可起到内支撑、内引流的作用,有利于损伤的修复和狭窄的改善。要点:①术后指导患者尽早取半卧位,多饮水、勤排尿;②鼓励患者早期下床活动,但避免活动不当(四肢同时伸展的动作)引起双"J"管滑脱或上下移位。注意:双"J"管一般留置 1~3 个月,经复查 B 超或腹部摄片确定无结石残留后拔除。

(4)盆腔引流及留置尿管护理:妥善固定;保持引流管通畅,勿压迫、折叠管道;观察并记录引流液的量、颜色及性状;预防感染。

(5)饮食护理:术后应禁食水,观察患者肠功能恢复情况,若恢复良好,即可进食流质饮食,次日可进软食或普食,指导患者多进食新鲜蔬菜水果,以保持大便通畅。

(三)术后并发症的观察及护理

1.感染

观察:术后应密切观察患者体温变化,及早发现感染性征象。

护理:遵医嘱合理应用抗菌药物;嘱患者多饮水;保持各引流管通畅,做好尿道口及会阴部的清洁卫生。

2.尿瘘

观察:在拔除留置尿管后,若出现尿液不受控制地随时流出,须警惕尿瘘。

护理:一旦发现异常,应及时告知医生,并协助医生给予相应处理。

三、健康教育

1.输尿管狭窄的预防

告知患者双"J"管的放置对于输尿管狭窄的预防至关重要,需要定期更换直至狭窄得以改善为止。

2.双"J"管的自我观察与护理

(1)自我护理:输尿管损伤患者会带双"J"管出院,期间若出现排尿疼痛、尿频、血尿时,多为双"J"管的膀胱端刺激所致,嘱患者多饮水、减少活动及对症处理后能得以缓解。术后4周回院复查,遵医嘱1~3个月后回院拔除双"J"管。

(2)自我观察:如果出现无法缓解的膀胱刺激征、尿中有血块、发热等症状,应及时就诊。

3.饮水与活动

指导患者多饮水,增加排尿次数,切勿憋尿;不宜做剧烈运动。

(李卫华)

第十一章　骨科疾病护理

第一节　锁骨骨折

锁骨骨折多发生于锁骨外、中 1/3 交界处,是常见的骨折之一,约占全身骨折的 6%。患者多为儿童和青壮年。

锁骨为 1 个"S"形的长骨,横形位于胸部前上方,有 2 个弯曲,内侧 2/3 呈三棱棒形,向前凸起,外侧 1/3 扁平,凸向后方。其内侧端与胸骨柄构成胸锁关节,外侧端与肩峰形成肩锁关节,从而成为上肢与躯干之间联系的桥梁。

一、临床特点

局部肿胀、疼痛,锁骨中外 1/3 畸形。肩关节活动受限,患肩下垂,患者常以健手扶托患肘以减轻因牵拉造成的疼痛。局部压痛,可摸到移位的骨折端,可触及异常活动与骨擦感。

二、辅助检查

(1)疑有锁骨骨折时需拍 X 线片确定诊断。一般中 1/3 锁骨骨折拍摄前后位及向头倾斜 45°斜位相。拍摄范围应包括锁骨全长,肱骨上 1/3、肩胛带及上肺野,必要时需另拍摄胸 X 线片。前后位相可显示锁骨骨折的上下移位,45°斜位相可观察骨折的前后移位。

(2)婴幼儿的锁骨无移位骨折或青枝骨折有时在原始 X 线像上难以明确诊断,可于伤后 5~10 d 再复查拍片,常可呈现有骨痂形成。

(3)锁骨内 1/3 前后位 X 线片与纵隔及椎体相重叠,不易显示出骨折。拍摄向头倾斜 40°~45°X 线片,有助于发现骨折线。有时需行 CT 检查。

三、治疗原则

根据患者的年龄、移位情况、并发症有无决定治疗方案。

四、主要护理问题

(1)体液不足与创伤后出血有关。

(2)疼痛与损伤、牵引有关。

(3)周围组织灌注异常与神经血管损伤有关。

(4)感染与损伤有关。

(5)躯体移动障碍与骨折脱位、制动、固定有关。

(6)潜在并发症:脂肪栓塞综合征、骨筋膜室综合征、关节僵硬等。

(7)缺乏康复锻炼知识。

(8)焦虑与担忧骨折预后有关。

五、护理措施

(一)常规护理

1.心理护理

青少年及儿童锁骨骨折后,因担心肩部、胸部畸形,影响发育和美观,常会产生焦虑、烦躁心理。应告知其锁骨骨折只要不伴有锁骨下神经、血管损伤,即使是再叠位愈合,也不会影响患侧上肢的功能,局部畸形会随着时间的推移而减轻甚至消失,治疗效果较好,以消除患者的心理障碍。

2.饮食

给予富含蛋白质、维生素、钙及粗纤维饮食。

(二)非手术治疗及术前护理

1.体位

局部固定后,宜睡硬板床,取半卧位或平卧位,避免侧卧位,以防外固定松动。平卧时不用枕头,可在两肩胛间垫上一个窄枕,使两肩后伸外展;在患侧胸壁侧方垫枕,以免悬吊的患肢肘部及上臂下坠。患者初期对去枕不习惯,有时甚至自行改变卧位,应向其讲清治疗卧位的意义,使其接受并积极配合。告诉患者日间活动不要过多,尽量卧床休息,离床活动时用三角巾或前臂吊带将患肢悬吊于胸前,双手叉腰,保持挺胸、提肩姿势,可缓解对腋下神经、血管的压迫。

2.功能锻炼

(1)早、中期:骨折急性损伤经处理后2~3 d,损伤反应开始消退,肿胀和疼痛减轻,在无其他不宜活动情况的前提下,即可开始功能锻炼。

准备:仰卧于床上,两肩之间垫高,保持肩外展后伸位。

第1周:做伤肢近端与远端未被固定的关节所有轴位上的运动,如握拳、伸指、分指、屈伸、腕绕环和肘屈伸,前臂旋前、旋后等主动练习,幅度尽量大,逐渐增大力度。

第2周:增加肌肉的收缩练习,如捏小球、抗阻腕屈伸运动。

第3周:增加抗阻的肘屈伸与前臂旋前、旋后运动。

(2)晚期:骨折基本愈合,外固定物去除后进入此期。

此期锻炼的目的是恢复肩关节活动度,常用的方法有主动运动、被动运动、助力运动和关节主动牵伸运动。

第1~2天:患肢用三角巾或前臂吊带悬挂胸前站立位,身体向患侧侧屈,做肩前后摆动;身体向患侧侧屈并略向前倾,做肩内外摆动。应努力增大外展与后伸的运动幅度。

第3~7天:开始做肩关节各方向和各轴位的主动运动、助力运动和肩带肌的抗阻练习,如双手握体操棒或小哑铃,左、右上肢互助做肩的前上举、侧后举和体后上举,每个动作坚持5~20次。

第2周:增加肩外展和后伸主动牵伸,双手持棒上举,将棍棒放颈后,使肩外展、外旋,避免做大幅度和用大力的肩内收与前屈练习。

第3周:增加肩前屈主动牵伸,肩内外旋牵伸,双手持棒体后下垂将棍棒向上提,使肩内旋。

以上练习的幅度和运动量以不引起疼痛为宜。

（三）术后护理

1.体位

患侧上肢用前臂吊带或三角巾悬吊于胸前,卧位时去枕,在肩胛区垫枕使两肩后伸,同时在患侧胸壁侧方垫枕,防止患侧上肢下坠,保持上臂及肘部与胸部处于平行位。

2.症状护理

(1)疼痛:疼痛影响睡眠时,适当给予止痛、镇静药。

(2)伤口:观察伤口有无渗血、渗液情况。

3.一般护理

协助患者洗漱、进食及排泄等,指导并鼓励患者做些力所能及的自理活动。

4.功能锻炼

在术后固定期间,应主动进行手指握拳、腕关节的屈伸、肘关节屈伸及肩关节外展、外旋和后伸运动,不宜做肩前屈、内收的动作。

（四）病情观察

观察上肢皮肤颜色是否发白或青紫,温度是否降低,感觉是否麻木。如有上述现象,可能系"8"字绷带包扎过紧所致,应指导患者双手叉腰,尽量使双肩外展后伸;如症状仍不缓解,应报告医师适当调整绷带,直至症状消失。"8"字绷带包扎时禁忌做肩关节前屈、内收动作,以免腋部血管神经受压。

（五）健康指导

1.休息

早期卧床休息为主,可间断下床活动。

2.饮食

多食富含蛋白质、维生素、钙的食物及刺激性小的食物。

3.固定

保持患侧肩部及上肢于有效固定位,并维持 3 周。

4.功能锻炼

外固定的患者需保持正确的体位,以维持有效固定,进行早、中期的锻炼,避免肩前屈、内收动作。解除外固定后则加强锻炼,着重练习肩的前屈、旋转活动,如两臂做划船动作。值得注意的是应防止两种倾向:①放任自流,不进行锻炼;②过于急躁,活动幅度过大,力量过猛,造成软组织损伤。

5.复查时间及指征

术后 1 个月、3 个月、6 个月需进行 X 线片复查,了解骨折愈合情况。有内固定者,于骨折完全愈合后取出。对于手法复位外固定患者,如出现下列情况须随时复查:骨折处疼痛加剧、患肢麻木、手指颜色改变、温度低于或高于正常等。

（刘彩艳）

第二节 肱骨干骨折

肱骨干骨折是指肱骨髁上与胸大肌止点之间的骨折。其发生率约占全身骨折的 2.6%，多见于青壮年。

肱骨干上起胸大肌止点上缘，肱骨外科颈下 11 cm，至肱骨髁上 2 cm。上半部分为圆柱形，下半部为扁平状。上部前外侧面三角肌止点，内侧有胸大肌止点，中上 1/3 段交界处后外侧有桡神经沟，桡神经紧贴沟内绕行。肱骨滋养动脉自肱骨中段穿入肱骨下行，中下段骨折时，常伤及滋养动脉而影响骨折的愈合。

一、临床特点

(1)外伤后局部肿胀、疼痛、成角畸形、异常活动和骨擦音。

(2)骨折合并桡神经损伤可出现垂腕，手掌指关节不能伸直，拇指不能伸展和手背、虎口区感觉减退或消失。

二、治疗原则

消除分离，防止愈合障碍。

(1)整复时不用麻醉，避免诱发分离。

(2)整复时，牵引手法勿过度，以免引起分离。

(3)固定时，消除远端肢体质量量的牵拉，防止分离，如用外展架或弹力带固定，或早期多卧床，均可预防分离。

三、主要护理问题

(1)体液不足与创伤后出血有关。

(2)疼痛与损伤、牵引有关。

(3)周围组织灌注异常与神经血管损伤有关。

(4)感染与损伤有关。

(5)躯体移动障碍与骨折脱位、制动、固定有关。

(6)潜在并发症：脂肪栓塞综合征、骨筋膜室综合征、关节僵硬等。

(7)缺乏康复锻炼知识。

(8)焦虑与担忧骨折预后有关。

四、护理措施

1.术前护理

(1)心理护理：肱骨干骨折特别是伴有桡神经损伤时，患肢伸腕、伸指功能障碍，皮肤感觉减退，患者心理压力大，易产生悲观情绪。应向患者介绍神经损伤修复的特殊性，告知骨折端将按 1 mm/d 的速度由近端向远端生长，治疗周期长，短期内症状改善不明显，使患者有充分的思想准备，以预防不良情绪的产生。关注患者感觉和运动恢复的微小变化，并以此激励患者，使其看到希望。

(2)饮食：给予高蛋白、高热量、富含维生素及含钙丰富的饮食，以利于骨折愈合。

(3)体位:U形石膏托固定时可平卧,患侧肢体以枕垫起,保持复位的骨折不移动。悬垂石膏固定2周内只能取坐位或半卧位,以维持其下垂牵引作用。但下垂位或过度牵引,易引起骨折端分离,特别是中、下1/3处横行骨折,其远折端血供差,可致骨折延迟愈合或不愈合,需予以注意。

(4)皮肤护理:桡神经损伤后,引起支配区域皮肤营养改变,使皮肤萎缩干燥,弹性下降,容易受伤,而且损伤后伤口易形成溃疡。预防:①每日用温水擦洗患肢,保持清洁,促进血液循环;②定时变换体位避免皮肤受压引起压疮;③禁用热水袋,防止烫伤。

(5)功能锻炼。①早、中期:骨折固定后立即进行上臂肌肉的早期舒缩活动,可加强两骨折端在纵轴上的压力,以利于愈合。握拳、腕屈伸及主动耸肩等动作每日3次,并根据骨折的部位,选择相应的锻炼方法。②晚期:去除固定后第1周可进行肩摆动练习,站立位上身向患侧侧屈并略前倾,患肢做前后、左右摆动,垂直轴做绕环运动;第2周用体操棒协助进行肩屈、伸、内收、外展、内旋、外旋练习,并做手爬墙练习,用拉橡皮带做肩屈、伸、内收、外展及肘屈等练习,以充分恢复肩带肌力。

2.术后护理

(1)体位:内固定术后,使用外展架固定者,以半卧位为宜。平卧位时,可于患肢下垫一软枕,使之与身体平行,并减轻肿胀。

(2)疼痛的护理。①找出引起疼痛的原因:手术切口疼痛在术后3 d内较剧烈,以后逐日递减。组织缺血引起的疼痛,表现为剧烈疼痛且呈进行性,肢体远端有缺血体征。手术3 d后,如疼痛呈进行性加重或搏动性疼痛,伴皮肤红、肿、热,伤口有脓液渗出或有臭味,则多为继发感染引起。②手术切口疼痛可用镇痛药;缺血性疼痛须及时解除压迫,松解外固定物;如发生骨筋膜室综合征须及时切开减压;发现感染时报告医师处理伤口,并应用有效抗生素。③移动患者时,对损伤部位要重点托扶保护,缓慢移至舒适体位,以免引起或加重疼痛。

(3)预防血管痉挛:行神经修复和血管重建术后,可能出现血管痉挛。①避免一切不良刺激:严格卧床休息,石膏固定患肢2周;患肢保暖,保持室温25 ℃左右;不在患肢测量血压;镇痛;禁止吸烟。②1周内应用扩血管、抗凝药,保持血管的扩张状态。③密切观察患肢血液循环的变化:检查皮肤颜色、温度、毛细血管回流反应、肿胀或干瘪、伤口渗血等。

3.病情观察

(1)夹板或石膏固定者,观察伤口及患肢的血运情况,如出现患肢青紫肿胀、剧痛等,应立即报告医师处理。

(2)伴有桡神经损伤者,应观察其感觉和运动功能恢复情况。通过检查汗腺功能,可了解自主神经恢复情况。

(3)如骨折后远端皮肤苍白、皮温低且摸不到动脉搏动,在排除夹板、石膏固定过紧的因素外,应考虑有肱动脉损伤的可能;若前臂肿胀严重,皮肤发绀、湿冷,则可能有肱静脉损伤。出现上述情况应及时报告医生处理。

4.健康指导

(1)饮食:多食高蛋白、富含维生素、含钙丰富的饮食。

(2)体位:对桡神经损伤后行外固定者,应确保外固定的稳定,以保持神经断端于松弛态,以利于恢复。

(3)药物:对伴有神经损伤者,遵医嘱口服营养神经药物。

(4)继续进行功能锻炼:防止肩、肘关节僵硬或强直而影响患肢功能。骨折4周内,严禁做上臂旋活动。

(5)复诊。复查指征及时间:U形石膏固定的患者,在肿胀消退后,石膏固定会松动,应复诊;悬吊石膏固定2周后,更换长臂石膏托,继续维持固定6周左右。伴桡神经损伤者,定期复查肌电图,了解神经功能恢复情况。

(姚 冰)

第三节 肱骨髁上骨折

肱骨髁上骨折是指肱骨远端内外髁上方的骨折。约占全身骨折的11.1%,占肘部骨折的50%～60%,是儿童最为常见的骨折,多见于5～12岁的儿童。

肱骨髁上骨折的特点:①由于骨折的暴力和损伤机制不同,分伸直型和屈曲型,并以伸直型为最常见,约占95%。②多见于儿童且骨折易于愈合,即使复位不理想,与肘关节活动方向一致的畸形,可在生长过程中自行矫正。③伸直型肱骨髁上骨折,近侧骨折端向前易损伤肱动脉,而产生骨筋膜室综合征,如未及时处理,可导致前臂缺血性肌挛缩也称Vokmann肌挛缩。④可出现肘内翻畸形,严重者需手术矫正。

一、临床特点

局部疼痛、肿胀及畸形明显,肘关节活动障碍,检查时骨擦音及假关节活动,肘后三点关系正常。伸直型肱骨髁上骨折易损伤肱动脉及正中神经、桡神经、尺神经,引起前臂骨筋膜室综合征,治疗不及时可导致缺血性肌挛缩,严重影响手的功能。

二、治疗原则

(1)移位的治疗:对无移位或移位小不影响功能的肱骨髁上骨折,可用三角巾固定。移位明显者需行手法复位和石膏固定。

(2)伸直型骨折复位:用对抗牵引解决重叠移位,同时必须将骨折远端推向桡侧,防止肘内翻。复位后,石膏固定,肘关节屈曲90°。固定后,应密切注意末梢血运、手指的感觉和运动情况。手法复位不成功,或因骨折部肿胀和水疱严重无法进行复位,可行前臂皮牵引或尺骨鹰嘴部骨牵引,经垂直牵引复位。如上述疗法失败,或为陈旧性移位骨折,或疑有血管、神经断裂者,应及时切开探查,可用交叉克氏针或钢板固定。

(3)屈曲型骨折治疗原则:与伸直型相同,但复位的方向相反。复位后用石膏托固定,肘关节置于半伸位或伸直位;1周后改为功能位。

三、主要护理问题

(1)体液不足与创伤后出血有关。

(2)疼痛与损伤、牵引有关。

(3)周围组织灌注异常与神经血管损伤有关。

(4)感染与损伤有关。

（5）躯体移动障碍与骨折脱位、制动、固定有关。

（6）潜在并发症：脂肪栓塞综合征、骨筋膜室综合征、关节僵硬等。

（7）缺乏康复锻炼知识。

（8）焦虑与担忧骨折预后有关。

四、护理措施

1.术前护理

（1）心理护理：因儿童语言表达能力差，不能准确叙述自己的不适及要求，应关心爱护患儿，及时解决他们的痛苦与需要。

（2）饮食：给予高蛋白、富含维生素及含钙丰富的饮食，注意食物的色、香、味，增加患儿食欲。

（3）体位：患肢采用石膏托于肘关节屈曲位固定，于患肢下垫枕，使其高于心脏水平，减轻肿胀。行尺骨鹰嘴持续骨牵引治疗时，取平卧位。

（4）警惕前臂骨筋膜室综合征：由于肱动脉受压或损伤，或严重的软组织肿胀可引起前臂骨筋膜室综合征，如不及时处理，可引起前臂缺血性肌挛缩。当患儿啼哭时，应密切观察是否有"5P"征象。①剧烈疼痛：一般止痛剂不能缓解，晚期严重缺血后神经麻痹即转为无痛；②患肢苍白或发绀；③肌肉麻痹：患肢进行性肿胀，肌腹处发硬，压痛明显，手指处于屈曲位，主动或被动牵伸手指时，疼痛加剧；④感觉异常：患肢出现套状感觉减退或消失；⑤无脉：桡动脉搏动减弱或消失。如出现上述表现，应立即松开所有包扎的石膏、绷带和敷料，并立即报告医师，紧急手术切开减压。

（5）功能锻炼：向患儿及家长讲明功能锻炼的重要性，取得家长的重视、理解和合作。反复示范功能锻炼的动作要领，直到家长和患儿学会为止。

①早、中期：复位及固定后当日开始做握拳、伸指练习。第2天增加腕关节屈伸练习。患肢三角巾或前臂吊带胸前悬挂位，做肩前后、左右摆动练习。1周后增加肩部主动练习，包括肩屈、伸、内收、外展与耸肩，并逐渐增加其运动幅度。②晚期：骨折固定去除后增加关节活动范围的主动练习，包括肘关节屈、伸、前臂旋前和旋后。恢复肘关节活动度的练习，伸展型骨折着重恢复屈曲活动度，屈曲型骨折则增加伸展活动度。应以主动锻炼为主，被动活动应轻柔，以不引起剧烈疼痛为度，禁止被动反复粗暴屈伸肘关节，以免引起再度损伤或发生骨化性肌炎，加重肘关节僵硬。

2.术后护理

（1）维持有效固定，经常观察患者，查看固定位置有无变动，有无局部压迫症状，保持患肢功能位；如肘关节屈曲角度过大，影响桡动脉搏动时，应予调整后再固定。

（2）告知患儿及家长固定时限为3～4周，以便配合。

3.病情观察

（1）密切观察患肢桡动脉波动是否减弱或消失，手指是否发绀、发凉、发麻，能否主动握拳、伸指、对指、夹指，被动伸手指时，有无产生剧烈的疼痛。72 h内仍每2～4 h巡视1次。

（2）伴有正中神经损伤时，注意观察神经功能恢复情况，并给予相应的护理。

（姚　冰）

第四节　骨盆骨折

骨盆骨折是指骨盆壁一处或多处连续性中断。发病年龄呈两个高峰期:即 20～40 岁和 65 岁以后,发病率占全身骨折的 1%～3%,是临床上较多见的骨折之一。常见的病因是创伤,如压砸、轧辗、撞挤和高处坠落等;其次为肌肉的撕脱伤。由于骨盆具有负重、保护盆腔内脏和传递人体力线的作用,因此,严重的骨折不但会造成内脏损伤,而且对人体的负重会造成严重的影响。

一、分类

1.按骨折部位分类

(1)骨盆边缘撕脱性骨折。

(2)骶尾骨骨折。

(3)髂骨翼骨折。

(4)骨盆环骨折。

2.按暴力的方向分类

(1)侧方挤压损伤。

(2)前后挤压损伤。

(3)垂直剪力损伤。

(4)混合暴力损伤。

二、临床表现

骨盆骨折的临床表现需从三个方面来观察与检查,即骨盆骨折本身、骨盆骨折的并发伤与同时发生的腹腔脏器伤,后者无疑更为重要。

1.骨盆骨折本身的表现

(1)稳定性骨折多表现为局部疼痛和皮下淤血。

(2)不稳定性骨折:由于骨盆失去稳定性,除疼痛外,翻身困难,甚至不能翻身。

2.合并损伤及并发症的表现

(1)可表现为轻至重度的失血性休克。

(2)直肠肛管损伤及女性生殖道损伤:伤后早期并无症状,如直肠损伤撕破腹膜,可引起腹内感染,否则仅引起盆腔感染。

(3)尿道及膀胱损伤:尿道损伤后排尿困难,尿道口可有血流出。膀胱在充盈状态下破裂,尿液可流入腹腔。呈现腹膜刺激征的症状。膀胱在空虚状态下破裂,尿液可渗出至会阴部。

(4)神经损伤:骨盆骨折可能损伤的神经包括马尾神经、坐骨神经、闭孔神经、股神经、股外皮神经,不同神经支配不同的皮肤感觉区与肌肉有不同的表现。

(5)大血管损伤:骨盆骨折可伤及髂外动脉或股动脉。损伤局部血肿及远端的足背动脉搏动减弱或消失是重要体征。

3.腹部脏器损伤的表现

腹部脏器损伤包括实质脏器和空腔脏器的损伤。实质脏器的损伤表现为腹内出血,可有移动性浊音的表现。空腔脏器破裂,主要是腹膜刺激征等表现。

三、辅助检查

X线检查可显示骨折类型及骨折块移位情况,但骶髂关节情况以 CT 检查更为清晰。只要情况许可,骨盆骨折患者都应作 CT 检查。

四、治疗原则

先处理休克和各种危及生命的并发症,再处理骨折。

1.非手术治疗

①卧床休息:骨盆边缘性骨折、低尾骨骨折和骨盆环单处骨折时无移位,以卧床休息为主,卧床 3~4 周或至症状缓解即可。骨盆环单处骨折者用多头带作骨盆环形固定,可以减轻疼痛。②牵引:单纯性耻骨联合分离且较轻者可用骨盆兜带悬吊固定。但由于治疗时间较长,目前大都主张手术治疗。

2.手术治疗

对骨盆环双处骨折伴骨盆变形者,多主张手术复位及内固定,再加上外固定支架。

五、主要护理问题

1.躯体移动障碍、自理缺陷

躯体移动障碍、自理缺陷与骨折、治疗受限、神经受损、体力和耐力下降、意识障碍等有关。

2.有便秘的可能

骨折后出血等刺激腹膜造成自主神经功能紊乱、长时间卧床使肠蠕动减弱、肠蠕动反射障碍、机械性障碍、排便环境改变、液体摄入不足、摄入纤维素不足、正常排泄的解剖结构、有机械性的障碍、担心排便影响邻近会阴部的伤口、担心床上排便污染房间空气而遭他人嫌弃或不愿给他人添麻烦而未能定时排便等,均可能导致便秘。

3.有皮肤受损的危险

如局部持续受压、手术后不能自行变换体位、皮肤感觉障碍、体液刺激、摩擦、半坐卧位>30°且时间较长、恶病质、老人及小儿受伤后肢体肿胀、保暖措施使用不当、意识障碍等。当出现变态反应或皮肤切口在愈合过程中自行搔抓时损伤等,均可能导致皮肤受损。

4.潜在并发症

休克与腹膜后血肿、合并有内脏损伤有关。

尿道、膀胱损伤与双侧耻骨骨折、耻骨联合分离有关。

直肠破裂与骨盆骨折伴有会阴部开放性损伤有关。

神经损伤与骶骨骨折相关。

5.知识缺乏

缺乏功能锻炼知识,未接受专业知识教育。

六、护理措施

(一)非手术治疗及术前护理

1.急救

患者入院后迅速建立有效的静脉通路,必要时 2 个或多个通路,且输液通道应建立在上肢或颈部,而不宜在下肢,以免液体不能有效进入血液循环。

2.心理护理

骨盆骨折多由较强大的暴力所致,常常引起严重的并发症,如休克、尿道、膀胱及直肠等损伤。患者伤势较重,易产生恐惧心理。应给予心理支持,并以娴熟的抢救技术控制病情发展,减少患者的恐惧。

3.饮食

宜进食富含蛋白、维生素、钙、铁及粗纤维和果胶成分丰富的食物,以补充失血过多导致的营养失调。食物应易消化,且根据受伤程度决定膳食种类。若合并有直肠损伤,则应酌情禁食。

4.卧位

不影响骨盆环完整的骨折,可取仰卧与侧卧交替,侧卧时健侧在下,严禁坐立,伤后1周可取半卧位;影响骨盆环完整的骨折,伤后应平卧硬板床且应减少搬动,必须搬动时须由多人平托,以免引起疼痛、增加出血。

尽量使用智能按摩床垫,既可减少翻身次数,又能预防压疮,但床垫充气要足,以不影响骨折稳定为原则。

5.症状护理

①压疮:维持骨盆兜带悬吊有效牵引,牵引量以臀部抬高床面5 cm为宜。在骨盆两侧的兜带内置衬垫,以预防压疮。②便秘:鼓励患者多饮水,多食含粗纤维丰富的蔬菜;经常按摩腹部,促进肠蠕动,必要时服用缓泻剂,利于排便。术前1 d必须排出肠道内淤积的大便,以利手术操作,减轻术后腹胀。

6.功能锻炼

①未影响骨盆环完整的骨折:早期可在床上做上肢伸展运动及下肢肌肉收缩活动;1周后可进行半卧位及坐立练习,同时做髋关节、膝关节的伸屈运动;经4~6周下床站立并缓慢行走,逐日加大活动量,再练习正常行走及下蹲。②影响骨盆环完整的骨折:伤后无并发症者卧硬板床,同时进行上肢锻炼;2周后开始练习半卧位,并进行下肢肌肉收缩的锻炼,以保持肌力,预防关节僵硬;3周后在床上进行髋关节、膝关节的锻炼,由被动锻炼逐渐过渡到主动锻炼;6~8周后拆除牵引固定,扶拐行走;12周后逐渐弃拐行走。

7.术前准备

备足够的血,会阴区备皮、导尿、清洁灌肠等。

(二)术后护理

1.心理护理

因术后卧床时间长,易产生厌烦情绪,应多开导,并取得家属的支持,共同为患者制定比较周密的康复计划并督促实施,适时鼓励,提高患者治疗的积极性。

2.饮食

多吃含粗纤维较多的蔬菜、果胶成分丰富的水果。

3.体位

尽量减少大幅度搬动患者,防止内固定断裂、脱落。术后置于智能按摩气垫上,或给予骶尾部垫水垫,每2~3 h更换1次,平卧和健侧卧交替换位,以预防压疮。

4.伤口观察

切口渗血情况,保持引流瓶适当负压,以便及时引流出伤口积血,防止伤口感染。

5.功能锻炼

7～10 周下床运动,并逐步加强患肢的功能锻炼。

(三)病情观察

1.全身情况

全身情况包括生命体征、意识状态、尿量、皮肤黏膜、甲床毛细血管回流时间、皮肤弹性等,必要时检测中心静脉压、血红蛋白、红细胞计数及血细胞比容等各项指标,以确定是否有休克及休克程度。

2.腹部情况

观察有无腹痛、腹胀、呕吐、肠鸣音和腹膜刺激征,并定时测量腹围,以判断是否合并有腹膜后血肿、腹腔脏器损伤及膀胱损伤。由于骨折出血沿腹膜后疏松结缔间隙蔓延到肾区或膈下,形成腹膜后血肿,不仅可造成失血性休克,还可引起麻痹性肠梗阻;严重创伤时可合并腹腔脏器损伤,出现腹腔内出血,表现为腹痛、腹肌紧张,腹腔穿刺抽出不凝血;膀胱充盈时易受直接打击或被骨折刺伤而致膀胱破裂,表现为腹痛明显,并有明显的腹肌紧张、压痛、反跳痛,腹腔可抽出血性尿液。

3.排尿情况

有无血尿、尿道口滴血、排尿困难或无尿,以判断膀胱、尿道损伤程度。

4.肛门情况

有无疼痛、触痛、出血,必要时做肛门指诊,以确定直肠损伤的程度。

5.神经损伤情况

有无会阴区、下肢麻木及运动障碍,以判断有无腰骶和坐骨神经损伤。

(四)健康指导

(1)合理安排饮食,补足营养,提高体质,促进骨折愈合。

(2)按康复计划进行功能锻炼。

(3)出院后 1 个月、3 个月复查,检查内固定有无移位及骨折愈合等情况。

(郭笑冬)

第十二章　肿瘤科疾病护理

第一节　肿瘤患者的心理护理

目前,由于癌症仍然是一类病死率较高的疾病,因此,癌症患者的紧张、恐惧和焦虑的心情普遍存在。而且,他们也确实面临着比其他患者更为错综复杂的人际关系和心理活动;加之,目前社会上普遍存在的恐癌心理,周围人们的紧张、过分的关怀,无形中加重了他们的心理负担。肿瘤患者在经过诊断、手术治疗、放化疗等一系列治疗后,生理、心理均受到严重的冲击和创伤。他们往往具有特殊的心理和社会需求,因此,做好肿瘤患者的心理护理,在满足其躯体特殊需求、保持舒适状态的基础上,要求医护人员运用良好的交流技巧与患者进行有效的沟通,使他们保持一种乐观、积极向上的态度,主动参与治疗和护理。所以,心理康复护理在肿瘤患者的康复护理过程中具有举足轻重的作用。

一、恶性肿瘤患者的常见的心理分析

1. 否认怀疑心理

患者知道自己的诊断结果后,常常会有侥幸心理。没有最后确诊时是"疑癌阶段",多数患者都有患者角色不适应,极力否认已患病,心理非常害怕、恐惧。表现出震惊和猜疑,坐立不安,四处求医、咨询等保护性的心理反应。此期患者对诊断结果极力否认,企图以否认的心理方式来达到心理平衡,怀疑是医生的诊断错误或是检查上的错误,甚至到几家不同医院找医生咨询,以得到不同方面的信息;同时他们会迫切求医,想寻求最好的药、最先进的方法给其治疗疾病。

2. 愤怒发泄心理

接受现实之后,患者常会出现强烈的愤怒和悲痛。一旦证实癌症的诊断,患者会立即感到对世间的一切都有无限的愤怒和不平,有被生活遗弃的感觉。心理的悲愤油然而生,常常出其不意地向他人发脾气,表现为烦躁不安、怨恨他人,敌视周围的人,并把这种愤怒向周围的人发泄。如常借故各种理由表现出愤怒和嫉妒,常常与亲人、医护人员发生吵闹,事事感到不如意,不顺眼;还会认为所有人都对不起他、委屈了他。同时还怕被周围人遗弃。表现出这些心理的行为如大声喧哗、百般报怒、愤愤不平。这种情绪持续不定,会消耗患者战胜疾病与正常生活的精力。

3. 焦虑抑郁心理

由于患者受癌症折磨,导致生活能力下降而不能正常工作和生活。一些文化程度较高的患者感到被社会抛弃,社会地位下降,心情闷闷不乐;而那些经济贫困的癌症患者,由于反复长时间的医治,严重的经济负担使其担心家庭经济问题,思虑家属包括年迈的父母、年轻的妻子和幼小的孩子等的生活问题,终日思绪不断、心情压抑,表现为六神无主、沉默寡言、不思饮食、反复自言自语、睡眠差、记忆力下降等。

4.悲伤孤独心理

尤其是癌症晚期患者,由于病程长,亲人不能长期守在身边照顾,因此产生一种孤独无助的心理。想到自己还未完成的工作和事业,想到亲人及子女的生活、前途和家中的一切而自己又不能顾及时,便会从内心深处产生难以言状的痛楚和悲伤。特别是长期卧床、生活不能自理的患者,长期躺在床上,与外界不能接触,仿佛与世隔绝,心理的悲伤孤独可想而知。

5.恐惧绝望心理

癌症晚期患者随着病情加重,患者的疼痛加剧,体质渐弱,患者产生对死亡的恐惧,害怕离开自己的亲人,离开美丽的人生,表现为非常沮丧,精神紧张,反应过于敏感。特别是当癌痛折磨时,患者感到似乎死亡即将来临,致使极度恐惧、绝望,甚至想一死了之。随后,患者经过激烈的内心挣扎,接受事实,心境变得平和,处于平静无望的心理状态,准备接受死亡。

二、疾病各期的心理分析及护理

1.疾病早期的心理恐惧

疾病早期的心理恐惧是恶性肿瘤普遍存在的心理反应。常见的恐惧有:对疾病未知的恐惧,对孤独的恐惧,对疼痛的恐惧,对与亲人分离的恐惧等。恐惧常唤起对过去和未来对比的联想和回忆,因而产生消极的情绪。首先,要使患者摆脱对疾病未知的恐惧。长期以来对是否如实地告诉患者癌的诊断,存在着不同的看法。研究表明,80%以上的患者愿意知道自己的诊断。因此,在诊断已经明确,但患者的精神准备还不足时,医生应该给患者心理上的缓冲机会以避免出现过于强烈的心理刺激,要让患者在知道患癌症的同时,建立起治愈疾病的希望和信心。

对患者隐瞒癌症诊断或告诉其假诊断都是不妥当的。前者会引起患者猜疑,患者迟早会知道真相。一旦患者发现自己被蒙在鼓里,顿时就会受到一个突如其来的精神打击,并因此对医生和家属产生不同程度的不信任感,这对进一步治疗措施的实施很不利。护士要以自己对癌症的乐观态度去影响患者,使其对即将开始的治疗抱有信心和对未来的生活充满希望。

有调查表明,癌症患者在疾病的各个阶段中,以门诊确诊时的焦虑最大,门诊护士应该主动发挥对患者的咨询和支持作用。

2.疾病治疗阶段的心理

恶性肿瘤患者在治疗阶段,遭受着诊断和治疗的双重精神压力。外科手术切除范围广,常影响机体或肿瘤所在器官的正常功能。应深切理解患者的心理变化,术前协助医生耐心解释手术对挽救生命,防止肿瘤复发的必要性。

术后帮助患者重建机体功能,如语言训练、造瘘咨询和身体缺失部分的代偿等。请已治愈的患者现身说法,常可收到独特的效果。放疗和化疗的不良反应如恶心呕吐、头晕、乏力等,常使患者的焦虑加重。有些患者对死亡很淡泊,却耐受不住治疗的不良反应。

有的患者对治疗存在一种不切实际的期望,也是增加焦虑的原因之一。因此,一个完善的治疗计划将使患者在确定诊断时遭受的心理创伤得以较快地平复,并带来恢复健康的希望,有助于改善情绪。在进行各项治疗前,认真做好解释工作,使患者理解治疗的作用、简要步骤、可能出现的不良反应以及需要配合的事项,是恶性肿瘤心理护理不可忽视的环节。在治疗结束后,适时恢复部分工作,可使患者体会到自身的价值及在社会中的作用。这种心理上的支持,会使患者情绪稳定、乐观,有助于减轻治疗反应,使治疗方案顺利完成。

3.疾病晚期阶段的心理

晚期恶性肿瘤患者的恐惧,可表现为衰弱、疼痛、厌食等,给患者造成很大痛苦。随着机体功能逐渐衰退,患者可能放弃本来的活动,而形成恶性循环。如病情许可,应鼓励患者尽可能起床活动,不要过早地卧床不起。这样,既可延缓机体机能的衰退,并可使患者从自理中增强信心。晚期癌症患者会产生一种脱离社会的孤寂感,表现为害怕被淡漠和被抛弃。这种孤独感在白天尚能忍受,到了夜间却寻求护士的注意。不应认为患者在找麻烦而表现出厌烦和冷淡,应多巡视,主动解决患者的需求,或允许家属陪住,使患者感到慰藉。终末期患者常出现倒退和依赖,即倒退到心理发展的早期,像孩子一样寻求保护,依赖更多的照顾。这是一种防御机制,应允许患者较平时有较多的依赖,给予更多的关怀。尽管不应使终末期患者知道其确切的病情发展,但患者亦会感到生命快要终结,因此,更需要采取各种支持措施,解除患者的痛苦,以缓和对死亡的恐惧,并保持患者的尊严。对终末期患者,不应过多考虑价值观,重视患者的微小愿望,尽可能满足患者的生理、心理、社会需要,这是对患者最好的心理支持。当病情迅速恶化,各种治疗失效时,患者会出现愤怒和绝望的情绪反应,甚至有轻生意图,应多予关心,并加注意,防止发生意外。也有一些患者喜欢安静,愿意从医院回到家中,与家人团聚,然后离开人世。

三、肿瘤患者心理护理要求

1.创造良好的康复治疗环境

及时了解患者心理变化。对癌症患者的护理,要根据患者的性格特点和不同时期的心理特点,有针对性地开展护理。首先要为患者创造安静、舒适、良好的休养治疗环境,及时了解患者心理变化是护理人员不可忽视的工作。要想了解患者真实的心理状态,就必须关心患者,对患者的职业、文化、家庭、配偶以及个人生活境遇等都有所了解,同时还应熟悉患者的治疗方案和具体治疗方法,在掌握全面情况的基础上进行综合分析。根据他们各自不同的职业、心理反应、社会文化背景,同时或超前地测知他们将要或者可能出现的心理变化和心理规律,从而制定出切实有效的预防措施和心理护理方案,才能做到因人施护。

2.建立和谐的护患关系

取得患者的信任是进行心理护理的必要前提,护理人员应用良好的沟通技巧,设身处地去了解患者,从他们的语言或非语言的表情和暗示中了解患者的真正需要。在和患者接触中,采用非语言性沟通会起到很好的效果,如和患者接触时,用真诚的眼神注视患者;在和患者交流时,全神贯注地倾听患者交谈;有效应用触摸、轻握患者的手或拍拍他的肩膀等。一旦取得患者的信任后,他们往往会把平时不愿意说的事情讲给可以信赖的人,甚至是自己的隐私,对自己一生"功绩"加以肯定,对过失表示"忏悔",对未竟的事业表示遗憾。此时护士必须尊重、维护患者的尊严,对所闻所见的隐私给予保密,尽可能对患者的功德表示称赞,劝解患者从无端的"忏悔"中解脱出来,达到对患者心理上的安慰,树立起和疾病作斗争的信心。

3.满足求知心理的同时进行心理保护

告知患者诊断结果,采用公开性治疗,不仅有利于减少患者不必要的猜测所引起的精神负担,还可以使他们由消极的、被动的接受治疗变为积极地主动地参与治疗。在为患者明确诊断时需要对患者进行心理保护,心理保护就是在诊断已经明确,但患者尚无充分的精神准备时,护士给患者一个心理上的缓冲机会,以避免出现过于强烈的心理反应,而不是长期向患者隐瞒病情。在和患者的交流过程中,通过交谈,护士可先探知患者是否愿意知道病情,对本身的病情了解有多少,根据不同患者的心理状态,用不同的方式婉转说明自己所知道的情况,为患者接受诊断奠定心理基础。交谈中避免不切实际的安慰。同时和家属配合,选择恰当的时机把真实的病情告诉患者。对如何向患者说明病情,全病房的工作人员应互相合作,口径一致。对于急切想知道病情的患者应尽早告知病情,因为医生、护士及家属的谈话和表情暗示,患者早有疑虑,及早告诉患者同时做好患者心理安慰,使其积极配合治疗。

4.满足患者情感需要,引导患者应用心理防卫机制

癌症晚期患者,随着病情发展,将会进一步恶化,使患者身心受到严重损害,甚至出现恶性循环,即"病情加重—情绪应激—免疫力下降—病情进一步加重—情绪更加消极"。患者出现焦虑、恐惧、抑郁、孤独、依赖性增强的心理反应,护理人员一定要在满足患者生理需求的同时,注意满足患者的情感需要。护理人员应帮助患者正确对待情感问题,利用可能得到的家庭、社会支援,可适当放开探视时间及增加家属、朋友的探视机会,使患者得到家庭的温暖,感受到各界的爱,从而增加患者生活的勇气和信心。同时引导患者恰当应用心理防卫机制,正确对待现在面临的困难,尽早摆脱由以上恶性循环造成的困境,从而通过时间的延续使患者平静接受事实。

5.引导患者正确对待死亡

生、老、病、死是人生的自然发展规律。为了尽力使患者在死前处于舒适、宁静和安详的状态,护理人员必须学会在患者临终前从身、心两个方面照顾患者,要引导患者正确对待死亡。在交流中,医护人员对患者提到的死亡话题不要回避,应及时鼓励患者说出心中的恐惧和忧虑,并给予恰当的心理安慰,以帮助患者认识生存的价值,树立正确、豁达的生死观,让患者认识到只有以乐观的态度对待自己的生命,才能真正理解生命存在的意义。在心理护理过程中,根据患者的人格特征、生活经历、家庭状况、文化程度、社会地位、民族习俗、宗教信仰对患者及其家属进行必要的死亡教育,减轻患者及其家属的死亡恐惧心理,大多数患者均会有某些未做完的事情,需要向家属或单位说明。因此,应允许留有陪护,让亲友和领导前来探望,帮助解决后顾之忧,尽量满足患者的心愿,使患者感受到重视,得到家庭和社会的温暖。

（张　静）

第二节　肿瘤放射治疗的护理

肿瘤患者在接受放射治疗过程中,由于射线在杀灭肿瘤细胞的同时对邻近的正常组织也会造成一定损伤,因而患者会出现不同程度的毒性反应和心理问题。为了帮助患者顺利完成放射治疗,护理人员应给予耐心细致、科学有效的护理。

一、放疗前准备

1.心理准备

(1)健康教育:向患者及其家属介绍有关放疗知识、大致的治疗程序、可能出现的不良反应以及需要配合的事项,使患者消除焦虑情绪和恐惧心理,积极配合治疗。

(2)备有放疗知识的宣教手册,方便患者阅读参考。

2.身体准备

(1)摘除金属物质:在放疗中金属物质可形成次级电子,使其相邻的组织受量增加,出现溃疡且不易愈合,所以,接受头颈部照射的患者在放疗前应摘除金属牙套,气管切开的患者将金属套管换成塑料套管或硅橡胶管,避免造成损伤。

(2)口腔预处理:头颈部肿瘤放疗不可避免地要包括牙齿、齿龈、颌骨,故放疗前必须要做好口腔的处理,保守治疗照射范围内的患齿,充填龋齿,拔出短期内难以治愈的患牙和残根。如有严重的齿龈炎,要积极对症处理,避免诱发放疗并发症。

(3)评估全身状况:纠正贫血,控制感染。如有伤口,应妥善处理,一般待伤口愈合后开始放疗。

二、治疗配合

1.照射野皮肤的保护

在放疗过程中,照射野皮肤会出现放疗反应,其程度与放射源种类、照射剂量、照射野的面积及部位等因素有关。应正确掌握时间、剂量因素,选择适当的放射源;放射范围应适当,避免射线重叠及“热点”。护士应做好健康宣教,指导患者掌握照射野皮肤保护的方法。

(1)充分暴露照射野皮肤,避免机械性刺激,建议穿柔软宽松、吸湿性强的纯棉内衣,颈部有照射野要求衣领柔软或低领开衫,减少刺激,便于穿脱。

(2)照射野区域皮肤可用温水软毛巾温和地清洗,禁用碱性肥皂搓洗,不可涂酒精、碘酊以及对皮肤有刺激性的药物;局部禁贴胶布,禁用冰袋和暖具。

(3)剃毛发宜用电动剃须刀,以防损伤皮肤造成感染。

(4)保持照射野皮肤的清洁干燥,特别是多汗区皮肤如腋窝、腹股沟、外阴等处。

(5)避免过度的阳光照射、皮肤外伤、加热、过度的清洗、局部涂擦含重金属的药物、涂擦增敏剂以及使用橡皮膏等。

(6)放疗期间及结束后一段时间,应多吃富含维生素 A 的蔬菜,多食牛奶、鱼肝油、鸡蛋和其他高蛋白质饮食。

2.保持口腔清洁

头颈部放疗患者由于射线的影响,唾液分泌少,口腔自洁能力下降,容易发生龋齿及口腔感染,从而诱发更严重的放疗并发症或后遗症,所以,做好口腔清洁是放射治疗中的重要环节。

需要患者配合做到:头颈部放疗前洁齿,保持口腔清洁卫生,戒烟酒。每天用软毛牙刷刷牙,建议用含氟牙膏。定期鼻腔鼻咽部冲洗。放射性口腔炎时,口腔 pH 值普遍偏低,选用 4%碳酸氢钠作为漱口液清洁口腔,使患者舒适,维持口腔正常酸碱度,也可用 B 族维生素。加生理盐水含漱,加速受损部位修复。对口腔炎可以积极地对症处理,以减少患者痛苦。遵医嘱用药,镇静、止痛、消炎、含漱消毒杀菌液。进食高蛋白半流质饮食,补充维生素,禁过热、过硬及刺激性食物,如反应严重不能进食,需管喂或静脉补充营养。鼓励患者多饮水,保持口腔湿润,可选用中药如参须、麦冬泡水饮,减轻口干症状。

3.监测血常规

放疗可使造血系统受到影响致使外周血常规下降,尤其是大范围照射如颅骨、脊柱、骨盆、肋骨、脾等,均可抑制血细胞的生成,造成骨髓抑制,使白细胞和血小板锐减,以致出现严重感染。患者在放疗期间每周监测血常规的变化,并观察有无发热等症状,对于骨髓抑制引起白细胞、血小板减少和(或)全血减少的患者,可给予升白细胞药物。发生感染和出血者,则需应用抗生素并积极止血,以保证放疗顺利进行。

4.头颈部放疗护理要点

(1)眼、鼻、耳可使用滴剂预防感染,保持照射部位清洁舒适。

(2)根据需要做鼻咽冲洗、上颌窦冲洗,保持局部靖洁,提高放射敏感性。

(3)气管切开的患者保持呼吸道通畅,观察有无喉头水肿并备齐急救物品。

(4)放疗过程中出现结膜炎,可局部应用抗生素眼水及眼膏,给予维生素 C、维生素 E、维生素 A 等;放射性白内障可用手术治疗;口腔黏膜损伤严重者,全部口腔黏膜可受累,发生弥散性糜烂、充血,患者有口腔、咽喉不适、灼热感、干燥感、疼痛、进食或吞咽困难等,对口腔炎可以积极地对症处理,以减少患者痛苦。保持口腔卫生,定期鼻腔鼻咽部冲洗;嘱患者流质饮食及补充各种维生素;镇静、止痛、消炎、含漱消毒杀菌液。

(5)由于双侧颞颌关节受多量射线作用,导致关节硬化及咀嚼肌群慢性放射性纤维化导致放射后发生的张口困难或牙关紧闭,多见于鼻咽癌复发再次接受放射治疗者。放射所致的张口困难,目前尚无特效疗法,故预防发生有着重要意义。鼻咽癌外照射剂量应掌握 70 Gy 左右为宜,放疗前、放疗中和放疗后,及时有效地预防和治疗相关部位的各种炎性病灶。每天坚持锻炼颞颌关节功能,做开、合口腔动作,以达到关节活动正常。对双侧颞颌关节部位按摩或热敷等,都能减轻症状,张口锻炼是预防放疗后颞颌关节纤维化的重要方法。

(6)脑瘤患者放疗期间观察有无颅内压增高症状,大多数急性及早期迟发性损伤不需治疗,损伤有自限性及可逆性,皮质内固醇激素及脱水剂可以缓解临床症状。对迟发性损伤治疗给予相应对症支持处理,必要时行手术治疗。放疗过程要预防癫痫发作。

5.胸部放疗护理要点

食管癌照射后局部黏膜反应较重,疼痛和吞咽困难暂时加重,做好饮食指导,症状严重者应给予输液,可适当使用少量激素及抗生素治疗,注意观察有无食管穿孔。

肺癌患者放疗期间,注意预防感冒,以免诱发放射性肺炎。放射性肺炎一般发生在放疗结束后,少数病例可发生于放疗中,对于无症状的轻症患者可以不予处理。已有放射性肺损害患者,给予抗感染治疗。继发感染和重症患者应给予吸氧,使用大剂量广谱抗生素和糖皮质激素及支气管扩张剂,症状控制后才能逐步减量直到停药,此外,需注意反跳现象。

对于放疗后合并成人呼吸窘迫综合征者还应注意采用高频喷射给氧,限制液体输入量,预防弥散性血管内凝血的发生。放射性心包炎患者出现疼痛症状,可予以止痛治疗,疼痛剧烈难忍可用吗啡类药物。大量心包积液造成心包填塞者可行心包穿刺,抽取心包积液,并向心包内注入地塞米松。

6.腹部放疗护理要点

腹部照射后会出现胃肠功能紊乱,可对症处理。腹泻较重患者应记录大便次数,便后及时清洗局部,保持清洁舒适,指导患者低渣饮食,对于腹痛、腹泻患者,可给予解痉、抗炎止泻类药物,如山莨菪碱、普鲁苯辛、诺氟沙星、易蒙停等。限制刺激性食物及饮料,注意补充水分和电解质。腹腔盆腔照射前应排空小便,减轻膀胱反应。

7.全身反应

放疗的全身反应一般属即刻反应,多半不会有后遗症。

部分患者出现疲劳、虚弱、食欲下降、恶心、呕吐、睡眠障碍等全身症状,机体免疫力下降。一旦发生放疗的全身反应,就应针对各个系统的不同症状采取相应的处理。有精神症状的患者,可使用镇静、催眠、抗焦虑、神经营养药物。对有心血管系统症状者,可应用镇静剂、β受体阻滞剂等。对有消化系统症状的患者,可给予胃动力药、消化酶类药物,如甲氧氯普胺、吗丁啉、普瑞博思、多酶片、复合维生素 B 等;必要时静脉补液,用小剂量糖皮质激素,如泼尼松、地塞米松等。

8. 心理护理

由于放疗反应的出现,往往会加重患者的心理负担。要加强护患之间沟通,根据患者具体情况,有针对性地做好阶段性健康教育,引导患者参与到治疗中来。使患者对放疗的每一阶段出现的不良反应有所了解,避免惊慌恐惧,并指导患者掌握应对方法。通过定期组织小讲课、召开公休座谈会,增加护-患、患-患交流的机会,介绍成功病例,通过黑板报和书面材料宣传肿瘤防治知识,使患者增强战胜疾病的信心,从而顺利地完成治疗。

9. 饮食

调整接受放疗后患者会出现食欲缺乏,头颈部患者会出现口干、味觉改变、口咽疼痛等不同程度的口腔黏膜反应,从而影响进食;加上放疗后消耗增加,使患者体重下降,全身反应加重,严重者可导致中断治疗。

有资料显示,放疗患者体重减轻 7 kg 者预后差。科学合理的营养饮食可促进组织修复,提高治疗效果。放疗患者饮食要注意以下几方面。

(1)放疗刚开始的 7～10 d 内,饮食应清淡,尽量避免酸、甜等增加唾液分泌的饮食,减少唾液分泌,减轻腮腺急性反应症状。

(2)饮食:品种丰富,搭配合理,保证高蛋白、高热量、高维生素、低脂饮食。多吃煮、炖、蒸、等易消化的食物。禁烟酒,忌冷、硬、过热食物,忌油腻、辛辣食品。不要盲目忌口。

(3)根据放疗反应进行饮食调整,少食多餐,保证足够的营养和水分的摄入。①味觉改变、口干、口咽疼痛等症状出现时,建议食用含水量高、易消化的软食或半流食,饮水或汤类以协助咀嚼与吞咽。增加维生素 A、B、C 的供给。多吃生津止渴、养阴清热的食品。配合中药如胖大海、菊花、麦冬、洋参片等泡水饮用。②有助于提升血常规的食物:动物肝脏、动物骨髓及鸡、鸭、鱼、瘦猪肉、奶制品、豆芽、麦芽、大枣、菠菜、生姜等。③口腔黏膜反应严重引起进食疼痛,可将新鲜水果或蔬菜榨汁后饮用,可将肉松或鱼、肉等切碎放入粥或面片中食用。重度口腔黏膜反应不能进食时,可采用鼻饲食或静脉营养,以保证足够的营养,促进机体恢复。④腹泻患者给予少渣、低纤维饮食,避免产气食品如豆类、牛奶、糖、碳酸类饮料。⑤鼓励患者多饮水,每天 3 000 mL 以上,以增加尿量,促进体内毒素排出。

三、放疗后健康指导

(1)放疗结束后,告诉患者后期放射反应可能出现的情况,以免出现反应后患者误认为复发或病情加重,感到惊慌。做好放疗后的宣教工作。

(2)放疗结束后应注意照射野皮肤的保护,避免感染、损伤及物理性刺激,防止强风及雨淋、阳光暴晒。

(3)养成良好的口腔卫生习惯,预防龋齿。放疗后 2～3 年内不能拔牙,如需要拔牙,需向牙医提供头颈部放疗史,采取相应措施,以免诱发颌骨骨髓炎或骨坏死。

（4）预防感冒，及时治疗头面部感染，以免诱发放射性肺炎、头颈部蜂窝织炎。因反复发作的蜂窝织炎可加重日后张口困难和皮肤软组织纤维化。

（5）头颈部放疗患者应坚持张口锻炼，预防张口困难而提高生存质量。

（6）气管切开需要带管出院的患者，应指导患者和家属掌握气管套管自行处理的正确方法。

（7）禁烟酒，科学合理营养，注意劳逸结合，生活有规律。

（8）定期复查，住院患者出院后 1 个月复查，以后根据情况每 3 个月或 6 个月复查。如病情变化，应及时就诊。

（宁婷婷）

第三节　血管瘤

一、概述

血管瘤是指发生于血管组织的一种良性肿瘤，是由于血管组织的错构、瘤样增生而形成；分为原发性和继发性两种。其中，原发性约占 75%，继发性约占 25%。

二、临床表现

血管瘤分为以下六种。

1.毛细血管瘤

毛细血管瘤是由大量密集的、分化成熟的毛细血管所构成的良性血管瘤。发生于真皮浅层内的毛细血管瘤，称为皮内毛细血管瘤（又称橙色痣、葡萄酒色斑）；而草莓状血管瘤（又称幼年性毛细血管瘤）为真皮深层窦状扩张的毛细血管组成。临床表现：草莓状血管瘤在出生后数日至数周内发病，即可发现皮肤有红点或小红斑，逐渐长大，红色加深并且隆起，呈小分叶状，外观似草莓而得名。

常发生在头面部、颈部、躯干，按压肿瘤不褪色、不缩小。草莓状血管瘤可在 1~4 岁发生部分至完全消退，颜色由鲜红变为灰色暗红，最后留下色素性疤痕。皮内毛细血管瘤的颜色为淡红色至暗紫色，多位于头面部如枕部、背部、鼻孔周围、前额、上眼睑，不高出皮肤，压之可暂时退色。皮内毛细血管瘤可影响美观而使患者产生心理障碍。

2.海绵状血管瘤

海绵状血管瘤是由大量充满血液的腔隙或血窦所形成的血管瘤。腔壁上富有内皮细胞，腔隙间有纤维结缔组织间隔。临床表现：海绵状血管瘤可发生在身体的任何部位，如体表和各种内脏器官，尤以四肢、躯干和面颈部为多。瘤体皮肤呈暗蓝色，触之柔软，有弹性，如海绵状，挤压时肿块可缩小，撤压后即复原。海绵状血管瘤出生数周后出现，随婴儿年龄增长而增大，有时长得很大、很深，严重损害容貌和破坏正常组织，使肢体变形。

3.静脉性血管瘤

由大小不等的厚壁静脉血管构成。临床表现：好发于四肢皮下、肌肉及较深软组织如肠系膜腹膜后，表现为缓慢生长的肿物，瘤体较大。

4. 动静脉性血管瘤

含有小动脉和小静脉吻合的血管瘤。其本质是一种血管畸形，为非肿瘤性血管病变。临床表现：深部型动静脉性血管瘤好发于头皮、额颞部、肢端。表现为肢体增粗、增长，皮肤潮红，温度升高，大的动静脉吻合支伴有震颤、血管搏动、杂音。瘤体质软，可压缩。有时存在大量动静脉分流，导致心脏负担过重，并发充血性心力衰竭。较表浅的瘤体可见血管搏动或血管缠绕呈蚯蚓状，透过皮肤可见蓝紫色团块。

5. 肌内血管瘤

发生在骨骼肌内的良性血管瘤，是深部血管瘤最常见的类型，多伴有数量不等的成熟脂肪组织，故又称肌内血管脂肪瘤。临床表现：肌内血管瘤发展缓慢，可累及任何部位骨骼肌，但以下肢最常见，尤其是大腿肌群。发生于四肢者可有局部的疼痛，活动加重。肿瘤主要表现为缓慢增大的深部肿物，表面皮肤多正常，以至于有些先天性发病的病例到成年后才出现临床症状。

6. 滑膜血管瘤

一种发生于表面有滑膜覆盖组织，如关节、滑囊及腱鞘的良性血管增生性病变，属深部血管瘤。临床表现：病变部位大多数位于膝关节，少数累及肘和手部关节。表现为反复发作的关节肿胀、疼痛、关节渗液、积血和关节活动受限，关节处可出现缓慢增大的肿物，有时色素沉着性绒毛结节性滑膜炎外伤性关节内积血等出血性滑膜炎鉴别。

三、诊断

（1）瘤体外观特征（葡萄酒色斑状或杨梅状等）。

（2）压之褪色或缩小。

（3）体位元试验阳性，扪诊及静脉石，穿刺抽出凝全血（海绵型），扪有搏动感，听诊吹风样杂音，压闭供血动脉及杂音消失（蔓状型）。

（4）血管造影示瘤区造影剂浓聚或血管畸形。

（5）病理组织学检查确诊。

四、治疗

血管或脉管畸形的治疗应根据病损类型、位置及患者的年龄等因素来决定。目前的治疗方法有很多。一般采用综合疗法。对婴幼儿的血管瘤应行观察，如发展迅速时，也及时给予一定的干预治疗。

1. 手术治疗

外科手术方法是将病损组织切除，以达到治疗目的，对于独立且较小病灶效果良好。一般情况下，病损区血管丰富、血量大，手术时出血量极大，常常引起严重的失血性休克，术中需要大量输入全血，手术难度大，危险程度高。同时，由于出血后血管瘤往往不能全部切除即被迫终止手术，故术后复发率很高。手术切除部分瘤体后，遗瘤局部畸形、缺失及功能障碍。手术费用昂贵，是患者难以承受的负担。对于面部皮肤毛细血管瘤，可结合整容皮肤移植术修复病损区。故手术治疗应严格掌握适应证，权衡手术价值，然后方可确定是否选择手术治疗。

2. 激光治疗

利用专业激光治疗设备对血管瘤组织进行凝固，并达到治疗血管瘤目的。但激光治疗深度一般控制在表层皮肤 0.2～0.4 mm 范围内，超过 0.4 mm 即产生明显疤痕，故对浅表性毛细血管瘤有一定效果,对深层血管瘤易引发出血及疤痕畸形。另有光敏激光疗法(又称光动力激光疗法),是先将光敏剂注入患者血管中,然后用黑光灯或长波段激光照射血管瘤区。光敏剂激活后产生光化学反应并导致血管瘤部血管内膜及间质出现光性过程,使血管管腔闭塞,以达到治疗目的。

3.介入治疗

介入治疗是指在"X"线导引下将动静脉导管导入血管瘤部位,然后将栓塞剂注入瘤体,让其产生无菌性炎症,以期达到使瘤体血管闭塞作用。常用于内脏血管瘤,如肝血管瘤。对于躯干及肢体深部血管瘤,往往因为注入剂量、剂型限制以及血管瘤特征限制而难以达到预期效果。使用时应严格控制适应征和避免栓塞剂流入其他器官组织。

五、护理

1.心理护理

多数患者存在有不同程度的恐惧焦虑、抑郁等心理情绪,护理人员同情关心患者,使患者保持乐观情绪,减轻患者的心理负担,使其面对现实,积极配合治疗和护理,提高生活质量,早日康复。

2.饮食护理

注意营养合理,食物尽量做到多样化,多吃高蛋白、多维生素、低动物脂肪、易消化的食物及新鲜水果、蔬菜,不吃陈旧变质或刺激性的东西,少吃熏、烤、腌泡、油炸、过咸的食品,主食粗细粮搭配,以保证营养平衡。

3.早期发现

大多数血管瘤一出生很难发现,很多只是在1~2周内有一个小红点,然后逐渐长大,也有一些是一出生就能发现的。如果是畸形类的,一般就是一个红斑。畸形类的生长非常迅速,在1岁内尤其是前几个月生长迅速。血管瘤最早期治疗,一是可以缩短治疗时间,二是对于人体造成的伤害尤其是对皮肤造成的伤害可能会少,痊愈后基本上不留任何痕迹。

4.家庭护理

血管瘤好发于颜面及四肢皮肤,影响美观,还可因外伤、摩擦、搔抓出血,而引起细菌感染。有些血管瘤生长先快后慢、甚至会自行消失。家长应该密切观察婴儿血管瘤的生长情况,应详细记录血管瘤的类型、发生部位、表面颜色、形态大小病变及范围,是否高出皮肤,做好家庭护理,掌握最佳时机进行治疗。

5.出院指导

(1)出院后尽量使患者保持积极乐观的生活态度;根据其体力做功能锻炼,注意休息。

(2)饮食指导选择高热量高蛋白、富含维生素、易消化饮食,少量多餐,多食新鲜水果等。争取家属配合,保证患者营养供给。

(3)复查出院后要定期复查,有特殊情况随时就诊。

(孙艳丽)

第十三章 眼科疾病护理

第一节 老年性白内障

晶状体混浊影响视力者称为白内障。白内障是主要的致盲性眼病,可分为老年性白内障、糖尿病性白内障、外伤性白内障、并发性白内障、先天性白内障等类型。晶状体轻度混浊不影响视力者,无临床意义。世界卫生组织防盲规定:晶状体混浊矫正视力下降至 0.5 以下者才归入白内障诊断范围。外伤性白内障是指由眼球钝挫伤、爆炸伤、穿通伤及电击伤等引起的晶体混浊。常单眼发生,多见于儿童或青年人。由于外伤的性质和程度不同,病情复杂多样,预后多不佳。并发性白内障是指由于眼部炎症或退行性病变,使晶状体营养或代谢产生障碍而导致的混浊。常为单眼,且有原发病的临床表现。

老年性白内障为最常见的后天性原发性白内障,是在中老年人开始发生的晶状体混浊;多见于 50 岁以上的人群,患病率随年龄增长而明显增高,故现在多称之为年龄相关性白内障。且多为双眼发病,但可一眼先发病。根据开始形成混浊的部位不同,分为皮质性白内障、核性白内障和囊下性白内障三类。

一、病因及发病机制

发病机制尚不十分明确,且较为复杂。一般认为,老年性白内障的发生与全身衰老和功能减退有密切关系;与紫外线、全身疾病如糖尿病、高血压、动脉硬化、遗传因素及晶状体营养和代谢状况等也有关。有研究发现,晶状体抗氧化系统活性异常下降,也是白内障形成的重要因素。

二、护理评估

1.健康史

一般在 40 岁以后或更晚开始发生,50 岁至 60 岁的老年人发病率为 60%～70%,大于70 岁的老年人发病率高达 80%以上。在海拔高、纬度小的地区,发病率不但显著增加,发病年龄也提前,可能与当地日光中紫外线辐射较强有关。

2.症状与体征

(1)呈渐进性无痛性视力减退,最后只剩光感。早期患者眼前出现固定不动的阴影,亦可有单眼复视或多视、屈光改变等症状。

(2)老年性皮质性白内障最为常见,按其发展过程分为 4 期。

1)初发期:仅有晶状体周边部皮质混浊,呈楔状,尖端指向中心。早期无视力障碍,瞳孔区透明,散瞳后用斜照法检查可见到周边部有楔状灰白色混浊。此期发展缓慢,可经数年才达下一期。

2)膨胀期或未成熟期:混浊逐渐扩散向中央发展,视力明显减退,眼底难以看清。晶状体皮质吸收水分而肿胀,将虹膜前推,使前房变浅可诱发急性闭角型青光眼。此期因前囊下皮质尚透明,用斜照法检查时,投照侧的虹膜阴影被投照在深层的混浊皮质上,该侧瞳孔区出现新月形投影,称虹膜投影。

3)成熟期:晶状体全部混浊,瞳孔区呈乳白色,虹膜投影消失。皮质水肿减退,前房深度恢复正常,视力仅剩光感或眼前手动。

4)过熟期:成熟期持续时间过长,晶状体皮质溶解液化变成乳状物。核随体位变化而移位,直立时,核下沉躲开了瞳孔区,因而视力提高。由于核下沉,上方前房变深,虹膜失去支撑而出现虹膜震颤。液化的皮质漏到囊外时,可引起晶状体过敏性葡萄膜炎和晶状体溶解性青光眼。

(3)老年性核性白内障较皮质性白内障少见,发病较早,40岁左右开始,进展缓慢。从晶体的胚胎核开始混浊,逐渐发展到成年核完全混浊常需数年至数十年。晶状体核密度增加而屈折力增强,以致患者诉说老视减轻或近视程度增加。早期核呈灰黄色,周边部透明,对视力影响不大,但在强光下因瞳孔缩小而使视力减退。当核变为深棕色、棕黑色或皮质也混浊时,视力才明显降低。

(4)老年性后囊下白内障是在晶状体后囊下的皮质浅层出现混浊,呈金黄色或白色颗粒并夹杂着小空泡。因混浊位于视轴区,早期即可影响视力。此类白内障进展缓慢,后期合并晶体皮质和核混浊,最后发展为成熟期白内障。

3.社会心理状况

白内障视功能障碍较重者,使眼不能正常接受外界信息,患者的工作生活受到影响,社交困难,易产生焦虑、孤独心理;手术患者因为惧怕手术,担心手术后复明效果,而有焦虑心理;而老年性白内障病程长,病情进展缓慢,患者除视力渐进性减退外无其他不适,一部分患者经过诊治已经了解有关治疗知识,知道术后可以复明,所以心理压力不大。

三、护理诊断

1.感知改变

视力减退,与晶状体混浊有关。

2.自理缺陷

日常个人生活自理有困难,与晶状体混浊导致视力减退有关。

3.潜在并发症

继发性青光眼,晶状体过敏性葡萄膜炎及晶状体脱位,与晶状体皮质吸收水分、皮质溶解液化、囊膜破裂引起晶状体蛋白进入房水中有关。

4.社交障碍、有孤独的危险

社交障碍、有孤独的危险与视力减退引起性格改变有关。

5.有外伤的危险

有外伤的危险与视力障碍有关。

四、护理目标

(1)视力无继续减退或有所提高。

(2)恢复自理能力,适应正常生活需要。

(3)无并发症的发生。

(4)保持情绪稳定,恢复正常社交。

(5)熟悉周围环境,避免或减少受伤。

五、护理措施

(1)早期白内障可用药物治疗。

口服维生素 C、维生素 E、维生素 B_2、消矇片、障眼明片,或用白内停、卡他林、视明露等眼药水滴眼,可延缓白内障的进展。

(2)白内障发展至未熟期或成熟期,视力明显减退影响工作和生活者,即可手术摘除白内障。此外,术前光定位检查十分重要,可借此以排除视网膜或视神经疾患。术式包括囊内摘除术、囊外摘除术、白内障超声乳化吸出联合后房型人工晶体植入术。

(3)手术摘除白内障后,未行人工晶状体植入术者,可给配戴+10 D ～ +12 D 的眼镜,以矫正视力,恢复生活自理能力和正常社交,避免或减少一切伤害。

(4)白内障成熟后,应尽早手术,以免发展至过熟期而引起诸多并发症。未熟期若出现眼痛伴头痛、恶心及呕吐者,应注意是否有急性闭角青光眼的发生,并及时给予降眼压治疗。

(5)心理护理:老年性白内障患者年龄大,视力差且行动不便,需要更耐心细致地照顾和护理。因此,应对其多做心理疏导及语言沟通,以减少其孤独感。对自理缺陷者,协助做好各种生活必须的项目;同时,协助其熟悉周围环境,以减少外伤的可能。

(刘海玲)

第二节　糖尿病性白内障

糖尿病性白内障是糖尿病的并发症之一,临床上有两种类型。一种为合并老年性皮质性白内障,另一种为真性糖尿病性白内障。由于常合并糖尿病性视网膜病变,白内障术后效果往往不如单纯的老年性白内障。

一、病因及发病机制

晶状体的能量来自于房水中的葡萄糖。糖尿病时血糖增高,晶状体内增多的葡萄糖转化为不能透过晶状体囊膜的山梨醇,使晶状体内渗透压升高而吸收水分,纤维肿胀变性导致混浊。

二、护理评估

1.健康史

(1)发生于老年者和老年性白内障相似,只不过发病较早、较快且容易成熟;患糖尿病者老年性白内障较非糖尿病者多4～6倍。

(2)真性糖尿病性白内障多发生于 30 岁以下、病情严重的幼年型糖尿病患者常为双眼发病,发展迅速,晶状体可能在数天、数周或数月内全部混浊。

2.症状与体征

(1)视力的下降依晶状体混浊及视网膜病变严重的程度不同而异。

(2)糖尿病性晶状体混浊始于赤道部,逐渐波及晶状体的中央部,主要表现在晶状体的前后囊膜膜下。皮质部有空泡形成,呈密集的小颗粒状分布,这些混浊逐渐汇集成膨胀的乳白色白内障。

（3）真性糖尿病性白内障患者的双眼体征是开始晶状体前后囊下的皮质区出现无数分散的、灰色或蓝色雪花样或点状混浊，并迅速扩展为全部混浊。

（4）可伴有屈光变化。当血糖升高时，房水渗入晶状体内，使之更加变凸而形成近视；当血糖降低时，晶状体内水分渗出，晶状体变得扁平而成为远视。

3.社会心理状况

（1）由于糖尿病患者病程长，晚期视功能影响严重，可产生紧张焦虑情绪。

（2）糖尿病性白内障早期要严格控制血糖，关心患者糖尿病的治疗，使患者明确疾病治疗的关键所在。

4.辅助检查

（1）血糖增高。

（2）尿糖阳性。

三、护理诊断

1.感知改变

视力障碍与晶状体混浊及糖尿病性视网膜病变有关。

2.自理缺陷

自理缺陷与晶状体混浊导致视力减退有关。

3.潜在并发症

术后感染及出血，与糖尿病所致眼部微血管病变有关。

4.社交障碍、社交孤立、有孤独的危险

社交障碍、社交孤立、有孤独的危险与视力减退引起性格改变有关。

5.功能障碍性悲哀

功能障碍性悲哀与晶状体混浊及视网膜病变引起的视力障碍有关。

四、护理目标

（1）视力无继续减退。

（2）恢复自理能力，适应正常生活需要。

（3）无并发症的发生。

（4）保持情绪稳定，恢复正常社交。

（5）消除悲哀心理状态。

五、护理措施

（1）注意血糖变化，只有血糖控制正常后方可行白内障手术治疗。

（2）对患者进行家庭医疗护理指导，给糖尿病饮食，遵医嘱应用降血糖药物。

（3）因糖尿病性白内障术后易发生出血及感染等并发症，故术前应严格手术适应症，术后要密切观察病情变化。

（4）糖尿病性白内障患者多为老年人合并糖尿病，视力障碍导致生活自理能力下降，社交障碍，因此要做好生活护理及心理护理。

（刘海玲）

第三节　先天性白内障

先天性白内障为胎儿发育过程中,由各种因素引起晶状体生长发育障碍,形成形态各异、程度不同的晶状体混浊。

一、病因及发病机制

其病因主要有两大类。内源性,与染色体基因有关,具有遗传性;外源性,母体怀孕期间尤其是前三个月,宫内感染病毒、营养失调、代谢紊乱和中毒,影响了晶状体的正常发育所致。

二、护理评估

1.健康史

多数患儿出生后即被发现,可为单眼或双眼,多为静止性,少数出生后继续发展。有的患者可伴发全身或其他眼部先天异常。

2.症状与体征

(1)视力障碍程度可因混浊发生部位和形态不同而异,有的可不影响视力,有的出生后只有光感。因先天性白内障患者多为婴幼儿,故视力障碍常依赖其父母观察发现。

(2)根据晶状体混浊发生部位和形态分为:前极性、后极性白内障、点状白内障、冠状白内障、绕核性白内障、核性白内障、全白内障和膜性白内障等。

(3)大部分晶状体混浊是静止的,不发展;少数出生后继续发展加重。

(4)常合并其他眼病或异常,如斜视、弱视、眼球震颤和先天性小眼球等。

三、护理诊断

1.感知改变

感知改变与晶状体混浊视力障碍有关。

2.自理缺陷

自理缺陷与视力障碍有关。

3.潜在并发症

斜视、弱视和眼球震颤,与晶状体混浊影响视网膜接受光线刺激而抑制视功能发育有关。

4.家庭应对无效

家庭应对无效与家庭主要成员对本病缺乏防护知识有关。

四、护理目标

(1)恢复正常视力。

(2)恢复适应正常生活的自理能力。

(3)无斜视、弱视及眼球震颤等并发症发生。

(4)家庭主要成员获取对本病有关的防护知识。

五、护理措施

(1)对视力无影响或影响不大的静止性患者,一般不须治疗,应随防观察。

(2)对于全白内障及其他明显影响视力者,应尽早给予手术治疗。最佳时间为出生后 3～

6个月,最迟不超过2岁,以免发生形觉剥夺性弱视。可选择白内障吸出术、白内障囊外摘除及人工晶状体植入术,术后亦可用框架眼镜或角膜接触镜矫正视力。

(3)对于视力很差或术后效果不佳者,应给予低视力康复治疗和教育。如已发生弱视,应抓紧弱视训练治疗。

(4)将本病有关防护知识介绍给家庭主要成员,以便患者能够得到正确的家庭护理。

(5)做好社区宣教,搞好孕早期的保健护理,注意优生优育,避免先天性白内障的发生。

(刘海玲)

第四节　屈光不正及老视

眼的屈光系统由角膜、房水、晶状体和玻璃体组成。从外界物体发出的光线经过眼的屈光系统的调节在视网膜成像,这种作用叫屈光作用。如外界物体的平行光线通过眼的屈光作用在视网膜上形成清晰的物像则称为正视眼。相反,通过眼的屈光作用,外界物体不能在视网膜上形成清晰的物像则称为屈光不正。屈光不正包括近视、远视和散光三种状态。眼在看清外界物体时,依赖睫状肌的收缩来改变晶体的屈光度,使不同近距离的物体能时刻在视网膜上形成清晰的物像,这种作用叫调节。调节具有年龄相关性,年龄越大,调节越小。约在40岁开始出现近距离视物困难的现象称老视。

一、病因及发病机制

1.近视

眼在无调节状态下,平行光线经眼的屈光作用后物像的焦点聚集在视网膜前,称为近视。多为眼球前后轴过长所致,与遗传因素、后天发育因素如用眼不卫生及体质有关。

2.远视

眼在无调节状态下,平行光线经眼的屈光作用后物像的焦点聚焦在视网膜后,称为远视。多为眼球发育不良,眼轴前后径过短所致。

3.散光

平行光线通过眼曲折后不能在视网膜上清晰成像,即为散光。主要因角膜或晶体表面不平及角膜互相垂直的经线屈折力不均所致。

4.老视

指随着年龄的增长,眼的调节功能逐渐减弱,阅读或近距离工作发生困难的现象,大约从40~45岁开始。随着年龄的增长,晶状体逐渐硬化,弹性下降,睫状肌的功能也逐渐变弱,因而调节功能逐渐减弱。这是一种由于年龄所致的生理性调节减弱现象。

二、护理评估

(一)健康史

(1)询问患者家中有无近视、远视患者及家族史。

(2)询问患者学习及工作条件、家庭环境、职业性质及用眼习惯等。

（二）症状与体征

1.近视

(1)远视力减退，看远模糊，看近清楚。

(2)按近视的程度分：－3 D以下为轻度近视；－3 D～－6 D为中度近视；－6 D以上为高度近视。D是用来表示屈光作用的单位，称屈光度。

(3)飞蚊症中度以上的近视，常有不同程度的玻璃体变性、液化及混浊，自觉眼前有黑点飘动似飞蚊状。

(4)可出现调节性的眼疲劳，而产生眼胀、头痛、恶心等疲劳症状。

(5)儿童患者可产生外斜视，这主要是由于患眼在阅读时不需调节，易发生集合不足，形成眼球向外偏斜。

(6)可出现眼底改变，中高度近视眼可见视网膜萎缩性的变性，玻璃体液化混浊变性，有发生视网膜脱离的危险。

2.远视

(1)视力减退：取决于远视的程度和调节力的强弱。轻度远视无症状，尤其是青少年时期由于调节力较强，远近视力均可保持正常；中、重度远视者可有不同程度的视力减退，看近时较看远时更模糊。

(2)眼疲劳：为调节性视力疲劳。当持续阅读及近距离工作时间长时，睫状肌处于持续的紧张状态，即发生头痛、视物模糊等症状，但休息后症状可缓解。

(3)内斜视：有些远视眼的学龄前儿童，由于经常过度调节而引起两眼过度的集合，时间久后，使内直肌作用过强而诱发内斜视。

(4)＋3 D以下为轻度远视；＋3 D～＋6 D为中度远视；＋6 D以上为高度远视。

3.散光

散光表现为视物不清，似有重影。远、近视力均不清，易出现视疲劳，产生眼胀、头痛、恶心、流泪等症状。

4.老视

(1)视近物困难：眼睛在最大调节状态时所能看清的最近一点，称为近点。起初近点逐渐变远，常将目标放得远些才能看清，在光线不足的情况下更为明显。随着年龄的增长，这种现象逐渐加重，以致将目标放得很远也不能看清。

(2)视疲劳：由于为了看清近的目标需要增加调节，从而引起睫状肌过度收缩和相应的过度集合。

(3)老视是一种生理现象，不论其原有的屈光状态如何，均将发生，但其原有的屈光状态将影响症状出现的早晚，未行矫正的远视眼老视出现较早，近视眼的老视出现较晚或不发生。

（三）社会心理状况

多数患者在发病早期对疾病本身并不重视，而当视力影响到生活质量、升学、就业时才被引起重视，有些患者并因此忧虑。

三、护理诊断

1.感知改变

视力下降与屈光不正、老视、弱视有关。

2.焦虑

焦虑与视力下降、视力恢复不理想有关。

3.知识缺乏

知识缺乏与眼保健知识的信息来源不足和重视不够有关。

四、护理目标

(1)通过治疗与护理,患者视力能得到矫正,焦虑感减轻。

(2)患者恐惧程度减轻直至消失。

(3)能复述有关眼保健的知识。

五、护理措施

1.近视

近视一旦确诊应验光配镜,配戴合适的凹透镜,以提高视力,减轻眼的疲劳症状。学龄期儿童验光配镜前要充分散瞳,散瞳过程中应注意观察药物副反应。目前,临床上应用的准分子激光角膜切削术(PRK)、准分子激光角膜原位磨镶术(LASIK)以及准分子激光角膜上皮瓣原位磨镶术(LASEK)等手术法矫正视力逐渐被接受和开展。

2.远视

可配戴凸透镜片矫正和提高视力,解除视疲劳。伴有斜视的儿童必须用阿托品散瞳三天后进行验光,且在睫状肌充分麻痹的情况下进行验光。

3.散光

主要是通过配戴圆柱镜来矫正和提高视力。

4.老视

视远时视力是正常的;当视近时,应用凸透镜补偿调节的不足,使其近点在正常范围内。根据患者平时的工作情况,结合验光结果,在此基础上再加矫正老视的度数。老视所需凸镜片的规律是正视眼在 45 岁时+1.50 D,50 岁需+2.00 D,60 岁需+3.00 D。60 岁以上则不必继续增加。

5.健康教育

(1)首先应以预防为主,注意用眼卫生、眼的保健,从小教育儿童养成良好的用眼习惯。做到看书、写字光线要充足,不要在光线暗弱和直射阳光下阅读;读书、写字时姿势要端正,眼和书本距离要保持 1 尺,不要躺在床上和走路时或在动荡的车厢里看书;勿长时间看书、看电视及使用电脑,应每间隔 45 min 至 1 h 后要远眺或闭目休息 10 min;每日课间或看书久后,坚持做眼保健操,以减轻调节痉挛。

(2)加强在学校和社区的宣教力度,提高广大群众、尤其是青少年学生对保护视力的重视程度。

(3)合理膳食,增加户外运动和活动,增强体质,使眼的发育健康、正常。

(刘海玲)

第五节　斜　视

当用眼看外界物体时,双眼处于同时注视状态,外界物体同时在视网膜的对应点上形成清晰的像,这种状态叫双眼视觉。两眼不能同时注视目标,一眼注视而另一眼眼位不正,出现偏斜现象称为斜视。眼球偏内侧者为内斜,眼球偏向外侧为外斜。临床上将斜视分为共同性斜视和非共同性斜视两大类。共同性斜视是指双眼轴分离,并且在向各方向注视时偏斜度均相同的一类斜视;非共同性斜视又称麻痹性斜视,是指病变累及眼外肌运动神经核、神经和肌肉等结构而致的眼位偏斜。弱视是指眼球无器质性疾病而矫正视力不能达到正常者。

一、病因及发病机制

1.共同性斜视

支配眼外肌的神经和眼外肌本身器质性的病变,而是由于眼外肌力量的不平衡引起的眼位偏斜。病因较复杂,主要与眼肌发育异常、遗传因素、屈光不正或眼视功能损害严重有关。

2.非共同性斜视

眼外肌麻痹造成的眼位偏斜,支配眼外肌的神经和眼外肌本身发生了器质性病变所致。主要是某些颅内、眶内以及全身性疾病引起眼外肌或所支配的神经麻痹所致,如炎症、外伤、肿瘤、中毒及代谢性疾病等。

二、护理评估

(一)健康史

(1)询问患者年龄,是否足月顺产及有无产伤。

(2)询问患者家中有无斜视、弱视患者及家族史。

(3)评估患者营养发育状况,了解患者有无全身疾病和其他眼病及治疗过程。

(二)症状与体征

1.共同性斜视

眼球运动无障碍,眼位偏斜,眼球固定一侧或双眼交替性偏斜。其具体表现为:①有一眼的眼位偏向鼻侧为内斜,偏向颞侧为外斜;②两眼向各方向转动不受限制,斜视角相等;③第一斜视角等于第二斜视角,即健眼注视和偏斜眼注视的斜视度均相等;④一般无复视等症状。

2.非共同性斜视

起病急,眼球运动受限,眼位偏斜,斜视角度不固定常采取代偿性头位,即将头偏向麻痹肌作用的方向。此外,还可出现复视现象,并伴有头晕、恶心、呕吐等症状。

(三)社会心理状况

由于视力差,治疗时间长,患者及其家属担心视力不能恢复,易产生焦虑心理。有些患儿在治疗过程中,家长对疾病的重视不够,使患儿的治疗缺乏系统性,致使治疗效果不理想。因眼位偏斜影响个人外观形象,患者易产生自卑、焦虑心理,家长及儿童对手术大多具有恐惧感。

三、护理诊断

1.感知改变

视力下降,与弱视有关。复视、眩晕与眼外肌麻痹有关。

2.知识缺乏

缺乏恢复斜视眼视功能及防治弱视的知识。

3.长期自我贬低

长期自我贬低与眼位偏斜面容受影响有关。

4.家庭应对无效

家庭应对无效与家庭主要成员缺乏疾病防治知识及家庭主要成员患病有关。

四、护理目标

（1）提高视力矫治弱视，并矫正眼位。

（2）建立完善的双眼高级视功能。

五、护理措施

1.斜视

共同性斜视：①儿童在散瞳下进行验光检查，并配戴合适的矫正眼镜，多数儿童经过戴镜后斜视可得到改善或消失；②采用立体镜或同视机训练以矫正眼位，防止弱视；③如戴镜半年或一年斜视仍未消失，应争取手术治疗以矫正眼位。对于非共同性斜视应针对颅内、眶内及全身病的病因治疗，可应用 B 族维生素药物治疗，以促进肌肉功能的恢复。经药物治疗一年斜视不能恢复者，可考虑手术矫正。

2.斜视矫正术后的护理

（1）如需全麻手术，术后当日按全麻术后护理常规。

（2）术后一天可下地活动，术后护理同外眼手术护理常规。

（3）观察病情变化，如发现异常，及时处理并与医生联系。

（刘海玲）

第六节　急性巩膜炎

巩膜是眼球的最外壁，主要由胶原纤维和弹力纤维致密交织组成，细胞和血管均少。其表面为球结膜及球筋膜所覆盖，不与外界环境直接接触，所以巩膜自身的疾病较少见。据多数学者统计，其发病率仅占眼病患者总数的 0.5% 左右。巩膜及其上的血管弹性组织均可发生炎症，临床上分别称为巩膜炎和表层巩膜炎，属两个独立的疾病。

巩膜表层（或浅层）组织的炎症，常发生于睑裂暴露区角膜缘至直肌附着线之间的赤道前部。多发生于 20～50 岁壮年人，有周期发作的病史，愈后不留痕迹。成年男女皆可患病，但女性较多见，多数患者为单眼发病。

一、病因

具体原因常不明，多见于外源性抗原抗体所致的过敏原性反应，其他全身病如代谢性疾病痛风。过敏反应容易发生在前部表层巩膜，这与表层巩膜组织主要是由胶原纤维及弹力纤维所组成、有丰富的血管及淋巴管、适合多种免疫成分积聚沉着有关。

二、临床表现

表层巩膜炎在临床上分为两型。

1. 单纯性表层巩膜

临床症状为病变部位的巩膜表层及其上方的球结膜突发弥漫性充血和水肿,充血局限或呈扇形,呈紫红色,多数病变局限于某一象限,范围广泛者少见。巩膜表浅血管迂曲、扩张,但仍保持为放射状,无深层血管充血的紫色调,亦无局限性结节。本病有周期性复发,本病多在妇女月经期出现,具有发作突然、发作时间短暂、数天即愈的特点。可有眼胀痛,但常为灼热感,刺痛不适。发作时可伴有眼睑神经血管反应性水肿。严重者可出现周期性偏头痛,一般不影响视力。

2. 结节性表层巩膜炎

结节性表层巩膜炎较常见,以局限性充血性结节为特征。常为急性发病,有眼红、疼痛、畏光、流泪、触痛等症状。在角膜缘处表层巩膜上很快出现水肿浸润,形成淡红色到暗红色局限性结节。结节直径为 2～3 mm,可数个,结节上方球结膜可以推动,并有压痛。病程约 2 周自限,视力一般不受影响。有些患者可合并轻度的角膜炎或虹睫炎。

三、诊断和鉴别诊断

根据上述临床表现一般可诊断。本病须与结膜炎、巩膜炎鉴别。结膜炎没有表层巩膜炎局限性、由角膜缘向后放射性充血的特点,其睑结膜也受累。表层巩膜炎的充血或水肿不累及其下的巩膜,形成的结节可移动,结膜囊滴 10% 去氧肾上腺素可使病变的充血减退,而巩膜炎则不消退。

四、治疗方法

该病是一种良性复发性眼病,有自限性,一般可在 1～2 周自愈,几乎不产生永久性眼球损害,常不用特殊处理。血管收缩剂可减轻眼红症状。局部应用糖皮质激素或非甾体眼药可抑制炎症,迅速缓解症状及巩膜的损害。

五、护理

1. 滴眼药水法

(1)目的:预防、治疗眼部疾病,散瞳或缩瞳,眼部表面麻醉。

(2)物品:眼药水、滴管或滴瓶、消毒棉球。

(3)方法:嘱患者取坐位或仰卧位,头稍后仰,眼睛放松,向上方注视。操作者左手拇指轻轻向下拉开下睑,用示指撑起上睑,右手持眼药瓶或滴管,先挤掉 1～2 滴眼药水,再于距眼 2～3 cm 处将眼药水滴在下穹窿 1～2 滴,然后轻提上睑并覆盖眼球,使药液均布于结膜囊内而不溢出,若有溢出可用干棉球拭去,同时嘱患者轻轻闭眼 2 min。

(4)注意事项

1)滴眼药水前操作者应先洗净手,严格执行查对制度,尤其是要区别所滴眼别,并检查眼药水有无絮状沉淀等变质现象。

2)滴眼时态度要和蔼,动作应轻巧,勿压迫眼球,尤其是对角膜溃疡、眼球穿通伤及手术后患者。

3)注意眼药水不要直接滴在角膜上。药瓶或滴管勿触及眼睑睫毛及眼球表面,以免污染或划伤。

4)滴用阿托品、毒扁豆碱等毒性药品,应于滴药后用于棉球即刻按压泪囊区 2～3 min,以免药液经泪道流入鼻腔吸收引起中毒反应。

5)易沉淀的眼药水(如可的松)滴前应充分播匀再用。

6)数种眼药水同用时,应有间隔时间,不可同时滴入。

7)使用滴管时,每次吸入的药液不可过多,滴管禁忌倒置,并应定期消毒,以防止污染。

2.涂眼药膏法

(1)目的:由于眼药膏在结膜囊内停留时间较长,药物作用维持较持久,可减少用药次数;常用于手术后、眼睑闭合不全、绷带加压包扎前保护角膜及需做睑球分离的患者。

(2)物品:眼药膏、消毒圆头玻璃棒、消毒棉球。

(3)方法。①玻璃棒法:患者体位同滴眼药水法。操作者左手拇指与示指分开上下眼睑,嘱患者眼球上转,右手持玻璃棒蘸上约绿豆大的药膏,轻轻水平放入下穹窿部,左手放开眼睑,嘱轻闭眼睑,同时转动玻璃棒从水平方向抽出。药膏被留在结膜囊内,然后轻轻按摩眼球,使眼药膏均匀分布。②软管法:手持眼药膏软管,管口距眼 2～3 cm,将药膏直接挤入下穹窿部结膜囊内。涂眼药膏后,用棉球擦去溢出眼外的药膏,患者闭眼 1～2 min。

(4)注意事项

1)涂药前应检查玻璃棒圆头是否光滑完整,如发现有破损应停止使用,以免损伤结膜和角膜。

2)涂眼药膏时不要将睫毛随同玻璃棒卷入结膜囊内,以免刺激角膜引起不适。

3)如用软管法,管口不可触及睫毛、眼部,用前先将管口部一段挤掉后再涂,或用消毒干棉签擦去头部软膏再涂。

4)对眼球穿通伤或角膜溃疡患者,操作者要动作轻柔,切勿加压于眼球,更不能按摩眼球,以免造成角膜穿孔造成严重后果。

(刘海玲)

第七节　急性泪囊炎

急性泪囊炎是一种泪囊及其周围组织的急性化脓性炎症。急性泪囊炎常有慢性泪囊炎病史,老年女性多见,泪囊部高度红、肿、热、痛,重者同侧面部鼻部红肿,耳前及颌下淋巴结肿大、压痛,伴体温升高、全身不适。脓肿穿破皮肤,可形成泪囊瘘,对人们的眼睛带来不小的伤害,其危害不能小视,正确认识急性泪囊炎是防治本病的关键。

一、病因

急性泪囊炎常在慢性泪囊炎的基础上发生,多由慢性泪囊炎引起的急性发作,与侵入细菌毒力大或机体抵抗力降低有关,也可以在并无泪道阻塞的基础上突然发生,是致病菌穿过泪囊壁侵及附近组织继发性感染所致;也可由于鼻泪管阻塞的同时尚有泪小管的阻塞,使脓性分泌物不能排出所致。致病菌以金黄色葡萄球菌为主,其次为肺炎双球菌和溶血性链球菌。新生儿急性泪囊炎不多见。

二、临床表现

1.局部

(1)溢泪,自泪小点流出至结膜囊内脓性分泌物,内眦部结膜充血。

(2)泪囊区局部皮肤红肿、坚硬、疼痛、压痛明显。

(3)炎症可扩散到颊部、鼻梁和眼睑等处引起急性眶蜂窝织,充血、肿胀、发热剧疼,重者可引起上下睑及鼻根部肿胀,结膜充血水肿、流泪加剧。数日后形成脓肿,局部可有波动感,可自行破溃、排脓,脓液排出后炎症减轻,局部则形成瘘管,瘘管闭死后又引起急性发作。

2.全身方面

全身不适,体温升高、白细胞计数增多,下颌淋巴结及耳前淋巴结肿大、压痛,严重者有时伴头痛。

三、诊断要点

(1)老年女性多见,常有慢性泪囊炎病史。

(2)患眼有异物感和有结膜炎的烧灼感。

四、鉴别诊断

根据病史和泪囊区红、肿、热、痛改变,诊断多无困难。有时应与睑腺炎、眼睑脓肿、睑蜂窝织炎、泪囊部的血管神经水肿等相区别,这些疾病泪道冲洗可通畅无阻,且又各有其主要特征,故一般诊断并不困难。

1.睑腺炎

睑腺炎俗称"针眼",是由眼睑的睑板腺或毛囊及其附属腺体感染引起的。眼睑局限红、肿、热、痛,发生在外眦部可伴外侧球结膜水肿。发病3～5 d后可化脓,外睑腺炎脓点在皮肤面,内睑腺炎脓点在睑结膜面,脓点自行穿破后炎症迅速消退、痊愈。急性泪囊炎时,局部皮肤红肿、疼痛、压痛明显,炎症可扩散到颊部、鼻梁和眼睑等处。当扩散到眼睑时,会被误认为是睑腺炎。急性泪囊炎在数日后也会形成一个脓腔,破溃排脓后炎症迅速消退,但常在泪囊前留下一个瘘管,且多数久治不愈,这一点也与睑腺炎不同。急性泪囊炎的早期症状与睑腺炎相似,但这两种病的起病原因不同,发病部位不同,压痛部位不同,症状也不完全相同,而且预后不同。

2.眼睑脓肿

初期症状为眼睑红、肿、热、痛,手触有硬结,一段时间后硬结通常变软,从而形成脓肿,数天后硬结出现波动感并穿破排脓,穿破口形成溃疡,坏死组织脱落,创口愈合形成瘢痕。急性泪囊炎挤压泪囊部可见脓性分泌物流出,急性泪囊炎在数日后也会形成一个脓腔,常在泪囊前形成瘘管。

3.睑蜂窝织炎

表现为眼睑肿胀、疼痛,常有眼眶邻近组织感染、外伤等病史,也可有白细胞计数增高、发热等全身症状。当急性泪囊炎扩散到眼睑时,可继发眼睑蜂窝织炎,但急性泪囊炎常有慢性泪囊炎病史,挤压泪囊部,有脓性分泌物溢出。

4.泪囊部的血管神经水肿

血管神经性水肿主要是局限于皮肤和皮下组织的过敏反应,泪囊部血管神经水肿多由于昆虫叮咬引起。发病快,多在1～2 h内发生水肿。肿胀处以水肿表现为主,可伴有痒感或麻木感。一般无全身症状。而急性泪囊炎局部皮肤红、肿、热、压痛,局部出现硬块,可有全身表现。

五、并发症

急性泪囊炎常并发急性结膜炎、边缘性角膜炎等;若为肺炎链球菌感染,会引起匍行性角膜溃疡;若为链球菌感染扩散至泪囊周围组织时,可导致面部丹毒;向后可引起化脓性筛窦炎;也可扩散到眼眶而引起眶蜂窝织炎、全眼球炎甚至进入颅内引起脑膜炎而致死亡。

六、治疗方法

急性泪囊炎常发生在慢性泪囊炎的基础上,只有少数一开始就为急性炎症。

(1)炎症早期可用超短波治疗或行局部热敷,促进炎症消退或加速化脓,局部使用抗生素眼膏。

(2)全身使用抗生素控制感染,常肌内注射青霉素80万 U和链霉素0.5 g(均须皮试),每日2次。或肌内注射庆大霉素8万 U,每日2次。

(3)炎症期切忌行泪道探通或泪道冲洗,以免导致感染扩散。

(4)若脓肿形成,局部触诊有波动感,则应沿皮纹切开排脓,并放置引流条,每日换药1次,至无脓液排出时拔出,待伤口愈合。

(5)炎症完全消退后按慢性泪囊炎处理,反复发作或瘘管形成不愈合者,应在炎症控制后施行泪囊鼻腔吻合术,有瘘管者可切除瘘管,或作泪囊摘除术。

(6)出现并发症时,需相关科室协助诊治。

七、护理

(一)护理评估

1.健康史

(1)询问患者的饮食习惯、居住条件、卫生习惯及有无便秘史。

(2)询问患者有无全身疾病及局部病变史,如糖尿病、屈光不正、沙眼、慢性鼻腔疾病等。

2.症状与体征

临床常见的一种眼病,多见于中老年女性。主要表现为溢泪,用手挤压泪囊区有黏液或脓性分泌物自泪小点排出。结膜充血,泪囊附近皮肤潮红。

3.社会心理因素

由于疾病病变部位局限,症状相对较轻,对生活影响不很严重,因此,多数患者对此类疾病的重视程度不够高,不能及时就诊。同时患者在治疗过程中多缺乏耐心,表现出焦虑。

(二)护理措施

此病可成为眼部的感染病灶,对眼球构成潜在的威胁。一旦发生眼外伤或施行内眼手术极易造成化脓性眼内炎和角膜溃疡等严重并发症,因此应积极予以治疗。治疗原则是使用抗生素眼药并应用抗生素药液冲洗泪道,药物治疗无效时,可行鼻腔泪囊吻合术或泪囊摘除术。术后应定期复诊,患者如发现疼痛、渗血、脓性分泌物等症状明显时应及时报告医师。

(三)健康知道

(1)注意眼部卫生,以免因感染引起急性泪囊炎,定期检查眼睛。

(2)积极治疗原发病,以免继发急性泪囊炎。

(3)对流泪症及将行眼部手术患者应注意检查是否患有本病,以便早期发现及时治疗。

(4)忌烟酒,多饮水,多吃水果蔬菜,保持大便通畅。

(5)及时彻底治疗沙眼、睑缘炎等外眼部炎症,不给细菌以可乘之机。

(6)有鼻中隔偏曲,下鼻甲肥大或慢性鼻炎者应尽早治疗。

(7)平时注意休息,不要过度用眼。

(刘海玲)

第八节　睑腺炎

睑腺炎是眼睑腺体的急性化脓性炎症,又称麦粒肿,是常见的眼睑炎症,多发于儿童及青少年。按其感染的腺体不同,可分为内、外睑腺炎。睑板腺感染,称内睑腺炎;睫毛毛囊或其附属皮脂腺、汗腺感染,称外睑腺炎。

一、病因

化脓性细菌侵入眼睑腺体引起感染,大多数为金黄色葡萄球菌。

二、护理评估

1.健康史

评估患者体质强弱、营养状况、视力、睑缘及结膜的慢性炎症,有无糖尿病史。

2.身体状况

(1)局部症状:患眼眼睑出现红、肿、热、痛典型的急性炎症反应,常伴有同侧耳前淋巴结肿大。外睑腺炎的炎症反应集中于睫毛根部的睑缘处,红肿范围较弥散,若感染靠近外眦部,可引起反应性球结膜水肿,脓点常溃破于皮肤面;内睑腺炎的炎症浸润常局限于睑板腺内,肿胀较局限,有硬结,疼痛均较外睑腺炎剧烈,病程也较长,脓点常溃破于睑结膜面。

(2)全身症状:如并发眼睑蜂窝组织炎或败血症,还可出现发热、寒战、头痛等全身中毒症状。

3.辅助检查

结膜囊细菌培养和药敏试验可协助诊断。

4.心理—社会状况

疼痛可使患者产生烦躁、焦虑等不良心理情绪。另外,要评估患者对该病的认识程度和家属对患者的关心及支持程度。

5.处理原则

早期可进行局部热敷,应用抗生素眼药水或眼药膏;重症或合并全身中毒症状者,全身应用有效的抗生素;脓肿形成后切开引流。

三、护理诊断

1.舒适改变

舒适改变与睑腺炎有关。

2.体温过高

体温过高与病情严重、全身中毒有关。

3.知识缺乏

缺乏睑腺炎的防治知识。

4.潜在并发症

潜在并发症包括全身化脓性感染、败血症等,与机体的抵抗力低下、细菌耐药、局部处理不当致炎症扩散等有关。

四、护理目标

(1)患病期间患者能耐受疼痛或疼痛缓解、消失。

(2)患病期间患者体温下降或正常。

(3)患者能说出睑腺炎相关的预防与护理知识。

(4)患病期间患者未发生全身化脓性感染、败血症等并发症。

五、护理措施

(1)给予患者心理护理,使患者保持心情舒畅,使患者积极配合治疗。

(2)仔细观察患者对疼痛的反应,耐心听取患者对疼痛的主述,解释疼痛的病因,给予支持与安慰,指导放松技巧。

(3)指导患者热敷,早期热敷可以促进血液循环,有助于炎症消散和疼痛减轻;晚期热敷有利于脓肿形成。热敷时应特别注意温度,以防烫伤。

针对睑腺炎患者,热敷方法有:①汽热敷法,将装满开水的保温瓶口覆盖上一层消毒纱布,嘱患者眼部靠近瓶口,并将干净的双手围成筒状,使热气集中于眼部。温度以患者眼部能接受为度,每次 15～30 min,每日 3 次;②干性热敷法,用装有 2/3 满的热水袋,外包多层纱布,将它直接置于眼部,温度一般为 40 ℃左右,每次 15～20 min,每日 3 次;③湿热敷法,嘱患者闭上眼睛,先在患眼部涂上凡士林,再将消毒的湿热纱布拧干盖上,温度以患者能接受为度,每 5～10 min 更换一次,更换 2～4 遍,每日 2～3 次。

(4)指导正确地滴用抗生素眼药水或药膏的方法。

(5)脓肿形成后,如未溃破或引流不畅,应切开引流,外睑腺炎应在皮肤面切开,切口与睑缘平行;内睑腺炎则在结膜面切开,切口与睑缘垂直。

(6)定期监测生命体征、血常规,并采集患眼处脓液或血液标本进行细菌培养或药敏试验。

(7)合理地全身应用抗生素。

(8)健康教育:①注意个人卫生,勿用脏手或不干净纸揉眼,切忌挤压;②饮食有节,平素少食辛辣、油腻食物,应多食蔬菜、水果,小儿要注意营养,保持大便通畅;③勤锻炼身体,增强免疫力;④注意用眼卫生,避免用眼过度;⑤室内光线应适中,生活起居有规律。

六、护理评价

患者通过治疗与护理,是否达到以下目标。

(1)眼睑疼痛是否减轻或消失。

(2)体温是否正常或下降。

(3)掌握了足够的睑腺炎防治知识。

(4)没有并发症出现。

(王丽娟)

第九节 睑板腺囊肿

睑板腺囊肿是睑板腺特发性无菌性慢性肉芽肿性炎,通常称霰粒肿。睑板腺囊肿是常见的眼睑炎症,多见于青少年或中年人,可能与睑板腺分泌功能旺盛有关。

一、病因

由于睑板腺排出口阻塞,腺体分泌物潴留在睑板内,对周围组织产生慢性刺激而引起。

二、护理评估

1.健康史

评估患者有无慢性结膜炎、睑缘炎病史,外伤史、手术史等。

2.身体状况

(1)一般发生于上睑,也可以发生于上、下睑或双眼同时发生,病程进展缓慢。

(2)眼睑皮下圆形肿块,大小不一。小的囊肿经仔细触摸才能发现。较大者可使皮肤隆起,但与皮肤无粘连。大的肿块可压迫眼球,产生散光而使视力下降。与肿块对应的睑结膜面,呈紫红色或灰红色的病灶。

(3)一般无疼痛感,肿块也无明显压痛。一些患者开始时可有轻度炎症表现和触痛,但没有睑腺炎的急性炎症表现。

(4)小的囊肿可以自行吸收。但多数长期不变,或逐渐长大,质地变软。也可自行破溃,排出胶样内容物,在睑结膜面形成肉芽肿,也可以在皮下形成暗紫色的肉芽组织。

(5)睑板腺囊肿如有继发感染,则形成急性化脓性炎症,临床表现与内睑腺炎相同。

3.辅助检查

对于反复发生者,可手术切除后做病理检查。

4.心理-社会状况

了解患者对该病的认识程度,眼部的症状及外表是否影响到患者的心理及家属对患者的支持关心程度。

5.处理原则

(1)肿核小者,可试做热敷,一般无须治疗,可自行消散。

(2)肿核大者或有溃破趋势者,以手术治疗为主。

(3)老年睑板腺囊肿患者,若手术切除后在原部位复发,应将切除标本送病理检验,以排除睑板腺癌的可能性。

三、护理诊断

1.舒适改变

舒适改变与睑板腺囊肿较大引起的不适、异物感有关。

2.知识缺乏

缺乏睑板腺囊肿的防治知识。

3.潜在并发症

潜在并发症包括继发感染,与病情严重、抵抗力下降有关。

四、护理目标

(1)患者自感睑板腺囊肿缩小、异物感减轻。

(2)患者能说出睑板腺囊肿的防治知识,积极配合治疗。

(3)患者未发生潜在并发症。

五、护理措施

1.心理护理

给予患者足够的心理支持和安慰,同时介绍本病的有关治疗措施和预后,嘱患者保持心情舒畅。

2.休息与饮食

注意休息,保持足够的睡眠,避免过度劳累;忌食辛辣刺激、油腻之物。

3.病情观察

注意观察囊肿的大小及变化,观察眼睑有无红肿、疼痛等并发症。

4.治疗护理

(1)指导患者进行热敷(同睑腺炎)。

(2)按医嘱进行眼局部或全身用药,先控制炎症,再行手术刮除囊肿。

(3)配合医生做好睑板腺囊肿刮除术。①术前准备:滴抗生素眼液,清洁面部皮肤,查凝血功能等;②对于复发性或老年性囊肿,应将切除标本送病理检查;③术后压迫眼周10～15 min,观察局部有无出血等情况。

(4)健康教育:注意个人用眼卫生,注意劳逸结合,提高免疫力。

六、护理评价

患者通过治疗与护理,是否达到以下目标。

(1)睑板腺囊肿是否缩小或消失。

(2)对睑板腺囊肿的防治知识的掌握程度。

(3)有无感染的发生。

(王丽娟)

第十节　睑缘炎

睑缘炎为睑缘部的睫毛毛囊及睑板腺的开口处,因细菌感染而发生的炎症,临床上称为睑缘炎,包括鳞屑性睑缘炎、溃疡性睑缘炎、眦部睑缘炎三种类型。

一、病因

1.鳞屑性睑缘炎

鳞屑性睑缘炎是由于睑缘的皮脂溢出所造成的慢性炎症。患部常可发现卵圆皮屑芽孢菌,此菌可将脂类物质分解为有刺激性的脂肪酸。屈光不正、视疲劳、营养不良和长期使用劣质化妆品,可能为诱因。

2.溃疡性睑缘炎

睫毛毛囊及其附属腺体的慢性或亚急性化脓性炎症,大多为金黄色葡萄球菌感染引起,也可由鳞屑性睑缘炎遭受感染后转变为溃疡性睑缘炎。诱因同鳞屑性睑缘炎。

3.眦部睑缘炎

多数因莫-阿双杆菌感染引起,也可能与维生素 B_2 缺乏有关。

二、护理评估

1.健康史

(1)有无屈光不正、视疲劳、营养不良和长期使用劣质化妆品等情况。

(2)发病时间或诊疗经过。

2.身体状况

患者常自觉睑缘或眦部灼热疼痛,刺痒难忍,可伴干涩畏光。

(1)鳞屑性睑缘炎:睑缘充血、肿胀,睫毛及睑缘表面附有上皮鳞屑,并伴有睑缘点状皮质溢出。去除鳞屑后可见睑缘充血,不见溃疡。睫毛易脱落,但可再生。

(2)溃疡性睑缘炎:睑缘充血,睫毛根部有散在的小脓包和痂皮覆盖,去除痂皮后,有脓液渗出,并露出小溃疡。睫毛和皮脂粘在一起呈束状,随着痂皮的剥落而脱落,睫毛脱落后不能再生,日久睫毛稀疏或突睫。

(3)眦部睑缘炎:多为双侧,外眦部多见。患者自觉眼痒、异物感和烧灼感,眦部睑缘和皮肤充血、肿胀、糜烂、脱屑,局部伴有结膜炎症,有黏性分泌物。

3.辅助检查

通过细菌培养检出致病菌,根据药物敏感试验选择有效的抗生素。

4.心理社会状况

(1)评估患者的工作性质、文化层次和职业及对该疾病的认识程度。

(2)评估患者的心理问题,如焦虑。

(3)评估患者的家属对患者的支持关心程度。

5.处理要点

(1)消除诱因和避免刺激,科学用眼。

(2)鳞屑性睑缘炎:用生理盐水或 3‰硼酸溶液清洁睑缘,拭去鳞屑。然后涂抗生素眼膏,每日 2～3 次,痊愈后可每日一次,持续至少 2 周,以防复发。

(3)溃疡性睑缘炎:生理盐水或 3% 硼酸溶液每日清洁眼部,然后用涂有抗生素眼膏的无菌棉签按摩睑缘,每日 4 次,炎症消退后持续治疗 2~3 周,以防复发。

(4)眦部睑缘炎:滴用 0.25%~0.5% 硫酸锌眼液,每日 3~4 次,适当服用复合维生素 B。

三、护理诊断

1.舒适改变

舒适改变与炎症刺激有关。

2.焦虑

焦虑与担心预后致眼部受损有关。

3.自我形象紊乱

自我形象紊乱与睑缘肥厚、糜烂致面容受损有关。

4.知识缺乏

缺乏睑缘炎的相关防治及护理知识。

5.潜在并发症

角膜炎、睑外翻、泪溢、湿疹等与病情严重或治疗护理不当有关。

四、护理目标

(1)患者自感痒痛、畏光、流泪症状减轻或消失。

(2)患者患病期间情绪稳定。

(3)患者能用语言表达或展示不断增强的自我概念。

(4)患者能说出相关疾病的防治及护理知识。

(5)患者在患病期间未出现相关并发症。

五、护理措施

1.心理护理

给患者提供疾病的相关知识,消除患者的担忧,增强患者的自信心。

2.休息与饮食

(1)适当休息,提高机体抵抗力,室内保持清洁、安静、空气流通、光线柔和,避免强光刺激患眼。

(2)饮食均衡,增加营养,要保持大便通畅。忌食辛辣肥甘之品,忌烟酒。

3.病情观察

(1)观察患者自觉症状,如疼痛、畏光、流泪等。

(2)观察眼部分泌物的性状和量。

(3)观察睑缘充血、糜烂及睫毛分布的情况。

4.健康教育

(1)平时注意锻炼身体,不要熬夜,保证充足睡眠,增强体质。

(2)注意个人卫生,用眼卫生,不要长时间使用电子产品,不使用劣质化妆品。

(3)有屈光不正者,应及时矫正。

(4)按医嘱合理使用滴眼液,指导患者正确滴眼和使用眼膏。

六、护理评价

患者通过治疗与护理,是否达到以下目标。

(1)患者眼部症状减轻或消失。

(2)患者能保持情绪稳定。

(3)患者能表达焦虑的原因。

(4)患者掌握了相关疾病的预防及护理知识。

(王丽娟)

第十一节　急性细菌性结膜炎

当患者有不同程度的结膜充血和结膜囊脓性、黏液性或黏脓性分泌物时,应怀疑细菌性结膜炎。按发病快慢可分为超急性(24 h)、急性或亚急性(几小时至几天)、慢性(数天至数周)。

一、病因

1.最常见的发病原因是微生物感染

(1)超急性细菌性结膜炎:主要由奈瑟菌属细菌(淋球菌或脑膜炎球菌)引起。成人主要是通过生殖器-眼接触传播而感染,新生儿主要是出生时由患有淋球菌性阴道炎的母体产道感染。奈瑟脑膜炎球菌性结膜炎主要是血源性传播感染。

(2)急性或亚急性细菌性结膜炎:又称卡他性结膜炎,俗称"红眼病"。温带地区主要致病菌为肺炎双球菌,少数病例由葡萄球菌或其他链球菌引起,流感嗜血杆菌Ⅰ型是儿童急性细菌性结膜炎的常见致病菌。

(3)慢性结膜炎:可由急性结膜炎迁延不愈而致;Morax-Axenfeld双杆菌、链球菌或一些毒力不强的细菌感染后,一开始就呈慢性炎症过程;还可由不良环境刺激,如粉尘、烟雾、药物、屈光不正、睡眠不足等引起;金黄色葡萄球菌和莫阿菌,是慢性细菌性结膜炎的主要致病菌。

2.物理性刺激和化学性损伤

物理性刺激和化学性损伤如风沙、烟尘、紫外线、酸碱、有毒气体等。

3.其他原因

其他原因如免疫性原因,与全身状况相关的内因(如肺结核、梅毒、甲状腺病等),邻近组织炎症蔓延(如角膜、巩膜、眼睑、眼眶、鼻腔等)。

二、护理评估

1.健康史

询问病史,了解流行病学方面的情况,如患者有无与急性细菌性结膜炎患者接触史,其生活环境中有无本病的散发或流行史。

2.身体状况

(1)超急性细菌性结膜炎:新生儿潜伏期为2～5 d,出生后7 d发病为产后感染,成人潜伏期为数小时至2～3 d,双眼同时受累,有畏光、流泪、眼睑高度水肿,重者球结膜突出于睑裂之外,可有假膜形成,分泌物由最初的浆液性转为脓性,量多,不断从睑裂流出,因此又称为"脓漏眼"。

(2)急性或亚急性细菌性结膜炎:潜伏期为 1～3 d,表现为眼红、灼热感,或伴有畏光、流泪,结膜充血,中等量黏脓性分泌物,视力一般不受影响;肺炎球菌、流感嗜血杆菌所致结膜炎在睑结膜面可有假膜形成;部分患者可有体温升高、身体不适等全身症状。

(3)慢性结膜炎:可单侧或双侧发病,表现为眼痒、灼热感、干涩感、刺痛及视力疲劳。

3.辅助检查

临床上可根据结膜炎的症状和体征做出诊断,但确诊还需要实验室检查以及血清学和免疫学的检查,如细胞学病原体的培养和鉴定等。

4.心理社会状况

(1)评估患者的年龄、性别。

(2)评估患者对相关疾病的认知程度。

(3)评估患者的心理问题:如焦虑、恐惧心理。

5.处理要点

(1)针对病因治疗,局部给药为主,必要时全身用药,急性期禁忌包扎患眼。

(2)局部滴眼,是基本的给药途径,对于微生物感染引起的结膜炎,应选用敏感的抗生素眼药水。必要时可根据病原体培养和药敏实验结果用药。急性期应 1～2 h 滴眼一次。病情缓解后可减少滴眼次数。重症细菌性结膜炎在药敏结果出来前可混用几种抗生素眼药水。

(3)眼膏涂眼,眼膏在结膜停留时间较长,易睡前用,可发挥持续的药效。

(4)冲洗结膜囊,当分泌物较多时,可用生理盐水或 3% 硼酸水冲洗,每天 1～2 次。冲洗时勿将冲洗液流入健眼,以免引起对侧感染。

(5)全身治疗,严重的结膜炎如淋球菌和衣原体感染的结膜炎,除局部用药外,还需全身给药。

三、护理诊断

1.疼痛

疼痛与炎症刺激有关。

2.焦虑

焦虑与担心预后有关。

3.知识缺乏

缺乏急性结膜炎的防治知识。

4.潜在并发症

角膜炎与病情严重和未及时控制有关。

四、护理目标

(1)患病期间,患者自感异物感、灼热感、眼痛程度减轻或消失。

(2)患病期间,患者情绪稳定。

(3)离院时,患者能说出结膜炎的防治及护理知识。

(4)患者在患病期间未发生角膜炎。

五、护理措施

1.心理护理

给患者提供结膜炎的相关知识,大多数结膜炎治愈后不会遗留并发症,消除患者的担忧,增强患者的自信心。

2.休息与饮食

(1)适当休息,卧位时取患侧卧位。

(2)室内保持空气流通、光线柔和,避免强光刺激患眼,外出应戴有色眼镜。

(3)饮食宜清淡;多食新鲜蔬菜、水果。

3.病情观察

(1)观察患者自觉症状,如疼痛、畏光、流泪等。

(2)观察眼部分泌物的性状和量。

(3)观察眼睑红肿、结膜充血的情况。

(4)有无假膜及结膜下出血。

4.健康教育

(1)患者的洗脸用具、眼部用品及滴眼液应单独使用,且经常消毒,以防引起交叉感染。

(2)按时滴用滴眼液,忌热敷,滴眼液前要洗手。

(3)注意用眼卫生,保持眼部清洁。

(4)因本病有一定的传染性,患病期避免到公共场所活动。

(5)应严格注意个人卫生和集体卫生,提倡勤洗手、洗脸、不用手和衣袖擦眼。

六、护理评价

患者通过治疗与护理,是否达到以下目标。

(1)患者疼痛感和不适感是否减轻或消失。

(2)焦虑和恐惧心理是否减轻或消失。

(3)对急性结膜炎的防治知识的掌握程度。

(4)患病期间是否出现角膜炎的并发症。

(王丽娟)

第十二节　沙　眼

沙眼是由沙眼衣原体引起的一种慢性传染性结膜角膜炎,是主要的致盲性眼病之一。全世界有 3 亿～6 亿人感染沙眼。但随着人们生活水平的提高、卫生常识的普及和医疗条件的改善,其发病率大大降低。

一、病因

沙眼由 A、B、C 或 Ba 抗原型沙眼衣原体感染,感染率和严重程度同居住条件以及个人卫生习惯密切相关。热带、亚热带区或干旱季节容易传播。沙眼为双眼发病,通过直接接触或污染物间接传播,节肢昆虫也是传播媒介。

二、护理评估

1.健康史

询问病史,了解流行病学方面的情况,如患者有无与沙眼患者接触史,其生活环境中有无本病的散发或流行史,发病时间及诊治经过,儿童期间有无患过本病。

2.身体状况

一般起病缓慢,多为双眼发病,但轻重程度可有不等。沙眼衣原体感染后潜伏期为5～14 d。幼儿患沙眼后症状隐匿,可自行缓解。成人沙眼为亚急性或急性发病过程,早期即出现并发症。沙眼初期表现为滤泡性慢性结膜炎,以后逐渐进展到结膜瘢痕形成。

(1)急性期:畏光、流泪、异物感,较多黏液或黏液脓性分泌物。可出现眼睑红肿,结膜明显充血,乳头增生,上下穹窿部结膜炎症浸润、充血、布满滤泡,可合并弥漫性角膜上皮炎及耳前淋巴结肿大。

(2)慢性期:无明显不适,仅眼痒、异物感、干燥和烧灼感。结膜充血减轻,结膜污秽肥厚,同时有乳头及滤泡增生,病变以上穹窿及睑板上缘结膜显著,并可出现垂帘状的角膜血管翳。病变进展中,结膜病变逐渐形成瘢痕。最早在上睑结膜的睑板下沟处,称之为 Arlt 线,渐成网状,以后全部变成白色平滑的瘢痕。角膜缘滤泡发生瘢痕化改变,临床上称之为 Herbet 小凹。沙眼性角膜血管翳及睑结膜瘢痕是沙眼的特有体征。

(3)晚期发生睑内翻与倒睫、上睑下垂睑球粘连、角膜混浊、实质性结膜干燥症、慢性泪囊炎等并发症,导致症状加重,可严重影响视力,甚至失明。

3.辅助检查

分泌物涂片或结膜刮片染色检查有无沙眼包涵体;荧光抗体染色、酶联免疫测定等方法可检测到沙眼衣原体抗原。

4.心理社会状况

(1)评估患者的年龄、性别。

(2)评估患者对相关疾病的认知程度。

(3)评估患者的心理问题,如焦虑、恐惧心理。

5.处理要点

(1)局部用 0.1%利福平、0.1%酞丁胺或 0.5%新霉素眼液等滴眼,每日 4 次。夜间使用红霉素、四环素类软膏,疗程为 10～12 周。

(2)急性期或严重的沙眼应全身用药,一般疗程为 3～4 周。可口服四环素 1～1.5 g/d,分 4 次服用;多西霉素 100 mg,每日 2 次;红霉素 1 g/d,分 4 次口服。7 岁以下儿童和孕期妇女忌用四环素,避免产生牙齿和骨骼损害。

(3)手术矫正倒睫及睑内翻,是防止晚期沙眼导致角膜混浊致盲的关键措施。

三、护理诊断

1.舒适改变

舒适改变与炎症刺激有关。

2.焦虑

焦虑与视力下降、担心预后有关。

3.知识缺乏

缺乏沙眼的防治知识。

4.潜在并发症

睑内翻、倒睫、慢性泪囊炎、角膜溃疡、角膜血管翳、角结膜干燥症、上睑下垂、睑球粘连与病情严重和未及时治疗有关。

四、护理目标

(1)患病期间,患者自感异物感、灼热感、刺痒等程度减轻或消失。

(2)患病期间,患者能及时述说引起焦虑的原因,并保持情绪稳定。

(3)离院时,患者能说出沙眼的防治及护理知识。

(4)患者在患病期间未发生相关并发症。

五、护理措施

1.心理护理

做好心理护理,耐心给患者提供病情及治疗情况,以及沙眼的相关知识,消除患者的担忧,增强患者的自信心,使患者积极配合治疗。

2.休息与饮食

(1)适当休息。

(2)室内保持空气流通、光线柔和,避免强光刺激患眼,外出应戴有色眼镜。

(3)饮食宜清淡,多食新鲜蔬菜、水果,忌烟酒。

3.病情观察

(1)观察患者自觉症状,如畏光、流泪、视物模糊等。

(2)观察眼部分泌物的性状和量。

(3)观察睑结膜乳头、滤泡的部位与范围。

(4)观察睑结膜有无瘢痕形成及程度。

(5)注意有无睑内翻与倒睫、角膜血管翳、角膜溃疡等。

4.健康教育

(1)进行卫生宣传教育,把本病的危害性、传染途径、诊断与治疗方法向患者进行宣教。

(2)应严格注意个人卫生和集体卫生,提倡勤洗手、洗脸、不用手和衣袖擦眼。提倡一人一巾,用流水洗脸。洗脸用具与别人的分开使用,以免引起交叉感染。

(3)注意用眼卫生,保持眼部清洁。

(4)因本病有一定的传染性,患病期间避免到公共场所活动,如游泳馆、公共浴池等。

六、护理评价

患者通过治疗与护理,是否达到以下目标。

(1)刺痒、灼热感、流泪等症状是否减轻或消失。

(2)焦虑等心理障碍是否减轻或消失。

(3)对沙眼防治知识的掌握程度。

(4)是否养成良好的卫生习惯;有无睑内翻和倒睫、角膜溃疡等并发症的发生。

(王丽娟)

第十三节　角膜炎

角膜疾病主要有炎症、外伤、先天性异常、变性、营养不良和肿瘤等,其中感染性角膜炎占有重要地位。

一、病因

1.感染源性

感染性角膜炎至今仍是世界性的常见致盲眼病,发病率高,严重损害视力。主要病原微生物为细菌(葡萄球菌、铜绿假单胞菌、金黄色葡萄球菌)、真菌(镰刀菌、曲霉菌)、病毒(单疱病毒),还有棘阿米巴、衣原体、梅毒螺旋体等。

2.内源性

一些自身免疫性全身病如类风湿性关节炎,维生素 A 缺乏引起的角膜干燥或角膜软化。

3.局部蔓延

邻近组织炎症可波及角膜(结膜炎、巩膜炎、虹膜睫状体炎等)。

二、护理评估

1.健康史

应详细询问患者的病史,如外伤史(角膜擦伤和异物)、角膜病既往史(单疱病毒性角膜炎复发史)、药物史(有无长期使用抗生素和糖皮质激素)。

2.身体状况

(1)症状:角膜炎最常见的症状是眼痛、畏光、流泪、眼睑痉挛等,可持续存在,直到炎症消退。常伴有不同程度的视力下降,若病变位于中央光学区,则视力下降更明显。化脓性角膜炎除角膜化脓性坏死病灶外,其浸润灶表面还伴有不同性状的脓性分泌物。

(2)体征:角膜炎的典型体征是睫状充血、角膜浸润及角膜溃疡形成。

3.辅助检查

溃疡组织刮片检查行 Gram 和 Giemsa 染色,有助于早期病因学诊断,进行细菌、真菌、棘阿米巴培养,以便选择合适的治疗方案。近年使用的角膜共焦显微镜,提供了一种无创性的检查手段。

4.心理社会状况

(1)评估患者对本疾病的认知程度。

(2)评估患者的心理问题,如焦虑、恐惧心理。

5.处理原则

积极控制感染,减轻炎症反应,促进溃疡愈合,减少瘢痕形成。

(1)抗生素治疗。①细菌性角膜炎:宜选用敏感度高的抗生素。做药物敏感试验之前根据经验选用有效或广谱的抗生素治疗,待结果出来后再做调整。②真菌性角膜炎:抗真菌药仍是临床治疗真菌性角膜炎的主要手段,但目前缺乏敏感、高效的抗真菌药。③单疱病毒性角膜炎:可使用高选择性的抗疱疹病毒药及联合应用干扰素。

(2)细菌性角膜炎愈合期可酌情使用糖皮质激素;并发虹膜睫状体炎时,可用1‰阿托品眼液或药膏散瞳。胶原酶抑制剂可减轻角膜基质层胶原结构的破坏。

(3)手术。药物治疗无效、溃疡穿孔时可选用手术治疗。

三、护理诊断

1.感知改变
感知改变与角膜炎症致角膜混浊有关。

2.舒适的改变
舒适的改变与角膜炎症刺激有关。

3.焦虑
焦虑与病程长、反复发作、担心预后有关。

4.知识缺乏
缺乏急性角膜炎的防治知识。

5.潜在并发症
葡萄膜炎、角膜穿孔与病情严重或未及时控制有关。

四、护理目标

(1)患病期间,患者视力稳定或提高。

(2)患病期间,患者自感疼痛、畏光流泪、异物感等症状减轻或消失。

(3)患病期间,患者能够及时表达焦虑等心理障碍的原因,情绪稳定。

(4)离院时,患者能说出角膜炎的防治及护理知识。

(5)患者在患病期间未发生相关并发症。

五、护理措施

1.心理护理
耐心向患者解释病情及治疗情况,消除患者的担忧,增强患者的治愈疾病的信心。

2.休息与饮食
(1)适当休息,注意劳逸结合。

(2)室内保持空气流通、光线易暗,避免强光刺激患眼,外出应戴有色眼镜。

(3)饮食宜清淡,多食新鲜蔬菜、水果及维生素 A 丰富的食物,忌辛辣、刺激性食品。

3.病情观察
(1)观察患者视力改变情况,如视力下降明显,要做好患者的防护准备。

(2)观察患者自觉症状,如疼痛、畏光、流泪等的程度。

(3)观察眼部分泌物的性状和量。

(4)观察前房积水、有无混浊、瞳孔大小、虹膜有无粘连等情况。

(5)观察角膜有无穿孔的迹象。如有,立即报告医生。

4.健康教育
(1)提高机体抵抗力,勤锻炼、注意休息、劳逸结合。

(2)平时注意保护眼睛,不可长时间阅读,尤其应避免长时间使用电子产品。

(3)注意用眼卫生,不要用手或不洁的物品擦拭眼睛,保持眼部清洁。

(4)加强劳动保护,防止角膜创伤,有角膜异物,应及时治疗。

(5)患病期间,不要用力揉眼、咳嗽,避免外物撞击,以防眼压增高、角膜穿孔。

(6)正确使用滴眼液,定期复查。

六、护理评价

(1)视力是否稳定或提高。

(2)疼痛、畏光、流泪等症状是否减轻或消失。

(3)焦虑情绪是否缓解或消失。

(4)是否掌握角膜炎相关防治知识;是否出现相关并发症。

(王丽娟)

第十四节　角结膜干燥症

角结膜干燥症(kerato conjunctivitis sicca,KCS),又称干眼症(dry eye syndrome),是指各种原因引起的泪液质和量,或动力学的异常,导致泪膜不稳定和眼表组织病变的一类疾病的总称,是常见的眼表疾病,分为泪液生成不足和蒸发过强型两类。其发病率占人群的 2.7%,我国约有 3000 万人患有程度不等的角结膜干燥症。

一、病因

泪膜由外至内有脂质层、水液层及黏蛋白层构成,任何一层结构的异常均可导致干眼症。

1.泪膜水液层异常

泪膜水液层异常多见于自身免疫性疾病(如 Sjogren 综合征)、沙眼、化学腐蚀伤、黏膜天疱疮等,引起泪腺和副泪腺受损。此外,泪腺炎、泪腺先天异常等也可以引起。

2.泪膜黏蛋白层异常

泪膜黏蛋白层异常多见于眼部天疱疮、眼部化学伤、眼部灼烧伤及辐射伤、沙眼、维生素 A 缺乏、长期使用眼药的刺激等,导致结膜杯状细胞受损,产生泪膜黏蛋白层异常。

3.泪膜脂质层异常

泪膜脂质层异常多见于眼睑炎、睑板腺炎及睑板腺先天缺损。

4.角膜上皮细胞异常

角膜上皮细胞异常多见于角膜溃疡及疤痕、眼部长期用药等,导致角膜上皮细胞或其微绒毛永久性损伤。

5.其他原因

多见于 70 岁以上绝经妇女。此外与环境污染、长期注视电子显示屏、戴隐形眼镜等有关。

二、护理评估

1.健康史评估

有无沙眼或戴角膜接触镜史;评估干涩持续的时间及诊治过程。

2.身体状况

常见的症状是眼部干涩和异物感,其他症状有烧灼感、刺痒感、畏光、红痛、视物模糊、易疲劳、黏丝状分泌物等。若有上述症状,则应仔细询问病史,寻找病因。对于严重的眼干,应询问是否伴有口干、关节痛,以排除 Sjogren 综合征。

3.辅助检查

(1)泪液分泌实验正常为 10~15 mm/5 min。10 mm 为低分泌,5 mm 为干眼。无眼部表面麻醉情况下,测试的是主泪腺的分泌功能;表面麻醉后则主要检测副泪腺的分泌功能(基础分泌),观察时间同为 5 min。

(2)泪膜破裂时间<10 s 为泪膜不稳定。

(3)角膜荧光素染色阳性代表角膜上皮缺损。还可以观察泪河的高度。

(4)角结膜虎红染色敏感性高于荧光素染色,角、结膜失活细胞着染色为阳性细胞。

4.心理社会状况

(1)因双眼干涩、易疲劳等影响生活和工作,应评估患者是否有焦虑、烦躁等不良情绪。

(2)评估患者对相关疾病的认知程度。

5.处理原则

(1)减少或避免诱因:如避免长时间使用电脑、空调及身处烟尘环境等。

(2)泪液成分替代治疗:最佳的泪液替代成分是自家血清,但其来源受限,易受污染。人工泪液仍是目前的主要药物,对于严重患者,应使用不含防腐剂的人工泪液。

(3)保泪液、延缓其排出及蒸发。①佩戴硅胶眼罩、湿房镜或治疗性角膜接触镜;②暂时性(泪点胶原塞)或永久性泪点封闭(激光、烧灼或手术切除缝合);③促进泪液分泌:口服盐酸毛果芸香碱、溴己新、新斯的明等药物;④泪膜重建手术:采用自体游离颌下腺移植,适用于严重干眼症而颌下腺正常者;⑤抑制免疫反应:常用低浓度(0.05%~0.1%)的环孢霉素 A 点眼,每日 2 次。

三、护理诊断

1.舒适的改变

舒适的改变与眼干、视疲劳有关。

2.焦虑

焦虑与双眼干涩、易疲劳等影响工作生活有关。

3.知识缺乏

缺乏干眼症的防治知识。

4.潜在并发症

角膜感染与角膜上皮缺损有关。

四、护理目标

(1)患病期间,患者自感双眼干涩、易疲劳等程度减轻或消失。

(2)患病期间,患者能及时述说引起焦虑的原因,并保持情绪稳定。

(3)离院时,患者能说出干眼症的防治及护理知识。

(4)患者在患病期间未发生角膜感染的并发症。

五、护理措施

1.心理护理

关心体贴患者,做好心理护理,耐心给患者提供病情及治疗情况,以及干眼症的相关知识,消除患者的担忧,增强患者的自信心,使患者积极乐观地配合治疗。

2.健康教育

(1)消除诱因。①对于长期使用电脑等引起的干眼症,应以预防为主,告诉患者应保持正确的操作姿势,屏幕到眼的距离为 40～70 cm,视线稍向下形成一定的角度。使用 1～2 h 电脑后,休息 10～15 min,眺望远方,按摩眼部,放松眼部肌肉。为了避免荧光屏反光或不清晰,电脑不应放置在窗户的对面或背面,环境照明要柔和,如果操作者身后有窗户应拉上窗帘,避免亮光直接照射到屏幕上反射出明亮的影像造成眼部的疲劳。②屈光不正患者,应佩戴合适度数的眼镜。

(2)补充充足的营养素。长期从事电脑操作者,应多吃一些新鲜的蔬菜和水果,同时增加维生素 A、B 族维生素、维生素 C、维生素 E 的摄入。

(3)鼓励患者经常做瞬目动作。如每分钟瞬目少于 5 次会使眼部干燥。而使用电脑时瞬目次数只有平时的 1/3,因而减少了眼内润滑剂和酶的分泌。

(4)泪小点栓塞或颌下腺导管移植的患者做好手术前后护理。

六、护理评价

患者通过治疗与护理,是否达到以下目标。

(1)双眼干涩、易疲劳等程度是否减轻或消失。

(2)焦虑等心理障碍是否减轻或消失。

(3)对干眼症防治知识的掌握程度;有无角膜感染等并发症的发生。

(王丽娟)

第十五节　青光眼

青光眼是一组以眼压异常升高、视功能减退和眼组织的损害,引起视神经凹陷性萎缩、视野缺损为特征的眼病。

一、分类

根据导致眼压升高的病因,青光眼可分为原发性、继发性和混合性青光眼。

1.原发性青光眼

那些发病原因尚不明确的青光眼称原发性青光眼,可分为原发性开角型青光眼、可疑青光眼与高眼压症、正常眼压(低眼压)青光眼、原发性闭角型青光眼(伴瞳孔阻滞、无瞳孔阻滞)、原发性先天性青光眼、伴先天异常的发育性青光眼。

2.继发性青光眼

继发性青光眼的发病原因是清楚的,根据病因结合房水排出障碍的机制可分出多种类型,大致分为继发性开角型青光眼、继发性闭角型青光眼和继发先天性(发育型)青光眼。临床上常见继发性青光眼有以下几类:炎性疾病所致青光眼(如青光眼-睫状体炎综合征)、虹膜角膜内皮综合征、色素性青光眼、剥脱综合征、眼外伤所致青光眼(如房角后退性青光眼)、眼内出血所致的青光眼(如血影细胞性青光眼)、晶状体异常所致的青光眼(如晶状体溶解性青光眼)、新生血管性青光眼、恶性青光眼(或睫状环阻滞性青光眼)、皮质类固醇性青光眼(或激素性青光眼)。

3.混合性青光眼

两种或两种以上青光眼共同出现,称为混合性青光眼。常见临床类型有开角型青光眼与闭角型青光眼混合、开角型青光眼与继发性青光眼混合、闭角型青光眼与开角型青光眼混合、闭角型青光眼与继发性青光眼混合。

原发性闭角型青光眼是由于周边虹膜堵塞了前房角,或与小梁网发生永久性粘连,房水流出受阻,导致眼压升高的一类青光眼。分为急性闭角型青光眼和慢性闭角型青光眼。本节重点介绍急性闭角型青光眼。

二、病因

本病的病因尚未充分阐明。原发性急性闭角型青光眼特征性的眼部解剖结构包括眼轴短、前房浅、房角窄及晶状体较厚,位置相对靠前等。

情绪激动、暗室停留时间过长、长时间阅读或近距离用眼、精神创伤、季节更替、过度劳累和疼痛、局部或全身应用抗胆碱类药物等为本病的促发因素,可直接或间接影响自主神经功能,从而诱发急性闭角型青光眼。

三、护理评估

(一)健康史

询问患者是否有家族史;起病时间,起病缓急,有无促发因素、伴随症状等。

(二)身体状况

1.临床前期

急性闭角型青光眼为双侧性眼病,当一眼被确诊为急性闭角型青光眼急性发作期,另一眼即使没有任何症状也可以被诊断为急性闭角型青光眼临床前期。此外,有急性闭角型青光眼家族史,患者虽没有自觉症状,但具有浅前房、虹膜膨隆、房角狭窄等解剖特征,暗室激发试验阳性者,可以诊断为急性闭角型青光眼双眼临床前期。

2.先兆期

先兆期表现为一过性或反复多次的小发作,多出现在傍晚时分。表现为一时性虹视、雾视,轻度头痛、眼胀、恶心,休息后自行缓解。

3.急性发作期

(1)症状:由于眼压突然上升,患者突然感到剧烈的眼胀痛、头痛。视力显著下降,仅眼前指数,光感或无光感。由于迷走神经反射,可伴有恶心、呕吐、易误诊为急性胃肠炎或颅内疾患。应详细询问病史及检查,加以鉴别。

(2)体征:混合充血明显;角膜水肿,呈雾状混浊;前房甚浅,前房角闭塞;瞳孔散大,呈竖椭圆形,对光反应消失;眼压急剧升高,多在 50 mmHg 以上,最高可达 70~80 mmHg 以上,触诊眼球坚硬如石;虹膜淤血肿胀,纹理不清;眼底因角膜水肿不能窥见;由于眼压急剧上升,晶状体前囊下可出现灰白色斑点状,棒状或地图状的混浊,称为青光眼斑。眼压下降也不会消失,作为急性发作的特有标志而遗留。青光眼斑、虹膜扇形萎缩和角膜后色素沉着,称为青光眼急性发作的三联征。

4. 间歇期

有明确的小发作史,小发作后自行缓解,房角重新开放或大部开放,不用药或单用少量缩瞳剂,则眼压能稳定在正常水平,但随时有再次发作的可能。

5. 慢性期

急性发作期或先兆期后,房角广泛粘连,小梁功能严重损害者。临床表现为视力进行性下降,眼压中度升高,瞳孔中度散大,虹膜节段性萎缩,视盘萎缩及凹陷并伴有视野缺损。

6. 绝对期

高眼压持续过久,导致眼组织,尤其是视神经严重损害,视力下降至无光感且无法复明,有时因眼压过高可引起剧烈眼痛。

(三)辅助检查

1. 房角镜、眼前段超声生物显微镜检查

房角镜、眼前段超声生物显微镜检查观察和评价前房角的结构,有助于明确诊断,用药及手术方式的选择。

2. 暗室实验

在暗室内,患者清醒状态下,静坐 60～120 min,然后在暗光下测眼压。若测得的眼压比试验前升高超过 1.07 kPa(8 mmHg),则称为暗室试验阳性。

(四)心理-社会状况

本病起病急,视力下降明显且反复发作后视力很难恢复,因此,患者心理负担重,易产生焦虑甚至恐惧心理。

(五)处理原则

急性闭角型青光眼易致盲,必须尽快降低眼压,以挽救视功能。首先用药迅速降低眼压,使已闭塞的房角开放,待眼压下降后及时选择适当手术以防止再发。

1. 药物治疗

常用的降眼压药物有缩瞳剂、β 肾上腺素能受体阻滞剂、碳酸酐酶、抑制剂、高渗剂。

此外,钙离子通道保护剂、神经生长因子、谷氨酸拮抗剂、抗氧化剂及某些活血化瘀中药可能有一定的保护视神经的作用。眼局部点用糖皮质激素及非甾体消炎眼药水药可以减轻充血及虹膜炎性反应,伴有全身症状重者,可予以止吐镇静类药物。

2. 手术治疗

虽然急性闭角型青光眼可用药物治疗使急性发作缓解,达到短期降压的目的,但不能防止再发。因此,眼压下降后应根据病情,特别是前房角情况,尽快选择周边虹膜切除术或滤过性手术。若停药 48 h 眼压不回升,房角功能性小梁网 1/2 以上开放以及青光眼临床前期可施行周边虹膜切除术。对于眼压控制不能达到正常范围,房角已发生广泛粘连者,应考虑做滤过性手术或小梁切除术。

四、常见护理诊断/问题

1. 疼痛

疼痛与眼压升高有关。

2. 感知紊乱

感知紊乱与眼压升高导致视网膜和视神经损害有关。

3.焦虑

焦虑与担心青光眼的预后有关。

4.知识缺乏

缺乏青光眼防治的相关知识。

5.有外伤的危险

外伤与视力下降、视野缺损有关。

五、护理目标

(1)眼压下降,疼痛减轻或消失。

(2)视力逐渐提高或稳定。

(3)患者情绪稳定,能积极配合医疗和护理。

(4)患者掌握青光眼的预防和保健知识。

(5)患者熟悉周围环境,减少外伤发生。

六、护理措施

1.心理护理

向患者解释头痛、眼痛的原因,以缓解患者的紧张心情。指导患者掌握控制情绪的技巧,如听音乐、深呼吸、静坐放松,缓解急躁情绪,保持乐观心情,积极配合治疗与护理。

2.用药护理

遵医嘱及时正确用药,并观察用药反应。

(1)缩瞳剂:用1%～2%毛果芸香碱滴眼液滴眼每5 min一次,瞳孔缩小后每日4次。每次滴药后要压迫泪囊区5 min,以防药物进入鼻腔吸收过多而发生中毒。如患者出现恶心、呕吐、流涎、出汗、肌肉抽搐等症状,应立即停止用药,必要时可用阿托品解毒。

(2)β-肾上腺能受体阻滞剂:使用时要考虑患者的全身情况,注意观察心率变化,对有房室传导阻滞、窦性心率过缓和支气管哮喘者禁用。

(3)碳酸酐酶抑制剂:常用乙酰唑胺口服,每天2～3次,首次剂量加倍。久用可出现面部和四肢麻木、尿路结石、肾绞痛、血尿等不良反应,不宜长期服用。如发生上述症状,应停药,并多次少量饮水。目前已研制出局部用药制剂,如2%哌立明滴眼液。

(4)高渗剂:常用20%甘露醇快速静脉滴注或50%甘油口服。对年老体弱或有心血管疾病者,用药后应注意其呼吸及脉搏情况,以防意外发生。部分患者可出现头痛、恶心等症状,用药后宜平卧休息。甘油参与体内糖代谢,糖尿病患者慎用。

(5)其他药物:如前列腺素衍生物、视神经保护药物等。必要时辅以镇静、安眠药。

3.手术护理

术后第1天开始换药,注意询问患者有无眼痛、头痛,观察术眼切口、滤过泡形成和前房形成情况。对于前房形成迟缓合并低眼压者应加压包扎。为预防炎症反应,可遵医嘱使用散瞳剂。

4.避免促发因素

①保证充足的睡眠,避免情绪激动;②避免短时间内饮水过多,一般一次饮水量不超过300 mL;③选择清淡易消化的食物,保持大便通畅,不宜食用浓茶、咖啡以及辛辣的食物;④运动时应选择低强度的有氧运动,避免举重、倒立等增加张力的运动。

5. 预防外伤

①教会患者使用床旁呼叫器,鼓励患者有困难时寻求帮助;②洗手间、浴室等必须安置方便的设施,方便患者使用;③常用物品固定位置摆放,活动的空间不设障碍物;④协助患者做好各项生活护理。

6. 自我保健知识

①青光眼不能完全根治,且对视力的损害一旦发生便不可逆,一旦确诊,应定期复查;②遵医嘱按时用药,教会患者正确的滴眼药水方法,指导患者观察药物的不良反应;③40 岁以上的中老年人,使用阿托品等药时,如有眼胀痛、虹视、视力急剧下降、视野缺损等改变,马上到医院诊治;④指导行滤过手术的患者保护滤过泡,避免用力碰撞或揉眼,避免剧烈运动。

七、护理评价

患者通过治疗与护理,是否达到以下目标。

(1)患者眼压控制,舒适感增强。

(2)患者的视力基本稳定或提高。

(3)情绪稳定。

(4)患者患病期间没有发生外伤。

(王丽娟)

第十六节　葡萄膜炎

葡萄膜又称血管膜、色素膜,是眼球壁的中层,富含血管和色素。葡萄膜分为三部分,即虹膜、睫状体、脉络膜。葡萄膜病是常见的眼科疾病,其中以葡萄膜炎最为常见。

国际上通常将发生在葡萄膜、视网膜、视网膜血管及玻璃体的炎症统称为葡萄膜炎。葡萄膜炎多发于青壮年,种类繁多,病因相当复杂,治疗不当可导致失明,在致盲眼病中占有重要比例。

一、葡萄膜炎的分类

1. 按病因分

按病因分可分为感染性和非感染性两大类,前者包括细菌、真菌、螺旋体、病毒、寄生虫等所引起的感染;后者包括特发性、自身免疫性、风湿性疾病、创伤性、伪装综合征等。

2. 按临床病理分

按临床病理分可分为肉芽肿性和非肉芽肿性葡萄膜炎。以往认为肉芽肿性葡萄膜炎主要与病原体感染有关,而非肉芽肿性与过敏有关。实际上,感染和非感染因素均可引起两种类型的炎症。此外,某些类型的葡萄膜炎,有时可表现为肉芽肿性炎症,有时又表现为非肉芽肿性炎症。

3. 按解剖部位分

国际葡萄膜炎研究组(1979)制订的分类方法,是目前最常用的分类法。此法将葡萄膜炎分为前葡萄膜炎、中间葡萄膜炎、后葡萄膜炎和全葡萄膜炎;同时,还对病程进行了规定,小于

3 个月为急性,大于 3 个月为慢性。

前葡萄膜炎包括虹膜炎、虹膜睫状体炎和前部睫状体炎三种类型,是最常见的葡萄膜炎,在国内占葡萄膜炎总数的 50%～60%。本节重点介绍急性虹膜睫状体炎。

二、病因

1.外因性病因

(1)感染性外因:如眼球穿通伤、内眼手术及角膜溃疡穿孔,病原微生物有机会进入眼内,引起葡萄膜炎性反应,易引起化脓性眼内炎。

(2)非感染性外因:有机械性、化学性、热性损伤以及毒性刺激。

2.继发性病因

(1)继发于眼球本身的炎症,如角膜炎、巩膜炎、视网膜炎等。

(2)继发于眼球附近组织的炎症,如眼眶脓肿、化脓性脑膜炎等。

(3)继发于眼内毒素刺激,在某种情况下眼组织吸收毒性或刺激性物质而发生葡萄膜炎,此种炎症往往为慢性,易复发。

3.内因性病因

内因性葡萄膜炎是葡萄膜炎的主要类型,需细致检查和全面分析以确定病因。

(1)感染性内因:病原体或其产物通过血行播散,从身体其他部位进大眼内,如细菌感染(结核、梅毒、麻风、钩端螺旋体、淋病等)、病毒(单疱病毒、带状疱疹病毒、风疹病毒等),真菌、原虫、寄生虫。

(2)非感染性内因:①有免疫表现的葡萄膜炎:如晶状体过敏性葡萄膜炎、交感性眼炎、青光眼睫状体炎综合征、中间葡萄膜炎;②伴有全身改变的葡萄膜炎:如伴有风湿性关节炎、结节病、白塞病、小柳原田病、系统性红斑狼疮、糖尿病等。

三、护理评估

(一)健康史

询问患者有无反复发作史;有无全身相关免疫性疾病史,如强直性脊柱炎、炎症性肠道疾病、reiter 综合征等;有无眼外伤或眼部感染病史。

(二)身体状况

1.症状

可出现眼痛、畏光、流泪、视物模糊。在前房出现大量纤维蛋白渗出,或有反应性黄斑和视盘水肿时,视力明显下降。发生并发性白内障和继发性青光眼时,视力可严重下降。

2.体征

(1)睫状充血或混合性充血:是急性前葡萄膜炎的一个常见体征。但角膜炎、急性闭角型青光眼也可引起此种充血,应注意鉴别。

(2)角膜后沉着物(keratic precipitate,KP):炎症时血-房水屏障破坏,大量炎性细胞和纤维素进入房水并沉积于角膜后表面。

(3)房水闪辉:裂隙灯下前房内光束增强,呈灰白色透明带,称为房水闪辉。这是由血-房水屏障功能破坏,蛋白进入房水所造成的,是炎症活动期的体征。

(4)虹膜改变:可出现虹膜充血、水肿、纹理不清等改变。

(5)瞳孔改变:因睫状肌痉挛和瞳孔括约肌的持续性收缩,引起瞳孔缩小,散瞳后,虹膜后的粘连不能完全拉开,瞳孔常出现梅花状、梨状和不规则状多种外观。

(6)晶状体改变:前葡萄膜炎时,色素可沉积于晶状体前表面,在新鲜的虹膜后的粘连被拉开时,晶状体前表面可遗留下环形色素。

(7)眼后段改变:前玻璃体内可出现炎症细胞,单纯虹膜炎前玻璃体内则无炎症细胞。但偶可出现反应性囊样黄斑水肿和视盘水肿。

3.并发症

(1)并发性白内障:炎症反复发作或转为慢性,造成房水改变,影响晶状体代谢,可引起白内障,主要为晶状体后囊下混浊,也可能与长期滴用糖皮质激素眼液有关。

(2)继发性青光眼:前葡萄膜炎时,炎症细胞、纤维蛋白渗出以及组织碎片阻塞小梁网,虹膜周边前粘连或小梁网的炎症,均使房水外流受阻;瞳孔闭锁、瞳孔膜闭阻断了房水交通等机制,引起继发性青光眼。

(3)低眼压及眼球萎缩:炎症反复发作或慢性化,可致睫状体萎缩,房水分泌减少,引起眼压下降,严重者眼球萎缩。

(三)辅助检查

开展血沉、HLA-27 等实验室检查,怀疑病原体感染的患者,应进行相应的病原学检查。

(四)心理-社会状况

视力下降以及患者对本病的认识不足,易让患者产生紧张、焦虑的心理。

(五)处理原则

立即扩瞳以防止虹膜后粘连,迅速抗炎以防止眼组织破坏和并发症的发生。

1.散瞳剂

散瞳剂是最重要的治疗措施。主要作用为扩瞳、减少粘连、解痉止痛等。可局部用1%阿托品眼药水或眼药膏,效果不理想者可结膜下注射混合散瞳合剂(1%阿托品、2%利多卡因、0.1%肾上腺素等量混合)0.1~0.2 mL。

2.糖皮质激素

糖皮质激素有抗炎消肿作用。常用地塞米松滴眼液、醋酸泼尼松龙悬液或溶液滴眼,病情较重者可口服或静脉用糖皮质激素。

3.非甾体类抗炎药及抗感染药

非甾体类抗炎药有消炎作用,可替代皮质激素使用,减少并发症风险,针对病原微生物选择抗感染药以消除感染源。

4.积极治疗并发症

并发性白内障的患者,待炎症控制后参照白内障手术治疗,继发青光眼者参照青光眼处理。

5.积极治疗全身疾病

如伴有全身疾病如风湿病性关节炎、Behcet病、系统性红斑性狼疮、结节病等,应予以相应处理。

6.热敷

局部热敷能扩张血管,促进毒素和炎症产物吸收,从而减轻炎症反应。热敷还有止痛作用。

四、常见护理诊断/问题

1.疼痛

疼痛与炎症引起睫状神经刺激有关。

2.感知紊乱

视力下降与房水混浊、角膜后沉着物、晶状体色素沉着等有关。

3.焦虑

焦虑与视功能障碍、病程长、易反复发作有关。

4.知识缺乏

缺乏本病的相关知识。

5.潜在并发症

潜在并发症包括继发性青光眼、并发性白内障等。

五、护理目标

患者通过治疗与护理,是否达到以下目标。

(1)眼痛减轻或消失。

(2)视力逐渐提高。

(3)患者情绪稳定,能积极配合医疗和护理。

(4)患者掌握葡萄膜炎的预防和保健知识。

(5)无并发症发生。

六、护理措施

1.用药护理

(1)散瞳剂:①用药前向患者解释散瞳的目的及药物的不良反应;②点散瞳药后压迫内眦3~5 min,以减少阿托品经鼻腔黏膜吸收而引起的全身反应;③如果出现明显的心跳、面红、口干等症状,是药物反应,嘱患者可少许饮水并休息,即可缓解,如出现口干、心跳、面色潮红、头晕、烦躁不安、胡言乱语等症状要立即停药,及时报告医生,同时嘱患者卧床、饮水、保温,并静滴葡萄糖;④结膜下注射时要选择瞳孔未散开的部位。

(2)糖皮质激素:使用后可出现白内障、青光眼、黄斑水肿等并发症,使用时注意眼压和眼底变化。

2.心理护理

向患者解释本病的特点以及连续用药的重要性,帮助患者树立战胜疾病的信心。

3.健康指导

(1)教会患者正确的滴眼药水和热敷的方法。

(2)嘱患者治疗过程中要定期复查,定期检查肝肾功能等,治疗过程不能随意停药。

(3)治疗过程中有的患者会急性或慢性发作,因此,如有不适,应随时就诊。

(4)日常生活中要注意防寒保暖、防湿避风,特别是在天气骤变或季节交替时更应该格外注意。避免劳累,预防感冒,适当锻炼身体。戒烟戒酒,忌食辛辣刺激食物。如无医生建议,原则上不宜自行服用各类补品。

(5)口服强的松的患者要每周测量一次血压和体重,定期检查血糖。使用其他免疫抑制剂治疗的患者要 2～4 周检查一次血常规、尿常规、血糖以及肝肾功能等。

七、护理评价

通过治疗和护理,患者能否达到以下目标。

(1)眼痛减轻或消失。

(2)视力提高。

(3)情绪稳定。

(4)患者及其家属掌握葡萄膜炎的预防和保健知识。

(5)无并发症发生。

（王丽娟）

第十七节　视网膜脱离

视网膜脱离是视网膜的神经上皮层与色素上皮层之间的分离,两层之间有一潜在的间隙,分离后间隙内所潴留的液体称为视网膜下积液,这种分离习惯上称之为视网膜脱离。视网膜脱离按发病的病因不同可划分原发性和继发性两种。按视网膜脱离的发病机理,可划分为孔源性视网膜脱离、牵拉性视网膜脱离、渗出性视网膜脱离三种类型。

一、病因

原发性视网膜脱离常伴有视网膜的裂孔,多发生在视网膜广泛格子样变性、眼外伤、无晶状体眼和高度近视眼患者。继发性视网膜脱离常发生在眼局部的严重的炎症反应、眼部或全身性血管性疾病、内分泌性疾病、眼外伤、脉络膜或眶部的肿瘤。实际上都是继发于眼部和全身性疾病。视网膜脱离的致病原因有的很明显,有的不太明确。

二、分类及病理

目前视网膜脱离分为孔源性、牵引性、渗出性三种类型。孔源性视网膜脱离多见于原发性视网膜的脱离。而牵引性、渗出性视网膜脱离多继发于眼部和全身性疾病。

1.孔源性视网膜脱离

发生在视网膜裂孔形成的基础上,液化的玻璃体经裂孔进入视网膜,使视网膜的神经上皮层与色素上皮层分离,多见于老年人、高度近视、眼外伤、无晶状体眼、视网膜的格子样变性眼者。

2.牵引性视网膜脱离

大多因视网膜缺血引起的新生血管增殖膜的牵拉或其他疾病引起的玻璃体机化膜牵引导致视网膜脱离。

3.渗出性视网膜脱离

渗出性视网膜脱离因视网膜血管病变、脉络膜病变等原因,视网膜毛细血管和色素上皮的屏障功能受损,血浆和脉络膜液体大量渗出并积聚在视网膜,多见于葡萄膜炎、原田氏病、中心性浆液性视网膜脉络膜炎等。

三、护理评估

（一）健康史

询问患者有无高血压、糖尿病、葡萄膜炎及肾脏疾病等全身疾病史。询问患者的发病年龄，是否存在高度近视、眼外伤、过度疲劳、剧烈活动，以往白内障手术及其他眼病史。

了解患者的发病情况，如发病时间等。评估患者重要脏器的功能以及对手术的耐受程度。

（二）身体状况

1.孔源性视网膜脱离

孔源性视网膜脱离主要表现为眼前有飞蚊、闪光感，某一象限视野的缺损，累及黄斑区时中心性视力下降并（或）视物变形。眼底可见视网膜隆起合并视网膜裂孔，玻璃体常有液化、混浊、积血、浓缩或膜形成。

2.牵引性视网膜脱离

视力下降或视野缺损，早期也可以没有明显症状。眼底检查可见视网膜表面出现玻璃体膜的增殖，视网膜皱襞，玻璃体积血或混浊。

3.渗出性视网膜脱离

渗出性视网膜脱离主要表现为不同程度的视力下降和视野缺损。眼底检查可见视网膜隆起，有时可造成球状隆起，视网膜下积液可随体位移动而向低位流动，玻璃体混浊等。

（三）辅助检查

1.扩瞳眼底检查

采用双目间接检眼镜结合巩膜压迫法，以及裂隙灯三面镜检查，可以明确诊断发现视网膜脱离范围、裂孔大小、数量、分布部位，并明确是否有玻璃膜存在及程度，也可了解眼底的其他情况。对有角膜、晶状体及玻璃体有明显混浊患者，则检查比较困难。

2.眼部 B 超检查

眼部 B 超检查可确定视网膜脱离部位、范围和程度，是眼科常规的检查方法。

3.其他

眼底荧光造影检查可以了解视网膜、脉络膜血管的渗漏情况、渗出程度；光学相干断层扫描（Optical Coherence Tomography，OCT）检查可以精细检查视网膜脱离程度，视网膜前膜、下膜的形成情况和黄斑部的细微病变。

（四）心理-社会状况

因多数患者由于视力的障碍，并担心疾病的预后不好，因此心理上很容易产生紧张、焦虑和悲观的情绪。注意患者的情绪反应，了解患者的年龄、性别、职业和性格特征，了解患者对疾病的认识程度，对患者的社会关系和经济状况也要有一定的了解。

（五）处理原则

孔源性及牵引性视网膜脱离应尽早施行视网膜复位。主要是通过手术来封闭裂孔，解除视网膜表面及玻璃体的牵拉。常用闭合裂孔的手术方式有激光光凝、透巩膜冷冻、电凝、巩膜外顶压术、巩膜环扎术。对于复杂的视网膜脱离则选择玻璃体切割术，去除玻璃体屈光介质的牵引，剥除增殖膜，并采取气体和硅油玻璃体腔内填充等方法，使剥脱的视网膜复位。

对渗出性视网膜脱离主要针对原发疾病进行治疗，少数的病例也采用视网膜复位手术。

四、常见护理诊断/问题

1.感知改变

视力下降及视野缺损与视网膜脱离有关。

2.焦虑

焦虑与视觉功能损害及担心手术能否取得成功有关。

3.潜在并发症

潜在并发症包括术后高眼压、眼内感染、葡萄膜反应、并发白内障受压部位的肿胀、视网膜再脱离等。

4.知识缺乏

缺乏对视网膜脱离的防治知识和围手术期的护理知识。

五、护理目标

(1)视力不再下降甚至提高。

(2)掌握视网膜脱离的预防和护理知识。

(3)预防并发症的发生或能得到及时的处置。

六、护理措施

1.心理护理

向患者讲解视网膜脱离的病因、治疗方法、控制原发疾病的意义,消除患者的思想顾虑,树立信心。特别要告知患者手术治疗的重要性,以及围手术期的注意事项,以得到患者的积极配合。

2.术前护理

(1)嘱患者安静卧床,根据视网膜脱离部位的不同而采取不同的卧位姿势,原则上使视网膜裂孔处于最低位,以减少视网膜脱离范围扩大的机会。

(2)按眼部手术前的护理常规,扩瞳孔,详细了解脱离区及裂孔部位。

(3)因患者视力模糊行走困难,应做好解释及安全护理。

3.术后护理

(1)按手术后护理常规:术后患者应安静卧床休息。

(2)体位:视网膜脱离行外路修复手术而眼内没有注气的患者,应保持裂孔最低位的体位姿势。对玻璃体腔注射气体或硅油的患者,应采取措施严格限制体位,原则上使裂孔位置处于最高点,一般来说保持低头位姿势。告知患者严禁仰卧位,以免出现晶状体混浊、角膜混浊变性。

(3)病情观察。①监测眼压变化及护理:玻璃体腔注气和注硅油患者可出现眼压增高,特别是惰性气体注射后因气体的膨胀,在术后 24 h 达到高峰。因此,术后需及时评估患者眼压情况,发现眼压增高,有眼部胀痛、恶心呕吐等情况,需及时通知医生处理。给予降眼压药物,必要时放气和放液。②疼痛护理:行巩膜环扎手术患者,术后疼痛症状明显;玻璃体注射气体、硅油的患者,术后眼内压的增高可引起眼部疼痛和头痛。术后要严密观察患者的各种疼痛症状,听取患者的主诉,做好心理护理,并按医嘱给予止痛药物。③因术中眼肌牵拉,部分患者会出现恶心、呕吐等症状,应及时按医嘱给予镇静剂和止吐剂。④眼内炎等感染症状的观察,观察术眼伤口敷料有无脱落、渗出,必要时更换敷料。如有局部的红痛和分泌物等症状,按眼内炎进行护理。⑤安全护理:术后患眼一般至少继续散瞳和恢复1个月左右,做好生活护理和日常安全工作。

(4)出院健康指导:①玻璃体注射气体和硅油的患者,应遵医嘱继续治疗体位,手术后1个月内避免高空旅行和作业;②教会患者认识视网膜脱离的预兆,对健眼要密切关注,如有异常情况,及时去医院求诊;③注意休息,避免重体力劳动和剧烈活动,防止视网膜再脱离;④按时服药,定期复查,保持大便通畅;⑤注意眼部碰撞,保持局部卫生,防止感染。

七、护理评价

通过治疗和护理,患者能否达到以下目标。

(1)患者视力不再下降或能达到一定程度的恢复。

(2)患者能对视网膜脱离的预防和保健知识有一定的掌握。

(3)对并发症能够进行预防或出现的并发症及时得到处理。

(4)患者及其家属能对视网膜脱离治疗术后的自我护理和注意事项有较好的认识。

(王丽娟)

第十八节　弱　视

弱视是指在视觉发育期间,由于各种原因引起的视觉细胞有效刺激不足,导致单眼或双眼最好矫正视力低于0.8,而眼部无明显器质性病变的一种视觉状态。弱视是一种可治疗的视力缺损性常见眼病,在学龄前儿童及学龄儿童患病率为1.3%~3%。弱视越早发现、越早治疗,预后越好。

一、病因

按发病机制的不同,弱视一般可分为以下几种。

1.斜视性弱视

为消除和克服斜视引起的复视和视觉紊乱,大脑皮层抑制由斜视眼传入的视觉冲动,该眼黄斑功能长期被抑制而形成弱视。

2.屈光参差性弱视

屈光参差,特别是未矫正时,双眼的视觉刺激不均衡,视力模糊侧容易形成弱视。

3.形觉剥夺性弱视

形觉剥夺性弱视是由于先天性或早期获得的各种因素导致视觉刺激降低,如眼屈光间质混浊(如白内障、角膜瘢痕)、完全性上睑下垂、不恰当的眼罩遮盖眼,限制了视觉感知的充分输入,干扰了视觉正常发育。

4.屈光性弱视

屈光性弱视多见于双眼高度远视(也可高度近视),在发育期间未能矫正,使所成的像不能清晰聚焦于黄斑中心凹,造成视觉发育的抑制,而形成弱视。

5.先天性弱视

先天性弱视包括器质性弱视如新生儿视网膜或视路出血和微小眼球震颤。

二、护理评估

1.健康史

询问患儿出生时的情况,有无眼病,有无不当遮眼史,有无复视和头位偏斜,有无家族史。了解患者的诊断和治疗经过。

2.身体状况

(1)视力减退:其最佳矫正视力低于 0.8,达不到该年龄层的正常视力。临床上将屈光矫正后视力在 0.6～0.8 者定为轻度弱视,0.2～0.5 者为中度弱视,≤0.1 者为重度弱视。中、重度弱视者常伴有斜视和眼球震颤。

(2)拥挤现象:患儿对排列成行的视标分辨力较单个视标差,对比敏感度功能降低。

(3)双眼单视功能障碍。

3.辅助检查

临床上弱视患儿往往无主诉,常在视觉检查时发现异常。视力测定应在散瞳后检查更准确,常用方法如下。

(1)2 岁以内婴幼儿。①观察法:婴幼儿视力检查比较困难,不伴有斜视的弱视则更不易发现。可用临床观察法衡量婴幼儿的视力。如交替遮盖法:先后交替遮盖患儿的一只眼,观察和比较患儿的反应;或用有趣的图片或玩具引逗患儿,连续移动,根据患儿的单眼注视和追随运动来估计他的视力;②视动性眼震颤方法:利用能旋转的黑色条纹的眼震鼓,观察眼动状态。

(2)2～4 岁儿童。图形视力表或 E 视力表检测。检测时,应完全遮盖一眼。该年龄期儿童的视力可能达不到 1.0,但只要达到 0.5 且双眼视力均等,说明视力发育正常。

(3)4 岁以上儿童。可用 E 视力表检测、小瞳孔下使用电脑化的摄影验光仪进行摄影验光。

4.心理-社会状况

评估患儿的年龄、受教育水平、生活环境和生活方式。由于弱视患者多为年幼患儿,故应同时评估患儿家长受教育水平、对疾病的认识和心理障碍程度、社会支持系统的支持程度等。

三、处理原则

弱视治疗的效果取决于年龄、弱视程度和对治疗的依从性等。

(1)治疗原发疾病。去除形觉剥夺因素,如白内障、上睑下垂等。

(2)矫正屈光不正。

(3)对于单眼的斜视性弱视,屈光参差性弱视在矫正屈光不正后用遮盖法治疗,即遮盖健眼,强迫弱视眼注视。

四、常见护理诊断/问题

1.知识缺乏

缺乏弱视治疗和保健相关知识。

2.潜在并发症

潜在并发症包括健眼遮盖性弱视等。

五、护理目标

(1)患儿及其家属能积极配合治疗,家属能叙述治疗的注意事项。

(2)无遮盖性弱视发生。

六、护理措施

(1)向患儿和家属详细解释弱视的危害性、可逆性、治疗方法及可能发生的情况、注意点等,取得他们的信任和合作。随着弱视眼视力的提高,受抑制的黄斑中心凹开始注视,但由于双眼视轴不平行(如斜视),打开双眼后可出现复视,这是治疗有效的现象,应及时解释清楚。只要健眼视力不下降,就应继续用遮盖疗法。矫正斜视和加强双眼视功能训练,复视能自行消失。

(2)治疗方法的指导。①常规遮盖疗法指导:利用遮盖视力较好一眼,即优势眼,消除双眼相互竞争中优势眼对弱视眼的抑制作用,强迫弱视眼注视,提高弱视眼的固视能力和提高视力。这是弱视患儿最有效的治疗方法。遮盖期间,鼓励患儿用弱视眼做描画、写字、编织、穿珠子等精细目力的作业。遮盖健眼必须严格和彻底,应避免患者偷看而影响疗效。同时警惕发生遮盖性弱视,一般患儿3岁左右健眼遮盖3 d,去除遮盖1 d;5岁左右健眼遮盖1周后解除遮盖1 d;6周岁后健眼遮盖2周后去除遮盖1 d。定期随访,每次复诊都要检查健眼视力及注视性质。具体遮盖时间及程度应根据患儿年龄大小、双眼视力相差情况做适当调整。②后像疗法指导:平时遮盖弱视眼,治疗时遮盖健眼,用强光炫耀弱视眼(黄斑中心凹3°~5°用黑影遮盖保护),再在闪烁的灯光下,注视某一视标,此时被保护的黄斑区可见视标,而被炫耀过的旁黄斑区则看不见视标。每天2~3次,每次15~20 min。③其他治疗方法:压抑疗法,是利用过矫或欠矫镜片或睫状肌麻痹剂抑制健眼看远或(和)看近的视力;视觉刺激疗法(光栅疗法);红色滤光胶片疗法等。

(3)调节性内斜视经镜片全矫正后,应每半年至1年检眼1次,避免长期戴远视镜片而引起调节麻痹。

(4)定期随访。为巩固疗效、防止弱视复发,所有治愈者均应随访观察,一直到视觉成熟期,随访时间一般为3年。

七、护理评价

通过治疗和护理能够达到以下目标。

(1)患儿及其家属能积极配合治疗,家属能叙述治疗的注意事项。

(2)无遮盖性弱视发生。

(王丽娟)

第十九节 眼钝挫伤

眼钝挫伤是由于钝力作用于眼部引起。由于钝力作用于眼部的面积较大,损伤的范围可以累及多个组织,引起直接或间接的组织损伤。例如,当拳击造成眼睑裂伤的同时,力的间接作用还可造成睫状体脱离、晶状体脱位、玻璃体积血、视网膜震荡,甚至眼球破裂等。

一、病因

眼钝挫伤常由于木棍、石块、球类、拳头以及爆炸产生的气浪冲击等引起。

二、护理评估

(一)健康史

询问是否有明确的外伤史及详细的致伤过程,包括受伤时间、经过、致伤物质、伤后处理等。

(二)身体状况

眼挫伤时,常使眼球及其附属器同时受伤,因此,根据挫伤部位的不同,临床表现亦不尽相同。

(三)辅助检查

1. X 线或 CT 检查

眼眶受伤时,需要排除是否有眶壁或颅骨骨折或视神经孔损伤。

2. 眼部超声检查

眼部超声检查了解玻璃体积血的程度以及是否有视网膜脱离、脉络膜脱离、脉络膜出血等。

3. 视觉诱发电位检查

视觉诱发电位检查了解视神经损伤的程度。

4. 视野检查

视野检查了解视网膜及视神经损伤程度。

5. UBM 检查

UBM 检查了解有无睫状体脱离。

(四)心理-社会状况

评估患者的年龄、性别、职业、工作环境、受教育程度、对眼外伤的认识及情绪状况;评估患者的角色适应行为、压力应对方式、劳保与社会保险状况。

(五)处理原则

依据眼挫伤部位及时采取不同的治疗措施。

三、常见护理诊断/问题

1. 恐惧

恐惧与担心预后及视力是否能恢复有关。

2. 感知改变

感知改变与视力下降与眼内组织受伤有关。

3. 疼痛

疼痛与挫伤引起的眼内积血眼压升高及各种损伤有关。

4. 自理缺陷

自理缺陷与视力下降、眼部包扎等因素有关。

5. 知识缺乏

缺乏眼挫伤的预防知识和受伤后的治疗和自我护理知识和技能。

6.潜在并发症

潜在并发症包括继发性青光眼、视网膜脱离、交感性眼炎等。

四、护理目标

(1)焦虑心理减轻或消除,能积极配合治疗和护理。

(2)视力不再继续下降或视力提高。

(3)疼痛减轻或消失。

(4)生活能完全自理或自理能力提高。

(5)识别并发症的早期症状,减少并发症带来的伤害。

五、护理措施

1.心理护理

(1)稳定患者及其家属情绪,迅速安排急诊及抢救,耐心细致解释病情、治疗方法及预后,使患者能够面对现实,积极配合治疗与护理。

(2)给予心理支持,做好疾病相关知识方面的教育,增强自我生活能力和战胜疾病的信心。

(3)加强护患之间沟通,提供良好的休养环境。

2.治疗与用药护理

根据不同的眼挫伤部位和治疗方案给予不同的护理措施。

(1)教会需冷敷和热敷的患者及其家属正确的冷敷和热敷方法。

(2)教会患者滴眼药水和涂眼药膏的方法。

(3)对前房积血的患者应密切注意眼压变化,协助患者采取半卧位,嘱其卧床休息,减少活动,双眼包扎,限制眼球活动,按医嘱用药。

(4)需手术治疗的患者,及时为患者做好术前各项准备,保证手术顺利进行,按眼科患者手术护理常规及相应的手术方法予以正确的护理。

(5)眼外伤可伴有多部位的损伤,甚至可危及生命,故应严密观察患者的伤情变化及生命体征变化。遵医嘱及时给予止痛、止血、降眼压、抗感染、维生素类、糖皮质激素、破伤风抗毒素等药物治疗。

3.健康教育

(1)加强劳动保护的宣传教育,严格执行安全操作规范,做好安全防护,避免眼外伤发生,若发生眼外伤,应及时就诊。

(2)于患者出院前,对其讲解一些潜在并发症的早期症状,如眼部突然疼痛、视力下降、眼前闪光感、视野突然缺损、健眼视力下降、充血等,帮助患者能早期识别并发症的发生,及时治疗。

六、护理评价

通过治疗和护理,患者能否达到以下目标。

(1)视力不再继续下降或视力提高。

(2)疼痛减轻或消失。

(3)生活能完全自理或自理能力提高。

(4)焦虑心理减轻或消除,能积极配合治疗和护理。

（5）识别并发症的早期症状，认识到并发症带来的伤害。

（6）患者能够叙述眼球钝挫伤的有关预防知识。

（王丽娟）

第二十节　眼异物伤

眼异物伤是异物进入眼内引起机械性损伤和异物存留引起的刺激反应以及感染而导致的并发症和后遗症。常见异物包括金属性（如铜、铁）和非金属性（如灰尘、玻璃、木刺、竹签）。不同种类和性质的异物和眼球不同部位的异物所引起的损伤不同，临床处理也不同。

一、病因及分类

由于外伤或其他原因致使异物击穿眼球壁，存留于眼内。按眼球损伤部位不同，可分为结膜及角膜异物、眼内异物。

二、护理评估

（一）健康史

询问患者是否有明确的外伤史、致伤的过程、异物的种类和性质。

（二）身体状况

1.角膜、结膜异物

角膜、结膜异物多有眼部异物感，疼痛，畏光，流泪。

2.眼内异物

眼内异物多伴有眼球穿通伤的症状和体征。眼球上可查到穿通伤痕或异物穿通伤损害的痕迹。若是铁质异物，可在眼内溶解氧化产生铁质沉着症，铜质异物可产生铜质沉着症。

（三）辅助检查

X线片、超声波、CT扫描等，可明确眼内有无异物及异物的性质。

（四）心理-社会状况

评估患者的年龄、性别、职业、家庭状况、情绪状态及对本病的认识。

（五）处理原则

（1）初期及时清创缝合伤口，眼内异物应及早去除，避免异物进一步损伤。

（2）防治感染和并发症。

（3）后期针对并发症采取相应的治疗措施。

三、常见护理诊断/问题

1.舒适的改变

舒适的改变与眼部疼痛、畏光流泪和异物存在引起刺激有关。

2.有感染的危险

感染与异物停留时间过长及异物的性质等有关。

3.潜在并发症

潜在并发症包括虹膜睫状体炎、化脓性眼内炎、交感性眼炎等。

四、护理目标

(1)眼部疼痛、畏光流泪症状减轻或消失。

(2)无感染发生。

(3)及时发现和处理并发症,减少并发症的发生。

五、护理措施

(1)观察外伤眼及健眼视力情况;视力损伤严重者应卧床休息。

(2)按眼部护理常规做好术前准备,协助清洗面部血迹或污物,禁忌剪睫毛和冲洗结膜囊。

(3)根据医嘱剔除角膜和结膜异物。操作方法:先滴2～3次表面麻醉剂,然后在裂隙灯下找到异物位置。浅表异物可用湿棉签擦除;较深异物可用无菌注射针头呈15°轻轻插入异物边缘,将异物向角膜缘方向剔除。若铁屑异物的铁锈范围大而深,不能一次剔净,可分次进行。操作完毕,滴抗生素眼药水,包扎患眼,以防感染。嘱患者第2天复查。

(4)密切观察结膜和角膜有无异物遗留,注意角膜伤口愈合情况,注意视力的变化及有无角膜感染等发生。

(5)术后密切观察病情变化。①观察视力和眼局部伤口的变化,有前房积血者应注意眼压变化和积血的吸收情况,取半卧位休息;②观察并发症的发生及非受伤眼的情况,预防交感性眼炎的发生。

(6)做好心理护理。指导患者采取积极的应对方式正确对待眼外伤,密切配合治疗。

(7)健康指导。①介绍角膜、结膜异物伤产生的原因,注意劳动时戴防护眼镜,预防眼外伤的发生;②告知患者若异物溅入,勿用手揉眼和自行剔除异物,及时到医院治疗;③指导按医嘱及时用药并定期复查。

六、护理评价

通过治疗和护理,患者能否达到以下目标。

(1)眼部疼痛、畏光流泪症状减轻或消失。

(2)无感染发生。

(3)及时发现和处理并发症,减少并发症的发生。

(王丽娟)

第二十一节 眼球穿通伤

眼球穿通伤(perforating eye injuries)是眼球被锐利的物体刺破、切割,高速飞来的碎屑穿透或钝力的挫伤使眼球壁全层破裂,是眼外伤中致盲、致残的主要疾病。

一、病因

穿通的严重程度与致伤物的大小、形态、性质、飞溅的速度、受伤的部位、污染的程度及眼球内是否有异物残留等因素有关。

二、临床表现

不同部位的穿通伤都可有不同程度视力下降，还可伴有眼部疼痛、畏光、流泪等症状。

1.角膜穿通伤

临床多见，如伤口小或斜行伤口，可自行闭合，检查时仅点状或线状混浊。伤口较大或伤口刺入较深时，常有虹膜组织嵌顿，前房消失，变浅或积血，同时可有瞳孔变形、晶状体混浊、眼内出血等。伤眼有视物不清及明显的疼痛、流泪等刺激症状。

2.角巩膜穿通伤

角巩膜穿通伤可引起虹膜、睫状体、晶状体和玻璃体损伤、脱出和眼内出血。伤眼可有明显的疼痛和刺激症状，对视力有明显的影响。

3.巩膜穿通伤

临床相对少见，小的伤口因结膜覆盖容易忽略，穿孔处见结膜下出血。大的伤口伴有脉络膜、玻璃体和视网膜损伤及玻璃体积血，前房深，结膜水肿明显，眼压低，葡萄膜、视网膜、玻璃体等组织可能脱出于巩膜伤口或结膜下，预后较差。常见的症状有伤眼疼痛、红肿及视力下降。如果伤及黄斑部，可造成中心视力严重受损失。

三、辅助检查

1.B超

可帮助诊断玻璃体有无积血、积血程度，视网膜有无脱离，有无眼球壁破裂及球内异物等。

2.X线或CT检查

可以明确有无眶骨骨折，眼内及眼眶内有无异物及异物的位置。

四、护理问题

1.感知紊乱

视力下降与角膜损伤、眼内积血和眼内组织损伤等因素有关。

2.疼痛

眼部疼痛与眼内组织受损及眼压升高等因素有关。

3.焦虑、恐惧

焦虑、恐惧与眼球穿通伤、担心视力不能恢复或容貌破坏有关。

4.潜在并发症

外伤性虹膜睫状体炎、前房出血、玻璃体积血、感染性眼内炎、交感性眼炎、外伤性增殖性玻璃体视网膜病变等。

五、护理

（一）对症护理

1.术前护理配合

（1）应安静平卧，避免躁动和啼哭。

（2）切忌对伤眼随便进行擦拭或清洗，更不可压迫眼球，以防更多的眼内容物被挤出。

（3）立即用清洁手帕或毛巾松松地包扎伤眼，一定要双眼包扎，以减少因健眼活动带来伤眼转动,而加重伤口出血和眼内容物继续流出的不良后果。

(4)手术前禁忌剪睫毛。

(5)手术前禁忌结膜囊冲洗。

(6)不涂眼膏,以免给手术修补伤口带来困难。

(7)术前不宜滴用睫状肌麻痹剂或抗生素,以免造成药物眼内毒性。

(8)不宜随意清除眼部血痂或嵌塞于眼部的异物。

(9)包扎时不要滴用不洁的眼药,以免增加感染的机会。

2.术后护理配合

(1)良好的睡眠质量对患者起着生理性保护作用,对术后尽快康复起着非常重要的作用。因此,要为患者创造一个安静舒适的睡眠环境。让患者睡前用热水泡脚,睡前1 h不要让患者过度兴奋,减少不必要的打扰,按时执行熄灯制度,让患者清洁舒适易于入眠。

(2)术后嘱患者平卧位休息,营造安静、清洁、光线适宜的休息环境。

(3)指导患者进食易消化和高营养的食物,忌辛辣饮食,多食用维生素丰富的食物。

(4)术后严格按医嘱使用抗生素等,严格执行各项无菌操作,帮助患者增加自身抵抗力,严防眼内感染的发生。加强对手术部位的观察,观察是否有渗血、渗液及敷料是否完好等,换药时严格按照无菌要求进行。

(二)用药护理

遵医嘱给予及时用药并观察用药后效果,非住院患者应教会其或家属局部用药的方法和注意事项。

(1)全身应用抗生素或镇静剂等。

(2)外伤性虹膜睫状体炎应用散瞳剂、糖皮质激素眼药水或药膏。

(3)眼内出血应用止血剂。

(4)视网膜震荡应用血管扩张剂、糖皮质激素及维生素类药物。

(三)病情观察

密切观察视力、眼压、眼痛和眼局部伤口的变化,眼挫伤常引起眼组织多部位损伤,并发症较多且较重,密切观察是否有眼内感染的发生。如前房积血应注意眼压变化和每日积血的吸收情况。监测眼压,如眼压高,及时遵医给予降眼压药物,必要时给予止痛药物。注意伤口有无分泌物、出血、溃疡及愈合情况。对于眼球穿通伤应观察健眼有无交感性眼内炎发生。

(四)心理指导

眼外伤属于突然意外伤害,容易影响视功能和眼外形,尤其是外伤性眼球摘除术者,患者面对突如其来的创伤打击,大都有程度不同的焦虑和悲观心理。对此应耐心向患者说明病情、手术的理由及介绍义眼的安装使用方法,强调积极因素,正确面对现实,给予患者心理支持,使之消除焦虑、恐惧心理,保持良好心态,以配合治疗、检查和手术。

(张丽红)

第二十二节　眼化学伤

眼化学伤是指化学物品的溶液、粉尘或气体接触眼部,引起眼部损伤,又称化学性烧伤,包括酸性和碱性烧伤,临床上又以碱性化学伤更多见,眼化学伤属眼科危急重症,其病情的轻重和预后与化学物质的性质、浓度、量的多少,以及化学物质接触眼部时间的长短、急救措施是否恰当等因素密切相关。碱性化学伤较酸性化学伤后果更为严重,严重者可导致视功能丧失和眼球萎缩,是致盲的重要原因。

一、病因

酸性化学伤多见于硫酸、盐酸和硝酸等,低浓度的酸性溶液仅引起局部刺激,高浓度的酸性溶液则使组织蛋白凝固坏死,凝固蛋白不溶于水,形成凝固层,能阻止酸性物质继续向深层渗透,因此组织损伤相对较轻。

碱性化学伤多见于氢氧化钠、石灰、氨水等,由于碱能溶解脂肪和蛋白质,与组织接触后能很快渗透到组织深层和眼内,使细胞分解坏死,故碱性眼化学伤容易累及深层组织,损伤较重,预后较差。

二、临床表现

根据酸碱烧伤后的组织反应,可分为轻、中、重三种不同程度的烧伤。

1.轻度

眼睑与结膜轻度充血水肿,角膜上皮有点状脱落或水肿。数日后水肿消退,上皮修复,不留瘢痕,无明显并发症,视力多不受影响。

2.中度

眼睑皮肤可起水疱或糜烂;结膜水肿,出现小片缺血坏死;角膜有明显混浊、水肿,上皮层完全脱落或形成白色凝固层。治愈后可遗留角膜斑翳,影响视力。

3.重度

结膜出现广泛的缺血坏死,呈灰白色混浊;角膜全层灰白或者呈瓷白色。由于坏死组织释放趋化因子,大量中性粒细胞浸润并释放胶原酶,角膜基质层溶解,出现角膜溃疡或穿孔。

三、护理

1.急救护理配合

(1)冲洗伤眼:立即按医嘱用大量生理盐水反复冲洗伤眼,冲洗时翻转上下睑,嘱患者转动眼球,充分暴露穹隆部,彻底冲洗化学物质,如有块状化学物质紧贴或嵌入眼部组织内,可用棉签擦除,必要时剪开结膜,彻底冲洗化学物质。冲洗时间在 15 min 以上。

(2)按医嘱及时用药:注意用药的途径,保证正确给药,观察用药效果和反应。

(3)病情观察:观察视力的变化,观察眼睑、结膜、角膜及眼内结构等组织病变的变化,监测眼压,如眼压高,及时遵医嘱给予降眼压药物。注意观察有无并发症的发生。

(4)心理护理:眼球化学伤直接影响视功能和眼部外形,患者一时很难接受,多有焦虑及悲观情绪,应耐心向患者解释病情及治疗情况,消除患者的恐惧、悲观等情绪,使患者情绪稳定,配合治疗。如患者双眼视力受损,应协助生活护理。

2.用药护理

"争分夺秒,就地取材,彻底冲洗"是眼化学伤的急救原则。眼化学伤发生后,立即就地取水,现场急救,用大量清水反复冲洗眼部 15 min 以上。

送到医院后,继续用生理盐水冲洗眼部,特别是穹隆部与睑板下沟处,也可根据致伤物性质用中和冲洗液冲洗,酸性化学伤用 3% 碳酸氢钠溶液,碱性化学伤用 3% 硼酸溶液,进一步治疗包括以下几点。

(1)结膜下注射药物:严重化学伤可结膜下注射中和药物,酸性化学伤用磺胺嘧啶钠、碳酸氢钠注射液,碱性化学伤用维生素 C 注射液结膜下注射和滴眼。

(2)防治角膜穿孔:局部滴用胶原酶抑制剂如 0.5% 半胱氨酸滴眼液等,防治角膜穿孔。

(3)预防感染:抗生素滴眼液滴眼或抗生素眼膏涂结膜囊预防感染。

(4)防止虹膜后粘连:用 1% 阿托品滴眼液或眼膏散瞳,防止虹膜后粘连。

(5)角膜移植:如患者出现角膜溶解,可行羊膜移植或板层角膜移植,以挽救眼球,术后注意防止睑球粘连,用玻璃棒分离上下睑球结膜和穹隆部结膜,涂大量抗生素眼膏。

(6)晚期治疗并发症:如手术矫正内翻倒睫、睑球粘连、角膜血管翳等,角膜混浊时可行角膜移植术。

3.延续性护理

(1)教会患者和家属继续用药的方法,定期门诊随访,有并发症出现,应配合医生积极治疗和控制,保持乐观心态和战胜疾病的信心,坚持治疗。

(2)通过各种方式大力宣传化学性眼外伤的危害以及预防为主的意识。对从事化工工业方面工作的人员,应掌握基本的防护知识,工作时可根据具体情况,佩戴防护眼镜,规范操作,防止化学物质飞溅入眼,在生产、使用酸碱性物质的车间,应加强通风,及时排出酸碱烟雾。

(3)通过媒体宣传使大众认识化学性眼外伤最重要,最关键的处理是现场急救,一旦化学物质进入眼部,应争分夺秒就地用大量清水如河水、井水、自来水或饮用矿泉水等充分冲洗眼部,或用脸盆盛水,将面部浸入水中,充分冲洗,然后再送医院进一步处理,减轻化学伤的损伤程度。

(张丽红)

第十四章　儿科疾病护理

第一节　新生儿肺透明膜病

一、概述

新生儿肺透明膜病，也称为新生儿呼吸窘迫综合征（neonatal respiratory distress syndrome，NRDS），系指出生后不久即出现进行性呼吸困难青紫、呼气性呻吟、吸气性三凹征和呼吸衰竭。主要见于早产儿，尤其是胎龄小于 32～33 周者。其基本特点为肺发育不成熟、肺表面活性物质缺乏而导致的进行性肺泡不张、肺液转运障碍、肺毛细血管-肺泡间高通透性渗出性病变。其病理特征为肺泡壁至终末细支气管壁上附有嗜伊红透明膜。以机械通气和呼吸机治疗为主的呼吸治疗和危重监护技术，已经能够使 90％以上的 NRDS 患儿存活。

二、病因及发病机制

（一）病因

因肺发育不成熟，缺乏由Ⅱ型肺泡细胞产生的 PS 所造成，PS 的 80％以上由磷脂（PL）组成，在胎龄 18～20 周时出现，缓慢增加，35～36 周迅速增加，故本病多见于早产儿，胎龄越小，发病率越高。PS 缺乏的原因如下。

1. 早产

小于 35 周的早产儿，Ⅱ型细胞发育未成熟，PS 生成不足。

2. 抑制 PS 的合成

缺氧、酸中毒、低温等均能抑制早产儿生后 PS 的合成。

3. 糖尿病孕妇的胎儿

其胎儿胰岛细胞增生，而胰岛素具有拮抗肾上腺皮质激素的作用，延迟胎肺成熟。

4. 剖宫产

因其缺乏正常子宫收缩，刺激肾上腺皮质激素增加，促进肺成熟，PS 相对较少。

5. 通气失常

可影响 PS 的合成。

6. 肺部感染

Ⅱ型细胞遭破坏，PS 产量减少。

7. 其他原因

PS 的合成还受体液 pH、体温和肺血流量的影响。

（二）发病机制

PS 的缺乏使肺泡壁表面张力增高、肺顺应性降低。呼气时功能残气量明显降低，肺泡易于萎陷，吸气时肺泡难以充分扩张，潮气量和肺泡通气量减少，导致缺氧和 CO_2 潴留。由于肺泡通气量较少,而肺泡逐渐萎陷,导致通气不良,出现缺氧、发绀。缺氧、酸中毒引起肺血管痉挛、阻力增加,导致在动脉导管、卵圆孔水平亦发生右向左分流,青紫加重,缺氧明显,形成恶性循环。同时也可导致肺动脉高压。

三、临床表现

1.病史

（1）早产:患儿几乎都是早产儿,尤其是在胎龄小于 32 周、出生体重低于 2 000 g 的早产儿,足月儿仅约 5%。

（2）产母病史:常见贫血、产前子宫出血、剖宫产、臀位产、多胎儿妊娠高血压综合征、糖尿病。

2.呼吸困难表现

出生时有分娩异常,或出生时心跳、呼吸亦可完全正常。一般出生后立即开始或在 6 h 内逐渐出现呼吸困难,如呼吸频率加快（>60 次/分）,或呼吸浅弱,鼻翼扇动,呼气呻吟和发绀,锁骨上肋间和胸骨下吸气性凹陷（三凹征）,青紫。这类症状进行性加重,胸腹呼吸动作不协调,呼吸由快转慢、不规则,并可发生呼吸暂停。

3.体温

体温不稳定,往往不升。

4.转归

如果持续低氧血症和酸中毒不能纠正,患儿可以并发肺动脉高压、呼吸衰竭与心力衰竭。经急救后呼吸可好转,但过后又复发,常呈原发性发作,程度渐次加重,持续时间延长,发作间隔缩短。死亡多发生在出生后 48~72 h,尤其多见于出生体重低于 1 500 g 的早产儿。经辅助或强制通气的患儿在 3~5 d 后,随内源性肺表面活性物质增多,症状会好转,表现为自限临床性恢复的特点。如病程能超过 72 h,则多数患儿能逐渐康复。

四、并发症

肺透明膜病的并发症多发生在氧气治疗过程中或在治疗后的恢复期,重症常并发肺动脉高压、呼吸与心力衰竭。

1.气漏

由于肺泡壁的损伤,气体溢至肺间质,或由于机械通气时吸气峰压或平均气道压（MAP）过高引起间质性肺气肿,气体沿血管至纵隔,引起纵隔气肿。间质气肿也可引起气胸,气漏时呼吸更为困难。

2.氧中毒

当吸入氧浓度（FiO$_2$）过高,或供氧时间过长,可能发生氧中毒,以支气管肺发育不良（BPD）和眼晶体后纤维增生最常见。前者为肺本身的病变,使呼吸机不易撤除;后者表现为晶体后视网膜增生或视网膜剥离,使视力减退,甚至失明。

3.恢复期的动脉导管开放

本症经机械呼吸和供氧治疗后,在恢复期约有 30% 病例出现动脉导管未闭,早产儿动脉导管的组织未成熟,不能自发关闭,但在肺透明膜病的早期肺血管阻力增加,不但不发生左向右分流,有时却相反发生右向左分流,至恢复期肺血管阻力下降,即可出现左向右分流,此时因肺动脉血流增加而致肺水肿,出现间歇性呼吸暂停和充血性心力衰竭,甚至危及生命。在心前区胸骨左缘可听到收缩期杂音,以第2~3肋间最响,如肺血管阻力下降幅度大,甚至可出现连续性杂音。胸部X线片显示心脏影扩大,肺野充血。B型超声心动图可直接探得未闭的动脉导管。

五、辅助检查

1.血气分析

有PaO_2下降,$PaCO_2$升高,pH降低。

2.羊水检测

胎儿出生之前对羊水中鞘磷脂(S)、磷脂(PL)的比例进行测量。若没有超过1:2,表示胎儿肺发育达不到成熟的状态。

3.X线检查

通过X线检查发现临床存在特征性的表现,疾病发病初期可见两肺野的透亮度显著降低,在内部出现网状阴影以及散在的细小颗粒,出现毛玻璃样变化;随后发生支气管充气征象,严重的患儿可以在肺野发现白色不充气征,称为"白肺"。应随访X线的改变。

4.胃液振荡试验

通过浓度95%的酒精1 mL添加胃液1 mL之后,给予15 s的振荡之后进行15 min的静止观察,若发现有多层泡沫黏附在管壁中,则可作为阳性判定,对于阳性结果的患儿可将该疾病排除。

六、护理

(一)护理评估

1.病史

了解母亲孕期健康史,收集患儿的出生史,如围生期及分娩过程中有无导致胎儿血容量减少的因素,了解出生1 min和5 min的Apgar评分及分娩过程是否顺利,患儿是否接受任何药物和治疗,分娩时母亲有无应用何种药物或麻醉剂等;了解患儿是否足月;询问生后患儿何时出现呼吸窘迫症状。收集该病诱发因素的资料。

2.身体状况

检查入院时患儿呼吸系统症状,有无其他系统、器官功能受损,尤其是心血管系统情况和尿量。了解辅助检查的结果及意义。

3.心理-社会状况

了解患儿家长的心理状况,对本病的病因、性质、治疗和护理、预后等疾病相关知识的了解程度,评估患儿家庭居住环境及经济状况等。

(二)常见护理问题

1.自主呼吸受损

自主呼吸受损与PS缺乏导致的肺不张、呼吸困难有关。

2.气体交换受损

气体交换受损与肺泡缺乏PS,肺泡萎陷及肺透明膜形成有关。

3.营养失调:低于机体需要量

营养失调与摄入量不足有关。

4.有感染的危险

感染与抵抗力降低有关。

5.焦虑

家长焦虑与病情危重、母婴分离有关。

（三）护理目标

（1）患儿经治疗后呼吸窘迫症状逐渐减轻直至消失。

（2）家长能了解患儿病情及治疗过程，积极配合治疗。

（3）患儿体重在标准范围内增长。

（4）住院期间无其他并发症的发生。

（四）护理措施

1.一般治疗

（1）环境护理：注意保暖，环境温度保持在 $22\ ℃\sim24\ ℃$，相对湿度为 $55\sim65\%$，保证患儿体温在 $36\ ℃\sim37\ ℃$，暖箱相对湿度 55% 左右。

（2）加强监护：持续监测患儿的体温、心率、血压，观察呼吸的频率、幅度、类型等，注意有无皮肤颜色、温度改变，经皮测血氧饱和度，经血气分析测 PaO_2、$PaCO_2$ 和 pH 等，并认真记录特别护理记录单。

（3）保持呼吸道通畅：头稍后仰，使气道伸直，保持呼吸道通畅，及时清除呼吸道分泌物，分泌物粘稠时可给予雾化吸入后吸痰。

1）雾化吸入的护理及注意事项：雾化吸入期间要注意观察患儿病情变化。如果出现咳嗽、气促等症状，就应立即停止雾化吸入，加大吸氧量，拍背，喂清水，待症状缓解再考虑下一次雾化吸入治疗。同时检查雾化液温度、剂量及体位是否合适，进行必要调整。

注意事项：①吸入前应清洁口腔，清洁口腔内分泌物，吸入后及时做口腔护理，防止药物聚集在咽部。②最好在安静状态下用药。对于哭闹患儿可采取睡眠后雾化治疗，利于雾化吸入。③取舒适卧位，雾化后及时翻身拍背，协助排痰，保持呼吸道通畅。④对于自身免疫功能减退的患儿雾化吸入时，应重视诱发口腔霉菌感染问题。心肾功能不全的患儿要注意防止湿化后或者雾量大造成肺水肿。⑤雾化治疗期间观察患儿面色及呼吸情况。⑥超声雾化方法不能应用于含蛋白或肽类药物以及混悬液的雾化治疗。⑦在氧气雾化吸入过程中，注意严禁烟火及易燃品。⑧面罩吸入患儿，吸入后可先清洁面部，避免药物进入眼睛。

2）吸痰的护理及注意事项：吸痰前需要进行患儿的评估，包括听诊肺部痰鸣音、氧合变差的表现、气管插管管壁分泌物显现、患儿是否烦躁等。应采用测量法预先确定吸痰管应插入的深度，吸痰管不应插入过深，因为当吸痰管超过气管插管末端时极易损伤气管隆嵴。对于早产儿，吸痰时血氧、血压、心率容易波动的患儿尽可能采用密闭式吸痰法。

注意事项：①吸痰前检查吸引器性能是否良好，各个导管连接是否正确；②患儿取仰卧位或侧卧位，先吸口、鼻，后吸咽部，以免哭闹时把黏液吸入气管；③吸引负压要适度，根据黏液的粘稠程度调节在 $60\sim100\ mmHg$，不要在吸痰管插入过程中负压吸引，吸痰的时候边旋转边向上提起，以免吸痰管持续吸附在一个部位而损伤黏膜；④每次吸痰的时间不超过 $10\ s$，吸痰管不易插的过深，以免引起呕吐反射；⑤在吸痰的过程中，要注意观察患儿的面色、呼吸情况，如果发现异常，应立即停止吸痰，等情况好转之后再吸，直到吸净为止；⑥储液瓶内吸出液不要过满，应及时倾倒；⑦操作完毕之后记录吸出物的颜色、性质和量；⑧新生儿吸痰要严格注意无菌操作,每次吸痰应立即更换吸痰管,一般每次吸痰时间不能大于 10 s 以免引起窒息,吸痰手法要轻,以免损伤口、鼻、气管的黏膜,吸痰管不应插入过深,避免上下提插。

(4)支持治疗:保证营养和液体入量,不能哺乳者用 1/5 张含钠液 60～80 mL/(kg·d),第 2 天以后 100～120 mL/(kg·d),静脉滴注。使用人工呼吸机者,如果吸入气中水蒸气已饱和,补液量应减少为 50～60 mL/(kg·d)。

(5)氧疗:吸氧和机械呼吸使 PaO_2 维持在 6.7～9.3 kPa(50～70 mmHg),PaO_2 过高可导致早产儿视网膜病(ROP)而失明。吸入氧浓度(FiO_2)>0.6,超过 24 h 对肺有一定毒性,可导致支气管肺发育不良(慢性肺部疾病)。

1)监测与记录:持续进行血氧饱和度监测,至少每小时记录一次。每次调整呼吸机参数后都需要监测血气分析结果,根据血氧饱和度、动脉血氧分压再进行调整。

2)CPAP 使用的护理:放置鼻塞时,先清除呼吸道及口腔分泌物,清洁鼻腔。鼻部采用"工"形人工皮保护鼻部皮肤和鼻中隔。在 CPAP 氧疗期间,经常检查装置各连接处是否紧密、有无漏气。吸痰时取下鼻塞,检查鼻部有无压迫引起的皮肤坏死或鼻中隔破损等。每小时观察 CPAP 的压力和氧浓度。

3)机械通气的护理:对于气管插管给予合理固定防止出现脱管的情况,每天进行测量且对置管的长度给予准确记录,对管道是否出现扭转受压、接头是否出现松脱漏气等情况进行检查。需要确保湿化器内蒸馏水能够与标准刻度线相符合,呼吸机输送的气体需要加温、湿化。在吸痰操作前、吸痰操作后需要判断固定导管的位置是否正确,判断双肺呼吸音是否处于对称的状态内,防止气管插管治疗后出现非计划性拔管等不良事件。

撤机指征:需行机械通气的原发病已消除或基本控制;患儿自主呼吸频率正常或接近正常,无呼吸费力,分泌物减少,咳嗽有力,能维持气道通畅;心血管功能稳定;血气指示:停机状态下,吸氧浓度<40%,PaO_2>8 kPa(60 mmHg),$PaCO_2$<6.67 kPa(50 mmHg),pH 为 7.30 以上。

4)鼻导管、面罩或头罩吸氧的护理:根据缺氧程度选择不同供氧方法。轻症者用鼻导管、面罩或头给氧,鼻导管氧流量为 1～2 L/min,面罩氧流量为 3～4 L/min,头罩氧流量为 3～5 L/min,使 PaO_2 维持在 60～80 mmHg(8～10.7 kPa),吸入氧浓度应根据 PaO_2 值调整,一般为 40%～60%。如吸氧浓度达 60%,PaO_2 仍低于 50 mmHg(6.67 kPa),青紫无改善,应及早选用 CPAP 给氧。一旦发生呼气性呻吟,即给予 CPAP。CPAP 一般用于轻型和早期 RDS,$PaCO_2$ 低于 60 mmHg(8 kPa),使用 CPAP 后可避免进行机械通气。

2.表面活性物质(PS)替代疗法

表面活性物质(PS)有天然、人工合成和混合制剂三种。由羊肺、牛肺、猪肺或羊肺洗液中提取的天然制剂疗效较人工合成者为好,混合制剂系在天然制剂中加少量人工合成的二棕榈卵磷脂和磷脂甘油。一般将表面活性物质(PS)制剂每次 100～200 mg/kg,混悬于 2～4 mL 生理盐水中,尽早由气管导管分别滴入 4 个不同体位(仰卧、右、左侧卧,再仰卧),分别用面罩气囊复苏器加压呼吸 1～2 min,使 PS 在两侧肺内均匀分布,用药后 1～2 h 可见症状好转,隔 12 h 重复同剂量。生后 2 d 内多次(2～3 次)治疗的治愈率可提高到 90% 以上,生后正常呼吸前就给 PS 可起预防作用。使用 PS 的注意事项如下。

(1)应在发病后 24 h 内给药,给药前清理呼吸道。

(2)注药过程中密切监测生命体征、血氧饱和度。注意两侧胸壁的上下起伏动作是否减少,若有减少则表示气管被表面活性物质阻塞,应减缓给药速度或调高吸气压力。

(3)除紧急情况外,应在给药后 6 h 内避免进行气管的吸引。

(4)连续监测血氧饱和度和动脉血气分析。由于给药后血氧饱和度通常迅速增高,应防止氧中毒,减少并发症的发生。

3.对症治疗

(1)纠正水、电解质和酸碱平衡紊乱:酸中毒时首选 5%碳酸氢钠每次 3~5 mL/kg,或根据测定的 BE 和 CO_2-CP 计算,但一天量介于 6~8 mmol/kg。高血钠时用 3.64%萨姆(氨丁三醇,THAM)2~3 mL/次,静脉注射。高血钾时用 25%葡萄糖 50 mg/kg,并按每 3~4 g 葡萄糖加 1 U 胰岛素,静脉滴注。

(2)控制心力衰竭:用洋地黄快速制剂,如毒毛花苷 K(毒毛旋花子甙 K)0.01 mg/(kg·次),或毛花苷 C(西地兰)每次 0.015 mg/kg,缓慢静脉注射。动脉导管重新开放者可试用吲哚美辛(消炎痛)每次 0.02 mg/kg,共用 3 次,每剂间隔 12 h;小于 2 d 者,后 2 剂的剂量减半。

(3)严重缺氧:严重缺氧出现抽搐时,用 20%甘露醇每次 5 mL/kg,静脉注射。

(4)呼吸衰竭:呼吸衰竭时及时用洛贝林(山梗菜碱)或尼可刹米(可拉明)。

(5)抽搐:烦躁和抽搐用地西泮(安定)每次 0.2~0.3 mg/kg,静脉注射;或苯巴比妥每次 5~7 mg/kg,肌肉注射。

(6)关闭动脉导管:在使用呼吸机时或治疗后恢复期,由于肺小动脉痉挛解除,肺动脉压力降低至低于主动脉压力,可出现由左向右分流,分流量大时可导致心力衰竭及肺水肿,尤其是在体重<1 500 g 者,可用吲哚美辛。

4.喂养

应尽早开奶,以防止低血糖。母乳:首选,在保证安全的前提下,吸吮功能不完善的早产儿可经鼻胃管喂饲。早产儿配方乳:胎龄在 34 周以内或体重<2 kg 早产低体重儿;婴儿配方乳:34 周以上胃肠道功能发育正常;以水解蛋白为氮源的婴儿配方乳:肠道功能不全(如短肠和小肠造瘘)和对蛋白质过敏的婴儿。免乳糖配方乳:腹泻>3 d,乳糖不耐受的新生儿及肠道功能不全(如短肠和小肠造瘘)患儿。特殊配方乳粉:代谢性疾病患儿(如苯丙酮尿症患儿专用奶粉)。喂养并发症的观察和处理如下。

(1)喂养不耐受(频繁呕吐>3 次/天;奶量不增加或减少>3 d;胃潴留量>前次喂养量的1/3。极低出生体重儿出现:开始喂奶时间延迟;呕吐;腹胀;胃内有咖啡样物;残余奶、胃排空减慢)。

1)观察胃残余奶量:每次鼻饲前先回抽,如回抽胃内剩余奶量<奶量1/2可将残余打回,连同配方乳达到预期喂养量。如>奶量1/2,应停喂一次。如胃液中含血液、胆汁等则禁食,查找原因。

2)观察腹胀及排便情况:测量腹围,固定测量部位及时间。腹围增加 1.5 cm 或腹胀且有张力时应减量或停喂一次,并查找原因。如胎便排出延迟或大便不畅,应予谨慎灌肠。

3)观察呼吸:有无呼吸暂停,呼吸暂停与喂养、体位的关系。

(2)胃食管反流(常伴有吸入和呼吸暂停)鼻饲过程中,注意胃管的固定,及外露长度。鼻饲奶液严格按规定配置,温度为 38 ℃~40 ℃。确认胃管在胃内,且无残留,再将鼻饲奶液匀速缓慢注入,最好选用重力法,同时注意观察患儿面色,有无呕吐及腹部情况,鼻饲完毕抬高床头30°。必要时给予小剂量红霉素。

(3)NEC:呕吐、胃残余奶量增加、腹胀、腹部皮肤变色,肠鸣音消失,血便或大便潜血阳性。处理方法如下。

1)禁食:同时胃肠减压,定期抽胃液。轻者禁食 5～7 d,重者禁食 10～14 d,腹胀消失,大便隐血试验阴性可试进食。

2)静脉供给液体和高营养液,有条件者可输全血、血浆或白蛋白。

3)根据细菌培养和药敏试验选择抗生素。

4)改善循环。

5)肠穿孔、腹膜炎、明显肠梗阻时,外科手术治疗。恢复喂养从水开始,开始只喂开水或 5％糖水,2～3 次后,如无呕吐或腹胀,再喂奶,并逐渐增加浓度和奶量。

保证营养供给,不能吸乳吞咽者可用管饲喂养或静脉补充高营养。

5.控制感染

做好口腔护理,对气管插管患儿可采用 1％ $NaHCO_3$ 漱口水进行擦拭,每 4 h 一次。因为 NRDS 的患儿多为早产儿,住院时间较长,抵抗力较差,易发生院内感染。所有的新生儿肺透明膜病患儿都应怀疑感染的存在,应给予有效的静脉抗生素治疗。怀疑感染时应进行病原学检查,并做好各项消毒、隔离措施,防止发生院内感染。

呼吸机相关性肺炎的预防措施:①医护人员应掌握正确的洗手方法,医务人员和探视家属要戴口罩、帽子、穿隔离衣,对 MRSA 铜绿假单胞菌感染的患儿或带菌者应给予隔离,加强环境消毒,严格执行呼吸机及其管路、湿化瓶、接水瓶等的消毒规范;②如病变无维持特殊体位要求,机械通气患儿一般没有体位改变的禁忌证,大多应予抬高床头 30°;③应避免镇静时间过长和程度过深,最好每日镇静剂能间断停用一定时间;④坚强营养代谢支持治疗,提高免疫力,避免误吸;⑤注意加强气道管理、防止交叉感染,有条件者可行声门下分泌物引流,定期更换消毒呼吸机管路、冷凝器、加温加湿器等;⑥每日评估拔管的可能性,尽早撤机等措施以减少呼吸机相关肺炎的发生。

6.其他并发症的观察和护理

(1)新生儿呼吸窘迫综合征:由于肺表面活性物质合成不足所致,应及早应用。

(2)频发性呼吸暂停:约 70％极低出生体重儿可发生呼吸暂停,呼吸暂停既可为原发性,亦可继发于低体温、发热、缺氧、酸中毒、低血糖、低血钙、高胆红素血症等,呼吸暂停的防治。①加强监护:包括仪器监护、医师护士的密切观察。将患儿头部放在中线位置,颈部姿势自然,置轻度伸仰位以减少上呼吸道梗阻。②刺激呼吸:发生呼吸暂停时予托背、弹足底,出现青紫需气囊给氧。③药物治疗。

(3)支气管肺发育不良治疗:①呼吸支持;②限制液体量;③糖皮质激素;④抗感染;⑤营养支持。

(4)脑损伤:约有 7％的早产儿发生脑室内出血或脑室周围白质软化,体重＜1 500 g 者发病率可高达 50％,症状多见于生后最初几天。治疗:病情观察,合理用药,积极复查,控制感染、出血等。

(5)硬肿症:早产儿体温调节功能差,体表面积相对较大,皮肤较薄,血管丰富,易于散热,而棕色脂肪的量又少等因素易致低体温而发生皮肤硬肿。治疗:复温,补充营养和液体,控制感染,纠正器官功能紊乱。

(6)感染:由于细胞及体液免疫功能的不成熟,来自母体的抗体不足,皮肤屏障功能不成熟,频繁的器械操作等,致早产儿易发生感染性肺炎、败血症及坏死性小肠结肠炎等,根据药敏结果合理应用抗生素,落实各项感控措施。

(7)低血糖:生后血糖<2.2 mmol/L 为低血糖。临床表现为青紫、呼吸暂停、嗜睡、惊厥、尖叫、肌无力及眼球异常转动等症状。出生 72 h 内早产儿低血糖发生率为 1.5%～5.5%。治疗:补充能量,注意保暖,病情观察,控制感染,定期监测。

(8)高胆红素血症:早产儿容易发生高胆红素血症和胆红素脑病,与低蛋白血症、缺氧酸中毒、低血糖、感染及胆红素肠-肝循环等有关,应根据不同胎龄和出生体重、不同日龄所达到的总胆红素值,决定治疗方法,选择药物治疗,光疗或换血疗法。

(9)晚期代谢性酸中毒:是早产儿尤其低出生体重儿常见的营养代谢问题,此与饮食中蛋白质的质与量,以及肾功能发育不完善有关,通常见于以非配方牛奶喂养者,常于出生 2 周后,蛋白质供应达 5 g/(kg·d)时发生,虽用碳酸氢钠治疗,酸中毒仍常持续 7～14 d。

(10)贫血:早产儿到 1～2 个月时,往往有贫血现象。但因血管比较暴露于皮肤表面,贫血不易用肉眼看到。治疗:输血疗法,重组人类红细胞生成素,铁剂治疗,其他营养物质。

(11)视网膜病:主要为生后 10～14 d 内吸入高浓度氧,视网膜血管因而发生扩张、弯曲、渗出及出血,最后机化形成瘢痕,瘢痕组织收缩,推晶状体向前,前房变浅,角膜混浊,视力受损,严重者引起睫状体和视网膜脱离。应只提供足以避免缺氧的氧气量。

7.健康教育

让家属了解治疗过程及进展,取得最佳配合,教会父母居家照顾的相关知识和技能,并准备好做长期的随访。

(五)评价

(1)临床表现是否减轻或消失。

(2)患儿体重是否在标准范围内增长。

(3)是否有效地防止了颅内出血和肺炎的发生。

(4)家长是否掌握了预防及治疗本病的相关知识。

(李密密)

第二节 新生儿窒息

一、概述

(一)呼吸循环过渡

胎儿娩出后,产生第一次吸气,克服肺液的黏性、肺表面张力、气道阻力等,需很大的负压才能使肺泡张开。肺泡张开后,肺血管压力降低,血量增加,肺液吸收,建立有效的气体交换。血氧升高,动脉导管,卵圆孔关闭,脐带结扎,使左心压力上升,体循环阻力上升,血压升高,转为成人循环。这个过程即呼吸循环的过渡,是正常产程的一部分。

(二)新生儿窒息定义

新生儿窒息是指胎儿娩出后 1 min 仅有心搏,无自主呼吸或未建立规律呼吸的缺氧状态,而导致低氧血症、高碳酸血症、代谢性酸中毒及全身多脏器损伤,是新生儿死亡及伤残的重要原因之一。

二、病因

影响母体和胎儿间血液循环和气体交换的因素。

(1)母亲因素:母亲患全身性慢性或严重疾病,如心肺功能不全、严重贫血、糖尿病、高血压、妊娠高血压综合征、多胎妊娠,母亲吸毒、吸烟或高龄等。

(2)胎盘及脐带因素:包括胎盘功能不全、前置胎盘、胎盘早剥等,脐带血流中断(包括脐带扭转、打结、绕颈、脱垂等)。

(3)新生儿生后肺不能充气:如呼吸发动不良、气道梗阻、宫内感染、先天畸形、中枢抑制,以及麻醉剂、镇静剂、手术创伤等。

(4)分娩因素:如骨盆狭窄、头盆不称、胎位异常、羊膜早破、助产术不顺利或处理不当以及应用麻醉、镇痛、催产药物不妥等。

三、临床表现

1.宫内窒息

出现胎动增强,胎心增快(≥160 次/分)或减慢(<80 次/分),不规则,羊水可被胎粪污染呈黄绿或墨绿色。

2.生后

临床表现为呼吸暂停,无论是原发性还是继发性,心率都可降至 100 次/分以下。鉴别的方法是前者仅需极少帮助,能恢复呼吸;而继发性则不能,必须开始复苏。此外,心率慢,皮肤发绀,苍白,肌张力低。Apgar 评分,将窒息分为轻、重两度,0~3 分为重度窒息,4~7 分为轻度窒息。

各器官功能受损表现如下。

(1)呼吸系统:出现羊水吸入性肺炎或胎粪吸入综合征、肺透明膜病、呼吸暂停等。

(2)循环系统:轻度窒息可发生心脏传导系统和心肌受损;严重者出现心源性休克和心力衰竭。

(3)泌尿系统:发生急性肾衰竭,表现为少尿、蛋白尿、血中尿素氮、肌酐增高,肾静脉栓塞可出现肉眼血尿。

(4)消化系统:应激性溃疡、坏死性小肠结肠炎、黄疸加重等。

(5)神经系统:缺氧缺血性脑病和颅内出血。意识障碍、肌张力改变及原始反射消失、惊厥、脑水肿颅内压增高等一系列表现。

(6)机体代谢方面:糖原消耗增加、无氧酵解加速,引起酸中毒、低血糖、低钙血症、低钠血症等一系列电解质及酸碱平衡紊乱。

四、辅助检查

1.血气分析

血气分析可测定脐动脉血气或出生后 1 h 内动脉血血气。主要表现为低氧血症高碳酸血症、代谢性酸中毒。早期 $PaO_2 < 6.5$ kPa(50 mmHg),$PaCO_2 > 8$ kPa(60 mmHg),pH<7.20,BE<−5.0 mmol/L。

2.血清电解质测定

窒息患者可发生电解质和血糖紊乱,特别是血钙和血糖,应测定血清钾、钠、氯、钙、磷、镁和血糖。

3.肝肾功能检测

由于窒息患者可能导致急性肝肾损伤,应监测肝肾功能。

4.心肌酶和心电图检查

窒息可导致心肌损伤,必要时可检测心肌酶及其同工酶、肌钙蛋白。心电图 P-R 间期延长,QRS 波增宽,波幅降低,T 波升高,ST 段下降。

5.X 线检查

X 线可表现为边缘不清、大小不等的斑状阴影,灶性肺气肿,类似肺炎改变及胸腔积液等。

6.头颅影像学检查

B 超或 CT/MRI 能发现颅内出血的部位和范围及是否存在新生儿缺氧缺血性脑病。

五、护理

(一)评估

1.病史

了解母亲孕期健康史,有无影响胎盘血流灌注的疾病,了解分娩过程和母亲的用药情况,询问患儿的出生情况,包括 Apgar 1 min 评分及 5 min 评分。

2.身体状况

详细体格检查,评估各脏器功能,皮肤、黏膜被污染程度。了解辅助检查的结果及意义。

3.心理社会状况

了解患儿父母的心理状况,对本病的病因、临床表现、护理和预后等疾病相关知识的了解程度,评估患儿家庭的居住环境及经济状况等。

(二)常见护理问题

1.气体交换功能受损

气体交换功能受损与缺氧致低氧血症和高碳酸血症有关。

2.体温过低

体温过低与缺氧、环境温度低下、抢救时过分暴露有关。

3.有感染的危险

感染与机体抵抗力低下有关。

4.潜在并发症

颅内压增高。

5.恐惧(家长)

恐惧与病情危重预后不良有关。

(三)护理目标

(1)患儿能维持有效的自主呼吸,呼吸平稳。

(2)体温及其他生命体征平稳。

(3)住院期间无感染的发生。

(4)家长了解疾病的相关知识,消除恐惧心理,能进行早期康复干预。

(四)护理措施(ABCD复苏方案)

1. 准备工作

任何一次分娩都是一个紧急过程,做好人力及物力准备。

2. 复苏 A、B、C、D 及评估体征

A:airway,使呼吸道通畅;B:breathing,建立呼吸;C:ceirculation,建立正常循环;D:drugs,药物治疗。

3. 评估

主要靠呼吸、心率、皮肤颜色三个体征,阿氏评分并不是用来确定何时开始复苏或如何进行复苏的指征。

4. 复苏程序

(1)初步复苏

1)保暖:置放在辐射保暖台上。①提前预热辐射保暖台;②足月儿辐射台温度设置为32 ℃~34 ℃,或腹部体表温度 36.5 ℃;③预热毛巾包裹新生儿放置辐射台上,注意头部擦干和保暖;④胎龄<32 周的早产儿可将其头部以下躯体和四肢放入清洁的塑料袋内,或盖以塑料薄膜置于辐射保暖台上。

2)体位:轻度仰伸位(鼻吸气位),肩部以布卷垫高 2~2.5 cm,使咽后壁,喉和气管成直线,颈部轻微伸仰。

3)吸引:通畅气道要求在生后 15~20 s 内完成。①必要时(分泌物量多或有气道梗阻)用吸球或吸痰管先口咽后鼻腔,清理分泌物;②应限制吸引管的深度和吸引时间(<10 s),吸引器负压不超过 100 mmHg(13.3 kPa)。过度吸引可能导致喉痉挛和迷走神经性心动过缓,并使自主呼吸出现延迟。

4)擦干:擦干全身、拿掉湿毛巾。

5)刺激:用手拍打或手指轻弹足底或摩擦背部 2 次诱发自主呼吸。

(2)气囊面罩正压通气

指征:初步复苏后无自主呼吸或心率≤100 次/分。

面罩安置:拇示、中指压,无名指固定,不压眼、喉。

检查密闭性:指尖压气囊,胸呈浅呼吸状。

扩张不好:不密闭,梗阻,压力不够。重放面罩,体位,吸引,张口,加压。

速率:40~60 次/分。

压力:第一次 3~4 kPa(30~40 cmH$_2$O),以后 1.5~2 kPa(15~20 cmH$_2$O),病肺2~4 kPa(20~40 cmH$_2$O)。

时间:15~30 s 后测心率。

评价心率:①心率>100 次/分,如有自主呼吸,停止通气;②心率 80~100 次/分(增加),面罩正压通气;③心率 80~100 次/分(不增加),正压通气及心脏按压;④心率<80 次/分,正压通气(气管插管)心脏按压。

(3)胸外心脏按压

指征:正压通气 15~30 s 后心率<80 次/分,或 80~100 次/分不增加。

手法。可采用双拇指法:操作者双拇指并排或重叠于患儿胸骨体下 1/3 处,其他手指围绕胸廓托在后背;中示指法:操作者一手的中示指按压胸骨体下 1/3 处,另一只手或硬垫支撑患儿背部;按压频率为 120 次/分(每按压 3 次,正压通气 1 次,每个动作周期包括 3 次按压和 1 次人工呼吸,双人配合,耗时约 2 s),压下深度为 1.5～2 cm,按压放松过程中,手指不离开胸壁;按压有效时可摸到股动脉搏动。胸外心脏按压 30 s 后评估心率恢复情况。

部位:胸骨下 1/3,两乳头连线中点下方。

深度:1.5～2 cm。

频率:120 次/分。

总应给予正压呼吸 3 : 1。

时间:30 s,后测心率,仍<80 次/分,开始气管插管,用药。

5.复苏用药

(1)建立有效的静脉通路。

(2)保证药物的应用:胸外心脏按压 30 s 不能恢复正常循环时,遵医嘱给予 1 : 10 000 肾上腺素 0.1～0.3 mL/kg,静脉或气管内注入;如心率仍<100 次/分,可根据病情酌情用纠酸、扩容剂,有休克症状者可给多巴胺或多巴酚丁胺;对其母亲在婴儿出生前 6 h 内曾用过麻醉药者,可用纳洛酮静脉或气管内注入。

6.成功复苏的关键及注意点

(1)操作者面对患儿头顶部,右手持气囊,左手扶面罩。保持最佳体位,肩下垫布 2～2.5 cm。

(2)对揩干羊水及吸分泌物无反应,可弹足底或摩擦背部刺激呼吸两次;如无效,应用正压呼吸,不用其他过强刺激。

(3)氧流量以 5 L/min 为宜,距口鼻越近氧浓度越高,距离为 1 cm 时,氧浓度约为 80%。

(4)气管插管指征包括:需气管内吸引,面罩无效,需长时间人工通气,疑为膈疝。

(5)吸引时间每次不宜超过 10 s。如胎粪污染羊水,头娩出后挤净口鼻分泌物;如胎粪黏稠,立即气管插管吸引,边吸边拔出,不要刺激患儿,以免大哭或深吸气导致吸入。

7.复苏后监护

(1)复苏后的新生儿可能有多器官损害的危险,应继续监护,包括:①体温管理;②生命体征监测;③早期发现并发症。

(2)继续监测维持内环境稳定,包括氧饱和度、心率、血压、红血球压积、血糖、血气分析及血电解质等。

(3)复苏后立即进行血气分析有助于估计室息的程度。

及时对脑、心、肺、肾及胃肠等器官功能进行监测,早期发现异常并适当干预,以减少室息的死亡和伤残。

(4)一旦完成复苏,为避免血糖异常,应定期监测血糖,低血糖者静脉给予葡萄糖。如合并中、重度缺氧缺血性脑病,有条件的单位可给予亚低温治疗。

8.保暖

整个治疗护理过程中应注意患儿的保暖,可将患儿置于远红外保暖床上,病情稳定后置暖箱中保暖或热水袋保暖,维持患儿肛温 36.5 ℃～37.5 ℃。

9.家庭支持

耐心细致地解答病情,告诉家长患儿目前的情况和可能的预后,帮助家长树立信心,促进父母角色的转变。

（五）评价

（1）患儿临床表现是否逐渐改善或消失。

（2）呼吸道是否保持通畅，体温及其他生命体征平稳是否逐渐恢复正常。

（3）能否减少并发症的发生。

（李密密）

第三节　新生儿胎粪吸入综合征

一、概述

胎粪吸入综合征（meconium aspiration syndrome，MAS）也称为胎粪吸入性肺炎，主要是胎儿在宫内或出生过程中吸入染有胎粪的羊水，发生气道阻塞、肺内炎症、新生儿缺氧缺血性脑病（HIE）、颅内出血和一系列全身症状，严重者发展成呼吸衰竭或死亡。多见于足月儿和过期产儿。病史中往往有胎儿窘迫、产程延长、胎盘功能不全、难产等。

二、病因

1.宫内窘迫

大量羊水、胎粪吸入可以在产程未发动时、产生启动和分娩阶段。一般认为 MAS 与胎儿宫内窘迫相关，当胎儿在宫内或分娩过程中发生窒息和急性或慢性低氧血症时，血流重新分布，肠道与皮肤血流量减少，致使肠壁缺血痉挛、肛门括约肌松弛而排出胎粪。活产儿中胎粪污染羊水的发生率为 12%～21.9%。缺氧对胎儿呼吸中枢的刺激使呼吸运动由不规则而逐渐发生强有力的喘息，将胎粪吸入鼻咽及气管内；而胎儿娩出后的有效呼吸，更使上呼吸道内的胎粪吸入肺内。过期产儿由于肠道神经系统成熟度和肠肽水平的提高，以及胎盘功能不良，发生 MAS 可能性比足月儿增加。

2.胎儿的成熟情况

目前资料并不完全支持 MAS 与胎儿宫内窘迫的相关性，从胎儿心率变化、Apgar 评分、胎儿头皮血 pH 值等指标与羊水胎粪污染并不呈现相关。但根据 MAS 随胎龄危险性增高看，提示宫内胎粪排出与胎儿副交感神经发育成熟及对于脐带受压迫后的反射性调节有关，而且胎粪排出也反映了胎儿消化道的发育成熟带来的自然现象。在胎儿受到刺激时（受挤压、脐带结、窒息、酸中毒等），胎儿肛门括约肌松弛并排出胎粪入羊水中，同时反射性开始深呼吸，将污染的羊水及胎粪吸入气道和肺内。

3.产程中胎儿窘迫

正常情况下，肺内分泌液保持肺液向羊膜囊流动，胎儿宫内呼吸运动的实际幅度非常小，即使出现少量胎粪进入羊水，并不会被大量吸入肺内。但在妊娠后期随羊水减少，产程发动开始刺激胎儿等因素，可能表现为胎儿出现窘迫的迹象而吸入肺内。

4.气道阻塞和肺内炎症

气道内的黏稠胎粪造成机械性梗阻，引起阻塞性肺气肿和肺不张，导致肺泡通气-血流灌注平衡失调;小气道内的活瓣性阻塞更易导致气胸、间质性肺气肿或纵隔气肿,加重通气障碍,产生急性呼吸衰竭。胎粪内胆酸、胆盐、胆绿素、胰酶、肠酸等的刺激作用,以及随后的继发感染均可引起肺组织化学性、感染性炎症反应,产生低氧血症和酸中毒。

三、临床表现

患儿病情轻重差异很大,按缺氧损害的严重程度和胎粪污染羊水吸入的量及黏滞度而不同。吸入较少者出生时可无症状;大量吸入胎粪可致死胎或生后不久死亡。

1.胎粪污染

胎粪污染羊水,若患儿在宫内暴露于胎粪污染的羊水时间介于 $4\sim6$ h,出生时全身皮肤、指(趾)甲和脐带被染成黄绿色或深绿色。

2.呼吸窘迫

多数患儿常在生后数小时出现呼吸急促(呼吸频率 >60 次/分)、呼吸困难、发绀、鼻翼扇动、呻吟、三凹征。由于胎粪污染羊水的严重程度不一,呼吸窘迫的程度亦可轻重不一,一般病例常在出生后 4 h 内出现。

轻度者仅表现为暂时性呼吸困难,往往能自愈。较重者存在呼吸困难和青紫,但需吸入 40% 氧气即能维持正常的 PaO_2 和 $PaCO_2$。严重者可在出生后数分钟内死亡或出生后数小时内出现严重呼吸困难和青紫,一般氧疗无效,需要机械通气等综合治疗。一些患儿开始时可仅表现轻度呼吸窘迫,但是几小时后可因化学性肺炎而致病情恶化。

3.气道阻塞至桶状胸

稠厚的胎粪污染的羊水吸入气道后,可致患儿气道阻塞或半阻塞。两肺先常有鼾音、粗湿啰音,以后出现中、细湿啰音。急性气道阻塞的临床表现为喘鸣状呼吸、青紫,必须立即做气管内吸引。气道半阻塞的患儿因气体潴留而致胸廓前后径增大呈桶状胸,呼吸浅促,呼吸音降低或湿啰音和喘鸣音。如临床症状突然恶化则应怀疑发生气胸,其发生率为 $20\%\sim50\%$,当发生气胸时,可突然出现发绀和呼吸困难加重。

4.持续肺动脉高压

部分患儿可并发持续肺动脉高压,因有大量右向左分流,除引起严重青紫外,还可出现心脏扩大、肝大等心力衰竭表现。

5.其他

严重胎粪吸入和急性缺氧患儿常有意识障碍、颅压增高、惊厥等中枢神经系统症状,以及红细胞增多症、低血糖、低钙血症和肺出血等。

四、并发症

随梗阻程度不同而并发肺不张、肺气肿、纵隔气肿和气胸。缺氧酸中毒严重者可致颅内出血和肺出血。病程迁延者常有间质性肺炎及肺部纤维化。

1.气漏和气胸

由于胎粪阻塞小气道导致气陷,使肺泡破裂,变成肺大泡,如果胸膜脏层破裂,可以出现气胸。如果气体沿肺泡间质小血管鞘漏出,可以造成纵隔气肿和心包积气。治疗上可以采用胸腔闭式引流治疗气胸,同时使用肌松剂等抑制患儿过强烈的自主呼吸活动。

2.持续肺动脉高压

一般采用吸入一氧化氮治疗。

3.颅内出血和肺出血

缺氧酸中毒严重者可致颅内出血和肺出血。

4.肺部并发症

病程迁延者常有间质性肺炎及肺部纤维化。

五、辅助检查

1.实验室检查

血气分析 pH 降低、PaO_2 降低、$PaCO_2$ 增高。若颞动脉或右桡动脉血 PaO_2 高于股动脉血 PaO_2 1.9 kPa(15 mmHg)以上,表明动脉导管处有右至左分流。检查血常规、血糖、血钙、血生化,观察有无白细胞升高、低血糖、低血钙等,同时可进行气管内吸出物、血细菌培养等。

2.胸部 X 线检查

MAS 患儿气管内有胎粪者,其中 50％胸部 X 线片有异常,气管内无胎粪者,仅 20％胸片异常。胸部 X 线片表现两肺 X 线透亮度增强伴有阶段性肺不张,或并发气胸、纵隔气肿者病情严重,预后差;而肺内仅有弥漫性浸润影但无肺不张者为吸入稀薄胎粪,很少需要呼吸机治疗。

3.彩色多普勒超声检查

彩色多普勒超声检查可确定新生儿持续肺动脉高压的存在。

六、护理

(一)护理评估

1.健康史

胎儿在宫内或分娩过程中胎头或脐带受压可刺激肠道副交感神经,引起胎儿排便(尤其是在缺氧时),肛门括约肌松弛使胎粪排除,而此时由于低氧血症又刺激胎儿呼吸中枢诱发胎儿呼吸,将含有胎粪的羊水吸入气道,造成机械性梗阻,引起肺气肿和肺不张,特别是在形成活瓣样栓塞时,气体只能进不能出使肺泡内压力升高,造成气胸或间质性肺气肿。胎粪中的胆汁刺激肺组织可引起化学性炎症反应,产生低氧血症和酸中毒。因此,胎粪吸入性肺炎最严重。

2.身体状况

胎粪吸入的新生儿出生时大多有窒息史,在复苏或出生后出现呼吸急促(呼吸＞60 次/分);呼吸困难;青紫;鼻翼扇动;"三凹征",一般无咳嗽。口吐泡沫或从口腔内流出液体,新生儿皮肤、指甲、口腔黏膜呈黄绿色,缺氧严重者可出现神经系统症状,双目凝视、尖叫、惊厥;若并发气胸或纵隔气胸时,出现呼吸衰竭,病情迅速恶化甚至死亡。

3.心理-社会状况

了解家长对本病病因及预防知识的掌握情况,家长对孩子患病是否存在焦虑、内疚、悲伤、愤怒、失望等反应。

(二)护理问题

1.清理呼吸道无效

清理呼吸道无效与呼吸急促,呼吸道炎症分泌物排出受阻有关。

2.气体交换受损

气体交换受损与肺部感染有关。

3.体温调节无效

体温调节无效与感染后机体免疫反应有关。

4.营养失调

营养失调与反应差,摄入困难,呛奶有关。

5.潜在并发症

心力衰竭。

(三)护理目标

(1)保持呼吸道通畅,纠正缺氧使患儿呼吸平稳。

(2)使患儿体温维持在正常范围。

(3)不发生心力衰竭。

(4)使患儿获得足够的营养与水分,生长发育稳定。

(四)护理措施

1.一般护理

环境适宜,病室必须光线充足,空气流通,避免对流;室内最好备有空调和空气净化设备,保持室温在 22 ℃～24 ℃,相对湿度为 55%～65%。

2.病情观察

严密监测患儿生命体征,如患儿出现烦躁不安、心率加快、呼吸急促、肝脏在短时间内迅速增大时,提示可能合并心力衰竭,应立即吸氧,遵医嘱给予强心、利尿药物,控制补液量和补液速度;如患儿突然出现气促、呼吸困难、青紫加重时,有合并气胸或纵隔气肿的可能,应立即做好胸腔穿刺及胸腔闭式引流准备;严重窒息者应每隔 2 h 监测血压 1 次,当有低血压、灌流不足及心搏出量不足表现时,可遵医嘱输入生理盐水;对严重窒息患儿尚需精确记录尿量,为防止脑水肿及肾衰竭,需限制液体。

3.休息与体位

保持患儿安静,避免刺激,取侧卧位或头偏向一侧,呼吸困难者取半卧位。

4.营养

禁食 24～48 h。遵医嘱给予 1.4%碳酸氢钠洗胃,观察吸出物的性质、气味及量。开奶后应少量多次哺喂,避免过饱,以免呕吐误吸。

5.用药护理

应用苯巴比妥肌内注射时,选择 1 mL 注射器抽取药液,注意正确定位,并观察用药后效果。

6.对症护理

(1)及时有效地进行产房复苏:羊水被胎粪污染的产妇分娩时,新生儿无活力时,应立即用喉镜进行气管插管,并通过气管内导管进行吸引,以减少胎粪吸入气管和肺。

(2)根据病情和血气分析结果选择给氧方式,如出现严重呼吸困难,经常规给氧无效则给予机械通气,并按机械通气护理常规护理。

(3)保持呼吸道通畅,及时清除呼吸道分泌物,先吸净口鼻腔污染的羊水和黏液,经口气管插管,吸出气管内污染的羊水,再通过气管插管从气管内注入 37 ℃无菌生理盐水 0.5～1 mL,加压给氧 30 s,变换体位进行背部叩击震荡肺部,用吸引器吸出冲洗液,如此反复直至冲洗干净。如尚未清理呼吸道,尽量不予气道加压给氧,因胎粪吸入后先停留在大气道,如果先予正压通气,胎粪会进入小气道,引起气道阻塞及肺内化学性炎症,观察并记录分泌物的颜色、性质和量。合并肺部感染或肺不张者,进行肺部叩击和体位引流,以利于肺扩张及分泌物引流,叩击时要注意观察患儿的呼吸、心率的变化及皮肤颜色。遵医嘱雾化吸入后给予拍背吸痰。

(4)根据患儿的病情,每2～3 h翻身1次。

(5)并发气胸时严禁拍背,行胸腔闭式引流者注意观察患者的呼吸音、胸廓的运动、动脉血气分析等了解肺的扩张状况和呼吸状态,并注意引流切口周围有无皮下气肿的发生;观察引流管的固定状态是否良好,是否有效引流;观察引流液的量、性质。

7.健康教育

(1)向家长介绍本病发生的高危因素、治疗与预后。

(2)告知家长患儿病情,取得理解与配合。

(3)有神经系统后遗症者及早进行康复治疗,出院后1个月、3个月、6个月、9个月、12个月、18个月来医院复诊。

(李密密)

第四节　新生儿脐炎

一、概述

新生儿脐炎是脐残端或脐血管被细菌入侵、繁殖所引起的急性炎症,表现为脐部红肿、溃烂、渗出、脐凹处有浆性或脓性分泌物,伴有臭味。

二、病因

新生儿脐炎是由于断脐时或出生后处理不当而被金黄色葡萄球菌、大肠杆菌或溶血性链球菌等侵染脐部所致。

三、临床表现

轻症者除脐部有异常外,体温及食欲均正常,重症者则有发热、吃奶少等表现。脐带根部发红,或脱落后伤口不愈合,脐窝湿润、流水,这是脐带发炎的最早表现。以后脐周围皮肤发生红肿,脐窝有浆液脓性分泌物,带臭味,脐周皮肤红肿加重,或形成局部脓肿,败血症,病情危重会引起腹膜炎,并有全身中毒症状,如发热、不吃奶、精神不好、烦躁不安等。慢性脐炎时局部形成脐部肉芽肿,为一小樱红色肿物突出,常常流黏性分泌物,经久不愈。

四、并发症

轻者脐轮与脐周皮肤轻度红肿,可伴有少量浆液脓性分泌物。

重者脐部和脐周明显红肿发硬,分泌物呈脓性且量多,常有臭味。可向周围皮肤或组织扩散,引起腹壁蜂窝织炎、皮下坏疽、腹膜炎、败血症、门静脉炎,以后可发展为门静脉高压症、肝硬化。

五、辅助检查

1.血常规

白细胞计数可有轻度升高,中性粒细胞比例增高。

2.血培养

合并败血症患儿血培养可阳性。

3.脓液涂片及培养

脐部脓液涂片可见细菌及中性粒细胞增多,脓液培养阳性率高。

六、护理

(一)护理评估

1.健康史

根据以下病因评估患儿健康史。

新生儿脐炎常见致病菌:金黄色葡萄球菌、大肠杆菌、溶血性链球菌等。常见的感染方式:新生儿非住院分娩,通过旧法接生,消毒不严而感染;新生儿尿布过长,尿液污染脐带残端;新生儿脐带脱落之前盆浴,脐带浸湿后延期脱落易致感染;新生儿洗澡后涂用爽身粉时落到脐部,长期刺激形成慢性脐炎。

2.身体状况

脐带根部发红,或脱落后伤口不愈合,脐窝渗液、湿润,这是脐带发炎的最早表现。此时如不及时处理,可发展为局部红肿,脐窝有脓性渗出。严重者红肿明显、脓液增多,脐窝内组织腐烂、有臭味,患儿可有拒奶、少哭、烦躁不安、体温异常等表现。病情危重者可引起败血症、腹膜炎。慢性脐炎时脐部形成肉芽肿,表现为一红色肿物突出,常伴有黏性分泌物,经久不愈。

3.心理社会状况

评估患儿家长对本病的预防与护理知识的了解情况,评估家长心理状况,是否有担忧、自责表现。

(二)护理问题

1.体温调节无效

体温调节无效与感染有关。

2.潜在并发症

败血症、腹膜炎。

3.皮肤完整性受损的危险

皮肤完整性受损与脐部感染有关。

4.家长缺乏知识

家长缺乏新生儿脐炎的预防与护理知识。

(三)护理目标

(1)患儿体温恢复正常。

(2)患儿皮肤黏膜恢复完整。

(3)患儿不出现并发症。

(4)患儿家长掌握新生儿脐炎的预防与护理的有关知识与技能。

(四)护理措施

1. 入院后在脐部护理及使用抗生素前

采集脐部分泌物做培养或药敏试验,同时采集血培养标本。

2. 清除感染灶

由内向外环形消毒,轻症者:用3%过氧化氢清洗脐部,再涂以75%酒精,每日3次。重症者:除局部消毒外,根据涂片或者细菌培养结果,遵医嘱应用抗生素,可用青霉素、新青霉素Ⅱ、氨苄青霉素、氧哌嗪青霉素等药,也可切开排脓。

肉芽肿形成者:可用10%硝酸银溶液烧灼后,敷以油膏,每日更换敷料,直到愈合为止。如肉芽肿较大,可做手术切除。

3. 保持脐部清洁、干燥

尿布不宜过长,避免尿液污染脐部伤口;洗澡时注意不要洗湿脐部,洗澡完毕用消毒干棉签吸干脐窝水,并用碘伏消毒。

4. 病情观察

监测患儿体温,观察脐部红肿、脓性分泌物进展情况。如出现体温异常、少吃、少哭、少动等可能为败血症;腹胀、腹肌紧张、腹部触痛可能为腹膜炎。

5. 健康教育

(1)出院指导:如脐炎已治愈且脐部残端已脱落、脐窝干燥,则不必再处理。若出院后脐部残端未脱落,或虽已脱落但脐部潮湿或有轻度红肿、渗液,则应继续做好脐部护理。脐部护理前操作者洗净双手,用3%过氧化氢溶液清洗脐部,再涂以碘伏。如脐部有红肿、渗脓,可再涂红霉素软膏、百多邦软膏,或用浸有1%红霉素溶液的棉球湿敷,最后覆盖无菌纱布,每天2~3次。脐部护理用的棉签、纱布必须无菌。要注意保持脐部清洁、干燥,洗澡时避免水浸湿脐部,洗澡完毕立即消毒、护理脐部。避免爽身粉进入未愈合的脐部。勤换尿布,尿布不能盖过脐部,以防尿液污染脐部。

(2)脐炎预防:普及新法接生,断脐时严格执行无菌操作;做好断脐后的护理,保持局部清洁卫生。

(李密密)

第五节　新生儿坏死性小肠结肠炎

一、概述

新生儿坏死性小肠结肠炎(necrotizing enterocolitis,NEC)为一种获得性疾病,主要在早产儿或患病的新生儿中发生,以腹胀、便血、呕吐为主要症状。其特征为肠黏膜甚至肠深层的坏死,最常发生在回肠远端和结肠近端,小肠很少受累,腹部X线片示部分肠壁囊样积气,本症是新生儿消化系统极为严重的疾病。

二、病因

引起坏死性小肠结肠炎的原因尚未完全阐明,但一般认为是由多种原因联合所致,其中以早产和感染最为重要。

1.早产

早产是 NEC 的重要发病因素,因免疫功能差,肠蠕动差,加之出生时易发生窒息,造成肠壁缺氧损伤,使细菌侵入。

2.感染

感染是 NEC 的主要原因之一,大多为克雷白杆菌、大肠埃希杆菌、铜绿假单胞菌等肠道细菌。

3.缺氧与缺血

在新生儿窒息、呼吸疾病、休克等缺氧、缺血情况时肠壁血管收缩,导致肠黏膜缺血、缺氧,发生坏死,随着恢复供氧,血管扩张充血,扩张时的再灌注会增加组织损伤。

4.喂养

进食和交换输血都可增加肠壁的再灌注,成为诱发疾病的原因,导致肠道受细菌的侵袭。一旦开始喂养,为肠道细菌繁殖提供了充足的底物。肠道喂养一直被认为是 NEC 的发病因素,感染、窒息的早产儿过早、过量喂牛乳,可诱发 NEC。但喂养导致 NEC 的观点仍然存在争议,有报道延迟至 2 周开始喂养的早产儿,NEC 发生率反而高于早喂养者。若早产儿采用人工喂养则较为容易出现该疾病,因为母乳是免疫球蛋白 A(IgA)的主要来源,人工喂养时,肠道黏膜缺乏 IgA 的保护,引起细菌在肠道大量繁殖。同时,若配方奶渗透压>460 mOsm/L 的情况下,会有大量的液体通过血循环渗透进入肠腔内,对肠系膜灌注以及血容量灌注产生影响,造成肠道缺血症状,从而损伤肠黏膜。

5.其他

脐动脉或静脉插管、换血疗法、红细胞增多症、动脉导管开放、低体温等情况时,NEC 发生率较高。

三、临床表现

男婴多于女婴,以散发病例为主,无明显季节性。出生后胎粪正常,常在生后 2～3 周内发病,以 2～10 d 为高峰。在新生儿腹泻流行时,NEC 也可呈小流行,流行时无性别、年龄和季节的差别。

1.腹胀和肠鸣音

减弱患儿先有胃排空延迟、胃潴留,随后出现腹胀。轻者仅有腹胀,严重病例症状迅速加重,腹胀如鼓,肠鸣音减弱,甚至消失,早产儿 NEC 腹胀不典型。腹胀和肠鸣音减弱是 NEC 较早出现的症状,对高危患儿要随时观察腹胀和肠鸣音次数的变化。

2.呕吐

患儿常出现呕吐,呕吐物可呈咖啡样或带胆汁。部分患儿无呕吐,但胃内可抽出含咖啡或胆汁样胃内容物。

3.腹泻和血便

开始时为水样便,每天 5～6 次至 10 余次不等,1～2 d 后为血样便,可为鲜血、果酱样或黑便。有些病例可无腹泻和肉眼血便,仅有大便隐血阳性。

4.全身症状

NEC 患儿常有反应差、拒食,严重病例面色苍白或青灰、四肢厥冷、休克、酸中毒、黄疸加重。早产儿易发生反复呼吸暂停、心律减慢。体温正常或有低热,或体温不升。

四、并发症

如病情进展,肠坏死从黏膜层开始,逐渐累及肠壁全层,导致肠穿孔、腹膜炎和腹腔积液。1/3 的新生儿可发生败血症,并发多脏器功能不全、DIC 等。

五、辅助检查

通过 X 线片检查可以发现肠道充气明显,液平面较多,其肠壁囊样积气具有特殊性,并出现局限性坏死以及肠壁炎症等症状。同时还可以发现顺着肠管排列成线状的气体阴影以及小气泡。严重病例者门静脉有气体阴影。肠穿孔时可见膈下游离气体形成气腹。

六、护理

(一)护理评估

1.现病史

了解患儿的反应、呼吸、肌张力,有无呼吸暂停,观察腹肌有无紧张,腹壁有无炎性红肿,腹壁是否可以看见静脉,腹部听诊肠鸣音有无减弱或消失等,观察有无胃潴留及潴留次数和量,有无呕吐及呕吐物的颜色,监测体温、血压等。评估喂养、保暖及有无感染的迹象。

2.健康史

了解患儿胎龄、分娩方式、出生体重,以及出生时有无窒息,包括患儿母亲分娩前和分娩过程中存在的问题,有无胎膜早破,有无感染,分娩时羊水的颜色,母亲是否有母乳及母乳是否充足,了解母亲和新生儿的用药史。

3.心理社会因素

了解患儿家长心理状况,针对本病病因、治疗、护理、预后等进行详细讲解,使患儿家长充分理解。

(二)护理问题

1.排便异常

腹泻、便血与肠道感染、缺血、坏死有关。

2.腹胀

腹胀与肠道坏死、感染有关。

3.体液不足

体液不足与腹泻、呕吐、禁食、胃肠减压有关。

4.营养不足

营养不足与腹泻、呕吐、长期禁食有关。

5.潜在并发症

休克与血容量下降、微循环障碍有关。

(三)护理目标

(1)排便正常。

(2)腹胀逐渐减轻。

(3)液体量符合需要。

(4)营养合理。

（5）无并发症发生。

（四）护理措施

1. 病情观察

NEC 在疾病早期可内科保守治疗，早期发现是治疗本病、提高本病生存率的关键。因此，要全面、整体、系统、动态地观察患儿的病情变化。NEC 可表现为反应差、精神萎靡、缺氧、体温不升或体温过高、心率过快或迟缓、血压下降、呼吸暂停、腹胀、呕吐、反复胃潴留及大便性状的改变等。患儿反应变差，活动减少，突然出现的呼吸暂停，食欲减退或突然胃潴留等，应马上引起警惕，这往往是 NEC 的前驱表现。观察有无呕吐，注意观察呕吐物的颜色、性状、量，同时密切观察有无便血及体温变化等。

2. 胃肠减压

对禁食的患儿要做好胃肠减压，保证有效引流。因为胃肠减压是治疗 NEC 的首要方法，每班更换注射器，每周更换胃管。每班间歇性放松使胃黏膜得到休息，每班认真记录引流液的量、颜色及性质。如果腹部隆起，而胃管无引流液引出，需及时检查胃管的位置。

3. 正确的体位

对有频繁呼吸暂停的患儿，根据患儿情况采用适当的卧位。未有明显腹胀者可选用俯卧位，可以减少呼吸暂停的发生。腹胀时可适当采用侧卧位，抬高患儿头肩部 30°，头偏向一侧，防止窒息或吸入性肺炎，可以减轻由于腹胀使膈肌上移而造成的呼吸困难。

4. 预防感染

由于病程中继发感染是导致病情加重甚至死亡的常见原因，故应做好感染的预防。接触患儿前后应严格洗手，保证床单位的清洁，尽可能采用一次性物品，定期进行口腔护理、脐部护理，保证患儿有一个清洁舒适的环境。

5. 合理喂养

建议早期微量喂养，最好是母乳喂养。早期建立肠内喂养有助于早产儿肠道发育，完善小肠的结构和功能，促进小肠绒毛发育，促进肠道正常菌群的建立，有助于预防感染，降低早期 NEC 的发生，但不能预防肠功能紊乱和全部肠内营养所致的 NEC。故应尽可能缩短禁食时间，最好予以母乳适量喂养，先喂水，再喂 5% 的糖水，最后喂奶，从少量开始（每次 1～2 mL），逐渐缓慢加奶，加奶期间如何判断患儿是否耐受，每次增加量＜20 mL/(kg·d)。如胃中有积乳，则不加量或降至前一次量。

加奶后如症状复发，需再次开始禁食。告知家长喂养的时间、方法、姿势等，防止呛奶的方法，人工喂养使用物的消毒、喂养应遵循的原则。

6. 药物的合理使用

观察药物的不良反应。建立静脉通路，保持输液通畅，合理安排滴速，记录 24 h 出入量。患儿禁食期间以静脉营养维持能量及水电解质平衡。

7. 臀部护理

腹泻患儿给予臀部护理，每次便后用温水洗净臀部，涂抹凡士林或护臀霜等，减少大便对皮肤的刺激，保持臀部皮肤的完整性，预防红臀的发生。

8. 对家长的心理护理

增强家长的安全感和信任感，帮助其了解该病的过程及积极配合治疗的重要性。加强解释，适当安慰，减轻其顾虑，给予其信心。

(五)健康教育

(1)对极小的或患病的早产儿通过使用全肠道外营养而延迟数天或数周喂养,然后在数周内,缓慢增加肠道喂养,可降低坏死性小肠结肠炎(NEC)的发生。

(2)鼓励母乳喂养,母乳不足时适当添加配方奶,以保证热量供给。

(3)注意远离有感冒或其他感染性疾病者,人工喂养时注意奶具及其他用物的清洁消毒。

(4)预防复发体温维持在 36.2℃~37.2 ℃,向家长宣传出院后保暖、喂养、预防感染的方法及必要性,预防复发。

(李密密)

第六节　小儿胃食管反流病

一、概述

胃食管反流(gastroesophageal reflux,GER)有生理性和病理性两种。正常人每天都有短暂的、无症状的生理性胃食管反流,这并不引起食管黏膜的损伤。当胃内容物反流至食管导致组织损伤而引起症状则为病理性反流,随之出现的一系列疾病症状,统称为胃食管反流病(gastroesophageal reflux disease,GERD)。

小儿胃食管反流症是指由于胃内容物不受控制地从胃反流入食管,甚至口腔面引起的一系列顽固性呕吐、反胃及食管炎症状,呼吸道症状,甚至神经精神症状的上消化道运动障碍性疾病。它可以导致小儿营养不良、生长发育迟缓、食管炎、反复发作的肺炎、支气管炎、哮喘,甚至婴儿猝死综合征(SIDS)。

小儿胃食管反流病是一种消化系统常见病。据报道,美国 GERD 的人群发病率为 25%~35%。在我国,由胃食管反流引起的反流性食管炎患病率达 5%。近年国外研究发现,GERD在儿童尤其是在新生儿及早产儿中有较高的发病率,并认为它与早产儿的呼吸暂停,喂养困难及吸入性肺炎等密切相关。因此,胃食管反流问题已经越来越被人们所关注,并作了广泛的研究。

二、病因

1.食管下端括约肌张力减低

食管下端括约肌(LES)是一段位于食管远端长 1.0~3.5 cm 特化的环行肌,它能产生并维持超过胃内压 1.33~5.33 kPa(10~40 mmHg)的静息压来防止反流,还可在咳嗽、打喷嚏或用力而使腹内压突然增高时迅速做出反应。20 世纪 80 年代前,许多学者认为食管下端并无括约肌存在,只是经测压证实该处有一段高压区,有括约肌样作用。近年来,随着微解剖研究的深入,提示这种肌肉结构确实存在,并由此构成食管腹段至膈上的 2~4 cm 的高压带,其压力随胃内压的增高而增加,构成最有效的抗反流屏障。LES 的功能受神经及体液双重调节。迷走神经及胃泌素使食管下端括约肌静息压(LESP)升高,而胰泌素、胆囊收缩素(CCK)及肠抑胃肽(GIP)等则使其下降。LES 的成熟还与受孕后日龄(胎龄+出生后日龄)呈正相关,故新生儿、尤其是早产儿更易发生胃食管反流。当 LESP 低下时就不能有效地对抗腹腔与胸腔之间的正性压力梯度而导致持续的胃食管反流,在腹内压突然增加时也不能做出充分的反应,则胃内容物将被逆排入食管。研究发现 GERD 患者、尤其是伴重度食管炎及 Barrett 食管患者的 LESP 明显低于正常人,因而食管下端括约肌(LES)功能不全以及食管下端括约肌静息压(LESP)降低是 GERD 最重要的发病因素之一。

然而多项研究表明,LESP 正常者也会发生胃食管反流,而较轻型的 GERD 患者的 LESP 也往往是正常的。研究中还发现,新生儿 LESP 并不低于年长儿及成人,所以 GERD 的发生可能不仅仅是由于 LESP 的降低。目前研究认为,LES 一过性松弛(TLESR)是正常人生理性胃食管反流及 LESP 正常的 CERD 患者的主要发病机制。在原发性蠕动(由吞咽引起的蠕动)过程中,LES 松弛 3～10 s 以允许吞咽的食团进入胃内,而 TLESR 并不发生于正常蠕动之后,持续时间也较长,为 10～45 s。在此过程中,LESP 下降至 0 时括约肌即不再具有抗反流作用了。这就解释了正常人的生理性反流及 LESP 正常的 GERD 患者的发病原因。国外文献报道,约 50% 以上的 GERD 属于 TLESR,TLESR 伴发酸反流的发生率达 82%。正常受试者中 40%～50% 的 TLESR 伴胃酸反流,GERD 患者中 TLESR 伴胃酸反流则达 60%～70%。这些都提示了 TLESR 是引起胃食管反流的主要因素。

2.解剖因素

除了 LES 外,这段食管的一些解剖因素无疑也起着抗反流屏障的作用。当腹内压升高时,食管腹段被钳夹呈扁形,从而起到抗反流作用,因此食管腹段越长,此功能则越完善。3 个月以下的婴儿食管腹段很短,所以极易发生胃食管反流;胃食管交角(His 角)为锐角,能使胃黏液在食管口外侧形成一活瓣而抗反流。食管手术及食管裂孔疝可令此角变钝,抗反流作用减弱。另外,膈角在吸气时可主动收缩,起到了食管外括约肌的作用,可加强 LES 的抗反流能力。而食管裂孔疝的形成破坏了外括约肌抗反流机制。因此,这类患儿亦常伴有胃食管反流。

(二)食管清除机制

胃食管反流发生后,如果侵蚀性物质被很快地清除出食管,那么食管黏膜并不会受到损伤。正常情况下,在重力、食管蠕动、唾液及食管内产生的碳酸氢盐的共同作用下,食管通过两个步骤进行酸的清除。第一步容量清除:大部分反流物由于其自身重力和 1～2 次食管蠕动性收缩的联合作用而被迅速清除,但食管黏膜仍为酸性;第二步由吞下的碱性唾液及食管黏膜自身产生的碳酸氢盐缓冲,中和残留在食管壁上的酸性物质。

GERD 与食管这种清除能力的削弱密切相关。在一些 GERD 患儿中常可见食管蠕动振幅降低,继发性蠕动减弱或消失。另外,睡眠中发生的反流尤其容易损伤食管。因为平卧睡眠时,反流物失去了重力的作用因而清除的速度被延缓了;其次,人在睡眠时实际上停止了吞咽和大量分泌唾液,所以,既无原发性蠕动也无充分的唾液可用于中和食管内的酸。

(三)食管黏液屏障

正常的食管黏膜屏障包括三部分:①上皮前屏障,指附着的黏液,含不移动水及碳酸氢根,能对胃蛋白酶起到阻挡作用,也能中和反流物中的 H^+;②上皮屏障,指上皮间紧密排列的多层鳞状上皮细胞,使反流物难以通过;③上皮后屏障,主要指黏膜下丰富的毛细血管及其提供的 HCO_3^-,又称血管屏障。当食管黏膜屏障防御机制不全时,胃酸和胃蛋白酶以及十二指肠反流物——胆酸及胰液刺激食管,损伤黏膜,引起反流性食管炎 Barrett 食管甚至食管腺癌。近来有研究表明,食管黏膜的损伤程度与每一次反流的时间长短密切相关,时间越长损伤程度越深。

(四)其他

1.胃排空功能

目前认为餐后胃排空延迟可使胃内容量增大,胃内压增高,从而刺激胃酸分泌并使 LES 腹内功能区长度缩短,同时可诱发 TLESR 参与 GERD 的发病。文献报道约有 50% 的 GERD 患儿同时伴有胃排空延迟。

2.药物影响

阿司匹林和其他非甾体类抗炎药物(NSAIDS)对黏膜都具有侵蚀性。流行病学研究提示,服用这类药物可引发 GERD。有食管狭窄的患者尤其易感 NSAIDS 引发的食管损伤。而没有食管狭窄的患者,NSAIDS 引发 CERD 的机制尚不明了。

三、临床表现

(一)临床症状

GERD 的临床表现轻重不一,随年龄而不同。新生儿常表现为喷射状呕吐乳汁或奶块;婴幼儿则表现反复呕吐,严重者可导致营养不良和生长发育迟缓;年长儿可自诉反酸或餐后及平卧时有酸性液体反流至口腔。另外,胃灼热是 GERD 的又一主要症状。这是一种位于胸骨后的不适或烧灼样感觉,多起源于上腹部,放射至胸部甚至咽喉部或背部。当反流已引起食管黏膜损伤甚至溃疡时,患者会诉吞咽痛,体检可发现剑突下压痛。

(二)并发症

1.食管炎及其后遗症

这是 GERD 最主要的并发症,它的发生与 LESP 异常及食管廓清能力减弱密切相关。由于反流物不断地刺激食管壁而令其充血水肿,年长儿会感到胸骨下烧灼痛、胸闷饱胀,甚至吞咽困难或疼痛,严重的还可发生呕血、黑便及贫血。如果长期反流,食管黏膜则会发生糜烂、溃疡、纤维组织增生及瘢痕形成等一系列改变,最后食管壁的顺应性下降,导致食管狭窄,患儿逐渐出现吞咽困难。这种情况在成人中的发生率为 8%～20%,在儿童中则很少见。另一并发症是 Barrett 食管,下端食管的鳞状上皮被化生的柱状上皮所代替。除了反流因素外,幽门螺杆菌(H. pylori)的感染也可促进 Barrett 食管的发生。这种较严重的并发症通常发生于中年人和老人,而儿童中相当少见。内镜下见到大段红色和丝绒样质地的柱状上皮从胃食管交界处向上延伸,与临近苍白、光滑的鳞状上皮形成鲜明对比为其特征性内镜表现。Barrett 上皮不引起症状,因此大多数患者仅有 GERD 的基本表现,甚至并无 GERD 症状。但它是胃食管交界处发生腺癌的重要危险因素,发病率较正常人群高 30～50 倍。

2.呼吸道症状

有文献报道,胃食管反流是儿童反复、慢性咳嗽的主要因素之一。另外,反复的呼吸道感染、呛咳、声音嘶哑、屏气,年长儿支气管哮喘发作等都与之有关。国内对哮喘患儿的胃食管反流研究显示,哮喘儿的各项反流指标均高于对照组,其病理性 GER 检出率为 39%。各种原因的哮喘患者都易发生 GER,而 GER 又可诱发或加剧哮喘的发生。在新生儿及婴幼儿中,GERD 极易引起吸入性肺炎,有时甚至导致吸入性窒息、早产儿或婴儿猝死综合征的严重后果。

四、辅助检查

1.24 h 食管下端连续 pH 监测

细小灵活探针的应用,可测定食管末端的 pH,24 h 的 pH 监测被认为是确定 GER 的频率、强度、持续时间及反流与体位的关系、药物和外科治疗效果的敏感试验。

此法作为一种定量测量胃食管反流的方法被认为是诊断胃食管反流的金标准,已经被广泛应用于临床。

2.食管钡餐造影

食管钡餐造影能观察到钡剂自胃反流入食管。

3.食管动力功能检查

食管下端括约肌压力低下,食管蠕动波压力过高。

4.食管内镜检查及黏膜活检

引起食管炎者可有相应的病理改变及其病变程度。

五、护理

(一)护理评估

1.健康史

询问患儿的喂养史、饮食习惯以及生长发育情况。发病以来呕吐的次数、量、呕吐物的性质以及伴随症状。

2.症状、体征

评估患儿有无消化道及消化道以外的症状,黏膜、皮肤弹性,精神状态,测量体重、身长以及皮下脂肪的厚度。

3.社会、心理

了解家长及较大患儿对疾病的认识和焦虑程度。

4.辅助检查

了解血气分析结果,评估有无水、电解质、酸碱失衡情况。了解食管钡餐造影,食管动态 pH 监测等检查结果。

(二)常见护理问题

1.体液不足

体液不足与呕吐、摄入不足有关。

2.营养失调:低于机体需要量

营养失调与呕吐、喂养困难有关。

3.有窒息的危险

窒息与呕吐物吸入有关。

4.合作性问题

上消化道出血。

(三)护理目标

(1)患儿饮食好转,进食后无不适,无呛咳。

(2)营养状态较前改善,无相关并发症发生。

(3)精神好转,喜进食。

(四)护理措施

1.心理护理

护士应真诚地理解、关心、同情并鼓励患儿,认真倾听其主诉、给予心理疏导,减轻焦虑,保持情绪稳定,保证患儿良好的睡眠和足够的休息。耐心细致进行疾病宣教,建立良好的护患关系,使患儿积极配合治疗。必要时遵医嘱给予抗焦虑药物。

2.保持呼吸道通畅

对于 GER 患儿保持呼吸道通畅至关重要,以免造成吸入性肺炎。为了确保对患儿进行的抽吸安全有效,可使用多孔的一次性无菌吸痰管。吸痰时,让患儿取侧卧位或仰卧位头部转向一侧,先清除口腔分泌物或奶,再吸鼻腔,防止患儿喘息或哭闹时吸入奶液,抽吸鼻腔时间要短,每次不能超过 10 s,严格执行无菌操作。

3.喂养指导

患儿年幼,吸吮无力,给予滴管喂养及勺喂,同时静脉补充营养,促进消化和吸收,增进食欲。喂奶前检查奶头大小及奶温是否合适,可将奶瓶内的奶液滴在成人手背上,感到与自己体温相近即可。

喂奶时快慢适宜,使奶液完全充满奶头,防止患儿吸入空气而引起咳嗽或呕吐,向家属交代患儿的饮食应该少量多次,食物内容相对较稠。晚间睡前 4 h 不得进食,强调低脂牛奶,因为脂肪可刺激胰液泌素的分泌,而胰液泌素可削弱促胃液素的作用,从而减低食管下端括约肌的压力,致使肠内容物反流。如对 CER 患儿鼻饲过程应缓慢,以防呕吐。鼻饲量应根据消化能力逐渐增加,喂完后注入 2 mL 温开水,以清洁管道。注意体位,喂奶后应抱直,轻拍背部,让胃内空气逸出,然后采用头抬高 30°半卧位。详细记录出入量及呕吐物的性质,密切观察精神状态、反应及哭声,有无脱水、酸中毒表现,前囟是否饱满或凹陷以及皮肤颜色及肢端温度,发现异常变化及时报告医生。加强巡视,保持呼吸道通畅,防止呕吐物吸入呼吸道引起呛咳、窒息及吸入性肺炎等并发症发生。

另外,增加食物的黏稠度可减少胃食管反流的发生,婴儿饮食由原来的奶粉改为较稠厚的饮食,如配方奶加米糊、米粉,给予少量多餐喂养,要缓慢喂养,耐心细致,每次食后轻拍背部,使其胃内的气体溢出,可减少反流的发生率,可防止因呕吐或反流吸入气管,引起窒息或吸入综合征。同时,应尽量减少影响食道下段括约肌压力的食物,如巧克力、咖啡和可乐等碳酸饮料,限制夜间进食。

4.体位护理

传统上采取俯卧位、上身抬高 30°减少胃液反流,但这种体位有可能增加猝死的危险,临床应用受到限制。采用少量多次进稠饮食可减少胃内容量、减少呕吐、缩短哭闹时间,但不影响反流时间。此外要避免服用抗胆碱能等降低食管下端括约肌压力的药物。据报道,用此法可使婴儿呕吐得到缓解,有利于胃排空进而减少反流的发生。睡觉时避免仰卧和右侧卧位,应抬高床脚 15~20 cm 和垫高上半身约 25 cm,以使卧床时由于重力关系促进食管排空而减轻胃酸对食管的侵蚀。采取餐后直立位或半卧位。目前认为,以前倾俯卧位 30°最佳(包括睡眠时间);或躯干与下肢应大于 90°夹角,年长儿平卧时需将床头抬高 15~20 cm。饮食后尽量减少更改体位,减少移动。按时给患儿服药,不擅自停服,指导家长各种口服药的正确服用法,正确观察大便颜色和量。

5.用药护理

(1)水样便腹泻患儿多为病毒及非侵袭性细菌感染所致,可选用黏膜保护剂或微生态制剂。微生态制剂如活菌制剂,服用时应与口服抗生素至少间隔 1 h。

(2)黏液、脓血便患儿多为侵袭性细菌感染所致,根据粪便培养和药敏结果选用抗菌药物。

6.健康教育

介绍疾病相关知识和各项辅助检查的必要性及注意事项。指导患儿坚持用药 3～6 个月,待症状完全消失后复查胃镜。GER 被证实是儿科常见重要的临床疾病之一。根据解剖生理特点,小儿胃容量小,呈水平位,贲门括约肌发育不全,易松弛,导致反流。因此,小儿 GER 以新生儿期和婴幼儿期的发病率较高。其临床表现除了呕吐、溢奶等反流症状,还可因反流奶汁和胃液导致反应性和反射性的喉痉挛或气管吸入致梗阻性窒息。如果通过对其进行早期观察,监测生命体征,采用合理的喂养方法和体位护理,积极治疗并发症,CER 患儿是可以取得满意疗效的。

(五)出院指导

(1)养成良好的生活、饮食、作息习惯。

(2)少食多餐,细嚼慢咽。避免食用降低 LES 张力和增加胃酸分泌的食物,如碳酸饮料、高脂饮食、巧克力和辛辣食品。

(3)进食后避免立即平卧,将床头抬高 20～30 cm,以促进胃排空,减少反流频率及反流物误吸。睡前 2 h 不再进食。

(4)严格遵医嘱用药,定期门诊复查。

(李密密)

第七节　小儿腹泻

小儿腹泻或称腹泻病,是由多种病原、多种因素引起的,以腹泻为主的一组临床综合征。发病多在 2 岁以下,1 岁以内者占半数,是婴幼儿时期的常见病和死亡原因。

一、病因

(一)易感因素

1.消化系统特点

①小儿消化系统发育不良,胃酸和消化酶分泌较少,不能适应食物和量的较大变化;②生长发育快,所需营养物质较多,消化道负担较重,因此,易发生消化功能紊乱。

2.机体防御功能较差

①胃内酸度低,对进入胃内的细菌杀灭能力减弱;②血液中免疫球蛋白和胃肠道分泌型免疫球蛋白 A(SIgA)均较低,易患肠道感染。

3.人工喂养

人工喂养的食物和食具极易污染,又不能获得母乳中 SIgA 等成分,故肠道感染发生率明显高于母乳喂养儿。

（二）感染因素

1.肠道内感染

①病毒感染以轮状病毒引起的秋冬季小儿腹泻最常见，其次有埃可病毒、柯萨奇病毒等；②细菌感染有致病性大肠埃希菌、侵袭性大肠埃希菌、空肠弯曲菌等；③原虫有梨形鞭毛虫、结肠小袋虫；④真菌以白色念珠菌最常见。

2.肠道外感染

由于发热及病原体的毒素作用可使消化功能紊乱，故患中耳炎、上呼吸道感染、肺炎、肾盂肾炎、皮肤感染等或急性传染病时可伴有腹泻。

（三）非感染因素

1.饮食因素

由于喂养不定时、量过多或过少或食物成分不适宜（如过早喂养大量淀粉类或脂肪类食物，突然改变食物品种或断奶）所致。个别对牛奶过敏或不耐受，喂养后可发生腹泻。

2.气候因素

气候突然变化，腹部受凉使肠蠕动增加；天气过热使消化液分泌减少，而由于口渴又吃奶过多，均易诱发腹泻。

二、发病机制

1.感染性腹泻

病原体及肠毒素侵入肠黏膜后，引起黏膜充血、水肿、炎症细胞浸润、溃疡和渗出等病变，引起胃肠道功能紊乱而致腹泻。

2.非感染性腹泻

当进食过量或食物成分不恰当时，消化过程发生障碍，食物不能充分消化吸收，积滞于小肠上部，使局部酸度减低，肠道下部细菌上移并繁殖，造成消化功能紊乱、肠蠕动增加，引起腹泻。

三、临床表现

不同病因引起的腹泻常具有相似的临床表现，但各有其特点。

（一）腹泻相似的临床表现

1.轻型腹泻

轻型腹泻多为饮食因素或肠道外感染引起。主要是胃肠道症状如食欲缺乏、偶有溢乳或呕吐；大便次数每日可达十余次；每次大便量不多，稀薄或带水，呈黄色或黄绿色，常见白色或黄白色奶块和泡沫，有酸味。大便镜检可见大量脂肪球和少量白细胞。无脱水和全身中毒症状，多在数日内痊愈。

2.重型腹泻

重型腹泻多由肠道内感染所致。起病急，除较重的胃肠道症状外，还有较明显的水和电解质紊乱及发热等全身中毒症状，如烦躁不安、精神萎靡、意识蒙眬。

（1）胃肠道症状：食欲低下，常有呕吐，严重者可吐出咖啡渣样液体。腹泻频繁，每日十余次至数十次。大便呈黄绿色、黄色，量多，呈蛋花汤样或水样，可有少量黏液。大便镜检可见脂肪球及少量白细胞。

(2)水电解质和酸碱平衡紊乱症状。①脱水：由于吐泻丢失体液和摄入量不够，使体液总量尤其是细胞外液量减少，导致不同程度的脱水。又因腹泻时水和电解质两者丧失的比例不同，从而引起体液渗透压的改变，造成等渗性、低渗性或高渗性脱水。②代谢性酸中毒：由于腹泻丢失大量碱性物质，摄入热量不足，体内脂肪的氧化增加，产生酮血症；血容量减少，血液浓缩，组织灌注不良和缺氧，乳酸堆积；肾血流量不足，尿少，酸性产物潴留等。因此，绝大多数患儿都有不同程度的酸中毒，脱水越重，酸中毒也越严重。③低钾血症：由于吐泻丢失大量钾及钾摄入不足，中重度脱水患儿都有不同程度缺钾。但在脱水未纠正前，由于血液浓缩、酸中毒时钾由细胞内向细胞外转移以及尿少而致钾排出量减少等原因，钾总量虽然减少，但血钾多数正常。当输入不含钾的溶液时，随着脱水的纠正、血钾被稀释、酸中毒被纠正和输入的葡萄糖合成糖原，使钾由细胞外向细胞内转移、利尿后钾排出增加以及从大便继续失钾等，血钾迅速下降。一般当血钾低于 3.5 mmol/L 时，即出现不同程度的缺钾症状。④低钙、低镁、低磷血症：腹泻时间长、营养不良或有活动性佝偻病的患儿，当脱水和酸中毒被纠正时，大多有钙、磷缺乏，少数有镁缺乏。低血钙（低血镁）时患儿表现为手足搐搦、惊厥；重症低血磷时出现嗜睡或昏迷，肌肉、心肌收缩无力等，应注意纠正。大多数小儿腹泻缺磷不严重，不需另外补充磷盐即可恢复。

（二）几种类型肠炎的临床特点

1.轮状病毒肠炎

轮状病毒是秋、冬季腹泻的主要病原。多见于 6～24 个月大的婴幼儿，＞4 岁者少见。起病急，常伴有发热和上呼吸道感染症状，无明显中毒症状。大便呈黄色或淡黄色，水样或蛋花汤样，无腥臭味。

2.大肠埃希菌肠炎

大肠埃希菌肠炎多发生在 5～8 月气温较高季节。起病较慢，大便呈蛋花汤样，有腥臭味，有较多黏液。

3.抗生素诱发性肠炎

多见持续用药后肠道菌群失调而继发肠道内耐药的金黄色葡萄球菌、铜绿假单胞菌、变形杆菌和白色念珠菌等大量繁殖引起的肠炎。起病急，多见于体弱、长期应用肾上腺皮质激素和免疫功能低下者。病情严重者可有全身中毒症状和水、电解质紊乱。大便为暗绿色水样，黏液多。

（三）迁延性和慢性腹泻

病程 2 周至 2 个月为迁延性腹泻，超过 2 个月为慢性腹泻。以人工喂养儿多见，与营养不良和急性期未彻底治疗有关。

四、护理评估

1.病史

询问喂养史，患儿腹泻起始时间；有无发热、呕吐、腹胀、腹痛，大便次数、颜色、性状、量等。

2.身心状况评估

生命体征，摄入量及脱水程度，检查肛周皮肤有无发红、破损。

3.辅助检查

了解粪常规、粪致病菌培养等化验结果。

五、治疗原则

1.一般护理

调整饮食。

2.控制感染

病毒性肠炎以饮食疗法和支持疗法为主,无须应用抗菌药物。侵袭性细菌性肠炎均需用抗生素治疗。如为致病性大肠杆菌感染,可选用庆大霉素、氨苄西林、黄连素。

3.纠正水、电解质紊乱

(1)口服补液。

(2)静脉补液:用于中、重度以上脱水或吐泻较重的患儿。

(3)纠正酸中毒:重度酸中毒患儿,应补充碳酸氢钠或乳酸钠溶液。

(4)纠正低钾血症:一般按每日 3～4 mmol/kg 补给,缺钾症状明显者可增至每日 4～6 mmol/kg,轻度脱水时可分次口服,中、重度脱水给予静脉滴入。

(5)纠正低钙或低镁血症:静脉缓注 10% 葡萄糖酸钙或深部肌内注射 25% 硫酸镁。

4.对症治疗

腹胀明显者可用肛管排气或肌注新斯的明。呕吐严重者可针刺足三里、内关或肌注氯丙嗪等。

六、护理诊断

1.腹泻

腹泻与喂养不当、感染导致肠道功能紊乱有关。

2.体液不足

体液不足与腹泻、呕吐丢失过多及摄入量不足有关。

3.体温过高

体温过高与肠道感染有关。

4.皮肤完整性受损

皮肤完整性受损与腹泻次数增多、粪便刺激臀部皮肤有关。

七、护理措施

(一)防止感染传播

按肠道传染病隔离,护理患儿前后要认真洗手,防止交叉感染。

(二)调整饮食

根据病情,合理安排饮食,减轻胃肠道负担。在补充累积损失阶段可暂禁食 4～6 h(母乳喂养者除外),腹泻次数减少后,给予流质或半流质饮食,如粥、面条等,少量多餐。随着病情稳定和好转,逐渐过渡到正常饮食。双糖酶缺乏者不宜用蔗糖,并暂停乳类。

(三)严密观察病情

1.监测体温变化

体温过高应擦干汗液,多喝水,枕冰袋等物理降温,做好口腔及皮肤护理。

2.观察脱水程度

观察患儿的精神、皮肤弹性、尿量、前囟、眼眶有无凹陷等临床表现,估计脱水程度,同时要观察经过补液后脱水症状是否改善。

3.观察低血钾、酸中毒表现

当发现患儿全身乏力、吃奶无力、肌张力低下、反应迟钝、恶心呕吐、腹胀及听诊肠鸣音减弱或消失,心音低钝,心电图显示 T 波平坦或倒置、U 波明显、ST 段下移和(或)心律失常,提示有低血钾存在,应及时补充钾盐。当患儿出现呼吸深快、口唇樱红、血 pH 及 CO_2CP 下降时,应及时报告医师及使用碱性药物纠正。

4.观察腹泻情况

大便次数、性状、量,并准确记录 24 h 出入量。

(四)臀部护理

尿布勤更换,每次便后用温水洗净臀部擦干,局部涂 5% 鞣酸软膏,避免使用不透气材质的尿布,防止尿布皮炎。

(五)健康教育

1.指导合理喂养

宣传母乳喂养,按时逐渐添加辅食,切忌几种辅食同时添加,防止偏食及饮食结构突然改动。食具应定时煮沸消毒。

2.注意气候变化

防止受凉或过热,冬天注意保暖。

(王婷婷)

第八节　小儿急性上呼吸道感染

急性上呼吸道感染简称上感,是指由病毒或细菌等病原体感染所致的以侵犯鼻、鼻咽部为主的急性炎症,是小儿时期最常见的疾病。全年均可发病,以冬、春季节发病率为高。病原体90%以上为病毒,主要是呼吸道合胞病毒、流感病毒、副流感病毒、腺病毒、鼻病毒和柯萨奇病毒等。病原体亦可为细菌如 A 组 β 型溶血性链球菌、肺炎链球菌、流感嗜血杆菌等。上呼吸道的解剖和免疫特点使得小儿时期易发生本病,营养不良、过度疲劳、气候突变、护理不当等是本病的诱发因素。婴幼儿可继发中耳炎、喉炎、颈淋巴结炎、咽后壁脓肿、支气管炎、肺炎和败血症等。年长儿童若患链球菌性咽峡炎可引起急性肾炎和风湿热等自身免疫性疾病。

一、临床表现

本病症状轻重不一。与年龄、病原体和机体抵抗力不同有关。一般年长儿症状较轻,婴幼儿则较重。

1.轻症

主要是鼻咽部症状,表现为鼻塞、喷嚏、流涕、流泪、轻咳、咽部不适等,可在 3～4 d 内自然痊愈。

2.重症

起病急,体温可高达 39 ℃～40 ℃,精神不振、头痛、食欲缺乏、咳嗽,可伴有呕吐、腹泻、烦躁甚至高热惊厥等症状。

检查可见咽部充血,扁桃体肿大,其表面可见滤泡或脓性分泌物,颌下淋巴结肿大、触痛,肺部呼吸音正常或粗糙。

3.实验室检查

病毒感染时白细胞计数正常或偏低,淋巴细胞相对增高;而细菌感染时,白细胞计数及中性粒细胞增高。

二、护理评估

1.病史

询问起病情况和起病前有无受凉、淋雨或接触过上呼吸道感染者以及患儿平素体质。

2.身心状况

检查有无鼻、咽、喉部卡他症状,有无鼻、咽部的充血水肿、扁桃体肿大和脓性渗出物、颌下淋巴结肿大和压痛等;有无精神不振、食欲缺乏、呕吐、腹泻和脱水等表现。

3.辅助检查

及时了解血常规检查结果。

4.排除其他疾病的可能性

许多疾病早期均可表现为上呼吸道炎,如麻疹、流行性脑膜炎、伤寒、脊髓炎等,应密切观察病情,了解当地的流行病学资料,予以排除。

三、治疗原则

1.一般治疗

充分休息,多饮水,呼吸道隔离,预防并发症。

2.对症治疗

发热者予以降温,鼻塞严重者予以 0.5%麻黄碱 1～2 滴滴鼻,咳嗽频繁者给予止咳化痰药,烦躁不安、惊厥者给予镇静止惊药等。

3.抗病毒药物

常用的有:双嘧达莫(潘生丁)3～5 mg/(kg·d)口服;利巴韦林(病毒唑)10 mg/(kg·d)肌内注射或稀释后静滴;亦可用双黄连粉针剂 60 mg/(kg·d)加入 5%葡萄糖液中静滴。

4.抗生素类药物

只用于明确为细菌性感染者,常用药物有复方磺胺甲恶唑、青霉素,疗程为 3～5 d。若既往有风湿热、慢性肾炎病史或明确为溶血性链球菌感染者,青霉素疗程应为 10～14 d。

四、护理诊断

1.体温过高

体温过高与病毒和(或)细菌感染有关。

2.舒适的改变

舒适的改变与感染发热所致的鼻咽部充血肿胀、咽喉疼痛、全身不适和头痛有关。

3.有体液不足的危险

体液不足与高热而致呼吸加快、消化功能受抑制及退热后出汗等使体液丧失过多有关。

五、护理措施

1.高热护理

高热患儿应卧床休息,密切观察患儿的体温、心率、呼吸的变化,给予高热量、高维生素、易消化的流质或半流质饮食,鼓励患儿多饮水。体温超过 39 ℃时需进行物理降温,如给予温水擦浴、头部冷敷、4 ℃冷生理盐水灌肠等。必要时给予药物(如安乃近滴鼻、复方阿司匹林口服、复方柴胡注射液肌内注射等)降温。退热时患儿常大量出汗,应及时补充液体,并擦身更换衣服;发热患儿唾液分泌减少,机体抵抗力下降,易致口腔黏膜损害、口腔感染,应做好口腔护理。

2.缓解躯体不适

保持环境安静,有寒战时注意保暖,鼻塞时给予 0.5%麻黄碱滴鼻,流涕者给予氯苯那敏口服,头痛者给予解热镇静药如复方阿司匹林口服。

3.保持水、电解质平衡

给患儿多饮水,水分丧失过多时适当静脉补充液体。

(王婷婷)

第九节 小儿肺炎

肺炎是由各种不同病原(细菌、病毒、真菌、支原体)及其因素(如吸入羊水、胎粪、或动、植物油类以及过敏等)所致的肺部炎症。本病是常见的儿科疾病,也是小儿死亡的主要原因。多为上感和支气管炎蔓延所致。病原体为细菌和病毒。细菌主要以肺炎链球菌、金黄色葡萄球菌、溶血性链球菌、B 型流感杆菌、大肠埃希菌和副大肠埃希菌等较常见。病毒以腺病毒、呼吸道合胞病毒、流感病毒和副流感病毒为多见。

一、发病机制

病原体多由呼吸道侵入,沿支气管扩散引起肺组织充血、水肿、炎症浸润,肺泡内充满渗出物,呼吸膜增厚,导致通气与换气功能障碍,主要表现为低氧血症,严重者亦可出现高碳酸血症。通气不足引起 PaO_2 降低及 $PaCO_2$ 增高,换气障碍引起 PaO_2 和 SaO_2 降低而致低氧血症,严重时出现发绀。为代偿缺氧,患儿呼吸及心率增快,为增加呼吸深度,呼吸辅助肌参与活动而出现鼻翼扇动和三凹征。

严重的低氧血症可致需氧代谢发生障碍,酸性代谢产物增加而致代谢性酸中毒,同时由于二氧化碳潴留而引起呼吸性酸中毒,若不及时纠正,可产生呼吸衰竭。缺氧、二氧化碳潴留还可引起消化系统、循环系统以及中枢神经系统等的一系列表现。

二、临床表现

(一)轻症

1.一般症状

体温升高可达39℃~40 ℃,热型不定。新生儿、早产儿及体弱儿发热不明显或体温低于正常。常伴有食欲减退、烦躁,婴儿可出现呛奶、呕吐、腹泻等症状。

2.呼吸系统症状

咳嗽,早期为刺激性干咳,以后咳嗽有痰,新生儿、早产儿则表现为口吐白沫。气促,常于发热、咳嗽后出现呼吸增快,呼吸频率可达 40~80 次/分。

3.体征

可见唇周发绀、鼻翼扇动及三凹征。肺部听诊早期不明显或呼吸音粗糙,以后可听到较固定的中细湿啰音,叩诊可正常。若病灶融合扩大,则出现相应的肺实变体征。

(二)重症

呼吸系统症状加重,甚至出现呼吸衰竭,其他系统亦受累,全身中毒症状明显。

1.循环系统

可出现心肌炎表现,如面色苍白、心动过速、心音低钝、心律失常,心电图示 ST 段下移和 T 波低平、倒置。心力衰竭时表现有:①心率突然增快达 180 次/分以上;②呼吸突然加快,大于 60 次/分;③突然极度烦躁不安,明显发绀,面色苍白或发灰,指(趾)甲微血管充盈时间延长;④心音低钝,出现奔马律,颈静脉怒张;⑤肝迅速增大;⑥尿少或无尿,颜面眼睑或下肢水肿。若出现前 5 项,即可诊断为心力衰竭。

2.神经系统

轻度缺氧时出现烦躁或嗜睡,严重者出现昏迷、惊厥、呼吸不规则、瞳孔对光反射迟钝或消失,可有脑膜刺激征。

3.消化系统

常有食欲缺乏、呕吐、腹泻及腹胀等。重者可发生消化道出血及中毒性肠麻痹。

(三)辅助检查

X 线检查双肺可见小斑片状阴影,可伴有肺气肿或肺不张。外周血白细胞总数在病毒感染时多正常或降低,细菌感染时,白细胞总数及中性粒细胞增高,并有核左移,胞浆中可见中毒颗粒。鼻咽、气管分泌物或血液病原学检查可查出病原体。

三、并发症

1.脓胸

病变常累及一侧胸膜,表现为高热不退,呼吸困难加重,患侧呼吸运动受限,语颤减弱,叩诊浊音,听诊呼吸音减弱或消失。积液多时,纵隔向对侧移位。

2.脓气胸

脓气胸表现为病情突然加重,咳嗽剧烈,烦躁不安,呼吸困难,面色青紫。叩诊在积液上方呈鼓音,下方呈浊音,呼吸音减低或消失。若有支气管膜瘘,裂口处形成活瓣,空气只进不出,易形成张力性气胸。

3.肺大疱

小者可无症状,大者可引起急性呼吸困难。

四、护理评估

1.病史

需询问母亲在妊娠时是否感染麻疹及有无结核病史。产后新生儿是否患有呼吸窘迫综合征和先天性心脏病。婴幼儿应询问近期是否有上呼吸道感染或暴露于易感环境中,评估其身高、体重等生长发育状况。

2. 身心状况

患儿体温是否增高,呼吸、心率是否增快,是否有鼻翼扇动、三凹征,有无咳嗽,肺部有无啰音,有无恶心、呕吐、腹泻及腹胀,有无烦躁不安或嗜睡甚至昏迷等。重症患儿应用监护仪持续监护其生命体征。

3. 辅助检查

及时了解 X 线、白细胞、鼻咽及气管分泌物病原学检查结果。

五、治疗原则

积极控制炎症,改善通气功能,防止并发症。

1. 病原治疗

按不同病原体选择药物。抗生素使用原则:①据病原菌选用敏感药物;②早期治疗;③联合用药;④选用渗入下呼吸道浓度高的药物;⑤足量、足疗程,用药至体温正常后 5～7 d,重症宜采用静脉途径给药。抗病毒治疗目前无特效药物,临床常用的药物为:①利巴韦林(病毒唑),每日 10 mg/kg,肌内注射或静脉滴注,对呼吸道合胞病毒、腺病毒均有效;②干扰素,能激活巨噬细胞和 NK 细胞,抑制病毒在细胞内的复制,采用雾化吸入,疗程为 3～5 d,对病毒性肺炎有一定疗效。

2. 对症治疗

给氧,祛痰,解除支气管平滑肌痉挛,纠正水、电解质失衡,补钾及皮下注射新斯的明以解除腹胀,防治休克及心力衰竭等。

3. 并发症的治疗

对并发脓胸或脓气胸者,及时抽脓抽气,必要时行胸腔闭式引流。肺大疱可随炎症控制而消失。

4. 其他

给予血浆或白蛋白等营养支持,肺部理疗以促进炎症消散,中医治疗等。

六、护理诊断

1. 低效性呼吸形态

低效性呼吸形态与呼吸道分泌物增多,支气管黏膜充血、水肿有关。

2. 体温过高

体温过高与感染有关。

3. 有营养失调的可能(低于机体需要量)

营养失调与代谢增快及食欲缺乏、呕吐、腹泻有关。

4. 有发生心力衰竭的危险

心力衰竭与低氧血症及细菌毒素引起心肌炎有关。

5. 有脑水肿及呼吸衰竭的可能

脑水肿及呼吸衰竭与缺氧和二氧化碳潴留有关。

6. 有发生腹胀的可能

腹胀与缺氧、二氧化碳潴留及细菌毒素引起肠麻痹有关。

7.有发生脓胸、脓气胸及肺大疱等并发症的可能

脓胸、脓气胸及肺大疱与细菌侵袭力过强或机体免疫力过弱有关。

8.知识缺乏

家长缺乏护理本病患儿的知识。

七、护理措施

1.改善低效性呼吸形态的护理

密切观察生命体征,保持患儿安静,急性期卧床休息,避免烟尘及刺激性气体;取头肩抬高位或半卧位并经常变换体位,以利痰液排出;氧气治疗时应选择适用于患儿的给氧方法,高浓度给氧可用暖箱,再加面罩或头罩;低浓度给氧则用鼻导管。给氧的浓度视其需要而定,一般为40%～50%。

使用氧气头罩应注意氧气不要直接吹在脸上,注意头罩不要摩擦到婴儿的颈部、颏部或肩膀;清除呼吸道分泌物;痰液黏稠时给予超声雾化吸入,每日2～3次、每次5～15 min,雾化后及时吸出痰液;每日早、晚护理前轻拍背部3～5 min,以促进排痰;密切观察患儿的呼吸、心率、面色及神志变化;有呼吸衰竭征象时,及时行气管插管人工机械通气。

2.给予降温护理

保持室内空气流通,室温保持在18℃～22℃,相对湿度为60%,每日开窗通风换气2～3次;正确及时给予抗生素;高热时给予物理或药物降温,出汗多时及时擦浴、更换衣服及床单;密切观察体温变化及高热惊厥征象,随时准备好抢救实施。做好口腔护理,每日1～2次。

3.补充水分和营养

鼓励患儿多饮水,必要时经静脉补充液体(婴儿液体摄入量应达到120～150 mL/(kg·d));胃纳差者,少量多餐给高热量(婴儿热量的摄入应达到418 kJ/(kg·d))、高蛋白及高维生素的清淡饮食;食品种类以患儿喜吃为主,并注意色、香、味;避免产气食物及不易消化的油炸食品,必要时经静脉补充营养物质如乳化脂肪、氨基酸及血浆等。

4.预防发生心力衰竭

保持病室及患儿安静,尽量减少干扰及不必要的刺激,对烦躁不安者给予镇静药,避免加重心脏负担,输液速度控制在5 mL/(kg·h);密切观察病情,一旦发现心力衰竭征象,及时与医生联系,给予有效处理。

5.观察、防止脑水肿

密切观察患儿的意识、瞳孔及呼吸节律,及时纠正缺氧及二氧化碳潴留。

6.观察、处理腹部合并症

注意检查腹部体征,若出现腹胀,应查找原因并针对性进行处理。对于低钾引起的腹胀应给予10%的氯化钾口服或加入葡萄糖液中静脉缓滴;肠胀气明显者行肛管排气,必要时肌内注射新斯的明。

7.严格无菌操作,防止逆行感染

对胸腔闭式引流者,在严格无菌技术操作下,每日更换水封瓶,观察并记录排出物颜色、量及性质,保持引流装置的密闭性。

8.卫生宣教

对患儿家长进行肺炎护理知识教育,向家长介绍患儿的饮食、休息、体位、个人卫生、服药及接受检查的配合方法,介绍观察病情(如体温、呼吸、脉搏、神志、缺氧及病情变化等)的方法及恢复期患儿的生活安排等。

(王婷婷)

第十节　小儿急性支气管炎

一、概述

急性支气管炎是一种由病毒、细菌或支原体引起的急性气管、支气管的感染性疾病;是支气管黏膜的炎症,大多继发于上呼吸道感染,或为某些传染病的早期表现之一。

二、病因

病原体为病毒或细菌,或为混合感染。凡可引起上呼吸道感染的病原体都可引起支气管炎。在病毒感染基础上,致病性细菌可引起继发性细菌感染。营养不良、维生素 D 缺乏病、变态反应、鼻炎、鼻窦炎等都是本病诱发因素。

三、临床表现

以咳嗽为主,初为干咳,逐渐有痰,一般无发热。婴幼儿的全身症状较重,多有发热,也可有呕吐、腹泻等。肺部可闻及干啰音或不固定的粗、中湿啰音,无明显呼吸困难。

四、辅助检查

1.实验室检查

病毒感染者血常规示白细胞计数正常或偏低,淋巴细胞相对增多,C 反应蛋白正常。病毒分离及血清学检查可明确病原体。

细菌感染者血白细胞可增高,中性粒细胞增高,血 C 反应蛋白升高,痰细菌培养可发现致病菌。

2.特殊检查

X 线检查可正常或有肺纹理增强或粗乱或肺门阴影增深。喘息性支气管炎的胸部 X 线片可见不同程度的梗阻性肺气肿,1/3 患儿有散在的小实变影、但无大片实变阴影。

五、护理

(一)护理评估

1.健康史

有无慢性鼻窦炎或免疫功能失调等病史,近期有无急性上呼吸道感染史;有无气候变化、空气污染等发病因素。

2.症状、体征

有无发热、咳嗽,是否咳痰,痰液的性状和量;有无气促和发绀,肺部呼吸音是否粗糙,有无呼气性呼吸困难、鼻翼扇动及吸气性三凹征等,是否发绀;是否伴呕吐、腹泻等消化道症状。

3.社会、心理状态评估

患儿及家长的心理状态,对疾病的了解情况、家庭环境及经济状况等。

(二)常见的护理问题

1.体温过高

体温过高与病毒或细菌感染有关。

2.清理呼吸道无效

清理呼吸道无效与痰液黏稠不易咳出有关。

3.舒适度改变

舒适度改变与支气管炎症有关。

(三)护理目标

(1)患儿体温稳定。

(2)患儿咳嗽症状减轻,痰液减少。

(3)无其他并发症发生。

(四)护理措施

1.常规护理

(1)保持病室空气新鲜,室温为 18 ℃～22 ℃,相对湿度为 55%～65%,定时开窗通风,以减少炎症对支气管黏膜不良反应的刺激,有利于排痰。

(2)患儿取半卧位或舒适的体位,指导家长经常为患儿更换体位、轻拍背部;指导并鼓励患儿有效咳嗽,有利于痰液排出。

(3)给予雾化吸入,以湿化气管,稀释痰液。雾化后协助排痰,必要时用吸引器及时清除痰液,保持呼吸道通畅。

(4)遵医嘱给予抗生素、化痰止咳、平喘药,注意观察用药后的反应。

(5)喘息性支气管炎患儿,主要观察有无缺氧症状,必要时给予氧气吸入。或遵医嘱在雾化液中加平喘药物,如爱喘乐,定时做雾化吸入,减轻喘息症状。

2.维持正常体温

(1)体温超过 38.5 ℃时给予物理降温如冷敷、冰敷、温水浴等;或遵医嘱给予药物降温,防止惊厥的发生。

(2)观察退热效果,及时更换汗湿衣服,避免受凉,并注意保暖。

(3)给予高热量、高蛋白、丰富维生素、易消化饮食。注意多饮水。

(4)保持口腔清洁,增进食欲。婴幼儿可在进食后喂适量温开水;年长儿应在晨后、餐后、睡前漱洗口腔,以清洁口腔。

3.咳嗽可口服小儿止咳糖浆

口服止咳糖浆的注意事项如下。

(1)对症选择:引起咳嗽吐痰的原因很多,对此在使用止咳祛痰糖浆时应先查清咳嗽咳痰的原因,区别咳嗽的性质,然后有针对性选服止咳祛痰糖浆。一般对频繁的干咳,或痰液不多的刺激性咳嗽,可选用以止咳为主的糖浆。对于痰多的咳嗽不能单用止咳糖浆,以免止住了咳,而痰排不出来滞留在呼吸道内,引起或加重感染,对这类咳嗽应选用以祛痰为主的止咳祛痰糖浆。

(2)不要超量过量给患儿服用糖浆,以免出现毒副反应。如过量服用含咳平或咳必清等药物的糖浆,可引起头晕、口干、恶心、腹泻;过量服用含必嗽平类糖浆。可出现胃部不适、恶心、血清转氨酶升高;过量给患儿服用含非那根类糖浆,常可引起口、鼻、喉发干、腹痛腹泻、呕吐、嗜睡、眩晕,严重者可发生惊厥等。

（3）注意卫生:糖浆液含糖量较高,其所含的糖多为蔗糖。一旦糖浆液被打开,就失去了密闭的无菌环境,如使用和保存不当,就十分容易被污染。所以,在服用糖浆时,切忌把糖浆瓶口直接与嘴接触,否则容易因瓶口粘上细菌而使糖浆液污染变质。

4.健康教育

（1）向家长讲解疾病的病因、临床特点、治疗和护理知识。

（2）指导家长适当开展户外活动和体格锻炼,增强抵抗力。

（3）指导家长根据天气变化增减衣物,避免受凉或过热。

（4）避免到人多的公共场所,防止交叉感染。

（5）教育小儿养成良好的卫生习惯。

（6）加强营养,积极防治贫血、营养不良、维生素 D 缺乏病。按时预防接种。

（李密密）

第十一节　小儿支气管哮喘

支气管哮喘简称哮喘,是由嗜酸性粒细胞、肥大细胞和 T 淋巴细胞等炎性细胞参与的气道慢性炎症,使易感者对各种激发因子具有气道高反应性。气道高反应性是哮喘的基本特征,气管慢性（变应性）炎症是哮喘的基本病变,可引起气道缩窄,表现为反复发作的喘息、呼吸困难、胸闷或咳嗽等症状。

一、病因

哮喘的病因复杂,是一种多基因遗传病,其中过敏体质（特发反应性体质,ATOPY）与本病关系密切,多数患儿以往有婴儿湿疹、过敏性鼻炎、食物或药物过敏史,不少患儿有家族史。但是,哮喘的形成和反复发病往往又是环境因素,如:接触或吸入螨螳螂、霉菌、皮毛、花粉等过敏原或呼吸道感染和寒冷刺激等综合作用的结果。

二、临床表现

婴幼儿哮喘多为呼吸道病毒感染诱发,起病较缓慢,年长儿大多在接触过敏原后发作,呈急性过程。哮喘发作常在清晨或夜间较重,一般可自行缓解或用平喘药后缓解。

1.症状

哮喘发作时常先为刺激性干咳,有时咳大量白黏痰,伴以呼气性呼吸困难和哮鸣音,出现烦躁不安或被迫坐位,咳喘剧烈时还可出现腹痛。

2.体格检查

发作时胸廓饱满,呈吸气状,叩诊过度反响,听诊全肺遍布哮鸣音,重症病儿呼吸困难加剧时,呼吸音可明显减弱,哮鸣音也随之消失。发作间期可无任何症状和体征,有些在用力时可听到哮鸣音。病久反复发作者,可出现桶状胸,常伴营养障碍和生长发育落后。

3.哮喘持续状态

如哮喘急剧严重发作，经合理应用拟交感神经药物仍不能在 24 h 内缓解者，称作哮喘持续状态，属急危重症，应积极抢救，否则可因呼吸衰竭而死亡。

三、辅助检查

(1)外周血嗜酸粒细胞增多($> 300 \times 10^6/L$)。

(2)X 线检查可见肺过度充气，透明度增高，肺纹理可能增多；并发支气管肺炎或肺不张时，可见沿支气管分布的小片状阴影。

(3)肺功能测定显示残气容量增加或伴换气流率和潮气量降低。每天检测呼吸峰流速值(PEF)及其一天的变异率，是判断亚临床型哮喘的良好指标。

(4)用可疑的抗原做皮肤试验有助于明确过敏原，皮肤挑刺法的结果较为可靠。

四、治疗

哮喘的治疗原则为去除病因、控制发作和预防复发。应根据病情轻重、病程阶段因人而异地选择适当的防治方案。

(一)去除病因

应避免接触过敏原，积极治疗和清除感染病灶，去除各种诱发因素。

(二)控制发作

主要是解痉和抗炎治疗。

1.拟肾上腺类药物

(1)沙丁胺醇(舒喘灵)：0.5%舒喘灵溶液，每次 0.01～0.03 mL/kg，最大量 1 mL，用 2～3 mL 生理盐水稀释，每 4～6 h 雾化吸入。其气雾剂每喷一下可吸入 100 μg，每次 1～2 喷，每日 3～4 次。

(2)特布他林(喘康速、舒喘宁)：如博利康尼片剂，每片 2.5 mg。1～2 岁每次 1/4～1/3 片；3～5 岁每次 1/3～2/3 片；6～14 岁，每次 2/3～1 片；每日 3 次。也可用博利康尼雾化液雾化吸入。

(3)其他：如美喘清、氨哮素等。该类药物最好选用吸入方式，但要避免过量应用。连续使用 β₂ 受体激动药可产生耐药，但停药 1～2 周可完全恢复。

2.茶碱类药物

小儿剂量为每次 4～5 mg/kg；缓释茶碱，每次 8～10 mg/kg，12 h 1 次。氨茶碱的有效浓度与中毒浓度很接近，应做血浓度检测，最佳血药浓度为 10～15 μg/mL。

3.抗胆碱药物

异丙阿托品气雾剂每次 1～2 片，每日 3～4 次。

4.肾上腺皮质激素

尽可能采用吸入疗法，如吸入普米克都保干粉剂或气雾剂等。应严格掌握口服用药的适应证：一般只用于重症或持续发作，或其他平喘药物难以控制的反复发作患者。需长期用药者，应将维持量改为每日或隔日清晨顿服。

5.抗生素

疑有细菌感染时宜同时选用适当的抗生素。

(三)哮喘持续状态的处理

1.吸氧

氧气浓度以 40% 为宜,相当于 4~5 L/min,使 PaO_2 保持在 9.3~12.0 kPa(70~90 mmHg)。

2.补液、纠正酸中毒

可用 1/5 张的含钠液纠正脱水;用碳酸氢钠纠正酸中毒,改善 β 受体对儿茶酚胺的反应性。

3.糖皮质激素类静脉滴注

应早期、较大剂量应用。氢化可的松每次 5~10 mg/kg,每 6 h 静脉滴注 1 次;地塞米松每次 0.25~0.75 mg/kg,起效较前者慢。

4.支气管扩张药

(1)沙丁胺醇雾化剂吸入,每 1~2 h 吸入 1 次。

(2)氨茶碱静脉滴注,每次 4~5 mg/kg,30 min 滴完。

(3)如上述治疗无效者,可给予沙丁胺醇静脉注射,学龄前儿童每次 5 μg/kg,学龄前期小儿用量减半。

5.异丙肾上腺素

以上治疗无效或无药可用时,可试用异丙肾上腺素以每分钟 0.1 μg/kg 静脉滴注,每15~20 min 加倍,直到 PaO_2 的通气功能改善或心率达每分钟 180~200 次时停用,症状好转后可维持用药 24 h 左右,剂量不变。

6.镇静药

可用水合氯醛灌肠,慎用或禁用其他镇静药。

五、护理

(一)缓解呼吸困难

(1)给患儿取坐位或半坐位,鼓励患儿缓慢地深呼吸。

(2)呼吸困难者给予鼻导管或面罩吸氧,注意湿化后给氧,氧浓度以 40% 为宜,定时进行血气分析,及时调整氧流量,保持 PaO_2 为 9.3~12.0 kPa(70~90 mmHg)。

(3)遵医嘱给予支气管扩张药和肾上腺皮质激素,并评价其效果和不良反应。

(4)监测生命体征,注意呼吸困难的表现及病情变化。若出现意识障碍、呼吸衰竭等,及时给予机械通气治疗。

(二)保持呼吸道通畅

(1)保持室内空气清新及温、湿度适宜。

(2)鼓励患儿多饮水,以降低分泌物的黏稠度,防止痰栓形成。

(3)给予患儿雾化吸入、胸部叩击、震颤等,以促进分泌物的排出,病情许可的情况下给予体位引流;对痰多而无力咳出者,应及时吸痰。

(4)如有感染,遵医嘱给予抗生素治疗。

(三)密切观察病情变化

当患儿出现烦躁不安、发绀、大汗淋漓、气喘加剧、心率加快、血压下降、呼吸音减弱、肝脏在短时间内急剧增大等情况时,应立即通知医生并积极配合抢救。

(四)心理护理

哮喘发作时守护并安抚患儿,鼓励患儿解除思想负担,树立治疗疾病的信心。向患儿家长解释哮喘的诱因、治疗过程及预后,指导家长以积极的态度去应对疾病发作,充分调动家长和患儿自我护理、预防复发的主观能动性。

六、健康指导

1.学会呼吸运动

指导患儿学会呼吸运动以强化横隔呼吸肌。在执行呼吸运动前,应先清除呼吸道分泌物。

(1)腹部呼吸运动:①平躺,双手平放在身体两侧,膝弯曲,脚平放地板;②用鼻连续吸气并放松上腹部,但胸部不扩张;③缩紧双唇,慢慢吐气,直到吐完;④重复以上动作 10 次。

(2)向前弯曲运动:①坐在椅上,背伸直,头向前向下低至膝部,使腹肌收缩;②慢慢上升躯干并由鼻吸气,扩张上腹部;③胸部保持直立不动,由口将气慢慢吹出。

(3)胸部扩张运动:①坐在椅上,将手掌放在左右两侧的最下肋骨上;②吸气,扩张下肋骨,然后由口吐气,收缩上胸部和下肋骨;③用手掌下压肋骨,可将肺底部的空气排出。重复以上动作 10 次。

2.介绍有关防护知识

(1)指导家长及患儿确认哮喘发作的诱因,避免接触可能的过敏原,去除各种诱发因素。此外,还应预防上呼吸道感染,避免疲劳过度、淋雨、受凉或精神方面的刺激,以防止哮喘发作。

(2)使家长及患儿能辨认哮喘发作的早期征象、症状及了解适当的处理方法。

(3)提供出院后使用药物的资料,如药名、剂量、用法、疗效及不良反应等。

(4)指导家长和患儿选用长期预防及快速缓解的药物,并做到正确安全的用药。

(5)及时就医,以控制哮喘严重发作。

（刘东胜）

第十二节　小儿病毒性心肌炎

一、概述

病毒性心肌炎是有病毒侵犯心脏所致的、以心肌炎性病变为主的疾病,有时可伴有心包或心内膜炎症病变。儿童期的发病率尚不确切,其临床表现轻重不一,大多数预后良好,但少数可发生心力衰竭、心源性休克,甚至猝死。

二、病因

近年来动物实验及临床观察表明,可引起心肌炎的病毒有柯萨奇病毒(乙组和甲组)、埃克病毒、脊髓灰质炎病毒、腮腺病毒、传染性肝病毒、流感和副流感病毒、麻疹病毒、单纯疱疹病毒及流行性腮腺炎病毒等。

三、临床表现

1.症状

临床表现轻重不一,取决于年龄和感染的急性或慢性过程。预后良好,部分患者有起病隐匮,有乏力、活动受限、心悸、胸痛症状,少数重症患者可发生心力衰竭并发严重心律失常、心源性休克,甚至猝死。少部分患者呈慢性进程,演变为扩张性心肌病。新生儿患病时病情进展快,常见高热、反应低下、呼吸困难和发绀,常有神经、肝脏和肺的并发症。

前驱症状:发病前1～3周内有上呼吸道感染、腹泻、呕吐、腹痛、发热等前驱症状。随后出现面色苍白、乏力、多汗、厌食、胸闷、恶心、呕吐、上腹部不适;症状严重时可有水肿、气促、活动受限。突发心力衰竭、肺水肿、严重心律失常、心源性休克、心脑综合征。多数患儿病前有轻重不等的呼吸系统和胃肠道前驱症状,临床表现轻重程度与年龄和感染的急慢性呈相关性。某些感染性疾病,如麻疹、腮腺炎等,可呈现出特异的临床表现。

心脏受累表现:轻型患儿一般无自觉症状,心电图可见期前收缩或 T 波降低等改变。心肌受累明显时,患儿常诉心前区不适、胸闷、心悸、头晕及乏力等。心脏有轻度扩大,伴心动过速、心音低钝及奔马律。

心电图多表现为频发期前收缩、阵发性心动过速或二度以上房室传导阻滞,可导致心力衰竭和晕厥等。重症患儿可突然发生心源性休克,表现为烦躁不安、面色灰白、四肢湿冷和末梢发绀等,可在数小时或数日内死亡。如反复发作心力衰竭,则心脏明显扩大,可并发严重心律失常或栓塞等,预后很差,在数天内死亡。

2.体征

心脏有轻度扩大,伴心动过速、心音低钝及奔马律,可导致心力衰竭及晕厥等。反复心力衰竭者,心脏明显扩大,肺部出现湿啰音及肝、脾大,呼吸急促和发绀,重症患者可突然发生心源性休克,脉搏细弱,血压下降。

(1)急性期:症状明显而多变,病程多在 6 个月以内。

(2)恢复期:临床症状与心电图改变等逐渐好转,但尚未治愈,病程一般在 6 个月以上。

(3)迁延期:临床症状反复出现,心电图与 X 线改变迁延不愈,实验室检查有病情活动表现,病程在 1 年以上。

(4)慢性期:进行性心脏增大或反复心力衰竭,病程在 1 年以上。

四、辅助检查

1.心电图

心电图可见严重心律失常,T 波降低或 ST-T 段的改变。

2.心肌血生化指标

血清肌酸磷酸激酶(CPK)在早期多增高,其中以来自心肌的同工酶(CK-MB)为主。血清乳酸脱氢酶(SLDH)同工酶增高在心肌炎早期诊断有提示意义。近年来通过随访观察发现心肌钙蛋白的变化对心肌炎诊断的特异性更强。

3.血常规及血沉

急性期白细胞总数轻度增高。以中性粒细胞为主,部分病例血沉轻度或中度增快。

4.PCR

在疾病早期可通过 PCR 技术检测出病毒核酸。

5.超声心动图检查

超声心动图检查可显示心房、心室的扩大,心室收缩功能受损程度,探查有无心包积液以及瓣膜功能。

6.病毒学检查

疾病早期可从咽拭子、咽冲洗液、粪便、血液中分离出病毒,但需要结合血清抗体测定才更有意义。恢复期血清抗体滴度比急性期有 4 倍以上增高。病程早期血中特异性 IgM 抗体滴度在 1：128 以上,利用聚合酶链反应或病毒核酸探针原位杂交自血液或心肌组织中查到病毒核酸可作为某一型病毒存在的依据。

7.X 线检查

轻型病例心影属正常范围,伴心力衰竭或反复迁延不愈心脏均明显扩大,可合并心包积液。心搏大多减弱,可伴有肺淤血或肺水肿,有时可见胸腔积液。

8.放射性核素心肌灌注现象检查

放射性核素心肌灌注现象检查具有重要诊断价值。

五、护理

(一)护理评估

1.健康史

询问健康状况,既往有无反复胸前不适,询问及评估患儿生长发育情况,评估发病前有无感冒、剧烈运动等情况。

2.症状、体征

心慌、胸闷、气短、乏力、胸前区疼痛等症状。

3.社会、心理评估

患儿及家长的心理状态,对疾病的了解程度,家庭环境及经济状等。

4.辅助检查

查看心肌酶、心电图、胸片等结果。

(二)常见护理问题

1.活动无耐力

活动无耐力与心肌收缩力下降,组织供氧不足有关。

2.潜在并发症

心律失常、心力衰竭、心源性休克。

(三)护理目标

(1)患儿自述胸闷、乏力气短等症状好转。

(2)无并发症发生。

(四)护理措施

1.休息

(1)急性期卧床休息至热退后 3～4 周,以后根据心功能恢复情况逐渐增加活动量。

(2)恢复期限制活动量,一般不少于 6 个月。

(3)有心功能不全者或心脏扩大者应绝对卧床休息半年至一年。

(4)创造良好的休息环境,合理安排患儿的休息时间,保证患儿的睡眠时间。

2.药物治疗

(1)对于仍处于病毒血症阶段的早期患者,可选用抗病毒治疗,但效果不确定。

(2)改善心肌营养:1,6-磷酸果糖改善心肌能量代谢,促进受损细胞的修复,常用剂量为

100～250 mg/kg,静脉滴注,疗程为 10～14 d。同时可选用大剂量维生素 C、泛醌(CoQ$_{10}$)、维生素 E 和复合维生素 B;中药生脉饮、黄芪口服液等。

(3)大剂量丙种球蛋白:通过免疫调节作用减轻心肌细胞损害,剂量 2 g/kg,2～3 d 内静脉滴注。

(4)糖皮质激素:通常不主张使用。对重型患者合并心源性休克、致死性心律失常(Ⅲ度房室传导阻滞、室性心动过速)、心肌活检证实慢性自身免疫性心肌炎症反应者应足量、早期应用,可用氢化可的松 10 mg/(kg·d)。

(5)抗心力衰竭治疗:可根据病情联合应用利尿剂、洋地黄血管活性药物,应特别注意用洋地黄时饱和量应较常规剂量减少,并注意补充氯化钾,以避免洋地黄中毒。

(6)心源性休克治疗:注意血压、脉搏、尿量、面色等变化,一旦出现心源性休克,立即取平卧位,配合医生给予大剂量维生素 C 或肾上腺皮质激素治疗。

3.健康教育

(1)对患儿及家长介绍本病的治疗过程和预后,减少患儿和家长的焦虑和恐惧心理。

(2)强调休息对心肌炎恢复的重要性,使其能自觉配合治疗。

(3)告诉他们预防呼吸道感染和消化道感染的常识,疾病流行期间尽量避免去公共场所。

(4)带抗心律失常药物出院的患儿,应让患儿家长了解药物的名称、剂量、用药方法及其不良反应。

(5)嘱患儿出院后定期到门诊复查。

(五)出院指导

(1)注意休息,避免劳累。

(2)加强锻炼,增强体质。

(3)预防呼吸道感染,少去公共场所。

(4)带抗心律失常药物出院的患儿,应让患儿家长了解药物的名称、剂量、用药方法及不良反应。

(5)嘱患儿出院后定期到门诊复查,一旦发病及时就诊治疗。

(李密密)

第十三节 小儿化脓性脑膜炎

一、概述

化脓性脑膜炎是由各种化脓性细菌引起的脑膜炎症,部分患者病变累及脑实质。本病是小儿、尤其是婴幼儿时期常见的中枢神经系统感染性疾病。

临床上以急性发热、惊厥、意识障碍、颅内压增高和脑膜刺激征及脑脊液脓性改变为特征。随着脑膜炎球菌及流感嗜血杆菌疫苗、肺炎球菌疫苗的接种和对本病诊断治疗水平不断提高,本病发病率和病死率明显下降。

二、病因

许多化脓性细菌都能引起本病,但 2/3 以上患儿是由脑膜炎球菌、肺炎链球菌和流感嗜血杆菌 3 种细菌引起。2 个月以下幼婴和新生儿以及原发性或免疫缺陷病者,易发生肠道革兰阴性杆菌和金黄色葡萄球菌脑膜炎,前者以大肠埃希菌最多见,其次如变形杆菌、铜绿假单胞菌或产气杆菌等。与国外不同,我国较少发生 B 组 β 溶血性链球菌颅内感染。由脑膜炎球菌引起的脑膜炎呈流行性。此外,化脓性脑膜炎的发病还与机体免疫状态有关,原因包括:①小儿免疫功能低下,血-脑脊液屏障差;②新生儿的皮肤、脐部或胃肠道黏膜屏障功能差,病原菌易自此侵入血液;③长期使用肾上腺皮质激素、免疫抑制剂或免疫缺陷病等导致机体免疫功能低下。

三、临床表现

(1)感染中毒及急性脑功能障碍症状,包括发热、烦躁不安和进行性加重的意识障碍。随病情加重,患儿逐渐从精神萎靡、嗜睡、昏睡、昏迷到深度昏迷。约 30% 的患儿有反复的全身或局限性惊厥发作。脑膜炎双球菌感染常有淤点、淤斑和休克。

(2)颅内压增高表现,包括头痛、呕吐,婴儿则有前囟饱满与张力增高、头围增大等。合并脑疝时,则有呼吸不规则,突然意识障碍加重及瞳孔不等大等体征。

(3)脑膜刺激征,以颈项强直最常见,其他如 Kernig 征和 Brudzinski 征阳性。

(4)年龄小于 3 个月的幼婴和新生儿化脓性脑膜炎表现多不典型,主要差异有:①体温可高可低或不发热,甚至体温不升;②颅内压增高表现可不明显,幼婴不会诉头痛,可能仅有吐奶、尖叫或颅缝分离;③惊厥可不典型,如仅见面部、肢体局灶或多灶性抽动、局部或全身性肌阵挛,或呈眨眼、呼吸不规则、屏气等各种不显性发作;④脑膜刺激征不明显,与婴儿肌肉不发达,肌力弱和反应低下有关。

(5)严重患儿可并发硬膜下积液、脑积水、脑室管膜炎、脑性低钠血症,脑神经受累可致耳聋、失明等,脑实质病变可产生继发性癫痫、智力障碍等。

四、辅助检查

1.脑脊液检查

典型病例表现为压力增高,外观混浊似米汤样。白细胞总数显著增多,$\geq 1\ 000 \times 10^6/L$,但有 20% 的病例可能在 $250 \times 10^6/L$ 以下,分类以中性粒细胞为主。糖含量常有明显降低,蛋白含量显著增高。

2.其他

(1)血培养:对所有疑似化脓性脑膜炎的病例均应做血培养,以帮助寻找致病菌。

(2)皮肤淤点、淤斑涂片:是发现脑膜炎双球菌重要而简便的方法。

(3)外周血象:白细胞总数大多明显增高,以中性粒细胞为主。但在感染严重或不规则治疗者,有可能出现白细胞总数减少。

(4)血清降钙素原:可能是鉴别无菌性脑膜炎和细菌性脑膜炎的特异和敏感的检测指标之一,血清降钙素原 $>0.5\ ng/mL$ 提示细菌感染。

(5)神经影像学:头颅 MRI 较 CT 更能清晰地反映脑实质病变,在病程中重复检查能发现并发症,指导干预措施的实施。增强显影虽非常规检查,但能显示脑膜强化等炎症改变。

五、并发症

1.硬脑膜下积液

30%～60%的化脓性脑膜炎并发硬脑膜下积液,本症主要发生在 1 岁以下婴儿。凡经化脓性脑膜炎有效治疗 48～72 h 后脑脊液有好转,但体温不退或体温下降后再升高;或一般症状好转后又出现意识障碍、惊厥、前囟隆起或颅压增高等症状,首先应怀疑本症的可能性。头颅透光检查和 CT 扫描可协助诊断,但最后确诊仍有赖于硬膜下穿刺放出积液,同时也达到治疗目的。积液应送常规和细菌学检查,与硬膜下积脓鉴别。正常婴儿硬脑膜下积液量不超过 2 mL,蛋白定量小于 0.4 g/L。

2.脑室管膜炎

主要发生在治疗被延误的婴儿。患儿在有效抗生素治疗下发热不退,惊厥、意识障碍不改善,进行性加重的颈项强直甚至角弓反张,脑脊液始终无法正常化,以及 CT 见脑室扩大时,需考虑本症,确诊需依赖侧脑室穿刺,取脑室内脑脊液显示异常。

3.抗利尿激素异常分泌综合征

炎症刺激神经垂体致抗利尿激素过量分泌,引起低钠血症和血浆低渗透压,可能加剧脑水肿,致惊厥和意识障碍加重,或直接因低钠血症引起惊厥发作。

4.脑积水

发生脑积水后,患儿出现烦躁不安、嗜睡、呕吐、惊厥发作,头颅进行性增大,颅缝分离,前囟扩大饱满、头颅破壶音和头皮静脉扩张。

至疾病晚期,持续的颅内高压使大脑皮质退行性萎缩,患儿出现进行性智力减退和其他神经功能倒退。

5.各种神经功能障碍

由于炎症波及耳蜗迷路,10%～30%的患儿并发神经性耳聋。其他如智力低下、脑性瘫痪、癫痫、视力障碍和行为异常等。

六、护理

(一)护理评估

1.健康史

询问患儿发病前有无呼吸道、胃肠道或皮肤等感染史,新生儿有无脐带感染史及出生时的感染史。

2.症状、体征

评估患儿生命体征(尤其是体温及呼吸状况),意识障碍及颅内高压程度,有无躯体受伤的危险因素。

有并发症者,注意评估有无头痛、呕吐、发热不退、小婴儿前囟、颅缝等。

3.社会、心理评估

患儿及家长对疾病的了解程度,有无焦虑、恐惧,家长文化程度等。

4.辅助检查

注意评估治疗前后患儿脑脊液的细胞数、分类、生化、培养等的变化,注意周围血象改变、CT 检查结果等。

（二）护理问题

1.体温过高

体温过高与细菌感染有关。

2.合作性问题

颅内高压症。

3.营养失调:低于机体需要量

营养失调与摄入不足,机体消耗增多有关。

4.有受伤的危险

受伤与抽搐或意识障碍有关。

5.家长的恐惧或焦虑

家长的恐惧或焦虑与疾病重、预后不良有关。

（三）护理目标

(1)患儿体温正常和颅内压恢复正常。

(2)患儿在住院期间得到及时护理,无受伤情况发生。

(3)患儿能得到充足的营养,满足机体的需求。

(4)患儿家长能用正确的态度对待疾病,主动配合各项治疗和护理。

（四）护理措施

1.高热的护理

保持病室安静、空气新鲜,绝对卧床休息。每 4 h 测体温 1 次,并观察热型及伴随症状。鼓励患儿多饮水,必要时静脉补液。出汗后及时更衣,注意保暖。

体温超过 38 ℃时,及时给予物理降温;如超过 39 ℃,按医嘱及时给予药物降温,以减少大脑氧的消耗,防止高热惊厥。记录降温效果。

2.饮食护理

保证足够热力摄入,按患儿热量需要制定饮食计划,给予高热量、清淡、易消化的流质或半流质饮食。

少量多餐,防呕吐发生,注意食物的调配,增加患儿食欲。频繁呕吐不能进食者,应注意观察呕吐情况并静脉输液,维持水、电解质平衡。偶有吞咽障碍者,应及早鼻饲,以防窒息。监测患儿每日热卡摄入量,及时给予适当调整。

3.体位

给予舒适的卧位,颅内高压者抬高头部 15°～30°,保持中位线,避免扭曲颈部。有脑疝发生时,应选择平卧位。呕吐时须将头侧向一边,防止窒息。

4.加强基础护理

做好口腔护理,呕吐后帮助患儿漱口,保持口腔清洁,及时清除呕吐物,减少不良刺激。做好皮肤护理,及时清除大小便,保持臀部干燥,必要时使用气垫等抗压力器材,预防压疮的发生。

5.病情观察

(1)监测生命体征,密切观察病情,注意精神状态、意识、瞳孔、前囟等变化。若患儿出现意识障碍、前囟紧张、躁动不安、频繁呕吐、四肢肌张力增高等,提示有脑水肿、颅内压升高的可能。若呼吸节律不规则、瞳孔忽大忽小或两侧不等大、对光反应迟钝、血压升高,应注意脑疝及呼吸衰竭的存在。

(2)并发症的观察：如患儿在治疗中发热不退或退而复升，前囟饱满、颅缝裂开、呕吐不止、频繁惊厥，应考虑有无并发症存在。可做颅骨透照法、头颅超声波检查、头颅 CT 扫描检查等，以便早确诊，及时处理。

6.用药护理

了解各种药物的使用要求及不良反应。如静脉用药的配伍禁忌：青霉素应现配现用，防止破坏，影响疗效；注意观察氯霉素的骨髓抑制作用，定期做血常规检查；甘露醇需快速输注，避免药物渗出血管外，如有渗出需及时处理，可用 50％硫酸镁湿敷；除甘露醇外，其他液体静脉输注速度不宜太快，以免加重脑水肿；保护好静脉，有计划地选择静脉，保证输液通畅；记录 24 h 出入液量。

7.心理护理

对患儿及家长给予安慰、关心和爱护，使其接受疾病的事实，鼓励战胜疾病的信心。根据患儿及家长的接受程度，介绍病情、治疗、护理的目的与方法，以取得患儿及家长的信任，使其主动配合。

8.其他

(1)注意患儿安全，烦躁不安或惊厥时防坠床及舌咬伤。

(2)协助患儿进行洗漱、进食、大小便及个人卫生等生活护理。

9.健康教育

(1)根据患儿家长的接受程度介绍病情和治疗、护理方法，使其主动配合，并鼓励患儿和家长共同参与制定护理计划。关心家长，爱护患儿，鼓励其战胜疾病，以取得患儿和家长的信任。

(2)在治疗过程中提供相应的护理知识，如吞咽不良、使用鼻饲者，注意鼻饲后的正确卧位，鼻饲后避免立即翻身和剧烈运动；小婴儿要耐心喂养，给予喂养知识及饮食指导；向患儿及家长解释腰穿后需去枕平卧、禁食 2 h 的意义，以取得患儿和家长的合作；注意保暖，预防感冒；减少陪护，预防交叉感染，以期尽早康复。

(3)对有并发症患儿，向患儿和家长解释原因，在处理过程中需要患儿和家长配合的都应一一说明，以取得患儿和家长的配合。

(五)出院指导

(1)饮食：应根据患儿不同年龄给予饮食指导，给予高热量、富含维生素、易消化饮食，并注意饮食的调配，增加食欲。

(2)注意劳逸结合，根据天气变化及时增减衣服，预防感冒。搞好环境卫生，室内经常开窗通风，充分利用日光。

注意个人卫生。小儿尽量少去拥挤的公共场所。流行性脑膜炎流行期间避免大型集会，减少人员流动，外出戴口罩，不去疫区。

(3)有后遗症者，应给予相应的功能训练和康复指导。肢体瘫痪者应每日做各关节的康复活动，鼓励患儿主动运动，加强锻炼。恢复期宜做按摩、理疗、体疗、运动功能锻炼等康复治疗。有失语者宜进行语言训练。有癫痫者应指导患儿按时有规律地服药，注意安全，避免过度劳累和情绪激动，定期复查。

(六)护理评价

患儿体温是否维持正常范围；意识、精神状态是否恢复；惊厥发作时有无外伤、误吸情况；

所需能量、水分及其他营养物质是否得到满足;体重是否维持在正常范围;患儿家长是否能正确对待疾病,焦虑心情是否得到改善,对有后遗症的患儿是否掌握康复护理的方法。

(李密密)

第十四节　小儿再生障碍性贫血

一、概述

再生障碍性贫血简称再障,是一组由多种病因所致的骨髓造血功能衰竭性综合征。临床常表现为贫血、出血、反复感染、全血细胞降低。分为重型再障和非重型再障。

二、病因

1.原发性

(1)再障患儿染色体上脆性位点增多,有与白血病相仿的脆性位点表达,有断裂及其他染色体畸变现象。

(2)再障患儿的骨髓细胞对外界理化因素造成 DNA 损伤的修复能力低下。这些可能是导致患儿干细胞对有害理化因素、病毒感染和体内免疫负调控等存在易损性的内在基础。因此,在接触某些药物(如氯霉素)、毒物(苯、砷等)、物理射线以及病毒感染后发病,或在此基础上再促发体内免疫负调控机制,而导致干细胞生长进一步受到抑制。

(3)再障患儿常有人类白细胞抗原(HLA)Ⅱ类抗原基因的连锁遗传倾向,如儿童再障中HLA-Ⅱ抗原中 DPW3 显著增高,家族中常有造血祖细胞增殖活力明显低下者,均提示患儿骨髓的"脆弱性"有遗传基础。

2.继发性

药物及化学因素、物理因素、感染因素、遗传因素、其他等。

(1)药物及化学因素:已有几十种药物引起再障的报道,但其中以氯霉素为最多,药物引起再障机理可能由于:①毒性反应,这与剂量大小有关,多数可逆;②个体特敏性,其与药物剂量相关性差,常不可逆,接触化学因素如苯、油漆、汽油、农药等也与再障发生有关。

(2)物理因素:各种电离辐射。

(3)感染因素:急、慢性感染,包括细菌(伤寒等)、病毒(肝炎、EBV、CMV、B19 等病毒)、寄生虫(疟原虫等)。

(4)遗传因素:如 Fanconi 贫血、纯红再障等,再障亦可见于双胎。

(5)其他:阵发性睡眠性血红蛋白尿,骨髓增生异常综合征等。

三、临床表现

1.急性再障

儿童多见,起病急,进展迅速,进行性贫血,伴有显著出血(内脏出血)、严重感染等。

2.慢性再障

起病缓慢,以贫血为首起和主要表现,出血较轻,感染少而轻。

四、并发症

重症和病情进展迅速者常并发缺血缺氧和心功能不全表现。并发严重感染和内脏出血，尤其是颅内出血常危及小儿生命。

若反复输血可致含铁血黄素沉着症，导致重要脏器功能损害。可并发心功能不全，营养缺乏，生长障碍等。

五、辅助检查

(1)血常规：三系细胞减少，呈正细胞、正色素性贫血，网织红细胞＜1％；白细胞总数大都降低，但也有正常者，此时常出现淋巴细胞相对值增高。

(2)骨髓象：急性型者为增生低下或重度低下，慢性型者多呈增生不良，可见灶性增生，巨核细胞明显减少，非造血细胞增多，骨髓小粒中淋巴细胞加非造血细胞常＞50％，骨髓增生程度可分类如下。

1)增生极度减低型，多部位骨髓未发现或仅见少许造血细胞，多为网状细胞、浆细胞、组织嗜碱性粒细胞、淋巴细胞及脂肪细胞。

2)增生减退型，多部位或部分骨髓原始或幼稚细胞缺如，仅见少量造血细胞，以成熟型为主，非造血细胞增多。

3)增生(正常)型，骨髓增生正常，巨核细胞数减少，非造血细胞增多。

4)增生活跃型，红系或粒系较正常多见，原始及幼稚细胞也可见，巨核细胞少见，非造血细胞不多见，该型应除外溶血性贫血，儿童再障以后两型多见。

(3)血清铁，镁，锌测定：血铁，镁，锌升高。

(4)血清 EPO，游离红细胞原卟啉(FEP)，HbF 慢性型 EPO，FEP 和 HbF 增加。

(5)Ts 淋巴细胞功能异常，急性型 T，B 淋巴细胞严重受累，NK 细胞及 CD4/CD8 比值明显低于慢性型，慢性型主要累及 B 淋巴细胞。

(6)造血干细胞培养，CFU-E，GM-CFU 均减少，胸片可见心脏扩大；B 超无肝、脾、淋巴结肿大；颅内出血时，应做脑 CT 检查。

六、护理

(一)评估

1.健康史

询问患儿的家族史、健康史，有无感染、放射物质接触史等。

2.症状体征

患儿有无皮肤黏膜出血征象，精神状态等。

3.社会、心理评估

患儿及家长的心理状态，对疾病的了解程度，家庭环境及经济状况。

(二)常见护理问题

1.活动无耐力

活动无耐力与贫血致组织器官缺氧有关。

2.潜在并发症

休克，颅内出血等。

3.体温过高

体温过高与感染有关。

4.恐惧

恐惧与严重出血有关。

5.焦虑

焦虑与病情、预后不良有关。

(三)护理目标

(1)患儿倦怠乏力有所减轻,活动耐力逐渐增强。

(2)患儿未发生并发症或并发症得到及时正确处理。

(3)患儿体温逐渐恢复正常。

(4)患儿及家长的焦虑、恐惧心理逐渐减轻。

(四)护理措施

1.贫血的护理

(1)在急性期,患者严格卧床休息。在病情稳定后可适当活动。

(2)加强营养:宜选择高蛋白、富含维生素、易消化的食品。高热或消化道出血患者应选择无渣半流或流质饮食,如稀饭、面条等。消化道大出血时应禁食。

(3)必要时给予氧气吸入。

(4)遵医嘱输红细胞制剂。

2.预防出血的护理

(1)将患儿置于单人房间,保持病室环境的安静、整洁、舒适,让患儿得到充分休息,减少活动,避免情绪波动。

(2)忌食辛辣、刺激性、过敏性以及粗硬食物,保护口腔黏膜,用软刷或棉球刷牙,不用牙签剔牙,避免牙龈受损,引起出血。

(3)勿用手指挖外耳道、鼻孔,以免皮肤黏膜受损出血。

(4)避免损伤性的操作及检查,尽量口服用药,减少肌内注射;进行各项穿刺后延长压迫时间(5~10 min);避免损伤性检查如胃镜、肠镜、测肛温、灌肠、导尿等,以免刺破黏膜。

(5)发生大出血时,应迅速准备好抢救物品及器械,尽快找到出血部位进行压迫止血,并通知医生,及时进行抢救。

3.出血的护理

(1)口、鼻腔黏膜出血,局部压迫止血,必要时给予填塞止血。

(2)遵医嘱用止血药或输注血小板,观察用药效果。

(3)记录出血量、颜色。

(4)监测呼吸、脉搏、血压,观察患儿的精神状态、神志等。

(5)注意安全,防止损伤出血。

4.发热的护理

(1)监测体温变化,观察热型。

(2)高热时遵医嘱予以物理或药物降温,观察降温效果。

(3)保持皮肤的清洁干燥,及时更换汗湿的衣被。

(4)保证液体的摄入。

5.控制感染

(1)因患儿长期应用皮质激素、免疫抑制药,抵抗力差,易发生感染。每4～6 h测量体温1次,及时发现感染征象,如出现低热、咽痛、咳嗽等,立即报告医生。

(2)保持病室的空气清新,每日上、下午各通风换气1次,每次15～30 min,用紫外线照射病室作空气消毒,每次照射70 min。限制探视,防止交叉感染。

(3)白细胞总数低于1.0×10^9/L时需进行保护性隔离或进层流室。

(4)加强口腔护理,餐前及晚上就寝前用0.1%呋喃西林或生理盐水交替漱口。加强皮肤护理,做到勤擦浴、勤换衣,注意保暖,有条件的最好每日沐浴1次。加强外阴及肛周护理,每日用温水清洗两次,特别是大便后要洗净肛周,用1∶5 000高锰酸钾浴液坐浴,以预防感染。

(5)感染所致发热(39 ℃)时,采用物理降温,如头部及大血管的体表部位敷冰袋、冰生理盐水灌肠、温水擦浴等。禁用酒精擦浴。或遵医嘱给予药物降温。注意观察降温效果。鼓励患儿多饮水,一方面以补充机体所需,另一方面稀释体内毒素,以利排出。

6.心理护理

主动和患儿沟通,使患儿维持正向的自我概念。长期服用激素会造成患儿身体外形的改变,如满月脸、水牛背、毛发增多、体重增加,使患儿难以面对父母及周围小朋友,自感悲伤,责任护士应主动在治疗前先解释药物的不良反应,利用时间和患儿讲故事、听音乐、做游戏,主动关心体贴患儿,使患儿对护士产生信任感,配合治疗。由于病程长,反复发病,患儿易产生焦急情绪,应适当鼓励患儿,以增强其战胜疾病的信心。

7.健康教育

(1)讲解药物的应用及不良反应的观察。

(2)指导出血、感染的防治措施。

(3)注意休息,避免劳累,根据天气适当增减衣物,以免受凉。

(4)加强营养,促进身体恢复。

(5)定期复查(1～2周)血常规,发现病情变化,随时就诊。

(五)评价

(1)患儿家长是否对疾病有一定的了解。

(2)患儿出现出血、发热时能否采取正确的止血、降温方法。

(李密密)

第十五节　小儿急疹

小儿急疹,又称婴儿玫瑰疹,是人类疱疹病毒6型导致的婴幼儿期发疹性热病,特点是持续高热3～5 d,热退后疹出。

一、病因

病原体为人类疱疹病毒6型,病毒颗粒呈球形,直径为200 mm。其核衣壳为162个壳微粒组成的立体对称20面体,其内是由双股DNA组成的核心,核衣壳外有一层脂蛋白包膜。

无症状的成人患者是本病的传染源,经呼吸道飞沫传播。胎儿可通过胎盘从母体得到抗体,出生后 4 个月时抗体阳性率为 25％,11 个月为 76％,5 岁时为 90％,17 岁时达 98％。本病多见于 6～18 个月的小儿,3 岁以后少见,春、秋雨季发病较多,无男女性别差异。

二、临床表现

潜伏期为 7～14 d,平均为 10 d。临床特点是突然起病,病初即有高热,体温达 39 ℃～40 ℃,持续 3～5 d 而骤降,热退后疹出。

发热期间食欲、精神尚好,咽峡部充血,偶有前囟膨隆,可出现高热、惊厥。热退后 9～12 h 内出疹,皮损呈红色斑疹或斑丘疹,主要散布在躯干、颈部及上肢,皮疹间有 3～5 mm 空隙,偶尔在皮疹周围可见晕圈。几小时内皮疹开始消退,一般在 2～3 d 内消失,无色素沉着及脱屑。在流行时,少数病例亦可无皮疹出现。

起病第 1 天白细胞计数增加,中性粒细胞占优势,第 2 天以后白细胞数明显下降,淋巴细胞相对增高,可达 90％。

三、治疗

无特殊治疗,高热时应给予足够水分,酌情给予解热镇静药。可服用清热解毒的中成药。

四、护理

(一)发热的护理

(1)监测体温变化,每 2～4 h 测体温 1 次,高热时进行物理或药物降温,以免发生高热惊厥;有高热惊厥史者,可遵医嘱预防性应用镇静药物;指导患儿多饮水,保证充足水分摄入;进食营养丰富、易消化的食物;做好口腔护理。

(2)保持室内安静、温湿度适宜,减少声、光刺激。密切观察患儿病情,如出现异常兴奋、烦躁等惊厥先兆时,及时通知医生并配合抢救。

(二)皮肤护理

保持床铺清洁,减少局部摩擦刺激;衣着宽松舒适,出汗后及时擦干汗液,更换衣被,防止受凉;保持皮肤清洁。

五、健康指导

向患儿及家长讲解疾病的有关知识,指导家长进行发热护理、皮肤护理及病情观察。防止继发感染,预防惊厥发生。

(刘东胜)

第十六节　小儿惊厥

惊厥是小儿时期常见的急症之一,表现为突然发生的意识丧失,两眼上翻,面肌或四肢肌肉的强直性、阵挛性或强直性－阵挛性抽搐还可表现为全身性或局限性抽搐,发作时间由数秒至数分钟。有的于惊厥后出现疲乏、嗜睡。

一、病因

可分为感染性与非感染性两大类。

(一)感染性

1.颅内感染

细菌、病毒、原虫、寄生虫引起的脑膜炎、脑炎、脑膜脑炎、脑脓肿等。

2.颅外感染

①高热惊厥;②中毒性脑病:中毒性菌痢、伤寒、重症肺炎、败血症等引起;③其他:破伤风、Reye 综合征等。

(二)非感染性

1.颅内疾病

①癫痫;②颅内占位性疾病:肿瘤、囊肿、血肿等;③颅脑损伤:产伤、缺血缺氧性脑病、颅内出血等;④颅脑畸形:脑血管畸形、脑积水、脑发育不良等。

2.颅外疾病

①维生素缺乏:维生素 B_6 缺乏及依赖症、维生素 B_1 缺乏症、维生素 D 缺乏性手足搐搦症等。②水、电解质紊乱:低血钙、低血镁、低血钠、高血钠、低血糖等。③脑缺氧缺血:心、肺、肾功能紊乱引起缺氧、缺血、高血压脑病。④各种中毒:药物(中枢兴奋药、氨茶碱、阿托品、抗组胺类药、异烟肼等);植物(毒蕈、白果、桃仁、苦杏仁、发芽马铃薯、蓖麻子等);农药(1605、1059、敌敌畏、敌百虫、乐果、666、DDT 等);杀鼠药(磷化锌、安妥);其他(一氧化碳、煤油、汽油等)。⑤先天性代谢性疾病:苯丙酮尿症、脂质累积症、半乳糖血症等。

二、临床表现

意识突然丧失,同时急骤发生全身性或局部性、强直性或阵挛性面部、四肢肌肉抽搐,多伴有双眼上翻、凝视或斜视。由于喉痉挛、气管不畅,可有屏气甚至青紫。部分小儿大小便失禁。发作时间可由数秒至数分钟,严重者反复多次发作,甚至呈持续状态。惊厥止后多入睡。新生儿可表现为轻微的局部性抽搐,如凝视、眼球偏斜、眼睑颤动、面肌抽搐、呼吸不规则等。由于幅度轻微,易被忽视。

三、实验室及其他检查

必要的化验和检查根据需要选择进行。①血、尿、便常规;②血生化检查:血糖、血钙、血钠、血镁、血尿素氮、肌酐等;③脑脊液检查;④其他检查:眼底检查、脑电图、头颅 X 线片、脑 CT、磁共振成像(MRI)等。

四、治疗

(1)及时有效控制惊厥,防止窒息和惊厥性脑损伤。

(2)病因治疗:尽快找出原发病因,及时治疗。

(3)对症处理:如氧气吸入、药物治疗、降温、降颅压等。

(4)促进脑细胞的修复治疗。

五、观察要点

(1)惊厥发作时,观察惊厥患儿抽搐的时间和部位,有无其他伴随症状。

（2）观察病情变化尤其随时观察呼吸、面色、脉搏、血压、心音、心率、瞳孔大小、对光反射等重要的生命体征，发现异常及时通报医生，以便采取紧急抢救措施。

（3）观察体温变化，如有高热，及时做好物理降温；及药物降温，如体温正常，应注意保暖。

六、护理要点

（一）常规护理

1.体位

将患儿平放于床上，取头侧位。保持安静，治疗操作应尽量集中进行，动作轻柔敏捷，禁止一切不必要的刺激。

2.保持呼吸道通畅

头侧向一边，及时清除呼吸道分泌物。有发绀者供给氧气，窒息时施行人工呼吸。

3.控制高热

物理降温可用温水或冷水毛巾湿敷额头部，每 5～10 min 更换 1 次，必要时用冰袋放在额部或枕部。

4.注意安全，预防损伤

清理好周围物品，防止坠床和碰伤。

5.协助做好各项检查，及时明确病因

根据病情需要，于惊厥停止后，配合医生作血糖、血钙或腰椎穿刺、血气分析及血电解质等针对性检查。

6.加强皮肤护理

保持皮肤清洁干燥，衣、被、床单的清洁、干燥、平整，以防皮肤感染及压疮的发生。

7.心理护理

关心体贴患儿，处置操作熟练、准确，以取得患儿信任，消除其恐惧心理。说服患儿及家长主动配合各项检查及治疗，使诊疗工作顺利进行。

（二）专科护理

1.用药护理

（1）观察止惊药物的疗效。

（2）使用地西泮、苯巴比妥钠等止惊药物时，注意观察患儿呼吸及血压的变化。

2.预见性观察

若惊厥持续时间长、频繁发作，应警惕有无脑水肿、颅内压增高的表现。若收缩压升高、脉率减慢、呼吸节律慢而不规则，则提示颅内压增高。如未及时处理，可进一步发生脑疝，表现为瞳孔不等大、对光反射消失、昏迷加重、呼吸节律不整甚至骤停。

（刘　辉）

第十五章　手术室护理

第一节　胃大部切除手术护理

一、胃大部切除手术进展

根据胃癌发展所处的阶段分为早期和进展期胃癌。早期胃癌指胃癌仅限于黏膜或黏膜下层,不论病灶大小和是否有淋巴结转移。进展期胃癌包括中晚期胃癌,癌组织侵入胃壁肌层为中期胃癌,癌组织侵入浆膜下层向外浸润至临近脏器或有转移者为晚期胃癌。对于进展期胃癌,目前的治疗主要是手术治疗,辅以化疗、放疗及免疫治疗等综合治疗,以提高治疗效果。胃癌外科手术治疗分为根治性手术和姑息性手术两类。

二、手术室护理

(一)术前准备

1.患者准备

(1)术前转运:按择期手术安排表上信息,核对患者信息和术前准备情况,提前1 h将患者接入术前准备室。

(2)交接核对:病房护士护送手术患者到手术室,与巡回护士做好交接。巡回护士核对患者的住院号、床号、姓名、年龄、诊断、手术名称、手术部位,确认患者手腕带信息、手术安排表和病历资料一致,并逐项核查术前准备项目完善情况,签名记录。

(3)术前评估:通过交谈和病历,了解患者的病情、麻醉和手术方式,评估神志、呼吸、循环、社会心理、皮肤等各个系统情况,查看影像学、胃肠镜实验室检查的结果和血压控制的情况。

(4)皮肤准备:胃大部切除手术备皮范围包括上起乳头连线、下至耻骨联合,两侧至腋后线,术前一天清洁皮肤,沐浴更衣,注意脐部的皮肤清洁,必要时用松节油清洁脐部污垢。

(5)术前用药:常规用20♯留置针建立外周静脉通路,遵医嘱使用麻醉前用药和术前抗生素,并观察用药后患者的反应。

(6)心理支持:手术前应正确评估患者的心理状态,向患者介绍自己、手术室环境、麻醉方式及手术相关的注意事项,帮助患者了解手术、麻醉相关知识。当患者担心疾病预后,情绪焦虑,护士应对患者和家属加强心理支持,增强对手术及疾病预后的信心,以缓解焦虑情绪。保持术前环境安静整洁,播放轻柔背景音乐,并做好保暖,注意保护患者隐私。保持患者情绪稳定、舒适安全。

2.物品准备

(1)手术室设备准备:检查手术间层流系统的运行情况,确保层流系统处于工作状态。检查手术间设施,如手术床、器械台、器械托盘、X线观片灯、脚踏凳、挂钟等,处于备用状态。检查手术室无影灯、高频电刀、中心吸引等仪器设备,必要时备超声刀、能量平台,接通电源,检查设备功能处于完好备用状态。

(2)手术器械及用物准备:剖腹器械包、胃手术包、荷包钳、一次性管腔吻合器、直线切割闭合器及钉仓、深部拉钩等;电刀、吸引皮管、薄膜、敷贴、收集袋、慕丝线、碘伏小棉球、切口保护器、进口缝线等。

(3)铺无菌台:手术前刷手护士将无菌手术包置于器械台中间,打开无菌手术包,将手术中用到的无菌物品打开,用无菌持物钳钳入无菌台上。刷手护士在手术开始前 15~30 min 进行外科洗手、穿无菌手术衣、戴无菌手套、整理无菌器械台。刷手护士与巡回护士共同清点器械、敷料、缝针等手术用物,并记录在手术护理记录单上。

3.手术间准备

胃大部切除手术选择标准洁净手术间。手术开始前 1 h 开启净化空调系统,将手术室内温度控制在 21 ℃~25 ℃,湿度控制在 30%~60%。

(二)手术护理

1.麻醉护理

(1)手术安全核查:麻醉实施前,由手术医生、麻醉医生及手术室护士根据"手术安全核查表"共同进行手术安全核查并签名。核查的主要内容包括患者身份、手术名称、手术部位、手术麻醉知情同意书、术前备血量、麻醉、手术准备完成情况。

(2)麻醉护理:全身麻醉。巡回护士应密切配合麻醉医生,做好全麻患者的护理工作:保持手术室安静,避免大声喧哗及器械碰撞声。建立中心静脉通道以确保补液和麻醉给药。密切监测患者的意识状况、生命体征和血氧饱和度等情况。连接负压吸引装置,如有麻醉意外情况及并发症发生时应积极协助抢救,提供抢救设备,并寻求其他医护人员的帮助。陪伴在患者身边,给患者心理支持,帮助减轻恐惧感。保证患者体位安全、固定,防止患者麻醉后坠落损伤。麻醉诱导结束后,为患者留置导尿以监测尿量,并协助留置胃管。

2.手术体位安置

(1)仰卧体位安置方法:患者平卧,头枕头圈,两手平放身体两侧,整理好各输液管路,用开口单包裹双手并将开口单两端塞于床垫下固定,膝关节用约束带固定。如上肢需外展,外展不得超过 90°。为防止发生压疮,应在患者的脊椎、尾骶部两侧适当垫 1~2 块棉垫,将小软垫垫于小腿中部,使足跟悬空,防止受压。

(2)体位安置好后,将电刀负极板放于肌肉平坦、血管丰富的部位,防止术中电灼伤。

3.皮肤消毒及铺巾

(1)手术区皮肤消毒:手术体位安置好后,需对手术区域皮肤进行消毒,以杀灭手术切口及其周围皮肤上的病原微生物,防止手术切口感染。巡回护士备好安尔碘溶液,无菌持物钳和弯盘,暴露手术区域,倒安尔碘溶液蘸湿无菌纱布,手术医生持无菌持物钳夹取纱布消毒手术区域皮肤 2 遍,从手术切口中心由内向外扩展,皮肤消毒范围是切口周围 15~20 cm 的区域。注意操作者与患者保持适当的距离,同时做好非手术区域的保暖。

(2)手术区铺无菌巾:手术区域皮肤消毒后,刷手护士和手术医生共同完成铺无菌巾,以建立无菌手术区,操作过程中严格遵循无菌技术操作原则。

4.手术配合要点

(1)刷手护士配合要点。

1)术中严格遵守无菌技术操作原则,并监督手术操作人员执行。随时保持手术野、手术器械台、器械托盘的无菌、整洁和干燥。

2)刷手护士必须熟悉手术配合步骤,手术过程中集中精力,密切观察手术进程及需求,主动、敏捷、准确地传递所需要的器械物品,及时收回用过的器械,擦拭血迹,整理有序,使之时刻处于功能状态,以保证及时传递。

3)手术器械及物品的清点:刷手护士和巡回护士在手术开始前、关闭体腔前、关闭体腔后、皮肤缝合时共同清点手术物品。清点的内容包括缝针、敷料、器械、钉仓、棉球等术中用物数量。必须严格核对器械是否齐全完整。双方均应目光注视清点物,唱点所清点的物品,如一方有疑问都应重复清点。必须确保物品清点正确,严防异物遗留在体腔或组织内。

4)手术中如使用切割闭合器,必须和医生核实型号,按操作说明规范操作。

5)手术中应遵循无瘤技术原则,重视手术切口的保护,开腹后使用切开保护器保护手术切口。术中探查应从远端开始,最后探查肿瘤部位,探查完毕立即更换手套。刷手护士要区分器械台的"有瘤区"和"无瘤区",切下的肿瘤标本及淋巴结用碗盘传递,避免用手直接接触,更换接触过肿瘤的手套和器械,切除肿瘤的相关器械应放置在器械台上设置的"有瘤区",必须在灭菌蒸馏水常温下浸泡 5 min 破坏肿瘤细胞后方可再次使用。术中冲洗液应选择 43 ℃灭菌蒸馏水以破坏肿瘤细胞。

6)随时注意术中的进展情况,若有大出血等意外情况时,应沉着果断、备齐止血、抢救器械及物品,密切配合医生抢救。

(2)巡回护士配合要点。

1)严格执行核对制度。手术医生、麻醉医生及手术室护士在麻醉实施前、手术开始前、患者离室前根据手术安全核查表内容认真核对并签名。

2)术中严格控制手术室人员的出入,监督手术中无菌技术操作的执行,保持手术间安静、整洁、清洁。密切观察手术进展情况,主动与手术人员沟通,保证及时供应术中所需的物品,术中增减的器械和用物要及时清点、核对并记录。

3)术中要注意保持患者输液通畅、体位正确、肢体处于功能位、皮肤不受压,注意室内温、湿度的调节。同时要保证吸引通畅,并注意观察吸引瓶内的引流液量及性状。

4)术中如有大出血、病情变化需抢救时,巡回护士应及时汇报,准备好抢救物品,遵从麻醉医生、手术医生的指挥,密切配合抢救。术中如需执行输血、用药等口头医嘱,应执行"Repeat"程序并严格遵守各项操作规范,如输血操作规范,向医生复述确认后方可执行,并做好记录。

5)手术中切下的胃标本及淋巴结,刷手护士用弯盘接取后暂时放在器械台的左上角。由巡回护士将不同手术标本分袋装入标本袋内,并贴上标签,注明患者姓名、床号、住院号、标本名称。手术结束后,由手术医生按病检单要求逐项填写完整,巡回护士将"病检单"连同标本一起送往标本室。

6)手术护理记录单的书写。应客观、准确、真实、完整并及时对患者手术全程进行记录。内容包括:参加手术人员的姓名、手术名称和手术相关的时间;患者进出手术室的时间、麻醉和手术开始时间、手术结束时间,手术标本、术中用药等。手术无菌物品的灭菌指示卡、一次性植入器材以及贵重耗材的条形码都要粘贴在手术记录单上。

(三)手术后护理

1.手术后护理

(1)巡回护士协助医生妥善包扎伤口,检查输液管道各衔接处连接是否紧密,正确粘贴引流管标识,整理好手术衣,并妥善固定各引流管,防止引流管脱落。

(2)再次核查患者身份、手术方式、物品清点正确及皮肤完整等,由麻醉医生评估患者自主呼吸恢复、生命体征稳定,与手术医生转运患者至麻醉复苏室。

(3)标本的保管:手术中切下的胃标本及淋巴结,刷手护士用弯盘接取后暂时放在器械台的左上角。术中标本有两件以上的,刷手护士应立即将标本递给巡回护士,由巡回护士将不同手术标本分袋装入标本袋内,并贴上标签,注明患者的姓名、床号、住院号、标本名称。巡回护士在"手术护理记录单""标本登记本"上记录标本的名称、数量。手术结束后,手术医生填写病检单至完整,巡回护士半小时内用 10%福尔马林固定,"病检单"连同标本由工友送标本室。

(4)手术护理记录单的书写:巡回护士对患者手术进行全程记录,记录内容包括:所有参加手术人员的姓名,所进行的手术名称,以及所有相关的时间,包括患者进出手术室的时间、麻醉和手术开始时间、结束时间,手术标本、术中用药、假体移植物的植入等。对手术无菌物品的灭菌指示卡、一次性植入器材以及贵重耗材的条形码都要粘贴在手术记录单上。

2.麻醉恢复期护理

(1)术后患者的交接和入室评估。与麻醉医生进行床边交班,了解病情、手术经过及术中情况,评估现状有无异常情况及复苏过程中注意事项。

(2)确保呼吸道通畅,根据患者的气道情况,给予经气管导管-T 管吸氧或面罩吸氧。

(3)严密监测患者的神志、肌力、呼吸、循环、血氧饱和度情况。观察呼吸的频率、幅度、气道情况、指脉搏血氧饱和度、观察唇色。持续心电监护,监测脉率、心电图和血压。观察对刺激、唤醒的反应,瞳孔大小和对光反射,是否有烦躁或嗜睡等意识障碍表现,患者合作的程度,以及肌力恢复情况。测量体温,观察全身皮肤颜色,接触皮肤感知干湿、冷热,评估有无低体温存在。检查手术部位,观察切口敷料有无渗血渗液,观察引流管的引流液量及性状,观察尿量及颜色、球结膜有无水肿和皮肤完整性,评估疼痛情况。

(4)带气管插管,评估若达到拔管指征,向麻醉医生汇报,遵医嘱予以拔除。注意无菌操作原则,观察拔管后的反应,注意拔气管导管时对胃管的保护,防止意外拔除胃管。

(5)做好术后基础护理,鼓励患者做深呼吸、咳嗽,协助翻身运动,促进肺的扩张,防止肺部感染和肺不张。同时做好心理支持、安全管理和隐私保护。

(6)客观记录以上评估资料,评估分析复苏过程中有无存在的或潜在的护理问题,制订计划并加以实施。麻醉医生、恢复室护士共同评估患者。评估患者神志清醒,呼吸正常并能自主咳嗽,循环稳定,血压与术前相比波动<20 mmHg,$SaO_2>92\%$,生命体征正常,手术部位无出血,肌力能活动四肢与抬头,麻醉医生签字同意出科。由麻醉医生和恢复室护士一起运送患者至病房,做好转运路途中的安全与监测,并与病区护士做好床边和书面交接。

(杨晓冉)

第二节　腹腔镜胆囊切除手术护理

一、胆囊切除手术进展

传统胆囊切除选取开腹切除术。随着 1966 年 Karl Storz 生产出第一套内镜,开创了硬性内镜发展的新纪元。1987 年法国外科医生 Philipe Mouret 首次完成腹腔镜胆囊切除手术（laparoscopic cholecystectomy，简称 LC），至今已有 30 年历史。LC 具有创伤小、恢复快、伤口愈合瘢痕小等优点，是经典的微创外科技术。

二、手术室护理

（一）术前准备

1. 患者准备

（1）术前转运：按择期手术安排表上信息，病房护士核对患者信息和术前准备情况，手术室护工提前 0.5～1 h 将患者接入术前准备室。

（2）交接核对：病房护士护送手术患者到手术室，与巡回护士做好交接。巡回护士核对患者的住院号、床号、姓名、年龄、诊断、手术名称、手术部位，确认患者手腕带信息、手术安排表和病历资料一致，并逐项核查术前准备项目完善情况，签名记录。

（3）术前评估：通过交谈和病历，了解患者的病情、麻醉和手术方式，评估患者神志、呼吸、循环、社会心理、皮肤等各个系统情况，查看超声影像学、实验室检查的结果和血压控制的情况。

（4）皮肤准备：手术前皮肤准备包括清洁皮肤、剃除毛发，是减少细菌的数量和种类，预防切口感染的重要环节。腹腔镜胆囊切除手术备皮范围是：上起乳头连线、下至耻骨联合，两侧至腋后线，术前 1 d 清洁皮肤，沐浴更衣，注意脐部的皮肤清洁，必要时用松节油清洁脐部污垢。进手术室不化妆，禁戴首饰等贵重物品。

（5）术前用药：常规用 20 号留置针建立静脉通路，遵医嘱使用麻醉前用药和术前抗生素，并观察用药后患者的反应。

（6）心理支持：手术前应正确评估患者的心理状态，了解患者对手术、麻醉方式的理解和知晓程度，向患者介绍自己、手术室环境、麻醉方式及手术相关的注意事项，帮助患者了解手术、麻醉相关知识，态度和蔼亲切，加强心理护理，减轻患者的紧张和恐惧心理。保持术前环境安静整洁，播放轻柔背景音乐，并做好保暖，保持患者情绪稳定、舒适安全，注意保护隐私。

2. 物品准备

（1）手术室设备准备：检查手术间设施，如手术床、器械台、器械托盘、X 线观片灯、脚踏凳、挂钟等，处于备用状态。检查手术室无影灯、高频电刀、中心吸引、腹腔镜机组、二氧化碳气腹机等仪器设备，接通电源，检查设备功能处于完好备用状态。

（2）手术器械及用物准备。

1）常规物品：剖腹布包、三衣布包、腹腔镜专用手术器械、腹腔镜基本手术器械、吸引皮管、刀片、敷贴、手套、输血器、50 mL 针筒等。

2）特殊仪器：高频电刀、超声刀（备用）。

3）备用物品：一次性取物袋、止血材料、进口缝线等。

3. 手术间准备

腹腔镜胆囊切除手术选择标准洁净手术间。手术开始前 1 h 开启净化空调系统，将手术室内温度控制在 21 ℃～25 ℃，湿度控制在 30%～60%。

（二）手术护理

1. 麻醉护理

（1）手术安全核查：麻醉实施前，由手术医生、麻醉医生及手术室护士根据"手术安全核查表"共同进行手术安全核查并签名。核查的主要内容包括患者身份、手术名称、手术部位、手术麻醉知情同意、术前备血,麻醉、手术准备完成情况。

(2)麻醉护理:全身麻醉。巡回护士应密切配合麻醉医生,做好全麻患者的护理工作:保持手术室安静,避免大声喧哗及器械碰撞声。建立多路静脉输液通道以确保补液和麻醉给药。密切监测患者意识状况、生命体征和血氧饱和度等情况。连接负压吸引装置,如有麻醉意外情况及并发症发生应积极协助抢救,提供抢救设备,并寻求其他医护人员的帮助。陪伴在患者身边,给患者心理支持,帮助减轻恐惧感。保证患者体位安全、固定,防止患者入睡后坠落损伤。麻醉诱导结束后,为患者留置导尿以监测尿量,并协助留置胃管。

2.手术体位安置

体位安置的原则如下。

(1)在不影响患者的呼吸循环及身体各部分的功能下,避免神经和肌肉受压,使患者舒适,同时要尽可能最佳暴露手术野,便于适应手术操作。手术体位由巡回护士、手术医生及麻醉师共同完成。

(2)手术体位为仰卧位。仰卧位安置的方法:患者平卧,头枕头圈,两手平放身体两侧,整理好各输液管路,用开口单包裹双手并将开口单两端塞在床垫下固定,膝关节用约束带固定。如上肢需外展,外展不得超过 90°。为防发生压疮,应在患者的脊椎、尾骶部两侧适当垫 1～2 块棉垫,将小软垫垫于小腿中部,使足跟悬空,防止受压。

(3)体位安置好后,将电刀回路极板放于肌肉平坦、血管丰富的部位,防止术中电灼伤。

3.皮肤消毒及铺巾

(1)手术区皮肤消毒:手术体位安置好后,需对手术区域皮肤进行消毒,以杀灭手术切口及其周围皮肤上的病原微生物,防止手术切口感染。巡回护士备好碘伏溶液,无菌持物钳和弯盘,暴露手术区域,倒碘伏溶液蘸湿无菌纱布,手术医生持无菌持物钳夹取纱布消毒手术区域皮肤 2 遍,从手术切口中心由内向外扩展,皮肤消毒范围是切口周围 15～20 cm 的区域。注意操作者与患者保持适当的距离,同时做好非手术区域的保暖。

(2)手术区铺无菌巾:手术区域皮肤消毒后,铺无菌巾,目的是建立无菌手术区,显露手术切口所必需的皮肤区域,用无菌巾遮盖切口周围,避免和尽量减少手术中的污染。铺无菌巾应由刷手护士和手术医生共同完成,铺巾前,刷手护士应穿戴无菌手术衣和手套,铺无菌巾时,距离手术切口 2～3 cm,悬垂至床缘 30 cm 以下,切口周围不得少于 4 层,外围不少于 2 层。严格遵循铺巾顺序,先铺无菌巾再铺中单,最后铺剖腹单。如果操作者穿戴好手术衣、手套后铺巾,则应先铺近操作者一侧→下方→上方→对侧。如果操作者外科洗手后铺巾,未穿手术衣、戴手套,顺序为:先铺对侧→下方→上方→最后铺操作者的一侧。铺巾后需重新消毒手、手臂,穿戴好手术衣手套后方可第 2 层及其他层铺巾。铺好治疗巾后,用布巾钳固定治疗巾交角处,在下、上方各加盖 1 条中单,取剖腹单,其开口对准切口部位,先展开上端遮住麻醉架,再展开下端,遮住患者足端。

4.手术配合要点

(1)刷手护士配合要点。

1)术中严格遵守无菌技术操作原则,并监督他人执行。随时保持手术野、手术器械台、器械托盘的无菌和整洁。

2)刷手护士必须熟悉手术配合步骤,手术过程中集中精力,密切观察手术进程及需求,主动、敏捷、准确地传递所需要的器械物品,及时收回用过的器械,擦拭血迹,整理有序,使之时刻处于功能状态,以保证及时传递。

3)手术器械及物品的清点。刷手护士和巡回护士在手术开始前、关闭体腔前、关闭体腔后、缝合皮肤时共同清点手术物品。清点的内容包括缝针、敷料、器械等术中用物数量。必须严格核对器械是否齐全完整。双方均应目光注视清点物,所清点的物品;如一方有疑问,都应重复清点。必须确保物品清点正确,严防异物遗留在体腔或组织内。

4)手术中如使用一次性耗材,必须和医生核实产品的名称、型号,按操作说明规范操作。

5)随时注意术中的进展情况,若有大出血等意外情况时,应沉着果断,备齐止血、抢救器械及物品,密切配合医生抢救。

(2)巡回护士配合要点。

1)严格执行核对制度:手术医生、麻醉医生及手术室护士在麻醉实施前、手术开始前、手术结束时根据手术安全核查表内容认真核对并签名。

2)术中严格控制手术室人员的出入,监督手术中无菌技术操作的执行,保持手术间安静、整洁、清洁。密切观察手术进展情况,主动与手术人员联系,保证及时供应术中所需的物品,术中增减的器械和用物要及时清点、核对并记录。

3)术中要注意保持患者输液通畅、体位正确、肢体不受压,注意室内温度的调节。同时要保证吸引通畅,并注意观察吸引瓶内的引流液量及性状。

4)冲洗吸引系统故障排除:目前常用的都是 5 mm 吸引器,其内径较细,容易堵塞,从而影响吸力。术中出血、渗血、血凝块或者胆囊烧破后的胆汁、结石都必须及时吸引干净。若发生堵塞,刷手护士应及时用针筒抽取生理盐水反复冲洗,直至吸引器通畅。巡回护士也应及时排查吸引皮管头端有无堵塞,并关注吸引瓶是否已满。

5)术中如有大出血、病情变化需抢救时,巡回护士应及时汇报,准备好抢救物品,遵从麻醉医生、手术医生的指挥,密切配合抢救。术中如需执行输血、用药等口头医嘱,应执行"Repeat"程序,向医生复述确认后方可执行,并做好记录。

6)手术中切下的胆囊标本,刷手护士用弯盘接取后暂时放在器械台的左上角。手术结束后,由医生解剖。巡回护士将手术标本及结石分装入标本袋内,并贴上标签,注明患者的姓名、床号、住院号、标本名称。注意需及时送标本做常规病理检查。若遇胆囊息肉需做术中冰冻,则需及时填写冰冻切片病理单并及时送检。

7)手术护理记录单的书写:客观、准确、真实、完整并及时对患者手术全程进行记录。内容包括:参加手术人员的名字、手术名称和手术相关的时间,包括患者进出手术室的时间、麻醉和手术开始时间、结束时间,手术标本、术中用药等。手术无菌物品的灭菌指示卡、一次性植入器材以及贵重耗材的条形码都要粘贴在手术记录单上。"手术护理记录单"作为病历资料存档。

(三)手术后护理

1.术后患者护理

(1)患者整理:巡回护士协助医生妥善包扎伤口,检查输液管道各衔接处连接是否紧密,贴好引流管标识,整理好手术衣,并妥善固定各引流管,防止引流管脱落。

(2)安全转运:再次核查患者身份、手术方式、物品清点正确及皮肤完整等,由麻醉医生评估患者。若自主呼吸恢复、生命体征稳定,与手术一助医生转运患者至麻醉复苏室。

(3)标本管理:手术中切下的标本,刷手护士用弯盘接取后暂时放在器械台的左上角,术中标本有两只以上的,刷手护士应立即将标本递给巡回护士,由巡回护士将不同手术标本分袋装入标本袋内,并贴上标签,注明患者的姓名、床号、住院号、标本的名称,巡回护士在"手术护理记录单""标本登记本"上记录标本名称、数量。手术结束后,手术医生填写病检单完整,巡回护士用 3~5 倍的福尔马林固定,"病检单"连同标本由护工送标本室。

2. 手术间整理

刷手护士将手术器械送至中心供应室,按器械清点单核对交接。巡回护士做好手术间的整理。

3. 麻醉恢复期护理

(1)术后患者的交接和入室评估:与麻醉医生进行床边交班,了解病情、手术经过及术中情况,评估现状有无异常情况及复苏过程中注意事项。

(2)确保呼吸道通畅:根据患者的气道情况,给予经气管导管-T 管吸氧或面罩吸氧。

(3)严密监测患者的神志、肌力、呼吸、循环、血氧饱和度情况:观察呼吸的频率、幅度、气道情况、指脉搏血氧饱和度,观察唇色;持续心电监护,监测脉率、心电图和血压;观察对刺激、唤醒的反应,瞳孔大小和对光反射,是否有烦躁或嗜睡等意识障碍表现,患者的合作程度,以及肌力恢复情况;测量体温,观察全身皮肤颜色,接触皮肤感知干湿、冷热,评估有无低体温存在。检查手术部位,观察切口敷料有无渗血渗液,球结膜有无水肿和皮肤完整性,评估疼痛情况。

(4)掌握拔管指征:带气管插管,评估若达到拔管指征,报告给麻醉医生予以拔除。注意无菌操作原则,观察拔管后的反应。

(5)做好术后基础护理:鼓励患者做深呼吸、咳嗽,协助翻身运动,促进肺的扩张,防止肺部感染和肺不张,并做好心理支持和安全管理。

(6)客观记录:客观认真记录以上评估资料,评估分析复苏过程中有无存在的或潜在的护理问题,制订计划并加以实施。

(7)麻醉医生,恢复室护士共同评估患者:评估患者神志清醒,呼吸正常并能自主咳嗽,循环稳定,血压与术前相比波动 <20 mmHg,$SaO_2 > 92\%$,生命体征正常,手术部位无出血,肌力能活动四肢与抬头,麻醉医生或主治签字同意出科。由麻醉医生、恢复室护士、手术室工友一起运送患者至病房,做好转运路途中的安全与监测,并与病区护士做好床边和书面交接。

(杨晓舟)

第三节　股骨颈骨折切复内固定手术护理

一、股骨转子间骨折的分型及临床表现

股骨转子间骨折常见于 70 岁左右的老年人,多以间接暴力所致。临床根据骨折部位,骨折线的形状及方向,骨折块数目等情况,有多种分类。临床上参照 Evans 提出的分类法可分成 5 型:Ⅰ型为单纯无移位的骨折;Ⅱ型为单纯有移位的骨折,或伴有小转子撕脱,但股骨距尚完整;Ⅲ型合并小转子骨折及股骨距骨折,有移位;Ⅳ型合并大、小转子间骨折,并可伴有股骨颈和(或)大转子的冠状面爆裂骨折;Ⅴ型为大转子下外向小转子内上走行的反转子间骨折。

手术治疗是股骨转子间骨折治疗的首先治疗方案,可以使患者早期恢复肢体功能,减少全身并发症。

临床表现主要为外伤后局部疼痛、肿胀、压痛和功能障碍均较明显,有时髋外侧可见皮下淤血斑,伤后患肢活动受限,不能站立、行走。大粗隆部肿胀、压痛,伤肢有短缩,远侧骨折段处于极度外旋位,严重者可达 90°外旋,还可伴有内收畸形。

二、手术室护理

(一)术前准备

1.患者准备

(1)术前转运:按择期手术安排表上的信息,病房护士核对患者信息和术前准备情况,工友提前 1 h 将患者接入术前准备室。

(2)交接核对:病房护士护送手术患者到手术室,与巡回护士做好交接。巡回护士核对患者的病案号、床号、姓名、年龄、诊断、手术名称、手术部位,确认患者手腕带信息、手术安排表和病历资料一致,并逐项核查术前准备项目完善情况,签名记录。

(3)术前评估:通过患者主诉和查阅病历,了解患者的病情、麻醉和手术方式,评估神志、呼吸、循环、社会心理、皮肤等各个系统情况,查看影像学、实验室检查的结果等情况。

(4)皮肤准备:手术前皮肤准备包括清洁皮肤、剃除毛发,是减少细菌的数量和种类、预防切口感染的主要途径。术前一天清洁皮肤,沐浴更衣,注意脐部的皮肤清洁,必要时用松节油清洁脐部污垢。进手术室不化妆,禁戴首饰等贵重物品。

(5)术前用药:常规用 20♯留置针建立静脉通路,遵医嘱规范使用麻醉前用药和术前抗生素,并观察用药后患者的反应。

(6)心理支持:手术前应正确评估患者的心理状态,了解患者对手术、麻醉方式的理解和知晓程度,向患者介绍自己、手术室环境、麻醉方式及手术相关的注意事项,帮助患者了解手术、麻醉相关知识,加强心理支持,增强对手术及疾病预后的信心,减少对手术的焦虑和恐惧心理。保持术前环境安静整洁,播放轻柔背景音乐,并做好保暖,保持患者情绪稳定、舒适安全,注意保护患者隐私。

2.物品准备

(1)手术室设备准备:检查手术间设施,如手术牵引床、器械台、器械托盘、X 线观片灯、脚踏凳、C 臂机等,处于备用状态。检查手术室无影灯、高频电刀、中心吸引等仪器设备,接通电源,检查设备功能处于完好备用状态。

(2)手术器械及用物准备:布类包、中单包、四肢包、骨科内植物器械包、各种型号内植物、电刀、吸引器皮管、22♯刀片、11♯刀片、含碘薄膜巾、盐水巾敷料、C 臂机套、洁净袋、敷贴等。

(3)铺无菌台:手术前刷手护士将无菌手术包置于器械台中间,打开无菌手术包,将术中使用的无菌物品放入无菌台上。刷手护士在手术开始前 15～30 min 进行外科洗手、穿无菌手术衣、戴无菌手套,整理无菌器械台。刷手护士与巡回护士共同清点器械、敷料、缝针等手术用物,并记录在手术护理记录单上。

3.手术间准备

股骨转子间骨折闭合复位髓内钉内固定选择标准洁净手术间。手术开始前 1 h 开启净化空调系统,将手术室内温度控制在 21 ℃～25 ℃,湿度控制在 30%～60%。

(二)手术护理

1.麻醉护理

(1)手术安全核查:麻醉实施前,由手术医生、麻醉医生及手术室护士三方根据"手术安全核查表"共同进行手术安全核查并签名。核查的主要内容包括患者身份、手术名称、手术部位、手术麻醉知情同意书、术前备血、麻醉、手术准备、患者内植入物准备完成情况等。

(2)麻醉护理:全身麻醉气管插管。巡回护士应密切配合麻醉医生,做好全麻患者的护理工作:保持手术室安静,避免大声喧哗及器械碰撞声。同时,股骨转子间骨折多见于老年人,手术前要保持室内温暖,防止术后低体温的发生。建立多路静脉输液通道以确保补液和麻醉给药,建议静脉置管在健侧上肢,以保证安置体位后静脉通道通畅。密切监测患者意识状况、生命体征和血氧饱和度等情况。连接负压吸引装置,如有麻醉意外情况及并发症发生时应积极协助抢救,提供抢救设备,并寻求其他医护人员的帮助。陪伴在患者身边,给患者心理支持,帮助减轻恐惧感。保证患者体位安全、固定,防止患者麻醉后坠落损伤。麻醉诱导结束后,为患者留置导尿以监测尿量。

2.手术体位安置

(1)体位安置的原则:在不影响患者的呼吸循环及身体各部分的功能下,要尽可能最佳暴露手术野,便于适应手术操作。同时避免神经和肌肉受压,使患者舒适。手术体位的安置由巡回护士、手术医生及麻醉医生共同完成。

(2)手术体位为仰卧位,并安置牵引床。安置方法:患者平卧,头枕头圈,安置合适的牵引体位。准备牵引脚踝垫2只、绵纸2卷、绷带2卷,用于脚部固定。患侧上肢固定于屏风架上,避免皮肤与金属接触,充分暴露手术野,便于手术操作。健侧上肢固定在平放身体边,整理好各输液管路,用约束单包裹并塞在床垫下约束。固定会阴柱,用棉垫包裹避免会阴部过分受压。

(3)体位安置后:将电刀回路极板放于肌肉平坦、血管丰富的部位,防止术中电灼伤。

3.皮肤消毒及铺巾

(1)手术区皮肤消毒:手术体位安置好后,需对手术区域皮肤进行消毒,以杀灭手术切口及其周围皮肤上的病原微生物,防止手术切口感染。巡回护士备好安尔碘溶液,无菌持物钳和弯盘,暴露手术区域,倒安尔碘溶液蘸湿无菌棉球,手术医生持无菌持物钳夹取棉球消毒手术区域皮肤2遍,从手术切口中心由内向外扩展,皮肤消毒范围是上至切口上方至少15 cm,下至膝关节以下,刷手护士递卵圆钳夹安尔碘棉球消毒皮肤,会阴部用5%PVP碘棉球消毒。注意操作者与患者保持适当的距离,同时做好非手术区域的保暖。

(2)手术区铺无菌巾:手术区域皮肤消毒后,刷手护士和手术医生共同完成铺无菌巾以建立无菌手术区,操作过程中严格遵循无菌技术操作原则。刷手护士协助医生铺巾,先用1块对折中单分别垫于臀部下,再用1块对折中单塞于会阴处,再用3块方巾围于髋关节处,用条状薄膜巾固定,用1块方巾围于膝关节处用布巾钳固定,再用3块中单平铺于术野周围。医生穿完手术衣后,递洞单。用薄膜巾贴于手术野,连接电刀和吸引器管道,C臂机套上C臂机套备用。

4.手术配合要点

(1)刷手护士配合要点。

1)术中严格遵守无菌技术操作原则,并监督手术操作人员执行。随时保持手术野、手术器械台、器械托盘的无菌、整洁和干燥。特别是在 C 臂机拍片过程中。

2）刷手护士必须熟悉手术配合步骤，手术过程中集中精力，密切观察手术进程及需求，主动、敏捷、准确地传递所需要的器械物品，及时收回用过的器械，擦拭血迹，整理有序，使之时刻处于功能状态，以保证及时传递。

3）手术器械及物品的清点。刷手护士和巡回护士在手术开始前、关闭组织前、关闭组织后、皮肤缝合后共同清点手术物品。清点的内容包括缝针、敷料、器械等术中用物数量。必须严格核对器械是否齐全完整。双方均应目光注视清点物，所清点的物品，如一方有疑问都应重复清点。必须确保物品清点正确，严防异物遗留在组织内。

4）随时注意术中的进展情况，股骨扩髓时关注手术进程。同时关注内植入物型号是否正确。

（2）巡回护士配合要点。

1）严格执行核对制度，手术医生、麻醉医生及手术室护士在麻醉实施前、手术开始前、手术结束时根据手术安全核查表内容认真核对并签名。

2）术中严格控制手术室人员的出入，监督手术中无菌技术操作的执行，术中要进行 C 臂机的拍片，要关注拍片过程中手术区域是否受到污染。严格把控骨科内植入物的灭菌合格状况。保持手术间安静、整洁、清洁。密切观察手术进展情况，主动与手术人员联系，保证及时供应术中所需的物品，术中增减的器械和用物要及时清点、核对并记录。

3）术中要注意保持患者输液通畅、体位正确，肢体处于功能位，皮肤不受压，注意室内温、湿度的调节。

4）妥善安置体位：在安置体位时避免皮肤接触金属，避免会阴部受压，预防皮肤压力性损伤；避免健侧下肢过分外展，引起血管神经损伤。

（三）手术后护理

1.术后患者护理

（1）巡回护士协助医生妥善包扎伤口，检查输液管道各衔接处连接是否紧密，防止脱开。检查液体袋上患者信息是否齐全。整理好手术衣，保护患者隐私。

（2）再次核查患者的身份、手术方式、物品清点正确及皮肤完整等，由麻醉医生评估患者的呼吸、生命体征，与手术一助医生转运患者至麻醉复苏室。

（3）手术护理记录单的书写：巡回护士对患者手术全程进行记录，记录内容包括：所有参加手术人员的名字，所进行的手术名称，以及所有相关的时间，包括患者进出手术室的时间、麻醉和手术开始时间、结束时间，术中用药、内植入物等。对手术无菌物品的灭菌指示卡、条形码、内植入物的条码都要粘贴在手术记录单上并扫码。

2.手术间整理

刷手护士将手术器械送至中心供应室，按器械清点单核对交接。巡回护士做好手术间的整理，手术工友做好手术间的清洁工作。

3.麻醉恢复期护理

（1）术后患者的交接和入室评估。与麻醉医生进行床边交班，了解病情、手术经过及术中情况，评估现状有无异常情况及复苏过程中注意事项。

（2）确保呼吸道通畅，根据患者的气道情况，给予经气管导管-T 管吸氧或面罩吸氧。

（3）严密监测患者神志、肌力、呼吸、循环、血氧饱和度情况。观察呼吸的频率、幅度、气道情况、指脉搏血氧饱和度、观察唇色。持续心电监护,监测脉率、心电图和血压。观察对刺激、唤醒的反应,瞳孔大小和对光反射,是否有烦躁或嗜睡等意识障碍表现,患者合作的程度以及肌力恢复情况。测量体温,观察全身皮肤颜色,接触皮肤感知干湿、冷热,评估有无低体温存在。检查手术部位,观察切口敷料有无渗血渗液,观察引流管的引流液量及性状,观察尿量及颜色、球结膜有无水肿和皮肤完整性,评估疼痛情况。

(4)气管插管,评估患者情况,若达到拔管指征,向麻醉医生汇报并遵医嘱予以拔除。注意无菌操作原则,观察拔管后的反应,注意拔气管导管时对胃管的保护,防止意外拔除胃管。

(5)做好术后基础护理,鼓励患者做深呼吸、咳嗽,协助翻身运动,促进肺的扩张,防止肺部感染和肺不张。并做好心理支持和安全管理。

(6)客观记录以上评估资料,评估分析复苏过程中有无存在的或潜在的护理问题,制订护理计划并加以实施。

(7)麻醉医生、恢复室护士共同评估患者。评估患者神志清醒,呼吸正常并能自主咳嗽,循环稳定,血压与术前相比波动<20 mmHg,$SaO_2>92\%$,生命体征正常,手术部位无出血,肌力能活动四肢与抬头,麻醉医生签字同意出科。由麻醉医生、恢复室护士、手术室工友一起运送患者至病房,做好转运路途中的安全与生命体征的监测,并与病区护士做好床边和书面交接。

(杨晓冉)

第四节 开胸肺叶切除手术护理

一、肺叶切除(或肺癌根治术)手术的进展

肺癌(lung cancer,LC)是当前世界各地最常见的恶性肿瘤之一,居癌症之首位。近年来,随着吸烟和各种环境因素的影响,世界各国特别是工业发达国家,肺癌的发病率和病死率均迅速上升。肺癌的发病年龄多在40岁以上,男性占大多数,男女之比为(3~5):1。本病的病死率较高,目前的治疗效果不满意。早期发现、早期诊断、早期治疗是提高疗效的重要因素。

肺癌的手术治疗取决于病变的部位和大小,彻底切除原发肿瘤病灶和局部及纵隔淋巴结。肺部疾病从手术技巧上来看,大致可以分为肺活检、肺部分切除、肺叶切除、全肺切除以及支气管成形术。传统胸部手术常用的后外侧切口也叫标准的剖胸切口,术野大。暴露后,上至肺尖,下至膈肌,适用于心脏以外的各种手术,但此切口损伤肌肉多,还需要切除或切断一根肋骨,对患者来说此切口创伤较大。目前,大多数的肺部手术选用了胸腔镜下小切口或者腋下切口。

发展至今,目前最常采用的手术方式:一为切口撑开,采用胸腔镜辅助观察及肉眼直视相结合的方式进行(Hybrid VATS)手术;二为切口不撑开,完全在胸腔镜下手术(VATS)。达芬奇机器人辅助下的肺癌根治术也已经广泛开展。从开放手术到胸腔镜手术到机器人手术,从老年患者到高龄老年患者,并在减轻手术创伤、简化手术程序、缩短手术时间、提高手术疗效、降低术后并发症等方面都有了较大的飞跃。

二、手术室护理

(一)术前准备

1.患者准备

(1)术前转运:手术当日病房护士做好一切术前准备工作。手术室巡回护士根据手术安排信息于术前 30 min 通知病房,转送患者至手术室患者接待处。

(2)交接核对:巡回护士与病房护士进行患者交接:问候患者并作自我介绍;与病房护士一起做好患者的核查,包括患者的基本信息(病案号、床号、姓名、年龄、诊断等)、病历资料、手术用物(术前抗生素、术中用药、影像片子等)、全身皮肤情况、手术标记等,核对无误后双方签字。

(3)术前评估:通过患者主诉和查阅病历,了解患者病情、麻醉和手术方式,评估患者神志、呼吸、循环各个系统功能等,查看心电图、影像学及实验室检查的结果,核查手术知情同意书是否完善。

(4)皮肤准备:手术需侧卧位,麻醉、手术时间估计大于 2 h,为发生皮肤破损的高危患者,术前需在健侧髂嵴处平放压疮贴,胸垫上层附硅凝胶垫,术中应加强对患者的皮肤观察,保持床单位平整、干燥。

(5)术前用药:根据手术选择合适的留置针,健侧开通静脉通路,遵医嘱使用术前抗生素,观察用药后的反应。

(6)心理支持:评估患者的心理状况,与患者及其家属进行有效的沟通,减轻患者的紧张和恐惧心理,以良好的心理状态迎接手术和麻醉。

2.物品准备

(1)手术设备准备:检查手术设备,如手术床、器械台、器械托盘、X 线观片灯、脚踏凳、挂钟等,处于备用状态。检查手术所需设备:无影灯、高频电刀、超声刀、中心吸引等仪器,接通电源,检查功能处于完好备用状态。该手术需侧卧位,准备手术卧位时所需的各种体位垫。

(2)手术器械及用物准备:查看肺癌根治术的医生特殊备注,根据备注需求准备手术器械及用物。器械:切肺包。特殊缝线:各层关胸可吸收线。特殊用物:切割闭合器及钉仓。

(3)铺无菌台:①手术前刷手护士根据"医生特殊需求卡"再次确认物品准备齐全,认真核对无菌器械、敷料包及一次性手术用物的灭菌日期、灭菌效果、确认无误,用 PDA 刷无菌物品包的条形码,录入物品的追溯系统。刷手护士在手术开始前 30 min 进行外科洗手、穿无菌手术衣、戴无菌手套、整理无菌器械台。②刷手护士与巡回护士共同清点器械、敷料、缝针等手术用物,并记录在手术清点单上。清点完毕,刷手护士将手术器械分类摆放,安装手术刀片,不同型号缝针穿好缝线备用。

3.手术间准备

选择标准洁净手术间。手术开始前 30 min 开启净化空调系统,将手术室内温度控制在 21 ℃～25 ℃,湿度控制在 30%～60%。

(二)手术护理

1.麻醉护理

(1)麻醉前核查:麻醉实施前,由手术医生、麻醉医生及手术室护士根据"手术安全核查表"共同核查患者并签名。主要内容:患者身份、手术名称、手术部位、手术麻醉知情同意、术前备血,麻醉、手术准备完成情况。

（2）麻醉护理：全身麻醉，气管插管为双腔气囊管，选择合适的型号，必要时准备纤维支气管镜辅助插管与对位。巡回护士应密切配合麻醉医生，做好全麻患者的护理工作：保持手术室安静，避免大声喧哗及器械碰撞声。密切监测患者的意识状况、生命体征和血氧饱和度等情况。连接负压吸引装置，如有麻醉意外情况及并发症发生应积极协助抢救，提供抢救设备，并寻求其他医护人员的帮助。陪伴在患者身边，给患者心理支持，帮助减轻恐惧感。保证患者体位安全、固定，防止患者入睡后坠落损伤。麻醉诱导结束后，为患者留置导尿以监测尿量。

2. 手术体位安置

（1）体位安置的原则：在不影响患者的呼吸循环及身体各部分的功能下，避免神经和肌肉受压，使患者舒适，同时要尽可能最佳暴露手术野，便于手术操作。手术体位由巡回护士、手术医生及麻醉师共同完成，安置前再次核对影像片、手术标记、病历资料，确认手术患侧部位。

（2）手术体位为右侧卧位。侧卧位安置的方法：患者健侧卧90°，健侧胸部下面放置腋垫（腋垫上附硅凝胶垫），以防健侧肩部受压；下腹部及骶尾部分别用骨盆固定架牢固固定，避免前后摇动；头枕头圈，保持颈椎与胸腰一致；双下肢功能位放置，一般健侧下肢稍屈曲在下，患侧下肢屈曲在上，两腿之间垫腿垫，并使足跟悬空，用约束带固定膝部。

（3）体位安置后：将电刀回路极板放于肌肉平坦、血管丰富的部位，防止术中电灼伤。

3. 皮肤消毒及铺巾

常规手术野皮肤消毒，铺巾。连接电刀、吸引器超声刀调节灯光，安排手术人员就位。划皮前根据"手术安全核查表"由手术医生、麻醉医生、手术护士再次进行患者核查，核查后，手术开始。

4. 手术配合要点

（1）刷手护士配合要点

1）术中严格遵守无菌技术操作原则，并监督他人执行。随时保持手术野、手术器械台、器械托盘的无菌和整洁。

2）刷手护士必须熟悉手术配合步骤，手术过程中集中精力，密切观察手术进程及需求，主动、敏捷、准确地传递所需要的器械物品，及时收回用过的器械，擦拭血迹，整理有序，使之时刻处于功能状态，以保证及时传递。

3）手术器械及物品的清点。刷手护士和巡回护士在手术开始前、关闭体腔前、关闭体腔后、皮肤缝合时共同清点手术物品。清点的内容包括缝针、敷料、器械、钉仓、棉球等术中用物数量。必须严格核对器械是否齐全、完整。双方均应目光注视清点物，唱点所清点的物品，如一方有疑问都应重复清点。必须确保物品清点正确，严防异物遗留在体腔或组织内。

4）手术中如使用切割闭合器，必须和医生核实型号，按操作说明规范操作。

5）手术中应遵循无瘤技术原则，重视手术切口的保护。刷手护士要区分器械台的"有瘤区"和"无瘤区"，切下的肿瘤标本及淋巴结用弯盘传递，避免用手直接接触，更换接触过肿瘤的手套和器械，切除肿瘤的相关器械应放置在器械台上设置的"有瘤区"，必须在灭菌蒸馏水常温下浸泡5 min破坏肿瘤细胞后方可再次使用。

6）随时注意术中的进展情况，若有大出血等意外情况时，应沉着果断，备齐止血、抢救器械及物品，密切配合医生抢救。

（2）巡回护士配合要点

1）严格执行核对制订：手术医生、麻醉医生及手术室护士在麻醉实施前、手术开始前、手术结束时根据手术安全核查表内容认真核对并签名。

2)术中严格控制手术室人员的出入,监督手术中无菌技术操作的执行,保持手术间安静、整洁、清洁。密切观察手术进展情况,主动与手术人员联系,保证及时供应术中所需的物品,术中增减的器械和用物要及时清点、核对并记录。

3)术中要注意保持患者输液通畅、体位正确、肢体不受压,体位应安放稳妥,侧卧位时防止腋窝神经、血管受压,关节突出及压迫处应垫上软枕。

4)注意室内温度的调节,备好温液体,术中严密观察病情,保持输液、输血通畅,心肺功能不全者应严密注意输液速度,如有病情变化,及时配合抢救。准备两套吸引器装置,供吸痰及手术台上使用,保持其通畅,并注意观察吸引瓶内的引流液量及性状。

5)术中如有大出血、病情变化需抢救时,巡回护士应及时汇报,准备好抢救物品,遵从麻醉医生、手术医生的指挥,密切配合抢救。术中如需执行输血、用药等口头医嘱,应执行"Repeat"程序,向医生复述确认后方可执行,并做好记录。

6)手术中切下的肺叶标本及淋巴结,刷手护士用弯盘接取后分类交给巡回护士,不同手术标本分袋装入标本袋内,并贴上标签,注明患者的姓名、床号、住院号、标本名称(肺叶标本根据冰冻病理申请送至冰冻室,做病理与切缘的确认)。手术结束后,由手术医生按病检单要求逐项填写完整,将标本送往标本室固定处理。

7)关闭胸腔后及时接好胸腔引流瓶,水封瓶内倒入外用盐水使内管水柱为 $2\sim3$ cm,并做好水位标志,连接处必须牢固紧密并保持引流管通畅,防止引流管意外拔管及瓶内水倒流。

8)手术结束后将患者先改成平卧位,检查全身,尤其是健侧侧面受压处、双侧足跟、骨盆架固定处等部位皮肤有无红肿或压疮。

9)手术护理记录单的书写。客观、准确、真实、完整并及时对患者手术全程进行记录。内容包括:参加手术人员的名字、手术名称和手术相关的时间,包括患者进出手术室的时间、麻醉和手术开始时间、结束时间,手术标本、术中用药等。手术无菌物品的灭菌指示卡、一次性植入器材以及贵重耗材的条形码都要粘贴在手术记录单上。"手术护理记录单"作为病历资料存档。

10)普胸外科手术常涉及患者呼吸、循环和消化三大系统,其中对呼吸和循环功能的影响尤为明显;胸腔手术常常涉及中心大血管,手术中随时可能引发大出血;而随着科学技术的发展和人们生活水平的提高,高龄患者越来越多,高龄患者常伴有老年性疾病,并发症越来越多。综上所述,胸腔手术的危险较大,这要求手术护士必须熟悉手术过程,掌握手术特点并做到及时、准确、主动配合,以保证患者的生命安全。

(三)手术后护理

1.手术后处理

手术近结束前 $10\sim15$ min,巡回护士通知麻醉恢复室护士做好接收患者准备。协助医生妥善包扎伤口,检查输液管道各衔接处连接是否紧密,贴好引流管标识,整理好手术衣,并妥善固定各引流管,防止引流管脱落。离开手术室前再次核查患者的身份、手术方式、物品清点正确及皮肤完整等。由麻醉医生评估患者,若自主呼吸恢复、生命体征稳定,与手术一助医生转运患者至麻醉复苏室。刷手护士将手术器械送至中心供应室,按器械清点单核对交接。巡回护士做好手术间的整理,督促工友做好手术间的清洁工作。

2.麻醉恢复室护理

(1)术后患者的交接和入室评估。与麻醉医生进行床边交班,了解病情、手术经过及术中情况,评估现状有无异常情况及复苏过程中注意事项。

(2)确保呼吸道通畅,听诊两侧呼吸音情况,根据患者的气道情况,给予经气管导管-T管吸氧或面罩吸氧。

(3)严密监测患者的神志、肌力、呼吸、循环、血氧饱和度情况。观察患者呼吸的频率、幅度、气道情况、指脉搏血氧饱和度,观察唇色;持续心电监护,监测脉率、心电图和血压;观察对刺激、唤醒的反应,瞳孔大小和对光反射,是否有烦躁或嗜睡等意识障碍表现,患者合作的程度,以及肌力恢复情况;测量体温,观察全身皮肤颜色,接触皮肤感知干湿、冷热,评估有无低体温存在。检查手术部位,观察切口敷料有无渗血渗液,观察水封瓶的引流液量、性状及液柱的情况,观察有无大量气泡,观察尿量及颜色、球结膜有无水肿和皮肤完整性,评估疼痛情况。

(4)带气管插管,评估若达到拔管指征,报告给麻醉医生予以拔除。注意无菌操作原则,观察拔管后的反应。

(5)做好术后基础护理,鼓励患者深呼吸、咳嗽,协助翻身运动,促进肺的扩张,防止肺部感染和肺不张。并做好心理支持和安全管理。

(6)客观记录以上评估资料,评估分析复苏过程中有无存在的或潜在的护理问题,制订计划并加以实施。

(7)麻醉医生、恢复室护士共同评估患者。若患者神志清醒、呼吸正常并能自主咳嗽,循环稳定,血压与术前相比波动<20 mmHg,$SaO_2>92\%$,生命体征正常,手术部位无出血,肌力能活动四肢与抬头,则由麻醉医生或主治医师签字,同意出科。由麻醉医生、恢复室护士、手术室工友一起运送患者至病房,做好转运路途中的安全与监测,并与病区护士做好床边和书面交接。

3.术后随访

手术后3 d,由巡回护士到病房对患者进行随访。了解术后患者的治疗护理情况、患者精神状况及术后恢复情况,检查伤口敷料,观察引流液的颜色、性质、量、皮肤受压情况等。对患者和家属进行健康教育,如手术后进食时间、手术后体位和早期下床活动等。用提问形式向患者及其家属了解手术过程中的护理质量及满意程度,在反馈信息中进一步提高手术室的工作质量。

(杨晓冉)

第五节　开颅肿瘤切除手术护理

一、第四脑室肿瘤的分类

1.按发生的部位可以分为两类

原发于第四脑室的肿瘤和生长于其他部位而向第四脑室发展的肿瘤。①原发性第四脑室肿瘤,包括室管膜瘤、脉络丛乳头状瘤、髓母细胞瘤、血管母细胞瘤、脑膜瘤、星形细胞瘤、表皮样囊肿等;②生长于其他部位而向第四脑室发展的肿瘤,包括生长于第四脑室顶部的髓母细胞瘤、生长于第四脑室底部脑干背侧面的脑干胶质瘤、海绵状血管瘤等向第四脑室发展。

2.按肿瘤的基底位置将其分为两类

基底位于第四脑室底部和起源第四脑室顶部和侧壁。①基底位于第四脑室底部,最常见的是室管膜瘤、脉络丛乳头状瘤和星形细胞瘤;②起源第四脑室顶部和侧壁,最常见的是髓母细胞瘤和星形细胞瘤。

二、第四脑室肿瘤手术治疗进展

第四脑室肿瘤原发于第四脑室或自小脑蚓部突入第四脑室,易致脑干受压。颅神经征出现早晚、受累过程和范围常与肿瘤起始部位及发展方向有密切关系,一般第四脑室上部肿瘤常累及第Ⅴ、Ⅵ、Ⅶ、Ⅷ颅神经核,第四脑室下部肿瘤则以Ⅸ、Ⅹ、Ⅺ、Ⅻ颅神经核突出。当肿瘤向侧方或背侧生长压迫小脑脚和小脑腹侧时,可出现小脑症状,表现为走路不稳,双侧共济失调,肌张力降低及眼震。肿瘤堵塞导水管或四脑室上部形成梗阻性脑积水。

1.手术入路的选择

(1)小脑下蚓部入路是传统的切除第四脑室肿瘤的手术入路。其优点是入路短,切除第四脑室底近中线下半部分及第四脑室顶部下半部分肿瘤时暴露良好;其缺点是该手术入路暴露第四脑室外侧壁、环绕外侧隐窝的外侧区域、深部导水管区域不理想。若过度牵拉小脑半球,则易损伤小脑脚、齿状核、球状核及小脑前庭区的纤维,导致共济失调、震颤、肌张力降低、小脑性缄默、小脑半球肿胀等严重并发症。

(2)小脑延髓裂入路也称经膜髓帆入路,此入路在不切开小脑下蚓部前提下能够暴露上至中脑导水管下口区域下至延颈交界区,通过该入路能够清楚地观察肿瘤与第四脑室底的分界口。采用联合蚓部入路与经小脑延髓裂入路不仅可以最大限度切除肿瘤,而且可以减少因牵拉脑组织而引起的并发症。

2.肿瘤全切与功能保护

(1)第四脑室肿瘤能否全切除主要取决于肿瘤的来源和瘤体与第四脑室底的关系,对肿瘤与脑干粘连较紧或侵入脑干内者难以全切除。即使勉强行全切除,术中也容易损伤脑干内一些神经核团,导致术后严重的并发症。

(2)第四脑室肿瘤切除后,瘤床的止血特别重要。脑干表面的止血,尽量采取压迫止血,避免用电凝止血,如必须使用电凝时可采用低电压双极电凝止血并及时用生理盐水冲洗降温,避免高温造成的脑干损伤;脑室底部延髓处不能用电凝或强力压迫止血,必要时用明胶海绵加棉片轻压,待出血停止后去除之。

三、手术室护理

(一)术前准备

1.患者准备

(1)术前转运:按择期手术安排表上信息,病房护士核对患者信息并进行术前准备,手术室护士提前30 min通知病房送患者到手术室。

(2)交接核对:病房护士护送手术患者至手术室,与手术室护士做好交接。手术室护士核对患者的姓名、病历号、年龄、诊断、手术名称、手术部位,确认患者手腕带信息、手术安排表和病历资料一致,并核查术前准备完善情况,做好记录。

(3)术前评估:通过交谈和查阅病历,了解患者的病情、麻醉和手术方式,评估神志、呼吸、循环、社会心理、皮肤等各个系统情况,查看影像学、实验室检查结果和血压控制等情况。

(4)皮肤准备:手术前皮肤准备是减少细菌的数量和种类,预防切口感染的重要环节,包括清洁皮肤和毛发。术前1 d晚理发师给患者理全发,并用消毒液擦拭患者全头皮。进手术室前患者不化妆,禁戴首饰等贵重金属物品。

(5)术前用药:常规用20♯静脉留置针建立静脉通路,遵医嘱使用术前抗生素,并观察用药后患者的反应。

(6)心理支持:手术前应正确评估患者的心理状态,了解患者对手术、麻醉方式的理解和知晓程度,向患者介绍自己、手术室环境、麻醉方式及手术相关的注意事项,帮助患者了解手术、麻醉相关知识,加强心理支持,增强对手术及疾病预后的信心,减少对手术的焦虑和恐惧心理。保持术前环境安静整洁,操作轻柔,并做好保暖,保持患者情绪稳定、舒适安全,注意保护患者隐私。

2.物品准备

(1)仪器设备准备:检查手术间仪器设备,如手术床、无影灯、高频电刀、中心吸引器、显微镜等仪器设备和器械托盘、器械托盘、脚踏、凳子等常用设备的功能,确保处于功能状态。

(2)手术器械及用物准备:神经外科手术包、前颅手术器械包、神经外科开颅气动系统、后颅特殊包、脑组织牵开器(床拉/脑拉)、单极电刀、双极电凝、一次性灌洗器、一次性吸液袋、吸引器皮管、含碘薄膜巾、刀片、骨蜡、明胶海绵、进口缝线、骨固定材料等。

(3)铺无菌台:手术前刷手护士将无菌手术包置于器械台中间,打开无菌手术包,将手术所需无菌物品放入无菌台上。刷手护士在手术开始前30 min进行外科洗手、穿无菌手术衣、戴无菌手套,整理无菌器械台,检查器械的性能及完整性。刷手护士与巡回护士共同清点器械、敷料、缝针等手术用物,并记录在手术清点单上。

3.手术间准备

开颅四脑室肿瘤手术选择百级层流手术间。手术前检查确保手术间层流系统处于工作状态。手术开始前1h开启净化空调系统,将手术室内温度控制在21 ℃～25 ℃,湿度控制在30%～60%。

(二)手术护理

1.麻醉护理

(1)手术安全核查:麻醉实施前,由手术医生、麻醉医生及手术室护士根据"手术安全核查表"共同进行手术安全核查并签名。核查的主要内容包括患者身份、手术名称、手术部位、手术麻醉知情同意、术前备血、麻醉手术准备完成情况。

(2)麻醉护理:全身麻醉。巡回护士应密切配合麻醉医生,做好全麻患者的护理工作:保持手术室安静,避免大声喧哗及器械碰撞声。密切监测患者的意识状况、生命体征和血氧饱和度等情况。连接负压吸引装置,如有麻醉意外情况及并发症发生,应积极协助抢救,提供抢救设备,并寻求其他医护人员的帮助。陪伴在患者身边,给患者心理支持,帮助减轻恐惧感。保证患者体位安全、固定,防止患者入睡后坠落损伤。麻醉诱导结束后,为患者留置导尿以监测尿量,并协助留置深静脉置管及动脉置管。

2.手术体位安置

(1)手术体位为前冲俯卧位。安置方法:患者平卧于转运车上行全身静脉麻醉,手术床上在患者俯卧后双侧髂棘、膝关节上方、双侧胸前的对应位置分别安置好大棉枕、膝垫、小棉枕,注意垫子高度与手术床背板头端平齐,在体位垫上铺上床单,床单上加铺一层棉垫。然后将患者从转运床上翻身至手术床,注意保持轴线翻身。翻身后患者肩峰需与手术床背板头端平齐,翻身过程中注意防止桡动脉、深静脉、导尿管等管路滑脱。双侧小腿用大棉枕垫高,促进静脉回流并保持膝关节功能位。双手用约束单固定于体侧,注意双手固定后需保持动脉有创监测波形,防止手部位置安置引起的动脉监测波形的异常。整理好各输液管路、导尿管等,大腿根部及小腿分别用约束带固定。注意膝关节外侧骨突处的防护,防止受压引起的腓总神经损伤。

(2)手术医生固定患者的头部:手术医生抬起患者头部,向前屈拉伸颈后肌肉,助手医生卸掉手术床头板安装上三点头架的底座,将灭菌后的三点头钉装入头架固定头部,锁定头架各关节,妥善固定患者头部。

(3)注意保暖及安全防护:体位安置完成后,将电刀回路极板粘贴于患者肌肉平坦、血管丰富的部位,防止术中电灼伤。同时,安置体位过程中需注意保暖和保护患者隐私,妥善安置各管路,确保安全。另外,为防发生皮肤压力性损伤,应将垫于患者身下的棉垫拉平整,并使脚趾悬空,防止受压。

3.皮肤消毒及铺巾

(1)皮肤消毒:手术体位安置好后,需对手术区域皮肤进行消毒,以杀灭手术切口及其周围皮肤上的病原微生物,防止手术切口感染。手术医生外科洗手后持无菌持物钳夹取安尔碘棉球消毒头皮 3 遍,从手术切口中心由内向外扩展,头皮消毒范围是下至颈胸交界处、上至头顶,两侧至耳郭区域。注意操作者与患者保持适当的距离,同时做好非手术区域的保暖。

(2)铺无菌巾:手术区域皮肤消毒后,刷手护士和手术医生共同完成铺无菌巾,以建立无菌手术区,操作过程中严格遵循无菌技术操作原则。

4.手术配合要点

(1)刷手护士配合要点。

1)术中严格遵守无菌技术操作原则,并监督其他手术人员执行。随时保持手术野、手术器械台、器械托盘的无菌和整洁。

2)刷手护士必须熟悉手术配合步骤,手术过程中集中精力,密切观察手术进程及需求,主动、敏捷、准确地传递所需器械物品并及时回收,擦拭血迹,使之时刻处于功能状态,以保证及时传递。

3)手术器械及物品的清点。刷手护士和巡回护士在手术开始前、关闭体腔前、关闭体腔后、皮肤缝合后共同清点手术物品。清点的内容包括:缝针,脑棉片等术中用物数量。必须严格核对器械是否齐全完整。双方均应目光注视清点物,唱点所清点的物品,如一方有疑问都应重复清点。必须确保物品清点正确,严防异物遗留在体腔或组织内。

4)手术中主刀医生分离肿瘤与脑干界面时,应主动与麻醉医生沟通,注意因手术操作而引起的心率、血压的变化。一旦发现心率进行性下降应立即通知主刀医生,暂停对脑干面的操作,待心率恢复后继续手术。

(2)巡回护士配合要点。

1)手术医生、麻醉医生及手术室护士在麻醉实施前、手术开始前、手术结束时根据手术安全核查表内容认真核对并签名。

2)术中严格控制手术室人员的出入,监督手术中无菌技术操作的执行,保持手术间安静、整洁、清洁。密切观察手术进展情况,主动与手术人员联系,保证及时供应术中所需的物品,术中增减的器械和用物要及时清点、核对并记录。

3)术中注意保持患者输液通畅、体位正确、肢体不受压,注意室温的调节。同时要保证吸引通畅,并注意观察吸引瓶内的引流液量及性状。

4)术中如有大出血、病情变化需抢救时,巡回护士应及时汇报,准备好抢救物品,遵从麻醉医生、手术医生的指挥,密切配合抢救。

5)客观、准确、真实、完整并及时进行患者手术全程记录。内容包括:参加手术人员的名字、手术名称和手术相关的时间(患者出入手术间的时间、麻醉和手术开始时间、手术结束时间),手术标本、术中用药等。一次性植入器材以及贵重耗材的条形码需粘贴于手术病历。

(三)手术后护理

1.术后患者护理

(1)巡回护士协助医生妥善包扎伤口,检查输液管道各衔接处连接是否紧密,整理好手术衣,并妥善固定各导管,防止导管脱落。

(2)再次核查患者身份、手术方式、物品清点正确及皮肤完整等,由麻醉医生评估患者的麻醉程度、生命体征,与手术室工友转运患者至麻醉复苏室。

2.手术间整理

刷手护士与巡回护士共同清点器械后将手术器械送至供应室,按器械清点单与供应室护士核对交接。巡回护士做好手术间的整理,手术室工友做好手术间的清洁工作。

3.麻醉恢复期护理

(1)术后患者入麻醉恢复室。手术室护士与麻醉医生、复苏室护士进行床边交班。复苏室护士需重点了解病情、手术经过及术中情况,评估现状有无异常情况及复苏过程中注意事项。

(2)确保呼吸道通畅,根据患者的气道情况给予经气管导管、T管吸氧或面罩吸氧。

(3)持续心电监护。严密监测患者的神志、肌力、呼吸、循环、血氧饱和度、生命体征、唇色情况。观察患者对刺激、唤醒的反应,瞳孔大小和对光反射,是否有烦躁或嗜睡等意识障碍表现,合作的程度以及肌力恢复情况。观察全身皮肤颜色,评估有无低体温存在。检查手术部位,观察切口敷料有无渗血渗液,观察尿量及颜色、球结膜有无水肿和皮肤完整性,评估疼痛情况。

(4)气管插管手术患者,经麻醉医生评估达到拔管指征后,可遵医嘱给予拔除。拔管过程中注意无菌操作原则,密切观察拔管后的反应。

(5)做好术后基础护理,鼓励患者深呼吸、咳嗽,协助翻身运动,促进肺的扩张,防止肺部感染和肺不张,并做好心理支持和安全管理。

(6)客观记录以上评估资料,评估分析复苏过程中有无存在的或潜在的护理问题,制订计划并加以实施。

(7)麻醉医生、恢复室护士共同评估患者。若患者神志清醒,呼吸正常并能自主咳嗽,循环稳定,血压与术前相比波动<20 mmHg,$SaO_2>92\%$,生命体征正常,手术部位无出血,肌力能活动四肢与抬头,经麻醉医生签字后,可安排出科。由恢复室护士、手术室工友一起运送患者至病房,做好转运途中的安全监测,并与病区护士做好交接。

(杨晓冉)

第十六章　介入手术室护理

第一节　肝癌肝动脉灌注及栓塞术

肝癌选择性肝动脉内灌注及栓塞术是将导管选择性或超选择性插入到肿瘤供血动脉内，经导管以适当的速度注入抗肿瘤药或栓塞剂，使动脉闭塞，引起肿瘤组织的缺血坏死、肿瘤的缩小或消失。其包括肝动脉插管化疗栓塞(TACE)、肝动脉插管化疗灌注(TAI)。

一、适应证与禁忌证

1.适应证

(1)不能手术切除的肝癌。

(2)瘤体过大，手术切除前行栓塞使瘤体缩小。

(3)手术未能完全切除或术后复发，不宜再次手术者。

(4)肝癌破裂出血不宜行手术切除者。

2.禁忌证

(1)白细胞$<3\times10^9/L$。

(2)严重的肝肾功能不全，严重的出血倾向，碘过敏，严重的高血压。

(3)心脏病及糖尿病未得到有效控制的患者。

(4)肝癌时严重黄疸、门静脉主干完全栓塞、严重腹腔积液。

(5)肝肿瘤体积超过全肝体积的70%。

二、术前护理

1.健康评估

按《入院患者护理评估单》对患者基本情况进行评估，如年龄、性别、饮食、职业、居住环境、饮食习惯、吸烟史、既往史、有无家族史、乙型病毒性肝炎病史等。评估患者有无乏力、纳差、消瘦、黄疸、腹痛、腹胀、腹泻，有无消化道出血等现象。

2.术前检查

协助患者完成三大常规、肝功能、肾功能、凝血功能、输血前四项、甲胎蛋白、心电图、X线片、腹部超声及CT检查等。

3.心理护理

介绍介入治疗的基本方法、原理，治疗的基本过程及术后可能出现的不良反应，缓解焦虑紧张情绪，争取患者的配合。

4.饮食指导

宜进食高蛋白、高热量、高维生素、低脂肪、低盐、易消化的饮食。

5.术前准备

术前1d训练床上排便。根据医嘱备好术中用药及影像资料。术前沐浴，更换手术衣。

三、术中配合

(1)协助患者平卧于操作台上,建立静脉通道,连接心电监护,暴露穿刺区域,协助消毒,铺巾。

(2)协助术者穿手术衣、戴无菌手套。

(3)协助将备好的导管、导丝等用生理盐水冲洗 2 遍,检查导管是否通畅,表面是否光滑、导丝是否打折,以免损伤血管内膜。

(4)遵医嘱静脉注射地塞米松 5~10mg,提高神经组织对化疗药物的耐受性。

(5)根据要求配制栓塞用化疗栓塞乳剂,做到现配现用,术中间断注入肝素防止血栓。

(6)术中严密观察患者生命体征和询问患者反应,遵医嘱准确及时给药,做好各种记录,防止治疗过程中可能出现的意外。

(7)术毕穿刺点局部压迫 15~20 min 后加压包扎。

四、术后护理

1.床旁交接

手术室护士将患者用平车送至病房,与病区护士交接术中情况、病历资料及护理记录。病区护士查腹股沟处伤口敷料有无渗湿,绷带松紧是否适宜,伤口周围皮下有无血肿、青紫。

2.术后处置

(1)体位:术毕穿刺点局部用沙袋(0.5 kg)加压 6 h,术侧下肢伸直并制动 12 h,卧床休息 24 h。观察穿刺点有无渗血和血肿,有活动性渗血时应重新包扎。告知患者术侧足踝和非术侧下肢可正常活动。

(2)准备便器。无呕吐等现象则鼓励患者多饮水促进对比剂排出,每天液体摄入量不少于 2 000~ 2 500 mL,并观察小便颜色及量。

(3)每 6 h 监测体温、脉搏、呼吸、血压 1 次。

3.病情观察与对症处理

(1)穿刺部位出血、血肿形成或动脉栓塞:6 h 内每 30~60 min 观察穿刺点局部有无渗血、血肿形成等现象,观察对比双侧下肢皮温、色泽、感觉、足背动脉搏动情况。因大腿内侧皮下组织疏松,渗血或血肿易向内侧发展,故观察时特别要注意大腿根部靠内靠下的部位有无瘀青,并用手指轻压看是否有硬肿。发现异常及时告知医生处理。

(2)胃肠道反应的护理:鼓励患者进食易消化的清淡、高热量、高维生素食物,对于恶心厌食者应选择其喜爱食物以增进食欲。患者呕吐时将头偏向一侧,以免误吸引起呛咳和窒息。观察呕吐物的性质、颜色和量,并做好记录。密切观察有无消化道出血先兆。呕吐严重者,给予禁食并静脉补液。

(3)发热的护理:发热是机体对坏死肿瘤组织的重吸收,一般在 38.5 ℃以内。在发热过程中,保持室内空气新鲜,温、湿度适宜;减少陪护探视,防止病菌带入以避免交叉感染的发生。出汗过多时,鼓励患者多饮水,及时更换衣裤和床单,注意保暖,保持皮肤干洁。

(4)腹痛的护理:TACE 术后造成肿瘤缺血缺氧坏死,局部组织炎症性水肿,肝包膜紧张度增加引起疼痛。对于疼痛耐受性差的患者,可采取癌症患者三阶梯止痛治疗。护士应多巡视病房,多与患者交谈或采取其他方式分散其注意力,以缓解和减轻疼痛。同时要密切观察疼痛的部位、性质、程度,并注意和其他疼痛相区分,必要时及时报告值班医生并给予及时处理。

以上(2)(3)(4)为各种动脉化疗栓塞术后的常见不良反应,统称为栓塞后综合征。一般持续 3~7 d,应提前告知患者并予以预防性干预,以缓解患者的紧张、不信任、焦虑的心理。

(5)肝功能的损害:遵医嘱予以护肝治疗 3~5 d。观察患者的面色、巩膜及尿液有无黄染。

(6)骨髓抑制的护理:①定期查血常规,了解各项指标;②遵医嘱予以升白细胞治疗;③保持口腔卫生,给予温盐水含漱;④预防感冒。

(7)尿潴留的护理:①心理护理,消除患者紧张情绪;②提供隐蔽的排尿环境;③调整排尿的体位和姿势;④热敷、按摩腹部;⑤诱导排尿,如听流水声等;⑥遵医嘱药物治疗。经上述处理仍不能解除尿潴留时,可采用导尿术。

五、出院指导

1.休息与锻炼

注意休息,避免劳累。进行适当锻炼,避免剧烈活动,保持生活规律,减轻肝脏负担。

2.饮食指导

合理营养,预防并发症。进易消化饮食,少量多餐,禁食生硬、油炸食物及过热食物。防止进食过饱、加重肝脏负担,防止生硬食物的机械刺激引起上消化道出血等并发症。

3.心理指导

保持乐观稳定的情绪,面对现实,避免情绪激动,积极配合治疗。

4.专科自我护理

保持大便通畅,避免用力排便;避免快速下蹲动作,避免重力撞击肝区,防止肝破裂发生。

5.定期复查

遵医嘱服用护肝药,避免使用对肝功能有损伤的药物,定期复查肝功能。

(杜金星)

第二节　肝癌微波消融术

一、原理

主要利用微波的热效应,使肿瘤组织凝固、坏死,达到原位灭活和局部根治的目的。微波消融时间短(<60 s),并且坏死的形状呈椭圆形,因此微波消融损害较小,大的肿瘤需多次治疗;合并肝硬化的患者对微波消融的耐受性好,微波治疗后无严重并发症发生。近年研究还发现,微波除热凝固效应外,还有增强机体免疫功能的作用。微波治疗可经皮、经腹腔镜和术中操作。国外多篇文献报道微波经皮热凝小肝癌的方法只适合<2 cm 直径;国内吴孟超等认为只要书中操作正确,可将热凝小肝癌的瘤径放宽到≤4 cm 直径为宜。

二、适应证与禁忌证

1.适应证

不能手术切除或不能耐受手术或拒绝接受手术的肝癌患者,4 个以下的肿瘤,其中最大肿瘤直径<6 cm 或 6 个以下直径<3 cm 的肿瘤,单发>6 cm 的肿瘤也可用这项技术治疗,但完全消融的机会减少。

2.禁忌证

严重的全身衰竭,活动性感染或不可纠正的凝血功能障碍。

三、术前护理

1.健康评估

按《入院患者护理评估单》对患者基本情况进行评估,如年龄、性别、饮食、职业、居住环境、饮食习惯、吸烟史、既往史,有无家族史、乙型病毒性肝炎病史等。评估患者有无乏力、纳差、消瘦、黄疸、腹痛、腹胀、腹泻,有无消化道出血等现象。

2.术前检查

协助患者完成三大常规、肝功能、肾功能、凝血功能、输血前四项、甲胎蛋白、心电图、X线片、腹部超声及CT检查等。

3.心理护理

对患者及其家属详细介绍治疗原理、手术过程、术中配合要点和术后注意事项。减轻患者对手术的焦虑恐惧心理。鼓励家属陪伴,耐心倾听患者诉说,了解患者的心理顾虑,及时给予疏导,鼓励他们树立坚强意志。向患者介绍治疗成功的病例,以此来增加患者对介入治疗的信心,取得患者的信任,以最好的状态来配合手术。此外,还需因人而异,注意执行保护性医疗制度。

4.休息与饮食

嘱患者保证充足的睡眠和休息,以减少糖原分解,降低身体热量消耗,维护肝功能。增加营养、提高耐力,饮食要以高糖、高热量、高维生素、易于消化为原则。注意补充B族维生素、维生素C及维生素E。

5.术前准备

术前1 d指导患者进行均匀慢速呼吸和呼气后屏气训练。备好手术用物、抢救物品和药品。嘱患者术前6 h禁食、禁饮,入手术室前排空膀胱。

四、术中配合

1.体位

通常患者取仰卧位,右手置于枕后,左手自然平放于身侧。嘱患者不能随意改变体位,保持平静呼吸。粘贴分散电极,一般对称粘贴于患者双侧大腿外侧肌肉发达部位,确保粘贴完整、牢固,以免皮肤灼伤,并嘱患者如有电极粘贴处疼痛要及时告知医护人员。

2.术中配合

术前15 min予肌内注射哌替啶50 mg,以缓解术中疼痛。开通静脉通道,予吸氧、心电监护,密切观察患者神志、心律、心率、血压、呼吸和血氧的变化。关注患者的表情,适时询问患者的感受,鼓励、安慰患者,及时给予帮助。根据患者的治疗反应,按医嘱调整功率、能量、温度,准确记录。

3.特殊情况的处理

(1)呕吐:如患者出现恶心、呕吐,应立即协助患者将头偏向一侧,及时清除呕吐物,予温开水漱口,并遵医嘱使用止呕药。

(2)血管迷走迷走反射:患者如出现心率减慢、血压下降、出冷汗的表现,应及时提醒医生,暂停治疗。心率低于 60 次/分时,遵医嘱给予阿托品 0.5 mg 静脉注射,加快输液速度,血压下降严重时应静脉滴注升压药物。待生命体征恢复正常后再继续治疗。

(3)皮肤灼伤:常见于皮肤分散电极粘贴处,多由患者术中出汗,分散电极松动所致,也可见于皮肤穿刺点附近,因导引针与微波电极针活性端接触,导致导引针穿刺点周围皮肤灼伤。因此术中应注意观察患者穿刺点局部皮肤变化,及时提醒医生将导引针适时回撤。患者如出现灼热和疼痛感应及时查看和处理,可用冷生理盐水局部降温。微波针与皮肤接触部位也可以用湿纱布保护。

五、术后护理

1. 床旁交接

手术室护士与病区护士交接患者生命体征及电极区皮肤有无烫伤,穿刺点有无渗血,术中用药的情况。

2. 术后处置

嘱患者卧床休息,禁食 6 h,穿刺处用腹带加压包扎,并注意观察有无渗液、渗血、予心电监护,密切观察血压、心率等生命体征。因治疗过程中高温作业,患者出汗多\消耗大,术后 6 h 应多饮水,进高热量、高维生素、富含优质蛋白、易消化的饮食。

3. 病情观察与对症处理

(1)疼痛:治疗后肿瘤组织坏死、病灶周围组织反应性水肿及肝被膜张力增加都可以引起患者肝区胀痛。一般持续 3～5 d,其程度与肿瘤大小、位置深浅、治疗强度及时间、患者的耐受程度等有关。护士应密切观察患者的腹部体征,评估疼痛的性质及程度,协助患者采取舒适的体位,指导患者放松技巧,遵医嘱使用镇痛药。

(2)发热:微波消融治疗使肿瘤组织发生凝固性坏死,而坏死组织是内源性致热源,吸收后可使患者体温升高,所以术后发热常见。

一般持续 3～7 d,体温 37.5 ℃～38.5 ℃。术后应注意监测体温,告知患者发热的原理,鼓励其多饮水,适当地予以物理降温或药物降温;若体温持续 2 d 超过 39 ℃,应遵医嘱复查血常规和腹部 B 超,注意有无肝脓肿、腹膜炎等感染。如有发生,应积极配合予以抗感染、降温等治疗。

(3)出血:肝癌合并肝硬化的患者通常凝血功能差,另外,位于肝表面的肿瘤因穿刺进针处组织薄弱,不易自行止血,所以 RFA 术后可能出现腹腔出血。护士应注意观察患者穿刺点有无渗血或血肿,有无心率加快、脉搏细速、血压下降,甚至烦躁不安、脸色苍白等失血表现,还应注意患者有无腹肌紧张、腹部压痛及反跳痛,警惕腹腔内出血的发生。发现异常情况,应及时通知医生进行处理。患者术后应卧床休息 2～3 d,不宜过早下床活动。

(4)肝功能损害:RFA 治疗后坏死肿瘤组织的吸收加重了肝细胞的负担,可引起不同程度的肝功能损害,多表现为转氨酶升高和黄疸指数升高,严重者可出现腹腔积液或肝性脑病。所以预防肝功能损害的治疗和护理很重要。

可从以下几个方面进行预防:①术后常规吸氧 1～2 d,以促进肝细胞的修复;②增加营养,进食高热量、高维生素、富含优质蛋白、易消化的饮食;③鼓励患者多饮水,遵医嘱使用利尿药,以促进代谢产物的排泄;④遵医嘱应用护肝药物;⑤保持大便通畅,防止便秘,以避免血氨增高。另外,注意观察患者皮肤巩膜黄疸情况、腹腔积液消涨情况,排尿、排便情况,及时了解各项生化检查结果。

七、出院指导

1.休息与锻炼

指导患者注意休息,避免劳累。在病情和体力允许的情况下适量活动,但切忌过度运动。

2.饮食指导

加强营养,宜富含优质蛋白、高热量、高维生素、清淡易消化饮食。如瘦肉、蛋白、鱼肉、新鲜蔬菜、水果等,避免辛辣刺激和过硬食物。忌食烟熏、腌制食品。

3.心理指导

保持情绪稳定,心情舒畅,树立积极、乐观的心态,正确面对现实。

4.定期复查

每月进行一次超声检查及血清酶谱学检查,3~6 个月复查 CT,以了解肝功能变化及病情情况;按医嘱定期来院接受治疗,同时遵医嘱口服护肝药物。

(杜金星)

第三节　经颈静脉肝内门体支架分流术

一、适应证

其适应证应严格掌握,目前看法较统一的适应证如下。

(1)肝硬化门静脉高压引起消化道出血,经内科内窥镜硬化治疗仍反复出血者。

(2)肝硬化门静脉高压引起消化道出血,保守治疗不能止血者,可行急诊 TIPSS 治疗。

(3)上述患者为肝移植等待供体期间发生消化道出血和顽固性腹腔积液者。

(4)肝硬化门静脉高压引起顽固性腹腔积液者可选用 TIPSS 治疗。

二、禁忌证

(1)肝、肾功能衰竭者。

(2)反复发生肝性脑病者。

(3)肝外型门静脉高压者。

(4)心功能不全者。

(5)肝癌位于穿刺通道者。

三、器材

(1)常规血管造影器材:需备 4 F 或 5 F Cobra 导管和猪尾导管以便顺利通过肝内穿刺通道行门静脉造影及测压。

(2)10 F 或 12 F 导管鞘:以利于穿刺套装和支架释放装置的进出。

(3)各种导丝:如超长、超硬和超滑导丝。

(4)测压装置:亦可用长度为 40cm 以上的连接管代替。

(5)门静脉穿刺套装:目前常用的有 RUPS-100、TIPS-l000、C1apinto 针等。可按术者习惯选择使用。

(6)球囊导管:一般选用球囊直径为 8mm、9mm、10 mm,长度为 4～6 cm,导管直径 5 F 者为宜。

(7)支架:目前公认 TIPSS 采用网状支架为佳,通常采用直径为 8～10 mm 的支架。

四、操作步骤

1.颈静脉穿刺

穿刺点的选择各家稍有差别。可采用下颌角下 3 cm,胸锁乳突肌外缘切口,针与人体正中线平行,刺向胸锁关节多可成功。若不成功,可向胸锁关节外侧移动少许再穿刺。穿刺时用布卷垫在颈下。

2.肝静脉插管

穿刺针外套管于膈下 2 cm 左右向右侧即可插入肝静脉,肝静脉开口距腔静脉右室汇合部较近时插入较困难,此时先将导管插入下腔静脉 3～4 cm,令患者缓慢吸气,随着隔肌下降顺势将导管插入。

3.门静脉穿刺

门静脉穿刺可盲穿或在 B 超下穿刺。

4.导丝导管引入门静脉

导丝进入门静脉后,将外套管用力沿导丝推入门静脉内,引入导管和球囊。

5.弹性通道扩张

先用较小球囊(8 mm)扩张分流通道,经门静脉测压达到预定降压指标即可。若不足,可再用更大的球囊进一步扩张。

五、注意事项

(1)最好在 B 超引导下穿刺以避免造成胆道,腹腔出血。一旦发生,应及时迅速送入球囊导管,将球囊膨胀暂时封闭破口,再行急诊手术修补。严重出血者可立即行肝动脉插管给予栓塞治疗。

(2)控制分流道口径有助于减少慢性肝功能衰竭发生率。

(3)术后短期内限制高蛋白饮食、口服乳果糖等措施有预防肝性脑病的作用。

六、术前护理

1.急诊检查和护理

嘱患者禁食,给予心电监护,吸氧,至少建立两条静脉通道,遵医嘱进行扩容治疗,记 24 h 出入水量;需急诊介入治疗者迅速抽血检查血常规、肝功能、肾功能、凝血全套、电解质等,出血量大者配血输血。

2.术前准备

(1)询问患者有无食物、药物、造影剂等过敏史,对有荨麻疹、哮喘、湿疹等过敏性疾病者应提高警惕,做好碘过敏试验及急救准备。

(2)更换手术服,遵医嘱术前禁食、禁饮。

(3)必要时遵医嘱备血。

3.病情观察与护理措施

（1）体位与保持呼吸道通畅：大出血时绝对卧床休息，患者取平卧位并将下肢略抬高，以保证脑部供血。呕吐时头偏向一侧，防止窒息或误吸；必要时用负压吸引器清除呼吸道内的分泌物、血液或呕吐物，保持呼吸道通畅，予以氧气吸入。

（2）补液护理：抗休克，迅速补充血容量的治疗应放在一切医疗措施的首位。立即建立两条静脉通道。配合医生迅速、准确地实施输血、输液、各种止血治疗及用药等抢救措施，并观察治疗效果及不良反应。输液开始宜快，必要时测定中心静脉压作为调整输液量和速度的依据。快速补液时应注意有无肺水肿及心力衰竭的表现，如烦躁不安、不能平卧、咳嗽等。对老年患者和心肺功能不全者一律采用输液泵进行输液。肝病患者忌用吗啡、巴比妥类药物；宜输新鲜血，因库存血含氨量高，易诱发肝性脑病。

（3）病情观察要点：①观察生命体征和神志、尿量的变化。病情危重时每 15 min 记录 1 次，待病情稳定后，每 30 min～1 h 记录 1 次，准确记录出入水量。②观察皮肤和甲床色泽，肢体温暖或是湿冷，周围静脉特别是颈静脉充盈情况。③观察呕吐物及粪便的性质、颜色及量。④观察血常规、血尿素氮、电解质等检查结果，以了解出血程度和电解质紊乱情况。⑤应用血管活性药物不良反应的观察和护理。开始使用血管活性药物时，血压常不稳定，应每隔 5～10 min 测量血压 1 次，根据血压变化调节药物浓度或滴速。待血压平稳后，改为 30～60 min 测量血压 1 次。因为部分较敏感患者的收缩压可由测不到到突然升高；多观察穿刺部位情况，防止药物外渗，以免引起局部组织缺血坏死。

4.饮食护理

急性大出血伴恶心、呕吐者应禁食。少量出血无呕吐者，可进温凉、清淡流质，这对消化性溃疡患者尤为重要，因进食可减少胃收缩运动并可中和胃酸，促进溃疡愈合。

5.休息与锻炼

出血患者应绝对卧床休息，休克患者取中凹位。避免情绪激动和剧烈的体位变动，以免加重和诱发出血。注意保暖，提供安静舒适的环境，以保证患者充分的休息和睡眠。一般不用热水袋保温，过热可使周围血管扩张、血压下降。轻症患者可起身稍事活动、自行如厕。指导患者坐起、站起时动作应缓慢，出现头晕、心悸、出汗等虚脱表现时，立即卧床休息并告知护士。对出血量大、活动性出血的患者绝对卧床休息期间应多加巡视，并用床栏加以保护。

协助患者进餐，保持口腔清洁，出血患者口腔有腥臭味，应每天清洁口腔 2～3 次。卧床患者特别是老年人和重症患者注意预防压疮。

6.心理护理

该类患者一部分经过一段时间的止血治疗，效果欠佳；另一些则是突然发病。病情的刺激，加上救治措施紧急，仪器设备繁多，医务人员紧张的工作，常使患者感到自己病情危重，出现恐惧、焦虑、紧张等情绪。因此要做好以下护理：①提供一个安静、整洁、舒适的病室环境；②护士应进行有预见性的护理，主动配合抢救；③保持镇静，做到忙而不乱、快而有序地工作，稳定患者和家属情绪；④协助医生向患者及其家属详细介绍介入治疗消化道出血的原理，解释各项检查、治疗措施，听取并耐心解答患者或家属的提问；⑤经常巡视，大出血时陪伴患者，使其有安全感。呕血或解黑便后及时清除血迹、污物，以减少对患者的不良刺激。

七、术中配合

（1）熟悉手术步骤以及导管、导丝、弹簧圈的型号和规格，掌握明胶海绵颗粒、条的制作方法,根据医生需要及时配送。

(2)准备好调节高压注射器预置的造影剂用量、流速、压力,防止超量、超压注射损伤血管内膜、血管壁。

(3)适时指导患者正确配合。每次注射造影剂前嘱患者在摄片期间平静状态下屏住呼吸、腹部勿移动。摄片后及时说出不适,任何动作前应告知医护人员,在医护人员的协助、指导下解决。导管灌注过程嘱患者插管侧肢体勿动,以免导管移位造成药液外漏。

(4)密切观察患者的以下不适。

1)迟发性碘过敏反应:表现为口舌麻木、恶心、呕吐、皮肤瘙痒、不自主寒战、荨麻疹。一旦发生,遵医嘱给予抗过敏药,并行进一步诊治。

2)久卧后产生疲劳感,可嘱其活动非穿刺侧的手指、脚趾、肢体,以缓解患者的不适,继续配合手术。

3)灌注垂体后叶素常见的不良反应是腹痛,密切观察患者有无腹痛表现及腹痛持续时间,如持续时间较长或进行性加重应考虑肠缺血。血管加压素除作用于肠道外,可引起心血管系统的反应,持续进行心电监护,发现异常,立即通知医生并遵医嘱停止灌注或减慢速度甚至停止治疗。

(5)严格遵守无菌操作规程,发现违反无菌操作行为及时纠正,防止医源性感染。

八、术后护理

1.穿刺部位的观察和护理

术后患者绝对卧床休息24 h,术侧下肢肢体制动12 h,禁止屈曲;穿刺部位加压包扎并用0.5 kg沙袋压迫6 h;观察穿刺处有无血肿及伤口敷料有无渗血;穿刺侧肢体足背动脉搏动情况,皮肤颜色、温度、感觉。使用约束带时注意观察受约束部位的末梢循环情况,发现异常及时处理。

2.病情观察

术后24 h内严密监测其生命体征变化,同时加强对意识状态、精神状态、尿量的观察。有无呕血、黑便及腹痛情况。

3.做好各项基础护理

(1)口腔护理:及时清除患者口腔血迹,每天2次,防止口腔感染。

(2)饮食护理:出血停止后改为营养丰富、易消化、无刺激性、半流质或软食,少量多餐,逐步过渡到正常饮食。

(3)休息与活动:患者需卧床休息,病情稳定后可轻微活动。

(4)皮肤护理:由于出血患者活动无耐力,护士应协助患者翻身,经常按摩受压部位,保持皮肤清洁。及时清理患者汗渍,协助患者更换衣物,保持床单位整洁,预防压疮发生。

九、健康教育

1.针对原发病的指导

各原发病的健康指导是不同的,应帮助患者和家属掌握自我护理的有关知识,减少再度出血的危险。

2.一般知识指导

(1)注意饮食卫生和饮食的规律;摄取营养丰富、易消化的食物;避免过饥或暴饮暴食;避免粗糙、刺激性食物，或过冷、过热、产气多的食物与饮料；应戒烟、戒酒。

（2）生活起居有规律，劳逸结合，保持乐观情绪，保证身心休息；避免长期精神紧张，过度劳累。

（3）在医生指导下用药，避免用药不当。

3. 识别出血并及时就诊

患者及其家属应学会早期识别出血征象及应急措施：出现头晕、心悸等不适，或呕血、黑便时，应立即卧床休息，保持安静，减少身心活动；呕吐时取侧卧位以免误吸；立即送医院治疗。慢性病患者定期门诊随访。

4. 药物护理

对一些可诱发或加重溃疡病症状，甚至引起并发症的药物应忌用，如水杨酸钠、利舍平、保泰松。

（杜金星）

第十七章 血液净化护理

血液透析时,必须将患者的血液引出,通过体外循环完成治疗过程。在治疗过程中,血液流经管路和透析器形成体外循环,因管路和透析器表面与血管壁在解剖结构、理化性质上存在显著差异,易引起血液中的血小板黏附而激活内源性凝血途径导致体外循环的凝血。由于反复穿刺,留置于血管内的钢针、管路对血管组织的损伤还可能激活外源性凝血途径,而导致体外循环凝血甚至血栓形成。

另外,透析时血液流速缓慢、高血红蛋白、高超滤率、透析期间输血或补充含脂质的肠外营养以及各种原因引起的高凝状态等更可以促进凝血。显著的体外循环凝血的发生不仅使患者损失了部分血液,还可能致透析管路和透析器部分或完全阻塞,降低透析效能,甚至使血液透析无法继续。所以,合适的抗凝方法应用、准确的抗凝效果监测、适时的抗凝处方调整是保证体外循环功能状态、保证血液透析效果的良好基础。

因此,血液透析专科护士在工作中应加强护理,使患者达到理想的抗凝目标,既保证抗凝充分,又避免出血或原有出血加重。目前临床上应用较多的抗凝方式有普通肝素抗凝、低分子量肝素抗凝、无抗凝剂抗凝以及局部枸橼酸钠抗凝等。

第一节 普通肝素抗凝护理技术

普通肝素是一种阴离子硫酸黏多糖,广泛存在于哺乳动物的肠、肺、肌肉等组织中,因首先从肝脏内提取,故名"肝素"。其相对分子质量为 6 000～25 000,单独存在时并无抗凝作用,须与血液中的抗凝血酶Ⅲ结合后,通过抑制凝血酶作用而达到抗凝效果。

正常人血液中肝素的半衰期为 60～90 min,血液透析患者的半衰期一般为 30～120 min。静脉注射肝素 3 min 后,抗凝作用出现,注射 5～10 min 出现作用峰值。随后由单核巨噬细胞系统从血浆中摄取、清除。停止使用肝素 3～4 h 后,凝血恢复正常。

一、应用肝素的凝血时间监测

常用的监测凝血时间的方法有 3 种:全血部分凝血活酶时间(whole blood partial thromboplastin time,WBPTT)测定、活化凝血时间(activated clotting time,ACT)测定和试管化凝血时间(leewhite clotting time,LWCT)测定。WBPTT 正常值为 60～85 s。在透析应用范围内 WBPTT 与血液肝素浓度呈线性关系。

由于 ACT 的自动化检测便宜、快速、可重复,是目前血液透析时监测肝素较好的方法。ACT 与血浆肝素浓度呈线性关系,正常值为 90～140 s。透析早、中期,目标 ACT 通常为基础值的 1.8 倍(200～250 s),透析后期目标 ACT 通常为基础值的 1.4 倍。基础 ACT 值高的患者应当降低目标 ACT 值。

LWCT 正常值为 4～12 min,仅适用于评价像肝素这样抗凝作用时间较长的药物。目前临床应用不多。有时也使用全血活化部分凝血活酶原时间(正常值为 120～160 s)进行评价。

监测凝血时间时应从接近输入肝素部位的血管通路的动脉端采血。

二、肝素的配制及使用方法

(一)配制方法

临床上常用肝素为 2 mL 的溶液装,每支含肝素 12 500 U。在临床使用中可作为每支 100 mg(1 mg 相当于 25 U)计算配制及使用量。为了便于计算和使用,一般把肝素用生理盐水稀释成 1 mL 溶液中含肝素 500 U,或肝素浓度为 250 U/mL。

(二)使用方法

临床肝素的应用方案包括常规应用方案、限量应用方案与体外肝素化方案。

1. 常规肝素化的给药方法

(1)持续给药法由于现代的透析机都具有持续推注抗凝剂的注射泵,因而保证了透析中肝素持续给药的效果且操作简单,是现在肝素透析抗凝应用最广泛的方法;①首次肝素量:一般为 2 000 U(或 50 U/kg),应于血液透析开始前 5~15 min 从静脉注入;②维持肝素量:血液透析过程中用肝素泵以 500~2 000 U/h 的速度持续输注,以维持肝素的抗凝效果;③停用肝素:根据情况在透析结束前 30~60 min 停止使用肝素;④监测:透析过程中每小时监测 ACT(或 WBPTT、LWCT)一次,新患者尤为重要。使 ACT 或 WBPTT 达到基础值的 180%,LWCT 为 20~30 min。

(2)间歇给药法:在透析开始时给予首次肝素量,根据凝血的控制情况追加肝素;①首次肝素量:于血液透析前 5~15 min 从静脉端一次推注肝素 4 000 U(或 100 U/kg);②追加肝素量:根据凝血的监测结果(WBPTT 或 ACT 少于基础值的 150% 时,或 LWCT 不超过 20 min),追加肝素。一般在首次应用肝素 2 h 后追加第一次,追加量为 1 000~2 000 U,以后每 30 min 复查凝血时间一次。一般一次血液透析追加使用肝素 2~3 次。

2. 限量肝素化的应用方法

限量肝素化的应用方法适用于有轻度出血倾向的患者。

(1)测定基础凝血时间。

(2)首次肝素量:推注 750 U。

(3)3 min 后复查凝血时间。

(4)开始透析后维持肝素输入速度为 600 U/h。

(5)每 30 min 监测凝血时间一次,维持抗凝标准,使 WBPTT 或 ACT 延长为基础值的 140%。按照最新测定的凝血时间调整肝素的输入速度。

3. 体外肝素化应用方法

体外肝素化是指体外血液循环的局部肝素化。

(1)透析前不使用肝素。

(2)透析开始的同时由血管通路用肝素泵持续注入肝素,维持透析器内的凝血时间在 30 min 左右。

(3)静脉端用注射泵持续注入鱼精蛋白。

(4)按比例使用肝素与鱼精蛋白。一般肝素的输注速度为 25~30 mg/h。

为有出血倾向的急性肾衰竭患者进行血液透析时,使用的肝素(mg)与鱼精蛋白(mg)的比例为 1∶1,慢性肾衰竭为(1∶1.5)~(1∶1.2)。

(5)重复测定血管通路动脉端与静脉端的凝血时间,根据结果调整剂量。

(6)透析结束后应推注鱼精蛋白 10～15 mg,4 h 后根据需要可重复使用一次。

4.停止给药的时机

由于肝素的半衰期为 0.5～2 h,平均为 50 min,有时在透析结束前一段时间提前结束使用肝素,在保证体外循环不凝血的前提下,可减少透析后肝素对凝血功能的影响,减少透析后穿刺点出血。在保证血液透析结束时 WBPTT 或 ACT 延长为基础值的 140% 的前提下,一般可提前 15～60 min 结束使用肝素。但是在复用透析器时,为了减少复用透析器凝血危险,有时也没有选择提前结束使用肝素。

5.肝素预冲法

用于透析前对体外循环管路及滤器的处理,目的在于减少血液与其接触时的凝血。使用的方法为:在用生理盐水充分冲洗体外循环管路及滤器后,再用生理盐水 500 mL 加入肝素 2 500 U 配制成的冲洗液冲洗透析器和血管通路管,并闭式循环浸泡 5～15 min。透析前弃去冲洗液后再连接患者血管通路。

三、并发症及其防治

(一)并发症

1.出血

通常表现为穿刺周围皮下出血或口腔黏膜出血。严重者可出现硬脑膜下出血、出血性心包炎、消化道出血等。

2.过敏反应

过敏反应表现为荨麻疹、皮疹、哮喘、心前区紧迫感等。

3.其他

如高脂血症、脱发、骨质疏松、瘙痒等。

(二)防治

针对每个血液透析患者定期监测血小板、血红蛋白等,一旦发现异常,应立即停用肝素,并根据医嘱给予其他抗凝方法。对血液透析中突发严重出血的患者,停用肝素后,给予肝素拮抗剂如鱼精蛋白。鱼精蛋白与肝素的比例为 1 : 2 或 1 : 1,首次应用鱼精蛋白要注意观察是否有过敏反应发生。

四、护理要点

(一)血液透析前评估

(1)出血倾向或出血现象透析前应了解患者的出凝血时间、血红蛋白。通过体检评估皮肤黏膜的出血情况,包括对眼底、痰液、大便、前一次透析穿刺部位的观察,女患者还应了解月经情况,对前一次血液透析使用肝素的抗凝情况进行分析。如果患者最近有出血现象或手术、外伤史,应通知医师并遵医嘱使用其他抗凝方法或抗凝剂。

(2)加强查对,保证用药的准确性,防止因肝素过量引起出血或剂量不足而使血液凝固。

(二)血液透析中的观察和护理

(1)观察生命体征,预防出血发生。

1)透析治疗开始后,每小时测血压、脉搏、心率,观测内瘘穿刺处或置管处皮肤情况。

2)保持透析通路和体外循环管路、透析器连接正确稳固,管路无扭曲。

3)发现患者生命体征改变、有新的出血倾向时,应立即停用肝素,并加用鱼精蛋白中和肝素。也可改为其他方式抗凝。

(2)保持肝素泵有效持续输入,动态观察抗凝效果,避免管路、透析器凝血。

(3)严密观察透析管路及透析器内血液的颜色变化;观察透析管路的动静脉滤网以及透析器的凝血情况。如果循环管路中、透析器帽端处出现小凝块,均提示肝素用量不足,应通知医师,并遵医嘱追加肝素用量。

(4)每 15～30 min 观察透析机上的动脉压、静脉压以及跨膜压的变化。突然出现动脉压、静脉压及跨膜压下降,而又非血流量不佳等原因引起,通常提示血液管路及透析器严重凝血,需立即更换管路、透析器或回血,并且查找原因。

一旦静脉壶下有血凝块,应严防凝块回输入体内。透析器两端的压力变化可提示血凝块堵塞的部位及有无凝血倾向。如动脉压高,通常提示堵塞出现在增加压力的前方(即血泵前);如静脉压及跨膜压高,则提示堵塞出现在增加压力的后方(即血泵后)。

(5)血液透析过程中,应保证患者的血流量为 200～300 mL/min,体外循环正常持续。一旦患者的血流量不足(管路有抽吸现象),应及时处理,以防止管路凝血。

(6)根据需要选择是否在透析结束前 15～60 min 停止供给肝素。

(三)血液透析后护理

回血后要评估并记录透析器及管路凝血程度,在透析器重复使用时,观察清洗后的透析器堵塞情况和测定血室容积以帮助判定肝素剂量是否合适,以便下次血液透析时调整肝素用量。

(四)肝素抗凝后的宣传教育

由于肝素具有反跳作用以及个体对肝素的敏感差异,透析结束后仍然会有凝血的障碍。应告知患者避免碰撞、擦伤、摔倒等外伤而导致的出血,教会患者正确、及时的止血方法。若不慎有外伤且出血量大,应立刻到医院就诊。

血液透析后创伤性的检查和治疗应在 4～6 h 后进行,如肌内注射后易引起臀部血肿,注射后局部应增加压迫时间;患者行拔牙术,一般需在透析后 1 d 进行。告知患者避免进食过烫、过硬食物,保持大便通畅,不用力解大便,以防引起消化道出血。观察穿刺处有无出血现象,内瘘穿刺处出血不止时,可局部压迫止血。

(王静霞)

第二节　低分子量肝素抗凝护理技术

低分子量肝素是标准肝素降解分离后得到的,相对分子质量为 4 000～6 000。其抗凝效果通过抑制凝血酶,保存抗 Xa 因子的抗凝作用实现。对凝血酶、凝血因子IX和XI影响不大,因而部分凝血活酶时间很少延长,减少了使用后的出血并发症的发生,适用于有中、高危出血倾向的患者血液净化时的抗凝。

低分子量肝素的半衰期约为标准肝素的 2 倍,因其主要经肾脏排泄,发生肾衰竭时其半衰期延长而不易被血液透析清除。临床常用的低分子量肝素包括速碧林(低分子肝素钙注射液)、法安明(达肝素钠注射液)、克赛(依诺肝素钠注射液)、吉派啉(低分子量肝素钠注射液)。

一、低分子量肝素的使用方法

一般一次性注入低分子量肝素 3 000～5 000 U,可维持 4 h 透析不凝血。鉴于不同的低分子量肝素不可互相替代,在临床使用中应严格选择。

(1)速碧林由普通肝素解聚而成的一种糖胺聚糖,平均相对分子质量为 4 300。因其具有快速而持续的抗血栓作用,能预防血液净化治疗期间的血凝块形成。没有出血危险的患者一般根据体重于每次血液透析开始时从静脉端注入起始剂量。体重低于 50 kg 时,起始剂量为 0.3 mL,体重为 50～69 kg 时,起始剂量为 0.6 mL。

有出血危险的患者可以使用推荐的起始剂量的一半。当血液透析时间超过 4 h 时,可适当再追加小剂量速碧林。为了准确推注药液,便于小剂量药液的计算,临床护士常将 0.4 mL 的速碧林原液用生理盐水稀释至 4 mL。鱼精蛋白能中和速碧林的抗凝作用,0.6 mL 的鱼精蛋白大约可中和 0.1 mL 的速碧林。

(2)克赛在血液透析中,推荐剂量为 1 mg/kg,于透析开始后从静脉端推入。每 4 h 透析给药一次。若体外循环出现早期凝血表现,可按 0.5～1 mg/kg 追加使用一次。

临床使用中常将含 40 mg 克赛的 0.4 mL 药液用生理盐水稀释至 4 mL。缓慢静脉注射鱼精蛋白能中和大剂量皮下注射克赛导致的出血现象,1 mg 鱼精蛋白可中和 1 mg 克赛。

(3)法安明平均相对分子质量为 5 000。对无出血倾向的患者,血液透析时间不超过 4 h,静脉快速注射 5 000 U;对有高危出血倾向的患者,静脉快速注射 30～40 U/kg,继续静脉输注每小时 10～15 U/kg。法安明的常用剂量是每 0.2 mL 注射液含法安明 5 000 U。1 mg 鱼精蛋白可抑制 100 U 的法安明,但必须在紧急情况下使用。

(4)吉派啉血液透析中使用吉派啉能预防血凝块的形成。每支 0.5 mL 装的吉派啉溶液含吉派啉 5 000 U,一般于透析开始后从静脉端全部推入。1 mg 鱼精蛋白可中和 160 U 吉派啉。

二、护理要点

由于使用方便、出血并发症少,以及患者对透析后高品质生存质量的要求,目前血液净化治疗领域中低分子量肝素的应用范围越来越广,血液净化专科护士针对低分子量肝素应用所形成的护理要点也越来越规范。

1.使用前的查对与准备

(1)询问患者有无过敏史、出血史,严格执行"三查七对"制度。

(2)按标准程序对管路和滤器用生理盐水进行预冲,充分排气后使用肝素预冲法处理体外循环管路及透析器,引血时排空预冲液。

(3)按使用要求正确稀释低分子量肝素。

2.使用与观察

(1)经仔细查对后遵医嘱于开始透析时一次性将所需剂量从静脉端注入体内。

(2)透析治疗过程中,每 30 min 监测动、静脉压,跨膜压,管路情况并记录,特别是剂量减半的患者可根据具体情况选择在治疗间期用生理盐水冲洗体外循环管路和滤器,以及时发现凝血现象并及时处理。

(3)定期监测血小板计数、抗 Xa 因子活性,适时调整,必要时改变抗凝方式。

(4)对原有出血可能的危重患者,应用低分子量肝素也可能引起出血,在应用低分子量肝素过程中要监测 ACT,如有出血,应立即处理,或暂停透析,并使用拮抗剂。

3.透析后的宣传教育

对使用低分子量肝素抗凝的透析患者,亦应做好透析后的宣传教育,同时还要注意观察有无抗凝后继发出血,指导患者透析结束后正确按压穿刺点,待生命体征平稳后方可离开透析中心,严防并发症发生。同时,嘱患者如出现任何出血现象或不适(如头痛、视物模糊、肢体活动障碍、口角歪斜等),均应立即与医师取得联系并积极治疗。

(王静霞)

第三节 无抗凝剂抗凝护理技术

在血液透析过程中,也有一部分患者因各种原因不宜使用现有的抗凝剂,需采用无抗凝剂治疗(通常又称为无肝素透析)。该方法在应用中,只要监测及处理及时,可使应用无抗凝剂透析患者进行 3～4 h 的透析,透析器完全凝血的发生率约为 5%,出血的危险也远低于高危患者应用肝素抗凝的透析治疗。

一、应用指征

(1)有活动性出血的患者,包括心包炎、颅内出血、消化道出血、近期手术、大面积创伤或创伤性检查等。

(2)有凝血功能障碍的患者。

(3)应用肝素有禁忌证者,如肝素过敏、肝素引起的血小板减少症等。

二、方法与护理

(一)方法

(1)透析器及管路冲洗好后,根据病情选择不用或应用肝素盐水预冲透析器及管路,闭路循环 20～30 min。

(2)应用肝素循环的透析器及管路,在透析前用生理盐水将透析器及管路中的肝素盐水全部排掉,以免肝素进入患者体内。

(3)透析过程中每 30～60 min 用 100～200 mL 生理盐水快速冲洗透析器及管路一次。

(二)护理

(1)治疗前加强与患者和家属的沟通,让患者和家属了解无抗凝剂透析的必要性和可能所致的凝血,单次透析时间以 3 h 左右为宜,最好选择一次性使用透析器。

(2)根据患者病情尽可能将血流量维持在 250～300 mL/min。护士操作要熟练,要保证体外循环血泵安全有效持续运转,严防血泵停止转动。

(3)定期冲洗。管路冲洗时应关闭管路动脉端口,用预先连接好的生理盐水迅速冲洗管路及透析器,冲洗时观察透析器及管路有无血凝块,严防血凝块进入患者体内。冲洗频率可按需要增减。因冲洗而进入体外循环血管通路内的液体量应通过增加等量的超滤量来加以清除,以维持治疗时的液体平衡,避免患者血容量增加而加重其心脏负担。

(4)密切观察透析器及管路中血液颜色有无变化,及时发现血凝的早期迹象,及时处理,保证循环血管通路的畅通。

(5)透析过程中避免输血及其他高渗液体,以免增加凝血风险。

(6)加强护理,勤巡视,适当调整护理人员比例,必要时由专人守护。

(王静霞)

第十八章 静脉输液护理

第一节 护理评估和输液计划的制订

应根据患者输液的目的、药物性质、血管情况、皮肤情况等系列检查结果进行输液前评估，从而制订输液方案。

一、护理评估

（一）病史

静脉输液前应评估患者的病史，询问患者过去和现在的用药情况，包括诊断、病情、目前情况、危险因素、年龄、过敏史、输液史、药物治疗史、手术史、深静脉穿刺史等。

（二）临床评估

1. 生理评估

根据体格检查、身高、体重、水和电解质平衡、生长发育、营养状况、出入量、皮肤、外周血管及血压临床症状、主诉等资料进行评估。

2. 心理评估

根据患者的文化背景（对疾病和输液知识的了解程度）及焦虑、恐惧等进行评估。

3. 临床检验结果评估

根据出凝血指标、电解质、血清蛋白、肝肾功能、其他的相关实验室指标及 X 线检查等进行评估。

4. 输液治疗方案评估

根据患者的病情、年龄、药物特性、用药方式、既往输液史、患者的皮肤、静脉状况、心理准备、特殊药物的使用方法、治疗方案及疗程等进行评估。

5. 社会及经济状况评估

根据经济收入、工种、宗教信仰、生活习惯、文化水平、家庭情况等进行评估。

（三）静脉输液过程中的监测

静脉输液要求快捷、准确、安全、有效。因此，静脉输液过程中应做好各项指标的监测。

1. 精神状态

烦躁、嗜睡、乏力等症状。

2. 脱水征象

口干，皮肤缺乏弹性、眼窝内陷等。

3. 生命体征

体温、血压、心率、呼吸等监测。

4. 有创压力指标的监测

右心房压（right atrial pressure，RAP）、肺动脉压（pulmonary artery pressure，PAP）、肺

动脉楔压(pulmonary arterial wedge pressure,PAWP)、每搏心输出量(cardiac output,CO)、心脏指数(cardial index,CI)、中心静脉压等监测。

5.其他

尿量、末梢循环、血及尿生化等监测,准确记录每小时出入量。

二、制订输液计划

根据医嘱开出的输液量、输液种类、输液方法、输液时间、输液顺序制订输液计划。护士在临床输液过程中,根据患者的病情、年龄、所用的药物等情况调节输液速度和输液顺序,并做好相应的观察记录,为医生制订输液方案提供依据,从而达到应有的输液治疗效果。

(一)输液

输液量包括生理需要量、已丢失体液量、继续丢失量。

1.生理需要量

生理需要量即人体正常代谢所需要的液体量。一般成年人需 2 000～2 500 mL/d,儿童需 80～100 mL/(kg·d)。一般可用 5% 或 10% 葡萄糖溶液、生理盐水、5% 葡萄糖盐溶液等补充。

2.已丢失体液量(或累积损失量)

已丢失体液量即从发病到就诊已经累积损失的体液量,纠正患者现存的脱水、缺盐、酸中毒等需要的水分和电解质含量,临床上根据患者的脱水程度来判断。

3.继续丢失量(或额外损失量)

继续丢失量即治疗过程中继续丢失的体液量,临床上应按实际丢失量来补充。临床上要做到具体问题具体分析,根据实际情况补充上述液体量。明确输液目的,输液不足达不到治疗目的,输液过多会增加患者心脏的负担。一般来说,应该遵循"缺多少补多少""量出为入"的原则,这对有明显外源性丢失的患者尤为适用。液体量补足的临床观察指标:患者精神好转;皮肤弹性恢复,血管充盈;舌面由干燥变成湿润;血压趋向正常,脉搏有力,呼吸均匀;尿量增加至正常范围。

(二)输液的顺序和原则

遵循先晶后胶、先盐后糖、定时定量、计划输液的输液原则。但是,随着患者的病理生理的演变和病情的不断变化,要具体问题具体分析,不能一成不变地使用这些原则。

1.输液顺序

(1)先晶后胶:无论治疗何种脱水,只要患者存在血容量不足,首先必须迅速恢复血容量,改善周围循环和肾功能;其次是纠正电解质及酸碱平衡。一般是先输入一定量的晶体液进行扩容,既可改善血液浓缩状态,又有利于微循环。常首选平衡盐液,然后输入适量胶体液(羧甲淀粉、成分血)等,以维持血浆的胶体渗透压,稳定血容量。对于大失血所致的低血容量休克,在抢救时尽早地补给胶体液,如成分血。护士应根据病情按医嘱输液。

(2)先盐后糖:一般先输入无机盐溶液、再输入葡萄糖溶液,因为糖进入体内迅速被细胞利用,对维持体液渗透压意义不大。先输入盐类则有利于稳定细胞外液渗透压和恢复细胞外液容量。

2.输液快慢的原则

(1)补充已丢失体液量:包括抢救休克所用的液体量在内,在 6～8 h 内补完。休克患者,为迅速补充血容量,恢复有效循环,小儿开始按体重计算(30 mL/kg),成年人可给 500～1 000 mL的溶液,快速静滴,于 30～60 min 内输完,如病情好转,继续输液以补足已丢失的体液量。这就是所谓的"先快后慢"的原则。为快速补充血容量,临床上常采用加压输液法或同时开通多条静脉输液通路,但"先快"这一原则对心力衰竭、肺水肿、脑水肿患者不适用。

(2)生理需要量和继续丢失液体量:在补充完已丢失量之后的 16 h 内以一般速度补完。只需要补充生理需要液体的患者,或需要由静脉滴入某种药物的输液,可以用均匀的速度在8～12 h内输完。

3.补钾四不宜原则

(1)补钾不宜过早:即临床上所说的"见尿补钾"。钾的主要排泄器官是肾,而且排泄特点是"入多多排,入少少排,不入也排"。在没有尿排出的情况下补钾,有导致高钾血症的危险,因此,无尿时一般不宜补钾。当患者补液后,有尿排出时,钾亦随之排出,此时如不注意补钾,可能会出现低钾血症。患者尿量每小时 20～40 mL 才补钾,否则有高血钾及急性肾衰竭的危险。

(2)补钾量不宜过浓:即指浓度不超过 0.3%。这一浓度仅对一般缺钾而言,对严重缺钾者而言,在监测下钾盐的浓度可提高到 0.5%～1%,待病情稳定后再按 0.1%～0.3%浓度滴注。

(3)补钾量不宜过多:即指每日补钾量成年人一般不超过 6 g;小儿不超过每千克体重0.2 g。

(4)补钾速度不宜过快:钾离子输入人体后,约需 15 h 才能与细胞内达到平衡。如补钾速度过快,可引起细胞外液钾浓度急剧升高,导致高血钾的危险。所谓速度不宜过快,是指每小时滴注的氯化钾不超过 1 g。但对周期性瘫痪和特发性低钾血症等严重缺钾的患者而言,钾的滴入速度达 2 g/h,仍然是安全的。

三、静脉输液液体的计算

(一)液体计量单位

1.计量单位

毫升(mL) 升(L)、克(g)、毫克(mg)、微克(μg)。

2.换算单位

1 L＝1 000 mL;1 g＝1 000 mg;1 mg＝1 000 μg。

0.01 MPa＝75 mmHg;1 cmH$_2$O＝0.098 kPa＝0.735 mmHg。

1 kPa＝7.5 mmHg;1 kPa＝1.36 cmH$_2$O。

(二)静脉输液速度的计算

1.已知输液总量及计划输液时间,求每小时液体输入量

每小时输入毫升数(mL/h)＝输液总量(mL)÷计划输液时数(h)。

2.已知输液总量及每小时液体输入量,求输液时间

输液时间(h)＝输液总量(mL)÷每小时输入毫升数(mL/h)。

3.已知输液总量及计划输液时间,求每分钟输入量及输入滴数

1)每分钟输入量(mL/min)＝输液总量(mL)÷输液时间(h)×60 min。

2)每分钟输入滴数(滴/分钟)＝每分钟输入量(mL)×每毫升相当滴数。

注:1 h＝60 min;一次性输液管 1 mL 约 20 滴;乳胶玻璃墨菲滴管 1 mL 约 15 滴,或根据输液管厂家提供的每毫升所含的滴数。

(三)在静脉输液中应用静脉输液点滴简单计算法

此法简单、方便、准确、快捷。即以 15 滴为 1 mL,运用以常数 4 乘、除的方法进行快速换算,得出每分钟滴数或每小时输液量。方法如下:

1.已知每小时输入量,计算每分钟滴数

取每小时输入量除以 4,即得出每分钟滴数。公式:每小时输入量÷4＝每分钟滴数。例如:已知每小时输入液量为 240 mL,计算每分钟输入滴数。

公式:240 mL÷4＝60(滴)。

2.已知每分钟滴数,计算每小时输入量

将每分钟滴数乘以 4,可计算出每小时输入量。

公式:每分钟滴数×4＝每小时输入量。例如,60(滴)×4＝240(mL)。

(四)特殊药物的计算方法

在急危重症患者抢救治疗过程中,治疗上常需要精确地每分钟输入一定量的某种药物,临床上常用的血管活性药有硝酸甘油(Ni)、硝普钠(SNP)、利多卡因(Li)、多巴胺(DA)、多巴酚丁胺(Dob)、肾上腺素(Ar)、酚妥拉明(Ri)、异丙肾上腺素(I)等。

1.公式计算法

(1)已知每小时输入毫升数(mL/h),求每分钟每千克输入微克数。

μg/(kg·min)＝(每小时输入毫升数×每毫升所含药物微克数)÷(kg×60)。

(2)已知每分钟每千克输入微克数(μg/(kg·min)),求 mL/h。

每小时输入毫升数＝(μg/(kg·min)×kg×60)÷每毫升所含药物微克数。

2.简单计算方法

(1)多巴胺及多巴酚丁胺(Do,Dob)计算法:运用常数 3×患者体重＝毫克(mg),算出的毫克数加生理盐水或 5%葡萄糖至 50 mL,得出每毫升每千克体重含 1 μg 多巴胺或多巴酚丁胺。例如,50 kg 的患者,需要输入 5 μg/(kg·min)的多巴胺。配制方法为 3×50＝150 mg,将 150 mg 多巴胺加生理盐水至 50mL,每小时输入 5 mL 配制好的多巴胺,即输入 5μg/(kg·min)的多巴胺。

(2)硝酸甘油、硝普钠、酚妥拉明计算法:运用常数 0.3×患者体重＝毫克(mg),算出的毫克数加生理盐水或 5%葡萄糖至 50 mL,得出每毫升每千克体重含 0.1 μg 硝酸甘油(或硝普钠、酚妥拉明)。例如,体重 60 kg 的患者,需输入 0.5 μg/(kg·min)的硝普钠。配制方法为 0.3×60＝18 mg,将 18 mg 硝普钠加生理盐水至 50 mL,每小时输入 5 mL 配制好的硝普钠,即输入 0.5 μg/(kg·min)的硝普钠,以此类推。

(五)提高输液速度的准确性

(1)根据患者的病情、年龄、治疗要求及药液性质等进行合理调节。

(2)静脉输液速度一般以手动流速控制装置调节,若患者的年龄、病情和治疗对输液速度的要求较高时,应当用电子输液设备(包括调节器、输注泵和输液泵)。选择电子输液设备时,应考虑设备的安全性能并定期检测设备的性能。

(3)加强输液巡视及做好床边交接班,及时发现异常输液速度,确保输液安全。

(杜金星)

第二节　PICC 护理

经外周静脉穿刺中心静脉置管(peripherally inserted central venous catheters,PICC)是指由外周静脉(贵要静脉、肘正中静脉、头静脉、肱静脉等)置管,使导管尖端位于上腔静脉中下段的方法。PICC 于 20 世纪 90 年代被引入我国,因具有留置时间长(留置时间可达 1 年),插管操作并发症少,不会发生血气胸等严重并发症,与其他血管通路器材相比感染的发生率较低(接近 0)等优点,已在国内外临床中得以广泛应用。

一、PICC 的种类

(1)按材质分为聚脲胺脂、硅胶。

(2)按腔道分为单腔、双腔、多腔。

(3)按末端类型分为末端开口及三向瓣膜式。

(4)按修剪方式分为置管前修剪、置管后修剪。

(5)按置管末端位置判断分为 X 线、心电图。

(6)按压力耐受分为耐高压及普通导管。

二、PICC 使用的适应证

主要用于化疗、刺激性药物的输注及 TPN 的输注(早产儿),耐高压的单腔、双腔或三腔导管还可用于监测 CVP、高压注射等。缺乏血管通道倾向的患者(如长期输液的老年患者)建议使用 PICC。

三、禁忌证

1.绝对禁忌证

上腔静脉压迫综合征(导致静脉管腔完全压迫者)。

2.相对禁忌证

上腔静脉压迫综合征(静脉管腔部分压迫者);有血栓病史;出凝血时间过长者;乳腺癌术后患侧(特别是有水肿史者);置管部位拟行放疗;置管侧锁骨下静脉穿刺史、置入心脏起搏器;置管侧肢体(导管路径)手术史;确诊或疑似导管相关性感染、菌血症、败血症;确诊或疑似对器材的材质过敏者。穿刺肢体经常接触水的患者,如渔民、游泳运动员不宜置 PICC,可使用输液港;置管后导管维护不便者要慎重置管。

四、使用 PICC 的优点

实现"一针完成静脉治疗";与其他中心静脉、输液港相比更安全,无威胁患者生命的并发症;导管的留置时间可达 1 年,满足患者长期输液的需要;对困难穿刺的患者可大幅度减少护士每天的工作量。

五、PICC 置管血管的选择

选择柔软、粗直、有弹性、充盈、无或少静脉瓣、穿刺局部皮肤完整、非关节部位及容易固定的静脉;首选右侧贵要静脉,次选正中静脉、头静脉,B 超导引下可选择肱静脉。早产儿上肢静脉缺乏者可选择头皮静脉、颈内静脉、颈外静脉、股静脉、腋静脉、耳后静脉等。

1.贵要静脉的特点

上臂最粗最直的静脉;上臂与身体成 90°角时,更容易穿刺;静脉瓣少;在肌肉下穿行,置管后导管不会受肌肉收缩影响。但位置在身体内侧,且只有很短的一段血管能够触摸到;经过腋窝容易造成输液不畅,受使用拐杖影响。

2.正中静脉特点

肘窝部最粗、最突出的静脉,易于穿刺和护理;但不同人之间解剖差异较大,可汇入头静脉或贵要静脉;由于静脉瓣较多,放置导管有一定难度。

3.头静脉特点

血管先粗后细且扭曲;汇入腋静脉时呈一定的角度,可导致导管推进困难,且导管易反折异位进入腋静脉或颈静脉。

六、导管尖端的位置

经上腔静脉途径置管:导管尖端位于上腔静脉和右心房汇合处上方 2 cm(胸片显示 T_5～T_7);经下腔静脉途径:导管尖端置于下腔静脉和横膈水平的较高位置或高于横膈水平,且要经 X 线照片证实。

PICC 置管操作要点:为了保证 PICC 置管的质量,操作者要注意几个问题:最大无菌屏障及无菌技术的落实;选择合适的穿刺部位;导管置入适当的深度(T_5～T_7间);使用超声导引的置管技术;在满足治疗的前提下,尽量使用管径细、管腔少的导管,选择合适的导管等。

(一)末端开口式 PICC 置管操作及护理

(1)根据治疗需要,医生开出 PICC 置管医嘱及 X 线检查单。

(2)护士了解治疗方案及疗程,对穿刺部位静脉及患者全身情况进行评估。

(3)告知患者及其家属留置 PICC 的目的、风险及需要配合的事项,开展穿刺前患者教育,取得理解与配合,签署 PICC 置管知情同意书。

(4)正确洗手,戴圆帽、口罩。

(5)选择合适的 PICC 及置管用物:①PICC 穿刺包:穿刺针、PICC、孔巾 1 块、方巾 2 块、10 mL注射器 1 个、20 m 注射器 2 个,无菌隔离衣,无菌手套 2 副,皮肤消毒剂(碘附有效碘 1%以上)、无菌透明敷贴、胶带、2 cm×2 cm 纱布 1 块、4 cm×4 cm 纱布 5 块、止血带、纸尺、剪刀、镊子、皮肤保护剂、使用说明;②另备无菌生理盐水、肝素帽等,必要时备稀释的肝素液(建议浓度:肝素 10 U/mL)。

(6)查对、核实医嘱及患者。

(7)向患者及其家属解释置管过程并取得配合。患者戴口罩,防止讲话飞沫污染操作野。

(8)选择合适的血管:首选右手贵要静脉。

(9)体位:协助患者摆好穿刺体位,患者平卧,穿刺侧手臂外展与身体成 90°角。如果患者肢体外展困难达不到 90°角则尽量外展即可,在拟穿刺侧手臂下铺隔水单,避免消毒液弄脏床单。

(10)确定穿刺点,一般在肘窝下两横指处。肘上穿刺置管可避免肘关节活动导致的导管活动及不适,因此,可能时尽量选在肘上穿刺置管。

(11)准确测量置管长度和上臂围。置管长度的测量:①从穿刺点量起,沿静脉走向至右胸锁关节内缘(在左侧置管同样量至右胸锁关节内缘),向下反折至第 3 肋间;②或从穿刺点量起,沿静脉走向至右胸锁关节再到对侧胸锁关节;③或从穿刺点量起,沿静脉走向至右胸锁关节+3 cm(右侧置管)或+4 cm(左侧置管);④对肢体不能外展 90°角的患者,可从穿刺点量起,沿静脉走向至同侧的肩峰再至右胸锁关节再到对侧胸锁关节。

注意:体外测量的长度永远不可能与体内静脉的解剖长度完全一致。因此,要根据自己以往 X 线检查结果导管尖端的位置调整测量的方法。上臂围的测量:测量上臂围要在固定的位置,如穿刺点上 10 cm 处或肘窝上 10 cm 处均可测量,但每次测量必须在同一位置,以保证测量数据的可比性。

(12)开包,放入肝素帽。

(13)戴第一副手套。铺巾于手臂下、消毒(先 75%酒精,酒精待干,后碘附,待干,每种至少 3 遍)、以穿刺点为中心消毒,注意不漏缝。消毒范围:穿刺点上下 10~15 cm 整臂消毒(消毒时助手协助患者抬起手臂),铺大孔巾遮盖患者穿刺臂(包括手掌)、身体及头部。

(14)更换无粉手套(要冲洗干净手套上的滑石粉,避免滑石粉沾染导管引发滑石粉性化学性静脉炎),穿无菌隔离衣。20 mL 注射器抽生理盐水、10 mL 注射器抽稀释的肝素液。

(15)生理盐水预冲导管,撤导丝至所需置管长度再撤导丝 1 cm,按置管长度剪去多余导管。注意:穿刺针或任何利器始终不要放在导管盒中,以免误伤导管。扎止血带。

(16)取出穿刺针,去除针帽,转动针芯。注意避免按压针心的红色安全按钮。

(17)穿刺:以 20°~40°角进行穿刺,见回血后,即减低角度再进针 0.5 cm,固定针芯,送外套管,松止血带。

(18)右手撤针芯,左手食指和拇指固定套管针、小鱼际轻按套管头端,减少出血,送导管(注意:送导管时,用力应均匀缓慢,镊子不能夹导管过紧)。

(19)当导管送入血管 10~15 cm 时,将套管轻轻退出,撕裂套管,嘱咐患者下巴转向穿刺侧肩膀并尽量贴近胸部(避免导管移位进入颈内静脉),继续送管至所需长度("0"点位置),嘱患者头恢复正常体位。

(20)当导管送至"0"点位置后,抽回血,见回血后用生理盐水冲管。

(21)撤导丝(一次缓缓拉出,导丝不绕圈)、撤孔巾(注意避免污染穿刺野及操作者手套)、固定导管(无张力固定)。

(22)换肝素帽,冲封管。

(23)行胸部 X 线片定位检查,确定导管尖端位于上腔静脉后进行输液。

(24)穿刺后记录:包括穿刺导管的名称及批号、导管型号及留置长度、上臂围(儿童患者要量双上臂围,以做对比)、所穿刺的静脉、穿刺过程描述、抽回血的情况、固定方法、穿刺日期及穿刺者姓名、胸片结果、患者的主诉等。

(25)观察并及时处理并发症。

(26)PICC 穿刺置管的注意事项。

1)穿刺前应了解静脉走向及静脉情况(必要时先用超声检查穿刺血管,了解穿刺血管有无血栓、堵塞、狭窄等),避免在瘢痕及静脉瓣处穿刺,避免穿刺有 PICC 置管史并发生静脉炎的血管。

2)对患者做好解释工作,使其放松;穿刺臂热敷或给予热饮料,可帮助静脉充盈。

3)穿刺进针角度为 20°~40°,在皮下潜行 1~2 cm 再直刺血管,可避免或减少局部出血和导管在血管直接进出,减少导管相关感染的发生。

4）不能大力撤导丝，送管时用力须均匀缓慢。

5）不能用镊子过紧钳夹导管。

6）注意避免穿刺过深损伤神经。

7）注意避免穿刺入动脉。

8）穿刺时避免损伤静脉内膜/外膜，以免发生机械性静脉炎、静脉血栓或渗漏。

9）退出针芯之前，务必先松开止血带，轻压套管尖端后再撤出针芯，以减少出血。

10）有出血倾向的患者可使用吸收性明胶海绵、弹力绷带局部加压止血。

（二）三向瓣膜式 PICC 置管操作及护理

1.评估

（1）患者的病情、年龄、意识状态、心肺功能。

（2）患者局部皮肤组织及血管的情况。

（3）患者有无特殊需要（排尿、便等）。

（4）患者的合作程度，如患者不合作，可予以镇静。

（5）患者的心理反应。

2.患者准备

（1）确认患者。

（2）告知 PICC 置管的目的、意义、可能出现的情况及产生的费用。

（3）解释置管过程，示范配合动作，以取得患者的同意与合作。

（4）告知 PICC 置管期间的护理及注意事项。

（5）签 PICC 置管同意书。准备好 X 线检查单。

（6）按需大小便，取舒适体位。

3.环境准备

环境清洁、区域宽敞，操作前给予紫外线消毒 30 min。环境清洁、区域宽敞，操作前给予紫外线消毒 30 min。

4.物品准备

（1）PICC 穿刺包：纸尺 1 把、垫布 1 块、大治疗巾 1 块、孔巾 1 块、大单 1 块、镊子 2 把、直剪 1 把、纱布 5 块、三格的消毒盆内 2 格各装大棉球各 3 个、无粉手套 2 副、3 M 透明敷料一张（10 cm×12 cm）、无菌胶布 2 条、止血带 1 条。

（2）三向瓣膜式 PICC 1 套。

（3）基础盘上放置以下物品：无菌生理盐水 100 mL（建议软袋包装）、20 mL 注射器 2 支、10 mL 注射器 1 支、75％酒精 1 瓶、1％碘附 1 瓶、3 M 胶布、棉签。

（4）必要时准备以下物品备用：1 mL 注射器 1 支、2％利多卡因 1 支、肝素 1 支、弹力绷带。

5.选择置管血管

穿刺点最好在肘窝下 2 横指左右的地方，选择血管优先顺序：贵要静脉、肘正中静脉、头静脉，尽可能选用贵要静脉。穿刺点定位后做标示。

6.教会患者做配合动作

当置管操作者发出侧头指令时，患者要向穿刺侧转头并低头，下巴尽量贴近肩部；如患者不能配合，让助手协助按压患者的颈静脉，以防送管时导管误入患者的颈静脉。

7. 测量

(1)导管置入长度的测量:患者的手臂与躯干成 90°角,测量长度自穿刺点至右胸锁关节,然后反折向下至第 3 肋间隙(常规身材的患者在实际量度长度的基础上减去 2 cm)。

(2)测量臂围:肘窝上或穿刺点上 10 cm。以后每次都必须以该处作为测量点并妥善记录。

8. 置管操作

(1)首先应检查穿刺包和手套是否在有效期内,是否有破损、漏气、受潮。

(2)操作者洗手、戴口罩和圆帽,患者戴口罩。

(3)打开无菌穿刺包(在治疗车或床头柜),建立无菌区。

(4)戴第一副无菌手套,嘱咐患者抬高手臂,在手臂下垫垫布。助手分别倒酒精与碘附(含 1%有效碘)入消毒盆的两个小格内,把消毒盆移到垫布上。

(5)皮肤消毒:用消毒棉球以穿刺点为中心点上下 10～15 cm,整臂擦拭消毒,先酒精 3 遍,后碘附 3 遍,每遍不漏缝且每遍待干。废弃物放弯盘内,弯盘放入治疗车下层。铺无菌治疗巾在患者消毒臂下并放置无菌止血带。

(6)脱去第一副手套,戴第二副无菌手套,铺无菌治疗孔巾露出穿刺部位。用大单覆盖患者躯体建立最大的无菌区域。

(7)助手以无菌操作方式打开 20 mL、10 mL 注射器置入无菌区内并消毒生理盐水袋口。

(8)如果手套有滑石粉则需要清洗手套。冲洗手套方法:操作者戴好手套后,双手放在承接液体的器皿上方,指尖自然垂下,助手用无菌生理盐水沿手套自上而下冲洗手套,操作者配合盐水流速缓慢搓动双手,使手套表面(特别是指尖部位)得到充分的冲洗,直到指尖流下的盐水澄清为止,拿无菌纱布从指尖自下而上擦干手套上的水渍,不得来回擦拭,每擦 1 次需反折纱布用另一面再擦,最大可能地把手套上的滑石粉去除。去除手套上的滑石粉可有效地防止机械性静脉炎的发生。

(9)操作者在助手的协助下把 20 mL、10 mL 注射器用无菌方法抽吸生理盐水。

(10)以无菌方式取 PICC:助手打开外包装后,操作者取出 PICC 包并打开,打开时注意防止包内零件弹出无菌区,观察包内套件是否齐全,把有独立包装的穿刺针、思乐扣、皮肤保护剂取出放置无菌区内,PICC 包装塑料盒内留下需预冲的导管、连接器、减压套筒、肝素帽等,连接器安装肝素帽。不能把刀、剪、针头等锐器与导管混放,以免损伤导管。

(11)操作者应有序摆放穿刺用物。

(12)预神:用一支 20 mL 往射器预冲导管,注意观察整条导管的完整性(只有导管头端侧壁的三向瓣膜阀有盐水溢出,其他地方没有出水,可表明导管的完整性良好),注射盐水淋洒在 PICC 上侵袍湿润导管(建议用拇指与食指轻捏三向瓣膜阀一距导管末端圆头 1 cm 处的导管侧壁,让三向瓣膜阀更快地进入工作状态,有利于置入导管后抽回血),再预冲连接器、减压套筒、肝素帽。

(13)穿刺:结扎止血带,再次检查穿刺血管,打开穿刺套管针包装,操作者以非主力手固定皮肤,主力手持针以 15°～30°角进针,见回血后,减少进针角度,保持钢针的位置,用非主力手的大拇指向前推进插管鞘,松开止血带,在插管鞘下端垫无菌纱布(吸收插管鞘流出的血液并防止送管时导管把皮肤上的消毒液带入血管),非主力手拇指、食指固定插管鞘、弯曲其余三指按压插管鞘内断血管防止出血过多,主力手撤出钢针,并将钢针放入弯盘内。注意穿刺时不要直刺血管,经皮下进针潜行 1~2 cm 后再入血管可防止穿刺口出血并降低穿刺口发生感染的概率。

(14)置管:自插管鞘处置入 PICC 10~15 cm 时,嘱咐患者向穿刺侧转头并低头,或请助手帮助按压同侧锁骨上近胸锁乳突关节端以关闭颈静脉,防止导管移位进入颈静脉。注意送管动作应缓慢、匀速,送到预插管长度,撤插管鞘。20 mL 注射器抽回血并冲洗干净回血,撤插支撑导丝(撤支撑导丝动作要轻柔、缓慢、匀速)。

(15)纱布盖在穿刺点处压迫片刻止血;盐水纱布清洁穿刺野及导管血污。

(16)修剪导管:保留体外导管 6 cm(如不足 5 cm 导管末端的 1 cm 也必须剪掉),剪刀与导管成 90°角,导管剪成平整的直面,不得剪出斜面或毛茬。

(17)安装连接器:将减压套筒套入导管,将导管套在连接器的金属柄上,一定要推进到底,不留缝隙,但不能过度地推进,以免导管起皱褶。将连接器的倒钩和减压套筒的沟槽连接在一起并锁定。锁定后轻轻用力牵拉导管与连接器,确保导管在体外固定牢固。

(18)抽吸和冲洗:用 10 mL 盐水注射器针头穿刺延长管的肝素帽,抽吸至见连接器的透明延长管有回血时即将回血和盐水推注回患者体内,以脉冲方式冲管并正压封管。

(19)固定

1)思乐扣固定法。清洁皮肤:用酒精棉棒清洁思乐扣预安装部位的皮肤,把表皮的皮屑、油脂、血迹等污渍去除,待干。涂抹皮肤保护膜:撕开并取出皮肤保护膜湿纱均匀地涂抹在即将粘贴思乐扣部位的皮肤上。不要用来回擦拭的方法涂抹,因为每个涂抹过的地方需要 15 s 才能完全干透形成有效的保护膜层。如果希望膜层加厚,必须均匀涂抹一次待干 15 s 后,再在刚涂抹过的地方再抹一遍。一般抹一次足够。安装思乐扣:把导管连接器固定翼两侧小孔对准思乐扣上的锁闩,让锁闩穿过翼孔;一只手轻提起思乐扣,食指处于思乐扣与皮肤之间(目的是不让皮肤受压,并保护已经形成的皮肤保护膜层);另一只手关上思乐扣至听见"啪"声为止,表明锁扣已经锁定。

黏合皮肤:向外掀除思乐扣黏胶扣座上的背衬包装纸,让黏胶扣座与皮肤黏合,轻按抚平思乐扣扣座,让思乐扣无张力平整地粘贴在预定的位置。

覆盖穿刺点:小方纱块折叠成 1 cm×1 cm,覆盖于穿刺点上,导管出皮肤处到思乐扣之间段必须盘绕一小 S 弯(缓冲导管的被动牵拉),将透明敷料用无张力粘贴的方式覆盖粘贴穿刺点方纱、导管蓝色部分覆盖思乐扣翼形部分的全部,轻微按压整理粘贴透明敷料,排去敷料下空气,抚平敷料边缘,使导管、思乐扣、纱块、连接器透明延长管四者与皮肤达到整体粘贴的牢固效果。穿刺后第一个 24 h 更换敷料。

2)白色固定翼固定法。在靠近穿刺点约 0.5 cm 处扣好白色固定护翼。导管出皮肤处逆血管方向摆放 L 形或 U 形弯。使用无菌胶布横向固定白色固定护翼。另一条无菌胶布横向固定连接器翼形部分。

穿刺点置纱布止血,10 cm×12 cm 透明敷料无张力粘贴,透明敷料应覆盖到导管和减压套筒所有蓝色部分,排尽敷料下空气,皮肤、导管、敷料三者合一。抗过敏胶布蝶型交叉固定连接器。

抗过敏胶布横向固定肝素帽。

(20)整理工作:将置管用物全部移出,合理弃置。脱手套,以胶布蝶型交叉固定连接器,再以胶布横固定导管尾部的连接器部分(胶布上写下置管日期和操作者姓名)。置管完毕后,向患者教导注意事项,并嘱咐患者放松,按压小方纱协助患者活动手臂,鼓励患者闲时做些轻握拳的动作以减低置管后初期的不适应感觉。视置管患者的情况可使用 3 M 自黏弹性绷带或外科弹力网套于穿刺部位加压止血。操作者以七步法洗手。

(21)安排患者做 X 线拍片定位检查,以确认导管头端是否到达预定位置。置入的导管必须拍片确认 PICC 头端到达上腔静脉后才能输液治疗。

(22)记录:记录 PICC 穿刺单、登记置入产品信息、填写《PICC 长期护理手册》,交患者妥善保管。

(杜金星)

第十九章 发热门诊护理

第一节 发 热

发热是指致热原直接作用于体温调节中枢、体温中枢功能紊乱或各种原因引起的产热过多、散热减少，导致体温升高超过正常范围的情形。

正常成年人清晨静息状态下的口腔温度为 $36.3\ ℃\sim37.2\ ℃$；肛门门内温度为 $36.5\ ℃\sim37.7\ ℃$；腋窝温度为 $36\ ℃\sim37\ ℃$。

按体温状况，发热分为：低热，$37.4\ ℃\sim38\ ℃$；中等度热，$38.1\ ℃\sim3\ ℃$；高热，$39.1\ ℃\sim41\ ℃$；超高热，$41\ ℃$以上。

一、常见原因及临床表现

发热本身不是疾病，而是一种症状。其实，它是体内抵抗感染的机制之一。当机体受到外来病原微生物（外致热原）的侵袭，或体内某些物质（内致热原）释放增加，产生发热效应，体温调节中枢将体温调定点上移，引起心搏加快、骨骼肌收缩等，使产热增加；末端血管收缩，汗毛孔关闭等，使散热减少，体温上升。

二、护理

1.体温监测

应注意对高热患者体温的监测每 4 h 测量体温 1 次，待体温恢复正常 3 d 后可减至每天测体温 2 次；同时密切观察其他生命体征，如有异常情况，应立即通知医师。

2.冷敷

用冰袋冷敷头部，体温＞$39.5\ ℃$时进行酒精擦浴或药物降温，降温半小时后测体温并记录。

3.补充营养和水分

高热时，由于迷走神经兴奋降低，使胃肠活动及消化吸收降低；而另一方面，分解代谢增加，营养物质大量消耗，引起消瘦、衰弱和营养不良。因此，应供给高热量、高蛋白质的流质或半流质饮食；并鼓励患者进食，对不能进食者，必要时用鼻饲补充营养，以弥补代谢之消耗。高热可使其机体丧失大量水分，应鼓励患者多饮水，必要时，由静脉补充液体、营养物质和电解质等。

4.加强口腔护理

长期发热患者，唾液分泌减少，口腔内食物残渣易于发酵、促进细菌繁殖，同时由于机体抵抗力低下及维生素缺乏，易于引起口腔溃疡，应加强口腔护理，减少并发症的发生。

5.卧床休息减少活动

高热患者由于新陈代谢率增快，消耗大而进食少，体质虚弱，应卧床休息、减少活动。在退热过程中往往大量出汗，应加强皮肤护理，及时擦干汗液并更换衣物及床单以防感冒。

6.密切观察体温变化

高热患者体温骤降时,常伴有大量出汗,以致造成体液大量丢失,年老体弱及心血管患者极易出现血压下降、脉搏细速、四肢冰冷等虚脱或休克表现,应密切观察。一旦出现上述情况,应立即配合医师及时处理,不恰当地使用退热药,可出现类似情况,应慎用。

7.饮食护理

(1)发热期间选用营养高易消化的流质,如豆浆、藕粉、果泥和菜汤等。

(2)体温下降病情好转,可改为半流质,如面条、粥,配以高蛋白质、高热量菜肴,如豆制品、蛋黄以及各种新鲜蔬菜。

8.药物降温护理

(1)根据医嘱使用降温药物,了解降温药物的作用、不良反应及注意事项等,避免不良反应及过敏反应的发生。

(2)患者使用药物降温后,要密切观察降温的效果及其他不良反应,如体温、脉搏、血压的变化,出汗的情况以及有无不适主诉、有无脱水症状、有无皮疹等。防止体温突然下降、出汗过多而导致虚脱,尤其要注意年老体弱、婴幼儿患者。

(3)药物降温后,应在 30 min 后复测体温,若体温逐渐下降,说明降温效果好,同时应注意观察有无体温骤降、大量出汗、体弱无力等现象。如有以上虚脱表现,应及时通知医师并给予保温,饮热开水,严重者遵医嘱给予静脉输液。

(4)药物降温后应鼓励患者多饮水,如出汗较多者及时更换衣物及床单,保持皮肤清洁干燥,注意保暖。

(寇　灿)

第二节　咳　嗽

咳嗽是呼吸系统疾病最常见症状,是一种保护性反射动作,呈突然、爆发性的呼气运动,以清除呼吸道分泌物及气道内异物。

一、常见原因

1.呼吸系统的感染

呼吸系统的感染多见于呼吸道及肺内感染性疾病,如急、慢性支气管炎,气管炎,支气管扩张肺结核等。

2.物理和环境因素

如吸入刺激性气体,过热或过冷的空气,吸烟或呼吸道有异物等,工作环境中有灰尘。

3.过敏因素

呼吸道黏膜接触过敏源后可引起咳嗽。

4.其他

支气管肺癌、气胸、二尖瓣狭窄所致肺瘀血或肺水肿、膈下脓肿、胸膜炎或胸膜受到刺激等。

二、临床表现

1.干性咳嗽

干性咳嗽即刺激性咳嗽,指咳嗽无痰或痰量甚少。

2.湿性咳嗽

湿性咳嗽常由肺部炎症、过敏、肺水肿、肿瘤、理化刺激等引起,咳嗽伴有较多痰液。

痰量常提示病变程度,痰的不同性状可提示不同的病原体感染。

三、护理

(1)注意咳嗽的性质、出现时间及音色,因为这与疾病有密切关系。急性发作的刺激性干咳多是由上呼吸道炎症引起;长期晨间咳嗽多见于慢性咽炎或吸烟者;带金属音的咳嗽,常见于支气管管腔狭窄或受压所致,应警惕肺癌的可能;变换体位时的咳嗽,常见于支气管扩张、肺脓肿等,故注意细节,并准确地向医生表达,可以使医师对疾病进行准确的判断。

(2)注意有无伴随症状:有无发热、胸痛、呼吸困难、烦躁不安等表现。

(3)保持室内空气新鲜,温度、相对湿度适宜,避免灰尘和烟雾刺激。

(4)咳嗽伴有脓痰者,应注意漱口,随时清除口腔异味,保持口腔清洁。

(5)痰液黏稠不易咳出时,要多饮水,并遵从医嘱做雾化吸入或口服化痰药。

(6)注意休息,频繁咳嗽时往往会消耗体力,患者会感到疲乏,应注意休息。

(7)注意饮食,避免进食辛辣食物,以免刺激引起咳嗽。应给予高营养、高维生素食物。

(寇　灿)

第三节　咳　痰

咳痰是气管、支气管的分泌物或肺泡内的渗出液,借助咳嗽将其排出的过程。

一、病因

1.呼吸道疾病

呼吸道疾病上呼吸道感染、慢性支气管炎、肺炎肺结核、支气管肺癌、支气管扩张、肺脓肿、职业性肺疾病、肺过敏性疾病等。

2.心脏疾病

主要由左心功能不全引起的肺瘀血、肺水肿所致。

二、临床表现

咳痰的临床表现多种多样,应注意痰液的颜色、气味、黏稠度及有无分层。铁锈色痰多见于大叶性肺炎;白色泡沫痰或黏液样痰多见于慢性支气管炎;黄脓性痰多见于呼吸道细菌感染性疾病;脓痰量多且臭,静止后呈分层状,多见于支气管扩张、肺脓肿;粉红色泡沫状痰多见于肺水肿。

三、护理

1.深呼吸和有效咳嗽

深呼吸和有效咳嗽适用于神志清醒,一般状况良好、能够配合的患者,有利于气道远端分泌物的排除,指导患者掌握有效咳嗽的正确方法。

(1)患者尽可能采用坐位,先进行深而慢的呼吸5~6次,其后深吸气至膈肌完全下降,屏气3~5 s,继而缩唇,缓慢地通过口腔将肺内气体呼出,再深吸一口气后屏气3~5 s,身体前倾,从胸腔进行2~3次短促有力的咳嗽,同时收缩腹肌,或用手按压上腹部,帮助痰液排出。也可让患者取俯卧屈膝位,借助膈肌、腹肌收缩,增加腹压,咳出痰液。

(2)经常变换体位,有利于痰液的咳出。

(3)对胸痛不敢咳嗽的患者,应避免因咳嗽加重疼痛。如胸部有伤口可用双手或枕头轻压伤口两侧,可避免咳嗽时胸廓扩展牵拉伤口而引起疼痛。

2.吸入疗法

吸入疗法适用于痰液黏稠和排痰困难者。通常是在湿化的同时加入药物以雾化方式吸入,可在雾化液中加入痰溶解剂、抗生素、平喘药等,达到祛痰、止咳、平喘的作用。

3.胸部叩击

胸部叩击适用于久病体弱、长期卧床、排痰无力者。禁用于未经引流的气胸、肋骨骨折、有病理性骨折史、咯血、低血压及肺水肿的患者。方法:患者取侧卧位或在他人协助下取坐位;叩击者双手手指弯曲并拢,使掌侧成杯状,以手腕力量从肺底自下而上、由外向内、迅速而有规律地叩击胸壁,每分钟120~180次,或运用振肺排痰仪进行排痰治疗。

4.机械吸痰

机械吸痰适用于无力咳出黏稠痰液、意识不清或排痰困难者。可经患者的口、鼻、气管插管或气管切开处进行负压吸痰。注意事项:①每次吸引时间小于15 s,两次吸痰间隔大于3 min;②吸痰动作要迅速、轻柔,将不适感降至最低;③在吸痰前中后适当提高吸入氧的浓度,避免吸痰引起低氧血症;④严格无菌操作,避免呼吸道交叉感染。

(寇　灿)

第二十章 护理管理

第一节 护理管理相关概念

护理管理学是管理学的一个分支,是将管理的原理和方法应用于护理领域的一个学科。护理管理是医院管理的重要组成部分,其管理成效与患者的安全,医院的运营及发展密切相关。

因此,护理管理者需要系统地学习和掌握管理学的基本理论、方法和技术,结合护理管理的特点,在实践中加以研究、探索和创新,不断提高护理管理能力和水平,保障护理服务的质量,促进护理专业的快速发展。

一、护理管理概念

世界卫生组织(WHO)将护理管理定义为:"为了提高人民的健康水平,系统地利用护士的潜在能力和有关其他人员、设备、环境和社会活动的过程。"该定义强调了以下几个要素。

(1)护理管理的最高目标是提高人民的健康水平。

(2)护理管理是一个系统过程,管理的对象处于一个系统之中。

(3)护理管理的要素包括以护士为主的有关人力、物资设备、环境和社会资源。

二、护理管理的特点

1.广泛性

广泛性表现在护理管理范围的广泛和参与管理的护理人员的广泛。护理管理的范围包括组织管理、人员管理、业务管理、质量管理等。参与护理管理的人员包括护理管理者以及各个部门、各个班次的护理人员。

2.综合性

综合性是指护理管理对管理理论和护理实践加以综合应用的过程。

3.实践性

实践性是指护理管理的目的运用科学的管理方法来解决实际的临床护理问题。

4.专业性

专业性是指护理管理要适应护理工作的科学性、技术性、安全性的特点。

三、护理管理的基本原则

(一)系统原则

1.整分合原则

管理就是在整体规则下明确分工,在分工基础上有效地综合。例如,医院的总目标是由各职能部门分工协作完成的,但每一个独立的部门,都有它相对应的职责和权利范围,以保证各自的目标实现。

2.相对封闭原则

相对封闭原则是指对一个系统内部,管理系统与外界环境之间不断联系而具有开放性,但就其内部管理来说,它必须构成一个各个环节首尾衔接、相互制约、相互联系的连续封闭的回路,从而形成有效可控的管理。

(二)人本原则

1.能级原则

能级原则就是根据人的能力大小、人的优势和长处,赋予相应的权力和责任,使组织中的每一个人在相应的岗位上各司其职,以此来保持和发挥组织的整体效用。

2.动力原则

管理中人的动力包括物质动力、精神动力、信息动力。物质动力是组织行为的首要动力。精神动力是人自我实现需要的源泉,在特定条件下,精神动力可以成为决定性动力。信息动力是当今人们提高竞争力的关键。

3.行为原则

行为是人类活动的特征,需要和动机是决定人的行为的基础。人的需要决定动机,动机产生行为,行为指向目标。这一规律告诉我们,管理者应该对自己下属的行为进行行之有效的科学管理,最大限度挖掘员工的潜能和创造力。

(三)动态原则

1.反馈原则

反馈原则是指管理者应及时了解所发指令的反馈信息,及时做出反应并提出相应的建议,以确保管理目标的实现。反馈是指由控制系统把信息输送出去,又把其作用结果返送回来,以便对信息的再输出产生影响,从而起到控制作用。

2.弹性原则

弹性原则是指管理应具有伸缩性,能够随时适应内外环境的变化。要求管理者在进行决策和处理管理问题时,尽可能考虑多种因素,以及时适应客观事物各种可能的变化。

(四)价值原则

管理学中的价值是指衡量事物有益程度的尺度,是功能与费用的综合反应。管理活动中的各个环节、各项工作都要围绕提高效益这一中心,科学地、有效地利用人力资源、物力资源、财力资源、时间资源和信息资源,以最小的消耗创造最大的经济价值和社会价值。

四、护理管理的任务

目前,我国护理管理主要承担的任务是借鉴国内外先进的管理理论、模式和方法,结合我国医疗改革和护理学科发展现状,建立适用于我国的护理管理体系,对护理工作中的人员、技术、设备及信息等进行科学管理,以最终提高护理工作的效率和效果。具体内容包括:研究护理管理的客观规律、原理原则和方法;应用科学化的、有效的管理过程;构建和实践临床护理服务内容体系;建立护理服务评估体系;实施护理项目成本核算,实现护理成本管理标准化、系统化、规范化;持续改进临床护理质量,提供高品质的护理服务。根据工作内容不同,护理管理任务可分为护理行政管理、护理业务管理、护理教育管理、护理科研管理。

1.护理行政管理

护理行政管理是指遵循国家的方针政策和医院有关的规章制度,对护理工作进行组织管理、物资管理、人力资源管理和经济管理等,有效提高组织和部门的绩效。

2.护理业务管理

护理业务管理是指通过各项护理业务工作进行调控,提高护理专业服务能力,以保证护理工作质量,提高工作效率,满足社会健康服务需求。

3.护理教育管理

护理教育管理是指为了培养高水平的护理人才,提高护理队伍整体素质而进行的管理活动,护理教育管理应适应现代护理教育的社会化、综合化、多样化、终身化的发展趋势。完整的临床护理教育体系应包括中专、大专、本科、研究生的教育,以及护士规范化培训、毕业后护士继续教育、专科护士培训、护理进修人员培训等内容。

4.护理科研管理

护理科研管理是指运用现代管理的科学原理、原则和方法,结合护理科研规律和特点,对科研工作进行领导、协调、规划和控制的过程。护理科研管理的主要工作内容包括规范科研管理流程、健全科研管理制度、指导科研开展方向等,保证科研流程的可持续发展。

此外,随着信息成为组织中的重要资源,对信息的管理也成了现代护理管理的一个突出特点,无论是护理行政、业务、教育还是科研管理,在很大程度上都是对护理相关信息的管理。例如,在护理行政管理中,护士长可利用计算机进行排班、考核护士工作质量;在护理业务管理中,护士长通过信息系统制订护理计划、了解患者护理信息及医嘱执行情况;在护理科研管理中,护士可以利用数据库收集特殊病例、科研数据,护士长也可以通过计算机管理护士的科技档案,如学习经历、论文发表情况等。

五、护理管理者素质

1.身体素质

身体素质主要包括体质、体力、体能、体型和精力,是管理者最基本的素质,没有健全的体魄和良好的身体素质,管理者就失去了事业成功最起码的条件。

2.政治素质

护理管理者要具备对护理事业和护理管理工作的热爱和献身精神,树立"管理即服务"的管理理念,培养较强的事业心和责任感,要正确地处理国家、组织和个人三者之间的利益关系,不断提高自身的政治思想素质和道德品质修养。

3.知识素质

护理管理者不仅要具备医学、护理等区别于其他领域的理论知识和技术方法,还要掌握现代管理科学知识以及与护理、管理相关的社会、人文科学知识,以适应高速发展的、日趋复杂的综合性护理工作和管理活动的需要。

4.能力素质

能力是管理者把各种理论和业务知识应用于实践,解决实际问题的本领,是护理管理者从事管理活动必须具备的、直接影响工作效率的基本素质,包括技术能力、人际能力和概念能力。对不同层级的管理者的能力要求不同,高层护理管理者重在培养概念能力,中层护理管理者主要培养人际能力,基层护理管理者则偏重于技术能力。

5.心理素质

良好的心理素质是指心理健康或具备健康的心理,能够帮助管理者在面对繁重的工作时保持稳定的情绪和工作热情。优秀的护理管理者要学会扬长避短,既要培养、增强优良的事业心、责任感和创新意识等心理素质,也要注意克服挫折、偏见和急功近利等负面心理。

例如,在护理行政管理中,护士长可利用计算机进行排班、考核护士工作质量;在护理业务管理中,护士长通过信息系统制订护理计划、了解患者护理信息及医嘱执行情况;在护理科研管理中,护士可以利用数据库收集特殊病例、科研数据,护士长也可以通过计算机管理护士的科技档案,如学习经历、论文发表情况等。

(刘东胜)

第二节　护理管理主要内容

护理管理是医院管理的一个重要组成部分,从门诊到病房,从急诊室到观察室,从手术室到供应室,从诊疗、检查、处理到饮食、起居、环境,每个环节都有大量的护理管理工作,护理管理的水平是衡量医院科学管理水平的标志之一,也是整个医院管理水平的缩影。

一、医院护理管理组织架构(护理管理体系)

护理部是负责全院护理行政和业务管理的指挥调度机构,需根据医院的功能与任务,建立独立完善的护理管理体系:三级医院实行院长(分管院长)领导下的护理部－科护士长－护士长三级负责制;二级医院实行护理部主任(总护士长)－护士长二级负责制。

(一)三级护理管理体制

县级以上医院及拥有 300 张床位以上的医院设立护理部,在主管护理工作的副院长或专职护理副院长的领导下,实行护理部主任－科护士长－病区护士长三级负责制,全面负责医院的护理管理工作;床位在 100 张以上或者 3 个护理单元以上的大科室,以及任务繁重的急诊科、门诊部、手术室设科护士长 1 名,在护理部主任的领导下,在科主任的业务指导下,全面负责科室的护理管理工作;各病区护理管理实行护士长负责制,在护理部主任及科护士长的领导下,在病区主任的业务指导下,全面负责病区的护理管理工作。

(二)二级护理管理体制

拥有 300 张床位以下的医院不设科护士长,实行护理部主任或总护士长－病区护士长二级负责制。一级医院或无级别医院根据医院的具体情况可参照二级医院的标准执行。

二、护理人力资源管理

"人"是组织最重要的资产,也是竞争力的关键因素。人力资源管理是护理管理职能的核心任务之一,在护理管理活动中具有举足轻重的地位。

护理人力资源管理职能主要包括以下几个内容:护理人员的录用、培训、使用、考核、薪酬分配、晋升等。

1.录用

为确保招聘人员的素质和临床适用性,医院将护理人员招聘工作交由人力资源部与护理部共同负责,护理部拟订招聘计划后与人力资源部协同组织招聘。

2.培训

通过分层培训,强化各层级人员应具备的专业知识和素养。培训经费充足、培训师资完善是确保培训效果的有力保障。

通过护士规范化培训、专科护士培训、护理管理人才培训等形式,促进各层次人员的发展,确保护理人员的三基水平、专科水平、管理水平等得到提升。

3.使用

通过对岗位的设计、描述、培训、规划、考评、激励与约束等过程控制,实现因岗择人,将合适的人放在合适的岗位上。医院对所有护士长、指导老师或责任组长岗位实行公开竞聘制,通过岗位竞聘上岗,破除岗位终身制,坚持按需设岗和按岗位聘用,建立"能上能下、能进能出"的用人机制。

4.考核

护理管理人员的考核由护理部进行。对护理人员的考核实行逐级考核,从上至下,一级对一级进行考核,即分管院长－护理部主任－科护士长－护士长－指导老师或责任组长－责任护士,实行目标责任制管理。各层按目标责任进行严格评价考核,根据评价改进工作,并且将考核结果与护理人员的奖惩、晋升、调岗等挂钩。

5.调配

片区内病区护士的调配由科护士长、护士长负责,全院的护士调配由护理部负责,如遇紧急突发事件需要调度,由科护士长与护理部共同协调。

三、护理质量管理

(一)护理质量管理体系

建立护理质量与安全管理委员会,人员包括分管副院长、护理部主任、副主任、科护士长和部分科室护士长。在护理质量与安全管理委员会的领导下,建立三级(二级)护理质量与安全管理体系,落实职责,促进护理质量持续改进。

根据医院实际情况建立护理质量管理小组,如护理质量监测小组、护理质量改进小组、护理质量规范小组等。

(二)护理质量管理基本原则

1.以患者为中心原则

以患者为中心的原则强调:无论是临床护理工作流程设计与优化、护理标准制定,还是日常服务活动的评价等,管理活动中都必须打破以工作为中心的模式,建立以尊重患者人格、满足患者需求、提供专业化服务、保障患者安全为核心的文化与制度。

2.预防为主原则

在护理质量管理中树立"第一次把事情做对"的观念,对形成护理质量的要素、过程和结果的风险进行识别,建立应急预案,采取预防措施,降低护理质量缺陷的发生。应尽量采用事前控制的方式,防微杜渐,树立"质量是做出来的而不是检查出来的"的理念。

3.全员参与原则

护理服务的每个环节和每个过程都需要护士的辛勤付出,各级护理管理者和临床一线护士的态度和行为直接影响护理质量。因此,护理管理者必须重视人的作用,对护士进行培训和引导,增强护士的质量意识,使每一位护士能自觉参与护理质量管理工作,充分发挥全体护士的主观能动性和创造性,不断提高护理质量。

4.基于事实的决策方法原则

有效的决策必须以充分的数据和真实的信息为基础。护理管理者要运用统计技术,对护理质量要素、过程及结果进行测量和监控,分析各种数据和信息之间的逻辑关系,寻找内在规律,比较不同质量控制方案优劣,做出质量管理决策并采取行动。

近年来,护理管理者通过不良事件的收集、分析,获得护理质量管理的基本数据,并针对性地提出解决方案,就是基于事实的决策方法。

5.持续改进原则

持续改进是指在现有服务水平上不断提高服务质量及管理体系有效性和效率的循环活动。护理质量没有最好,只有更好,要强化各层次护士,特别是管理层护士追求卓越的质量意识,以追求更高的过程效率和有效性为目标,主动寻求改进机会,确定改进项目,而不是等出现了问题再考虑改进。

(三)护理质量标准的概念及分类

1.护理质量标准

护理质量标准是依据护理工作的内容、特点、流程、管理要求、护士及服务对象的需求和特点制定的,护士应遵守的准则、规定、程序和方法。护理质量标准由一系列具体标准组成,如在医院工作中,各种条例、制度、岗位职责、医疗护理技术操作常规均属于广义的标准。《护士条例》《病历书写基本规范》《综合医院分级护理指导原则》《常用临床护理技术服务规范》等,均是国家正式颁布的标准。

2.护理质量标准分类

目前,护理质量标准没有固定的分类方法。依据使用范围分为护理业务质量标准、护理管理质量标准;根据使用目的分为方法性标准和衡量性标准。其中,方法性标准包括质量计划标准(如工作计划、技术发展规划),质量控制标准(如患者满意率、不良事件上报率),工作实施标准(如护士工作职责、技术操作规范),衡量性标准即质量检查评价标准(如病区管理标准、抢救车管理质量评价标准);根据管理过程结构分为要素质量标准、过程质量标准和终末质量标准。要素质量标准、环节质量标准和终末质量标准是不可分割的标准体系,下面具体阐述。

(1)要素质量标准:要素质量是指构成护理工作质量的基本元素。要素质量标准既可以是护理技术操作的要素质量标准,也可以是管理的要素质量标准,每一项要素质量标准都应有具体的要求。如原卫生部《三级综合医院评审标准(2011版)》中对临床护理质量管理与改进的具体要求是:根据分级护理的原则和要求建立分级护理制度质量控制流程,落实岗位责任制,明确临床护理内涵及工作规范;有护理质量评价标准和考核指标,建立质量可追溯机制等。

(2)过程质量标准:过程质量是各种要素通过组织管理所形成的各项工作能力、服务项目及其工作程序或工序质量,它们是一环套一环的,所以又称为环节质量。在过程质量中强调协调的护理服务体系能保障提供高效、连贯的护理服务。在临床护理工作中,入出院流程、检查流程、手术患者交接、诊断与治疗的衔接,甚至是某项具体的护理技术操作,都涉及过程质量标准的建立。

(3)结果质量标准:护理工作的终末质量是指患者所得到护理效果的综合质量。它是通过某种质量评价方法形成的质量指标体系,例如,住院患者是以重返率(再住院与再手术)、病死率(住院死亡与术后死亡)、安全指标(并发症与患者安全)三个结果质量为重点。这类指标还包括患者及社会对医疗护理工作的满意率等。

四、护理教学科研管理

(一)教学管理

为保证护理专业学生的专业能力培养(实习、规培、专科、进修生培养),完成教学目标,达到教学要求,承担教学的医院应制定相应的制度并具有足够的空间、床位、教学仪器设备等物质资源满足护理专业学生的培训需要。护理部设有一名副主任或专职人员负责临床护理教学。建立护理部-科护士长-护士长-教学专职人员等不同层次的护理教学组织管理体系,保证护理教学任务的组织实施及各层次临床护理教学任务顺利完成。

定期组织护理教学查房,及时解决临床护理教学中存在的问题。营造良好的护理教学氛围,有利于护理专业学生专业素质的培养。按照实习大纲要求及标准对学生实习能力进行评估和考核。定期与教学单位沟通,交换教学计划的落实和管理情况,做好教学协调工作。定期进行教学工作小结和评估,及时征求学生对科室护理教学工作的意见和建议,保证教学效果,不断提高教学质量。承担护理教学的护理单元应有专人负责教学。根据护理教学层次要求认真选择护理教学老师。

(二)科研管理

护理管理者应充分认识到护理科学技术对护理事业发展的重要性,努力营造科研的氛围,发现创新人才并积极加以培养。健全科研管理组织制度,护理管理者应健全科研管理组织及管理制度,加强对护理人才、护理技术、护理资源的统筹管理,组建护理科研管理专门组织,成立科研小组,形成由护理部-科研小组-护士三个层次的科研管理网络,扶持护理科学技术创新,逐步建立健全各种科研管理制度,从制度上保障护理科研顺利开展。

五、护理经济和文化环境管理

(一)护理经济环境管理

护理经济环境管理指使用卫生经济学的理论和方法,分析评价护理服务过程中的需求供给及成本效益,合理评价护理服务的经济价值,以加强对护理服务过程中的经济体系、经济规律的认识,最终达到合理配置护理资源的目的。

1.护理需求分析

服务对象日益多元化,使个性化护理需求增加。人口老龄化和护理需求不断外延,使社区护理和家庭护理需求增加。因此,护理管理者应加强对护理市场需求供给的调查分析,以人们的需求为导向,以社区、家庭为对象,以老人、妇女、儿童、慢性病人群为重点,以健康教育为先导,为人民群众提供集康复、保健、健康护理为一体的方便、快捷、经济、有效的护理服务,以达到减少疾病、增进健康的目的。

2.护理市场开发

随着人民生活水平从温饱走向小康化,人们的消费支出结构发生了变化,健康护理支出逐年上升,不仅需要疾病治疗护理,更需要疾病后的健康护理,护理服务市场不断扩大。护理管理者应主动开发护理市场:一方面是内容的开发,不断更新服务内容,扩展服务空间,引导服务对象增加健康消费和健康投资,开展家庭护理、营养指导、心理咨询等方面的护理服务;另一方面是领域的开发,开辟保健护理、护理用品、健康咨询、护理人才等市场。开拓市场,寻求护理经济发展新的增长点,可满足人们日益增长的护理服务需求。

3.护理绩效管理

护理绩效管理的核心内容是护士工作的效果、效率和效益。护理作为医疗卫生服务不可或缺的一部分,其工作价值带来的效益一直未得到应有的体现。护理管理者应深入分析护理成本支出、工作效率及效益产出问题,探索合理的护理资源配置,进行科学的效益分析,建立科学的绩效管理体系及运行机制,客观地评价护士工作差异及能力水平,进行合理的酬劳分配。

(二)护理文化环境管理

护理文化环境是在一定的社会文化基础上形成的、具有护理专业自身特征的一种群体文化环境。

它是被全体护士接受的价值观念和行为准则,也是全体护士在实践中创造出来的精神成果和物质成果的集中体现。

1.护理文化环境构成

(1)护理组织精神:它是护理文化的核心和灵魂,是护理管理者倡导、全体护士认同的,高度概括了护士的护理理念、价值观念和职业精神,反映了护士的共同追求和认识。这些组织精神可起到规范护士行为、提高护理组织凝聚力的作用。

(2)护理组织制度:护理组织制度是护理管理者为实现组织目标对护士制定的具有共性的行为规范要求,行之有效的规章制度是保证护理工作正常运行,协调各级各部门、护理组织与其他组织关系的重要纽带,也是护理组织的宗旨、价值观、道德规范、科学管理的反映。

(3)护理组织行为:护士的行为体现了护理组织的精神风貌和护理组织文化,护士的行为包括言谈举止、服务态度及各项护理操作等。

(4)护理组织形象:护理组织形象是指护理组织文化的表层,主要体现在护理工作环境布局、文化设施、护理设备、组织标志等方面。环境布局指医院的建筑设计、布局造型、院容院貌;文化设施指院史馆、图书馆、院报宣传栏;护理设备是指护理办公设备、护理器材等;组织标志是指护理组织名称、护理标志、护士标牌、护士服、南丁格尔雕像等。良好的护理组织形象体现了护理组织文化精神,可增强护理组织内部人员的凝聚力,提高护理组织的知名度和竞争力。

2.护理文化环境建设方法

(1)正面灌输法:可通过领导或权威专家宣讲、参观医院的护理发展史陈列馆、护理先进事迹报告会等活动,从正面引导护士理解、接受和认同护理文化的核心,如护理愿景、护理使命、护理核心价值观。

(2)规范法:发放护理文化、护理规章制度手册,要求护士奉行工作宗旨,落实行为规范,自觉接受行为监督。

(3)激励法:形成激励机制,给优秀的护士更多的机遇和待遇,如选派优秀代表外出参观学习等。

(4)示范法:引进先进的护理理念和护理文化,树立护理先进典型,以其特有的感染力、影响力和号召力为护士提供可以仿效的榜样。

(5)实践法:通过开展护理活动,如护理演讲比赛、护理反思日记、护理价值观讨论等形式,让护理理念转化到护士自觉的行为中。

(6)暗示法:将护理组织文化的宗旨、精神、价值观等核心内容贯穿于护理活动、标语、口号中,有意识地暗示护士的行为和价值取向。

(7)感染法:以护理研讨会、晨会、总结会等形式,让护士潜移默化地感受护理文化。

（刘东胜）

第三节 护理质量管理概述

医院护理质量是医疗质量的重要组成部分,在保证医院声誉及医疗、护理服务成效中占有重要地位。护理质量管理是一个不断完善、持续改进和循序渐进的过程。加强护理质量管理是护理管理的重要核心内容,是为患者提供优质、安全和高效的医疗护理服务的重要保障。

一、护理质量

护理质量是指护理工作为护理对象提供生活护理和专业技术的优劣程度。它是通过护理服务设计和工作实施过程中的作用、效果取得的,经信息反馈形成的;是衡量护理人员综合素质、护理管理水平、护理业务技术和工作效果的重要标志。它由护理基础质量、环节质量和终末质量三部分组成。

随着护理模式的转变,护理质量的内涵不断拓宽。护理工作的服务对象从单纯患者扩大到健康人群,护理工作的内容从针对疾病的护理延伸到患者身心的整体护理,护理工作的范围从临床护理发展到康复护理和健康保健,护理工作的空间从医院延伸到社区。

二、护理质量管理

护理质量管理是护理管理中的重要组成部分。它是指按照护理质量形成的过程和规律,对构成护理质量的各种要素进行计划、组织、协调和控制,以保证护理服务达到规定的标准、满足和超越服务对象需要的活动过程。

护理质量管理要求医院护理系统中各级护理人员层层负责,用现代科学管理方法,建立完整的质量管理体系,满足以护理质量为中心的护理要求,一切从患者出发,保证质量的服务过程和工作过程。

三、护理质量管理的基本原则

1.以患者为中心原则

患者是医院医疗护理服务的对象,是医院赖以存在和发展的基础。因此,临床护理工作必须以患者为中心,为其提供基础护理服务和护理专业技术服务,做到密切观察病情变化,正确实施各项治疗、护理措施,提供康复和健康指导,保障患者安全康复。为此,护理管理者必须关注患者现存的和潜在的需求以及对现有服务的满意程度,并持续改进护理质量,最终达到满足并超越患者的期望,取得患者的信任,进而提升医院整体竞争实力。

2.领导作用原则

领导作用一是体现在确定组织宗旨和工作方向,二是善于协调两方面。护理部主任和护士长是医院护理工作的管理者和实施者。首先,要让全体护理人员清楚地认识到为患者提供安全、优质、高效、经济的护理服务,是医院护理工作的根本宗旨和工作目标。其次,是通过其领导作用及所采取的各种措施,营造一个能使全体护理人员充分参与管理和发挥潜能的良好的内部环境。只有在形成合力、积极向上的氛围中,才能确保护理质量管理体系得以有效持续运行。

3.全员参与原则

护理管理者和护理人员的工作态度和护理行为直接影响着护理质量。由于护理工作服务对象是患者,护理服务实际价值的实现及管理权限和控制程度的差别等特点,决定了护理质量管理需要把提高护理队伍的个体与群体素质放在突出地位。因此,护理管理者必须重视人的作用,对护理人员进行全方位、分层次培训和开发,增强护理人员的质量意识,引导每一位护理人员都能自觉参与护理质量管理工作,充分发挥全体护理人员工作的主观能动性和创造性,不断提高护理质量。

4.过程管理原则

质量管理是通过对各种过程进行管理来实现的。对于医院管理者来说,不仅要识别患者从来院就诊、住院诊治到康复出院的全部服务过程,而且要对护理服务质量形成的全部影响因素进行管理及控制。不仅要注重终末质量管理,同时,更要重视环节质量管理,把护理工作的服务目标放在满足并超越患者的需求和期望上。如对手术患者,应重点做好手术前、手术中和手术后三个环节的护理质量控制与衔接,只有这样,才能确保手术患者的需求和期望得到满足。

5.系统方法原则

系统方法是以系统地分析有关的数据、资料或客观事实开始,确定要达到的优化目标,然后通过设计或策划为达到目标而应采用的各项措施和步骤以及应配置的资源,形成一个完整的方案,最后在实施中通过系统管理取得高效率。医院管理是一个大系统,由诸多子系统过程组成。它们之间是相互关联、相互影响的。因此,全院各部门、各科室要以医院总目标为目标,结合本单位实际情况制订工作计划、措施,并组织实施。

6.基于事实的决策方法原则

基于事实的决策方法是指组织的各级领导在做出决策时要有事实依据,这是减少决策不当和避免决策失误的重要原则。有效的决策必须以充分数据和真实的信息为基础,以客观事实为依据,运用统计技术分析各种数据和信息之间的逻辑关系,寻找内在规律,比较备选方案优劣,做出正确抉择。

护理管理者要对护理过程及护理服务进行测量和监控,如检查各项护理措施记录、护理差错事故报告表、患者和家属意见反馈表等,从中分析得到患者满意和不满意情况,患者要求的符合性,护理过程、护理服务的进展情况及变化趋势等。利用收集的数据进行分析、判断和对护理质量做出评价。

7.持续改进原则

持续改进是指在现有水平上不断提高服务质量、过程及管理体系有效性和效率的循环活动。为有效开展持续改进,首先在出现护理问题时,不是仅仅简单处理这个问题,而是采用PDCA循环模式,循序渐进,调查分析原因,采取纠正措施,检验措施效果,总结经验并形成规范,杜绝类似问题再次出现,以实现持续质量改进。其次,要强化各层级护理人员,特别是管理层人员要以追求卓越的质量意识、以追求更高过程效率和有效性为目标,主动寻求改进机会,确定目标以指导、测量、追踪持续改进,识别并通报持续改进的进展情况。

四、护理质量管理的意义

护理质量是护理管理永恒的主题,而医院如何有效地抓好护理质量,是护理管理者面临的一个重要课题。护理管理者普遍认为,在结合我国国情的基础上借鉴发达国家的经验,护理质量管理应转变其管理模式:一是以抓患者满意度为突破口,狠抓制度落实,改善护患关系,提高其对护理工作的满意度;二是建立符合以服务对象的需求为导向、以患者为中心的质量管理指标和评价机制;三是建立以全面质量管理为基础、以健全的质量保证体系为核心、以信息控制为手段的护理质量保证管理体系。

五、护理质量管理的基本任务

1.建立质量管理体系

护理质量是在护理服务活动过程中逐步形成的。要使护理服务过程中影响质量的因素都处于受控状态,必须建立完善的护理质量管理体系,明确规定每一个护理人员在护理工作中的具体任务、职责和权限。

2.进行护理质量教育

质量教育是质量管理的一项重要基础工作。护理管理者应该加强质量教育,不断增强全体护理人员的护理质量意识和护理安全意识,使护理人员明确自己在提高质量中的责任,明确提高护理质量对于患者、医院的重要作用。

3.制订护理质量标准

护理质量标准是护理质量管理的基础,也是规范护士行为的依据,护理管理者的一个重要任务就是建立护理质量标准。只有建立科学的护理质量标准体系,才能达到规范管理、科学管理的目的。

4.进行全面质量控制

对影响护理质量的各个要素、各个过程进行全面的质量控制。

5.持续改进护理质量

质量持续改进是质量管理的灵魂。护理人员应树立第一次就把护理工作做好的意识。只有不断改进,不安于现状,增强追求卓越的意识,才能力争对护理质量进行持续改进。

(李锦玲)

第四节 护理质量持续改进

一、护理质量持续改进的定义

护理质量持续改进,是在全面质量管理基础上发展起来的更注重过程管理、环节质量控制的一种质量管理理论。近年来,医院开展医疗质量持续改进,使医院内人人参与提高医疗质量管理,促使医疗质量不断提高。

护理质量评价的目的就是为了确定发生问题的原因,寻找改进的措施,不断提高护理质量。护理质量改进通常分为两种情况:一是出现护理质量问题即不合格项目后的改进,及时针对护理服务过程检查、体系审核、顾客投诉中呈现出来的问题,组织力量,予以改进;二是没有发现质量问题时的改进,主要是指主动寻求改进机会,主动识别患者有何种期望和要求,在同国内外同行比较中,寻求改进方向和目标,予以落实。

二、护理质量持续改进存在的缺陷

1.缺乏针对性

有些管理者往往注重经验管理,不善于主动、科学地发现管理中存在的问题,并进行改进。导致收集资料不及时、不全面,对资料分析不透彻,从而造成对改进项目选题粗糙或不准确,缺乏针对性。

2.对护理程序的概念较模糊

护理程序是一种系统地、科学地为护理对象确认问题和解决问题的方法,是一个持续的、循环的动态过程。

有些管理者对护理程序的概念比较模糊,就很难制订出切合实际的预期目标;有些护士长缺乏严谨的态度,在制订计划时没有认识到预期目标和评价指标的重要性,未制订预期目标,评价指标与预期目标不一致。因此,这样的持续质量改进结果可信度不高。

3.对持续质量改进的含义理解不全

有些医院护理管理者把持续质量改进看作是一次简单的纠偏、校正,没有把质量改进看作是 PDCA 循环不断上升的过程,整个项目缺少阶段评价,仓促结题。在临床应用过程中新的问题不断出现,管理者面对这些问题不是重新分析现状,找出未能实现改进的具体原因,继续寻找方法直至实现目标,而是遗憾地终止项目,使项目没有达到预期目标,不能进入下一循环,最终未达到改进的目的。

三、护理质量持续改进的措施

1.注重理论培训

通过派出去、请进来,有针对性地举办短期质量管理培训班的方式,积极向护士灌输持续质量改进的新理念。首先,帮助护士长认清现代质量管理的精髓和核心,是持续质量管理体制;其次,组织广大护士学习,向护士灌输环节控制知识,增强质量意识,认识医疗质量管理的责任不仅要由管理人员承担,而且需要医护人员的共同参与,使护士明确质量是护理工作的永恒主题,增强参与质量管理的自觉性,从而在工作中主动发现问题,在质量改进过程中,充分应用头脑风暴法大胆发表自己的见解,并协助护士长利用质量管理工具(如鱼骨图、服务流程图等),使持续质量改进方案更符合临床实际工作、符合患者需求;第三,使管理方式从经验型逐步向标准化、规范化和科学化的现代管理过渡。

2.注重精细管理

持续质量改进是质量管理从"质量控制、质量保证"向"质量改进及质量持续改进"的过渡。在检查活动中坚持精细管理,做到规范、科学、周密。护士长要善于发现在管理中存在的一些细节问题来进行改进。

3.注重持续管理

质量改进是一种以追求更高的过程效果和效率为目标的持续活动,应根据患者需要不断地拓宽和调整护理服务的内容和方式,对护理质量进行动态的管理,注重管理过程中要素质量和环节质量改进的最终评价。

4.注重全员参与

健全完善三级或二级护理管理体制,明确护理部、科护士长、护士长的职责。根据护理质量管理标准,采取定期检查、随机抽查、不定期巡视相结合的方法,做到基础前馈质量控制,环节交叉控制,终末全面控制,对护理工作质量全面地进行指导、监督、检查、反馈,找出存在的问题,分析原因,提出整改措施,达到持续质量改进,做到自上而下,逐级控制,层层把关,抓好护理质量管理。同时也要求自下而上(如开展品管圈 QCC 活动),逐层保证,达到提高护理质量的目的。

5.注重信息反馈

护理质量控制的目的是为了提高护理工作质量,提高护理工作效率,保证护理工作的良性运转。护理部须将每次检(抽)查结果及时反馈给科室及责任者,帮助分析原因,提出整改措施,找出预防方法。

(李锦玲)

第五节 常用护理质量管理方法

一、护理质量保证

1.构建院内护理质量管理组织体系

成立医院护理质控小组,小组设立组长、副组长各一名,其组员由各科室推荐具备较强工作责任心、良好临床护理能力和一定管理能力的护士加入。质控小组旨在运用先进的管理理念和科学的方法,发挥其专科领域的护理质量改进作用。

2.护理质量运作机制的规范

以 JCI 标准、卫计委及云南省相关护理质量标准为指导,以现有的质量问题为重点,制订全年工作目标和实施计划。除每月定期的质量检查外,针对质控中的难点、弱点和热点,找出关键因素,提出控制对策,针对存在的最关键和最薄弱护理质量问题进行数据统计与讨论分析,提出建设性指导意见,确定下一阶段质控目标和计划。

二、护理质量控制

1.护理质量控制"三步曲"

追踪方法学作为实施质量监控的检查方法,得到业内人士的广泛认可。它分为个案追踪(患者追踪)和系统追踪(药物、设备追踪)两种。例如在患者追踪中,选择 1 例即将出院的患者,请责任护士汇报患者简要的病情、诊断、治疗与护理,包括一般情况、治疗护理、尊重患者隐私等。同时,结合查看病历、访谈患者、查看患者后,实施最后评价。

2.患者安全质量控制

护理管理者可聚焦重点科室、重点环节,对频发事件分类,提出控制策略。如高危患者的安全控制,对每位患者入院时压疮、跌倒、导管滑脱等高危因素进行筛选并采取有效措施降低风险。此外,建立护理不良事件报告系统,设立护理安全质控员,实时采集患者不安全因素,构建患者安全管理屏障。

3.患者服务质量控制

根据患者需求及护理工作专业要求,制订护理服务流程和护理服务评价标准,随时了解患者对护理工作的建议,掌握患者对护理服务的评价结果,研究护理服务失效补救系统,为患者提供优质护理服务。

三、质量改进

护理质量持续改进是质量管理发展的根本出发点,旨在针对现存和潜在的护理质量问题采取纠正和预防措施,是护理质量管理中非常重要的组成部分。

(李锦玲)

第六节　常用护理质量管理工具使用

一、质量管理工作(PDCA)循环管理

1954 年,美国质量管理专家戴明(W. Edwards Deming)提出的质量管理工作循环(PDCA 循环)又称"戴明环",是全面质量管理最基本的工作程序。自 20 世纪 90 年代中期,PDCA 循环管理引入护理领域以来,在不同的护理管理层面或切入点都取得了较好的管理成效。

1. PDCA 循环管理的步骤

PDCA 循环管理由计划(plan,P)、实施(do,D)、检查(check,C)和处理(action,A)4 个步骤组成。

2. PDCA 循环管理的特点

(1)周而复始。PDCA 循环的 4 个过程不是运行一次就完结,而是周而复始地进行。一个循环结束了,解决了一部分问题,可能还有另外问题没有解决,或者又出现了新的问题,再进行下一个 PDCA 循环。

(2)大环带小环。它类似行星轮系。组织的整体运行体系与其内部各子体系的关系,是大环带动小环的有机逻辑组合体。

(3)阶梯式上升。PDCA 循环不是停留在一个水平上的循环,而是在不断解决问题的过程中水平逐步上升的过程。

3. PDCA 循环管理的意义

PDCA 循环管理是解决复杂和多方面临床护理质量问题的一种系统的、逻辑的和准确的管理方法,反映了人们"实践—认识—再实践—再认识"的认识事物客观规律,其与整体护理的护理程序工作方法相一致,运用于护理质量管理更能实现有效管理与科学管理。

二、质量管理圈(QCC)

质量管理圈是目前广泛应用于病房管理、专科护理、健康教育等护理质量管理的各层各面,是全面质量管理中的具体操作方法之一。它包括组圈、选定主题、现况分析、制订活动目标、检查对策、实施对策、确认成效及标准化 8 个步骤,同时,强调了全员、全过程、全部门质量控制的全面质量管理理念。实现了护理质量管理"以物为中心"的传统管理模式向"以人为中

心"的现代管理模式的转化。

三、6-Sigma 管理

在护理质量管理领域中,6-Sigma 管理意味着"每 100 万个操作仅有 3、4 个缺陷或失误"。主要包括一个流程改进模式(DMAIC),即定义、统计、分析、改进、控制。该流程用于护理作业每一个环节的改善,适用于提升患者满意度和改进护理工作流程,消除护理管理中产生不足、缺陷的原因,逐步加以改善护理工作质量。

四、根本原因分析法(RCA)

根本原因分析法是回顾性的失误分析方法。其主要内容是对系统运行过程中的差错或事件发生的背景、人员、地点、时间等进行系统地、详细地分析和归纳,以找出直接原因,同时分析和直接原因相关的因素所起的作用。再根据所占的比重确定各类根源相互之间的因果关系,在此基础上确认引发事件的根本原因,最后列出改进计划、实施步骤和评价标准。

该方法将分析重点放在整个系统及过程的改进方面,而非仅限于个人执行上的检讨,改变传统的只解决单一事件、治标不治本的缺点,同时可以和同行分享经验,供同行参考,做到事前防范,预防同类不良事件的发生。

五、五常法

五常法源于日本,即常整理(seiri)、常整顿(seiton)、常清洁(seiso)、常规范(seiketeu)和常自律(shitsuke),也称 5 S。它是一个由内向外,由物到人,由软件到硬件,由理论到实践,由制度到流程,由考评到自省的完整而系统的管理体系。目前主要用于提升护理管理的质量水平,尤其是环境、仪器、物品的管理。

(李锦玲)

第七节　护理质量标准

一、分级护理质量标准

按医嘱执行分级护理,分级护理含特级、Ⅰ级、Ⅱ级、Ⅲ级护理。患者床单元清洁整齐、饮食、用水、大小便护理、三短九洁等生活护理,主要由低年级护士及护工负责完成;治疗及特殊护理均由责任护士负责落实;要求晨间护理每天于医生查房前完成。

二、责任组工作质量标准

1.病区实行责任组长负责制

护理人员按职称、工作能力分级,实行组长负责制,组长既要保证本组白班各项工作的落实,又要督促检查夜班护士工作的落实情况和连续性,对本组患者做到七知道(床号、姓名、诊断、治疗、护理、饮食、心理)。

2.护理人员分三级

根据职称及工作能力将护理人员分Ⅰ级、Ⅱ级、Ⅲ级。Ⅰ级为组长,由主管护师或高年资护师担任,全面负责本组的治疗、护理、健康教育、心理护理的落实,既要检查、督促,又要亲自参与;Ⅱ级由护师担任,落实各项治疗、病情观察、护理记录的书写、健康教育等;Ⅲ级由工作1~3年的护士担任,负责落实基础护理及生活护理,包括三短九洁、床铺的清洁整齐、大小便护理等。

三、病床单元要求

1.床头柜

物品摆放整齐、干净,酌情放置物品,如水杯1~2个、水瓶等。

2.床铺要求

清洁平整,床角折叠规范;棉被整理充实;枕套四角充实;床上无杂色、无补丁、无血迹、无尿迹。

3.床下

脸盆放在床下头侧或床下物品架上,鞋子放置床下适当处,床下不摆其他杂物,便器放入厕所内。

4.组长负责落实

经常巡视,保持整洁、美观。

四、饮食护理要求

(1)配餐员将饭送到病房,组长负责督促落实,经管护士(护工)协助取饭、进餐、洗碗。

(2)组长负责落实餐前洗手(自己落实或安排其他人员,如低年资护士、护工或学生等落实)。

五、服药护理要求

(1)口服药"五到"床头。由护士送药到患者手中,看服到口,及时为患者准备开水。

(2)"五到"床头包括医、护、饭、药、水,认真落实到床头,开水由保洁员送到床头。按时发药,备好温度适宜的温开水,携带服药本,将药车推至患者床前,三查七对,根据服药本核对药盒和药物,核对床号、姓名,服药到口,倒水给患者,待患者服下后方可离开,如因检查、患者不在或行手术需禁食者,暂不发药并收回,交下一班,危重患者应喂服,鼻饲患者需将药物研碎溶解后从胃管内灌入,再注入少量温开水,收回药杯,清洁药盘备用。

六、输液管理质量要求

(1)输液卡抄写规范,项目齐全,液体现配现用。

(2)执行输液谁穿刺、谁换瓶、谁负责签名,签字规范(签全名,字迹清晰、整齐),输液卡上滴数与实际滴数相符,误差不超过±10滴/分;主动为患者更换液体及拔针,做到不依赖患者及其家属呼叫。

(3)组长及经管护士经常巡视,无输液外渗、输液管中无气泡,主动为患者更换液体及拔针,做到不依赖患者及其家属呼唤。

(4)PICC置管操作严格执行资格认证制度,未经过专业培训者不得为患者行PICC置管操作;中心静脉导管、PICC、留置针定期维护,敷贴上维护及签名记录规范。

(5)注射微量泵药名、剂量清楚,保持通畅,放置安全。

(6)按医嘱液体总量计算输液滴数,合理输入液体,保证按时完成输入液体总量。

七、健康教育质量要求

健康教育由责任护士和组长落实,根据患者病情的不同阶段和需求,循序渐进逐步落实。护士长、组长及责任护士经常与患者沟通,了解掌握情况。病情轻者向患者宣教,儿童及神志不清者向家属宣教。宣教内容包括饮食、药物、睡眠、手术前后、特检等注意事项。健康教育覆盖率≥85%。

八、特一级护理质量要求

(1)按医嘱执行分级护理,护理级别、饮食、病情与医嘱相符。

(2)特级、一级护理患者标识齐全,如护理级别、饮食、住院患者一览表和床头卡上要与医嘱相符。

(3)患者熟知自己的饮食要求。

(4)落实治疗饮食:经管护士将治疗饮食要求通知配餐员,依据膳食单为患者配制治疗饮食。

(5)按卫生部《住院患者基础护理服务项目》落实患者的生活护理,保持三短九洁。①"三短":头发短、胡须短、指(趾)甲短。"九洁":颜面、口腔、头发、手、足、会阴、肛门、皮肤、床铺清洁。新患者的三短九洁要求当班完成,特殊情况下可在 24 h 内完成。②不能自理患者的生活护理应由护士、护工完成;自理能力较差的患者生活护理应由护士、护工协助完成。

(6)按专科疾病护理常规落实患者护理。①进行皮肤评估,院外带入压疮、院内发生压疮、难免压疮,应及时填报《压疮发生高危人群评估表》上报科护士长、护理部,由科护士长、护理部下病房查看,指导病区护士并采取治疗或预防措施,各班护士认真交接皮肤情况,做好记录。在患者压疮愈合或出院前由科室将压疮疗效上报护理部。②保持各种引流管位置正确、妥善固定、引流通畅,按时记录出入量;记录出入量不能依赖家属,各种引流液不能由家属排放。③规范执行持续导尿、胃管、气管套管的一般更换时间:一般尿袋,每天更换;橡胶尿管,一周更换;橡胶胃管,一周更换;硅胶、导丝胃管,一月更换;一次性气管套管,一周更换;金属套管,一月更换。④严密观察病情,定时测量体温、脉搏、呼吸、血压等,观察用药后的反应及效果,认真填写各种护理记录。特级护理由专人守护,一级护理每小时巡视患者 1 次,并记录病情变化。特护、危重患者护士长应每天观察病情变化不少于 1 次。⑤膀胱冲洗、肠内营养、腹腔及盆腔冲洗等操作规范,特殊治疗卡书写规范,挂有醒目的标识。⑥鼻饲、吸痰、胃肠减压患者床边按要求备治疗盘,治疗盘每天更换,用物及时清洁、消毒,操作规范,家属和护工不得吸痰;家属不能单独进行鼻饲操作。⑦保持患者卧位舒适、安全。烦躁患者使用护栏或约束器具,保证患者的安全。保持患者肢体的功能位,预防垂足、关节挛缩。

(7)特级护理。①严格按特级护理医嘱执行各项治疗及护理;②实行 24 h 专人护理(无家属或陪伴);③每位特级护理患者均需认真填写各时间段病情观察和处置记录于护理记录单上;④质量要求。

基础护理。A.三有:有护理评估记录、有特护标记、有安全措施;B.三周到:呼吸处理周到、大小便处理周到,饮食照顾周到;C.四无:无静脉炎、无压疮、无差错、无坠床等;D.五包:包洗漱、包送便器、包洗脚擦澡、包喂水喂饭、包翻身更衣;E.五及时:卫生处置及时、饮食送水及时、各项护理及时、服药到口及时、治疗处理及时。

病情观察。①五及时:巡视病房及时、发现病情变化及时、报告医生及时、抢救处置及时、评价反馈及时;②十知道:床号、姓名、年龄、诊断、治疗、护理、饮食、心理、家庭情况、费用。

(8)病情观察及记录。①经管护士掌握十知道;掌握特殊检查结果和阳性体征等;严密观察病情变化,并书写好护理记录.②患者体温≥37.5 ℃时每天测量体温 4 次;体温≥39 ℃每天测量 6 次,并有记录;落实物理降温处理措施,绘制在体温单上,药物降温处理措施,记录在护理记录单上。③对不在规定时间内的异常体温,可在体温单两线之间的线上绘制这两次规定时间内的最高 1 次异常体温和脉搏,异常发热体温必须在护理记录单上体现(含 35 ℃~35.9 ℃)。④加强巡视患者,特级护理专人守护,一级护理每小时巡视患者 1 次,认真观察记录病情变化;特护、危重患者护士长应每天观察病情变化。⑤护理记录应与病情相符,特殊及临时医嘱,如应用升压、扩管、强心等药物,应在护理记录单上体现。⑥口腔护理、膀胱冲洗等若有特殊观察内容,护理记录单上必须记录。

九、危(重)患者护理质量要求

(1)护理计划及书写要求:告病危(重)或特护患者 24 h 内制订护理计划;要求护理措施完整、准确;护理计划按医嘱及病情变化及时修改;护理记录规范,能反映病情变化及治疗、护理落实情况。

(2)病床单元要求:床铺清洁、干燥、平整、无杂物;床头柜清洁、整齐;床下无杂物、物品规范放置。

(3)特一级护理患者:按特一级护理质量要求落实各项护理措施。

(4)抢救仪器的管理。①保持监护仪、吸引器、呼吸机等抢救仪器使用的有效性;②保持仪器的清洁,按要求落实消毒与灭菌工作。

(5)定人定岗,人不离岗。

十、基础护理质量标准

(1)按卫生部《住院患者基础护理服务项目》落实各项护理。

(2)患者床铺清洁干燥、平整、无渣屑、无异味、无污迹;床头柜清洁,物品摆放整齐;床下便器、脸盆、鞋子等物品规范放置。

(3)落实饮食护理,指导及协助患者进餐,经管护士将治疗饮食要求通知配餐员,依据膳食单为患者配制治疗饮食。

(4)患者的衣、裤整洁、无污迹;头发清洁、整齐、无异味;口腔清洁无残渣;皮肤、会阴清洁无污迹;确实落实患者的生活护理,保持三短九洁。①"三短":头发短、胡须短、指(趾)甲短。"九洁":颜面、口腔、头发、手、足、会阴、肛门、皮肤、床铺清洁。新患者的三短九洁要求当班完成,特殊情况下可在 24 h 内完成;②不能自理患者的生活护理由护士、护工完成;自理能力较差的患者生活护理应由护士、护工协助完成。

(5)患者卧位舒适、安全、保持肢体功能位置,导管位置正确,引流通畅,定时更换。

(6)根据医嘱给口服药,送药到手,看服到口;认真执行"五到"床头(医、护、饭、药、水)。

(7)输液:①输液卡签字规范,输液滴数与实际相符,上下误差不超过 10 滴/分;②经常巡视病房,密切观察病情变化,及时解决患者的问题,主动为患者更换液体。

(8)责任护士掌握患者的姓名、年龄、诊断、病情、治疗、护理、饮食、心理、家庭情况、费用。

十一、专科护理质量标准

(1)护理人员能熟练掌握专科疾病护理常规。

(2)认真执行专科护理,各项护理措施落实到位。

(3)护理人员能够熟练进行专科护理操作,能够及时处理专科紧急情况。

(4)病情变化描述准确、记录及时,病历记录无遗漏。

(5)护理人员熟知本专科常用的检查项目及所管患者最近 1 次的检查结果。

(6)熟悉本专科主要检查项目的目的、方法、注意事项及临床意义。

(7)知晓本专科主要用药的药物作用、不良反应及特殊用药目的和注意事项。

(8)熟练掌握本专科常用仪器的操作和保养。

十二、消毒隔离质量标准

1.病床扫床要求

(1)每天用一次性扫床巾扫床,要求一床一巾一更换。

(2)患者床头柜每天用消毒抹布擦拭 1 次,做到一柜一巾,用后的抹布放入消毒液中浸泡→清洗→拧干备用。

2.终末处理

(1)出院、转科、死亡患者病床单元(包括病床、床头柜、衣柜、床边椅、输液架、呼叫器等)用 500 mg/L 含氯消毒液擦拭。

(2)出院、转科、死亡患者的终末处理在本班内完成。

(3)空床应及时更换清洁被服,铺备用床。

(4)及时开窗通风,保持病房空气清新。

3.治疗室、换药室要求

(1)严格区分清洁区、污染区。物品定点、定位放置,保持备用状态,私人物品不得带入室内。

(2)每天上、下午各通风 1 次,每天至少 30 min;进行各种操作时须开启动态空气消毒机,以降低室内空气中的微生物,直到操作结束。

(3)每月进行 1 次空气监测,消毒后细菌数应在 500 cfu/m³。

(4)启封瓶有日期、时间,有效期不得超过 24 h;抽出的药液、开启的静脉输入用无菌液体须注明时间并签名,有效时间≤2 h。

(5)皮试液启封后放于冰箱内固定的地方,有效时间≤24 h;胰岛素启封后 24 h 内使用,并注明启封日期、时间,启封口有保护。

(6)生理盐水等液体启封后应用无菌纱布包裹瓶口,并注明时间、用途、责任者。

(7)安瓿类药物打开后,药液用注射器抽好后存于无菌盘中备用,并注明时间、用途、责任者。有效时间≤2 h;不能留在安瓿内加盖保存。

(8)加药用过的一次性注射器,不得保留;第二组以后的液体用无菌消毒棉球覆盖(软包装除外)。

(9)消毒液浸泡的无菌钳、镊每周更换 2 次,消毒液浸泡面达轴节上 2~3 cm 或镊(钳)1/2~2/3,干燥保存的无菌钳(镊)有效期为 4 h。

(10)无菌包专柜保存,大小不超过 30 cm×30 cm×50 cm,每包应放置化学消毒指示卡,包外贴 3M 胶带,并注明消毒日期、责任者、物品名称、失效期,消毒有效期不超过 1 周。包布及治疗巾要求清洁、无污迹、无破损。

(11)使用中的消毒剂(如碘伏、酒精等)容器每周消毒 2 次;使用后容器应及时加盖。

(12)储槽等无菌容器内的无菌纱布、棉球、换药碗、器械等一经打开,有效期不超过 24 h;容器应及时加盖。

(13)使用后的血袋:集中放置于治疗室有黄色医疗垃圾袋的桶内,及时送往输血科。

(14)使用后的无菌物品清洁要求:提倡物品使用完毕后,在处置室初步清洗,由消毒供应中心集中清洗消毒灭菌;改变物品使用完毕后消毒—清洗—再消毒或灭菌的方法,一般物品应直接清洗,但应做好个人防护以及密闭运送。

(15)不得在治疗室、换药室、检查室内晾晒清洗的器械、治疗巾等。

(16)砂轮及盛放容器每天清洗擦干,干燥保存。

(17)一次性物品:计划领取,数量清楚,登记齐全,每月结余不超过领用的 10%。

4.氧气、吸引装置

(1)患者用过的湿化瓶浸泡入 500 mg/L 含氯消毒液 30 min,清水冲洗后晾干,包装备用。

(2)输氧导管每天更换 1 次,一次性使用,湿化瓶及冷开水须每天更换 1 次。氧气枕:要求无污垢和血迹(可用一次性枕套套好,一人一换)。

(3)中心吸引终端应一人一用。

(4)使用中的电动吸引器应每天更换吸引管,及时倾倒引流液,并清洗引流瓶,停止使用时及时消毒。备用情况下应保持外观清洁,并每周消毒 1 次,储液瓶装入 200 mL 消毒液浸泡 30 min,瓶外标明消毒日期及责任人。

(5)吸痰管及吸引管一次性使用,不得重复。

5.体温表、血压计、听诊器、病历夹、平车、轮椅、呼吸机、监护仪器

(1)体温表一人一支一用,用后及时用 500 mg/L 含氯消毒液或 1% 戊二醛浸泡消毒不少于 10 min,用清水冲洗干净后,放入清洁盘中备用。

(2)血压计、听诊器:每天用 500 mg/L 含氯消毒液抹布擦拭,血压计袖带应每周五定期清洗,无血迹、无污迹。

(3)病历夹、平车、轮椅:每周用消毒液抹布擦拭 1 次,保持清洁,做到、无污迹、无血迹。

(4)监护仪等仪器:用后及时清洁、消毒、保养,并罩防尘罩。

(5)呼吸机、麻醉机、雾化机。①一次性呼吸机管道不得重复使用;可重复使用的呼吸机管道耐高温的部分采用高压蒸汽灭菌,不耐高温的部分可用有效氯 500 mg/L 消毒液浸泡 10 min 冲洗干净凉干备用。如果是肝炎、结核、炭疽、艾滋病患者使用后必须用有效氯 2 000 mg/L 消毒液或 2% 戊二醛浸泡 30~45 min;②每天更换加湿器内的灭菌蒸馏水;③不同患者使用呼吸机,应更换呼吸器线路上的细菌过滤器;④持续使用呼吸机时,呼吸机管道每天消毒 1 次;⑤气管内导管和吸引管使用时必须保证无菌,严格实行无菌操作;⑥灭菌水或药液应在打开容器的当日使用,剩余部分不能留待次日使用。

6.采血、拖把、垃圾、被服、环境监测

(1)集体采血、注射:止血带一人使用一根,给一位患者操作完毕,操作者应用快速消毒剂消毒手。

(2)拖把:颜色分红、黄、绿标记,病房领取后放置在固定位置。

(3)医用、生活垃圾:分类放置,生活垃圾放入黑色塑料袋中,医用垃圾放入黄色塑料中;传染患者或疑似传染患者的生活垃圾应作为感染垃圾放入双层黄色塑料袋内;使用后的各种引流袋直接放入黄色垃圾袋中。锐器或被血液、体液污染的空针放入锐器盒中。锐器盒上应记录使用科室及日期,保持密闭,废物达 3/4 时,应当扣紧盒盖,不得再次打开;严格医疗废物交接制度,认真填写交接登记本。盛装医疗废物的每个包装物、容器外表面应当有警示标识,在每个包装物、容器上应当系上中文标签,中文标签的内容包括:医疗废物产生单位、日期、类别、及需要的特别说明等。

(4)污染的被服、衣物:更换下的污染被服、衣物必须放入污衣袋内,不应在患者治疗护理区清点、分拣。

(5)接触患者的血液、体液、分泌物等操作:操作者戴手套,每给一位患者操作后应洗手,并更换手套。

(6)消毒后的毛巾、抹布:患者餐前擦手毛巾、擦床头柜抹布用 500 mg/L 含氯消毒液浸泡消毒后,用清水清洗干净,患者餐前擦手毛巾放置在处置室适当位置,床头柜抹布放在污洗间。

(7)每月有微生物感染监测:记录齐全,结果符合要求。采用戊二醛浸泡消毒器械,每月送使用中的戊二醛培养监测 1 次。

(8)洁净病房:使用层流通风的病房风机及空气过滤系统、空调系统、抽风机等定期清洗层流消毒或更换空气压缩机、过滤网、管道等,以防污染或过滤效果降低。初效过滤网 1～2 个月清洗 1 次,过滤网 2 月清洗 1 次,2～3 年更换高效过滤器 1 次,并有记录。

(9)中央空调、空气消毒机过滤网:6～9 月,每 45 d 清洗 1 次,其他时间 3 个月清洗 1 次,并有记录。

十三、病房管理质量标准

1.护理标记

(1)各种标记统一规范。

(2)病房门上的一览牌,应与实际管床医生、护士相符。

(3)住院患者一览表设有护理级别标识:特级和Ⅰ级护理采用红色标识;Ⅱ级护理采用黄色标识;Ⅲ级护理采用绿色标识。

(4)住院患者(床头卡)一览表上分别设有危、重患者标识:病危为红色卡片,病重为蓝色卡片。

(5)药物过敏在病历牌上有标记,患者床头标记,并告知患者记住何种药物过敏。

(6)床头卡上的各种标识与病情、医嘱相符。

2.病房要求

(1)病床单元摆放规范、整齐、病床高度一致,摇床柄用后还原到原来位置。

(2)床过椅规范放置。

(3)窗帘整齐、清洁,上午、下午窗帘应规范扎好(有阳光照射太强时可放下),午休和晚上窗帘应放下。

(4)厕所清洁、整齐,无臭味,无乱挂衣物及堆放物品。

(5)病房安静、整齐、无积尘,地面无纸屑、无污迹等。

(6)电视在午休及晚间21点后要求关闭。

3.治疗室要求

(1)配药室、处置室物品摆放规范、整齐。

(2)严格区分清洁区、污染区。

(3)无菌物品与非无菌物品严格区分放置,不得混放。

4.办公室要求

(1)办公室根据各大楼的特点,物品摆放统筹规划,定点放置。

(2)办公室清洁、整齐,无非办公用品。

(3)冰箱专人管理,定期清理,保持清洁,物品、药品规范放置,放入的启封药品有日期、时间、责任人,启封口有保护措施。

5.杂物间管理

(1)拖把、污衣袋、污物桶放置规范、整齐。

(2)地面、台面无水迹,无私藏垃圾。

(3)清洁剂不得用输液瓶、饮料瓶盛装保存,其他容器盛装清洁剂应有明显的标识。

6.配餐间管理

(1)干净、整齐、按规定放置物品。

(2)开水瓶清洁,破旧开水瓶及时更换。

(3)热水器保持清洁、安全,并有专人管理。

7.值班室管理

(1)床上、桌上、房间整齐、干净。

(2)微波炉放置安全,周围无易燃、易爆物品。

(3)工作服与清洁衣物应分别放置。

8.陪伴管理

(1)有陪伴管理措施。

(2)每月征求1次患者及陪伴的意见及建议,有记录及反馈。

(3)加强对患者及陪伴的宣教,控制陪伴探视人员数量,陪伴不睡床,可使用躺椅,患者及其陪伴均不得在病区吸烟,地面不得有烟头。

9.财产管理

(1)病房固定财产数目清楚,性能良好,无丢失。固定财产、被服每半年清点1次,有记录。

(2)日常使用的财产每班清点,班班交班,有记录。

10.业务学习及护理查房

(1)业务学习及护理查房每月1次,有记录。

(2)业务学习及护理查房的内容应具有专科特点,包括本专科的新技术、新业务、新理论。

11.护理制度和职责

(1)要求掌握的制度:护士交接班制度、消毒隔离制度、查对制度(医嘱查对制度;服药、注射、输液查对制度;输血查对制度)。

(2)要求掌握的职责:不同职称人员的职责、不同岗位人员职责、各班人员职责。

(3)护士长对常用制度和职责要经常组织学习和提问,了解护士掌握情况。

12.微波炉等电器管理

(1)微波炉定位放置,远离易燃、易爆物品,用后拔掉插头。

（2）有微波炉安全使用说明及专人管理。

（3）病区禁止使用电热杯、电炉、电饭煲。

13.库房管理

（1）保持清洁、整齐,有专人管理。

（2）库房内的物品应及时清理,减少库存,避免出现物品过期的现象。

（3）保证库房财产安全,做到人走灯灭,并锁好门。

14.资料保存要求

（1）每天服药单、治疗单、注射单等应有查对者和执行者签名,保存时间最少半年。

（2）每天执行的输液卡应整理好,妥善保存,保存时间最少半年。

（3）各种记录本如:医嘱查对执行登记本、交接班记录本、陪检陪送登记本、废物回收登记本等保存 3 年。

十四、护理安全管理质量标准

1.急救车管理

（1）急救车放置"急救车必备物品卡",急救车内所备物品除备物卡的要求外,可根据专科特点放置。根据专科要求用物齐全,定点、定位放置,性能良好。非抢救用物一律不得放置在车内。

（2）有专人管理急救车,每班清点 1 次,有记录。

（3）各班抢救患者使用急救车后,应及时补充所用物品及药品。非抢救时不得随意取用急救车内的药品及物品。

（4）急救车内消毒物品有效期为 1 周,有定期消毒制度。

（5）急救车内药品定位、定数量放置,每种药物的剂型,剂量应统一。

（6）呼吸囊清洁,无积尘,无漏气、无老化,连接管连接正确、长度适宜。

（7）保持急救车内外清洁、整齐,车上不得堆放其他杂物。

2.一般药品管理

（1）专人负责,治疗护士相对固定,每月对病房的药物进行一次大清查,不得有过期、变质破损的药品,并有记录。

（2）注射药、外用药、内服药和消毒剂严格分开放置。

（3）各种药物标签醒目,无"三无"（无药品名称、无有效期、无生产厂家）药品,定点存放,不同的药物、不同剂型的药物均不得混放。

（4）高浓度药品应专人、专柜、专锁管理,针剂 10％氯化钾不得与氯化钠存放在相临、相近的地方,10％氯化钾存放处必须有红色警示标识。

（5）外用药、内服药和消毒剂等应用原装容器储存,容器一次性使用。

3.麻醉、剧毒药品管理

（1）毒、剧、麻及高浓度药品有管理和登记制度,专人、专柜、专锁定量存放,严格遵守卫生部颁布《麻醉药品和精神药品管理条例》。

（2）毒、剧、麻使用有登记,用后及时补充。

（3）每班清点有记录,发现问题及时向护士长汇报。

4.医嘱查对、执行管理

（1）按规定每天查对医嘱至少 2 次,查对完毕,查对者在查对本上签名。

（2）护士长每周至少要参加 2 次查对医嘱。

（3）每天长期输液、肌内注射、口服药的执行由查对者或执行者在查对本上签名。

（4）除抢救患者外,一般情况下不随意执行口头医嘱。临时医嘱严格执行谁执行谁签字的原则。

5.护理不良事件（缺陷）管理

（1）科室建立护理不良事件（缺陷）登记本,每周有登记,每月组织分析总结会 1 次,有记录。

（2）对发生的护理不良事件（缺陷）应及时组织讨论,有原因分析、处理意见、防范措施,并登记在护理不良事件（缺陷）登记本上,护士长不得隐瞒不报。

（3）差错每月上报护理部。严重差错 24 h 内上报护理部,有书面材料。特殊事件应及时汇报。

6.药物过敏试验管理

（1）规范药物过敏抢救盒,有统一的标识,盒内放置砂轮一个,肾上腺素 1 支,2 mL 或 5 mL 注射器 1 支。

（2）做药物过敏试验时必须携带药物过敏抢救盒。

（3）做药物过敏试验前必须详细询问过敏史,遇特殊情况应询问清楚后方可执行,做药物过敏试验后应详细向患者或家属讲述注意事项,并做好相关记录。

7.急救物品管理

（1）中心吸氧、吸引装置定点存放,性能良好。

（2）备用氧气筒,定位放置,有“空”或“满”的标识,并挂四防（防火、防震、防油、防高热）标识,氧气流量表安装正确,性能良好。

（3）备用吸引器罩防尘罩,定位放置,每周消毒 1 次,中心吸引装置一用一消毒,性能良好。

8.操作管理

（1）各项操作中严格执行“三查七对”制度。

（2）学生操作有老师在旁指导,放手不放眼,师生不能分离,复杂或较难的操作不得放手学生做。

9.护理紧急风险管理

（1）护士长经常组织学习护理紧急风险预案。

（2）遇特殊抢救及特殊事件应立即向科室领导及医院有关部门报告。节假日、夜间向院总值班报告。

（3）熟知紧急事件处理流程:患者意外伤亡、自杀以及突然停电停水等意外情况。

10.职业安全管理

（1）有接触特殊病种、锐器伤报告制度。

（2）病房提供职业安全防护所需用物。

（3）加强锐器物使用的管理。

11.消防安全管理

（1）保持消防安全通道通畅,通道不宜上锁,不得堆放杂物。

（2）病区内灭火器定位、定数量放置,要求人人掌握使用。

12.抢救车内必备用物要求

（1）急救车内药物用物。急救车内药物用物,仅供抢救患者使用,非抢救不得随意使用。

（2）抢救车内必备物品。

1）外科楼、老年病中心大楼抢救车物品放置如下。第一层：抢救药品（各10支：肾上腺素、异丙肾上腺素、去甲肾上腺素、洛贝林、可拉明、地塞米松、多巴胺、间羟胺、西地兰、阿托品、呋噻米、安定、利多卡因、异丙嗪、50％葡萄糖）、专科用药、采血管、采血针。第二层：注射器（1 mL、5 mL、10 mL、20 mL、50 mL）、输液器各2个、留置针、针头、注射治疗盘、除颤纱布、输液网套、电极片。第三层：抢救盒、手电筒、剪刀；吸氧管、吸氧装置1套；手套、吸痰管。第四层：液体：0.9％氯化钠1瓶、5％葡萄糖1瓶、40％低分子右旋糖苷、5％碳酸氢钠1瓶、20％甘露醇1瓶；约束带、绷带、弹力绷带、胃管、空气消毒机遥控器。第五层：呼吸气囊1套、中心吸引器1套、血压计、听诊器、宽胶布、氧气枕、接线板。（注：以上各层物品均由左至右放置。）

2）内科楼、综合楼、儿童中心楼抢救车物品放置如下。上层：抢救药品（肾上腺素、异丙肾上腺素、去甲肾上腺素、洛贝林、可拉明、地塞米松、多巴胺、间羟胺、西地兰、阿托品、呋噻米、安定、利多卡因、异丙嗪、50％葡萄糖各10支；5％碳酸氢钠、20％甘露醇、0.9％氯化钠、5％葡萄糖、40％低分子右旋糖酐各1瓶）。下层：氧气装置1套（每床位1套）、吸引器1套、站灯1个、心脏按压板1个、听诊器1个、血压计1个、手电筒1个、抢救盒1个（压舌板1个、开口器1个、通气道管1个、牙垫1个、舌钳1个）、注射器（5 mL、20 mL、50 mL各2副）、输液器2套、吸痰管若干根、插线板1个、基础盘1个（碘酒、酒精、棉签、剪刀、胶布、止血带、针头、砂轮）。

（3）抢救车内消毒物品。每周消毒1次，要求标准如下。①按要求更换车内消毒物品：碘伏、酒精、纱布、敷料罐、棉签、麻醉盘内物品；②按要求核对车内物品、器械等各类物品数量，检查性能并登记；③保持车内、外清洁，消毒液擦拭；④检查呼吸气囊、面罩性能，并用消毒液擦拭；⑤检查车内中心吸氧装置性能，并消毒湿化瓶；⑥检查中心吸引装置性能，并消毒引流瓶。

（4）抢救车使用后的处理。抢救车药物及用物使用完毕，应由当班者及时清点、整理、补充、归还原处。

（5）药物有效期按药物标签上注明有效期执行。

（6）严格执行"五定"制度。五定内容为：定数量品种、定点放置、定人保管、定期消毒灭菌、定期检查维修。

十五、管道护理质量标准

（1）护士在护理各类留置管道患者时，能正确评估患者，按规定填写《患者管道滑脱评估表》，并上报护理部备案。

（2）熟悉管道的种类、引流的目的，掌握正确的引流方法及观察要点。

（3）能熟练掌握各种管道滑脱及意外事件的临床表现和应急处理流程。

（4）妥善固定各类留置管道，保持管道通畅，发现异常情况，及时采取防范措施，并做好交接班。

（5）正确指导患者及其家属管道自我护理方法，患者及其家属知晓防护措施。

（6）护理记录及时准确，字迹清晰，签字规范。

十六、胃肠减压护理质量标准

（1）患者体位舒适，留置胃管方法正确。操作正规，动作轻柔，插管深度适宜。

（2）检查胃管在胃内方法正确，固定方法适宜。连接管路正确，定时冲洗胃管，保持负压有效。

(3)观察引流物颜色、性质和量,准确记录 24 h 引流总量。胃肠减压装置每天更换 1 次。

(4)口腔护理每日 2 次,必要时雾化吸入。

(5)正确指导患者胃肠减压的目的、方法、注意事项,患者知晓胃肠减压期间禁食、禁饮。

(6)正确执行医嘱,适当补液,加强营养,维持水、电解质的平衡。

十七、经口/鼻吸痰的护理质量标准

(1)协助患者获取舒适卧位,头偏向一侧。

(2)连接吸痰管方法及持吸痰管手法正确。吸痰动作轻柔、敏捷,严格遵守无菌操作原则。

(3)吸痰管插入深度、角度适当,吸痰方法正确,先插后吸。一根吸痰管只能使用 1 次。

(4)吸痰前后给予高流量吸氧,1 次吸痰时间不超过 15 s。痰液黏稠,可以配合翻身扣背、雾化吸入。

(5)密切观察病情变化,保持患者呼吸道通畅,及时清理呼吸道分泌物。

(6)观察患者的痰液性状、颜色、量,并做好护理记录。

(7)用后吸痰管处理正确,操作过程中清洁、无污染。患者感觉无不适。

十八、护理文件书写质量标准

1.体温单

(1)用蓝黑或碳素墨水填写楣栏(姓名、性别、年龄、科别、床号、入院日期、住院病历号、日期、住院天数、手术后或产后天数)和页码。"日期"栏的填写 1 周完成,"住院天数"每天填写。

(2)在 40 ℃~42 ℃的相应栏内用蓝黑或碳素墨水纵向填写规定内容(入院、手术、分娩、转科、出院、死亡时间)时间应具体到分钟,一格一字,杠占两格。

(3)绘制要求:分别用红、蓝笔绘制体温、脉搏曲线,点线清晰。入院、术后、体温≥37.5 ℃,连续 3 d 每 6 h 记录体温 1 次;体温≥39 ℃,连续 3 d 每 4 h 记录体温 1 次;体温恢复正常每天记录 1 次;物理降温、脉搏短绌按要求记录。

(4)在呼吸栏内用蓝黑或碳素墨水填写呼吸次数,相邻 2 次上下交错填写。

(5)血压、体重、大便次数、入量、出量、尿量按规定和医嘱要求用蓝黑或碳素墨水填写。

(6)7 岁以下患儿体温单上可不记录血压,5 岁以下患儿不记录脉搏。

(7)行第 2 次手术者,在手术当日的日期栏内用蓝黑或碳素墨水填写"Ⅱ-0",在术后第一天续写天数 1、2、3……第三次手术者依此类推。

2.首次护理评估单

(1)用蓝黑或碳素墨水填写,字迹清楚,用医学术语,不得涂改,按规定修改,签全名。

(2)在患者入院 4 h 内完成首次评估。

(3)凡栏目前面有"□",应当根据评估结果,在相应"□"内打"√";有横线的地方,根据评估结果填写具体的内容。

(4)凡在"住院患者首次护理评估单"中未被列入、但与患者身体情况及疾病相关的内容,都应记录,例如:昏迷、无名氏、急救"120"护送入院等不能自己叙述病情者应在其他栏目内注明具体情况;带入的胃管、引流管、PICC 导管等置管日期、时间及异常情况也在此记录。

(5)如因特殊原因未能在 4 h 内收集完资料,应在"其他"栏内说明,以后不再补记。

(6)分娩时的疼痛也应进行疼痛评估。昏迷患者不做疼痛的评估。

(7)告知栏内的"疾病相关知识"必须要告知。

3.护理记录单

(1)根据病情选择护理记录单(一)或(二),用蓝黑或碳素墨水填写,楣栏、页码齐全,字迹清楚,用医学术语,不得涂改,按规定修改,签全名。护理记录单(一)与(二)交替使用时,未用完的部分画斜线,页码续写。

(2)根据医嘱、疾病护理常规及病情变化动态记录:病情稳定者3~7 d记录1次,有病情变化时随时记录;重症患者至少每班有记录,有病情变化时随时记录。

(3)生命体征、病情观察及护理栏应动态记录,及时、准确、客观,记录与病情相符,体现专科特点。"其他"项目栏可根据各专科特点选择填写,如PICC等。

(4)抢救记录应及时进行,补记应在抢救结束6 h内完成。

(5)无护士执业资格证者书写的病历应由上级护士审阅并签全名。

(6)记录24 h出入量时,小剂量用药,如为静脉用药必须要记,粉剂药物注明剂量单位(g或mg),其他途径的小剂量药物可忽略不计。24 h出入水量7 AM总结时,如液体未输完,量多记录在下一班,量少记录在当班。

出入量中以克计量者直接计入毫升数,如大便、米饭等。保留灌肠不计入入量。产后恶露不计入出量。

(7)护理记录单上不需写检验的阳性结果。

(8)患者自行外出时,除做相应记录外,需立即与患者取得联系,必要时向有关部门备案,并加强宣教工作。

(9)长期医嘱签名由医嘱录入者及医嘱执行者签名;临时医嘱谁执行谁签名。

(10)护理计划单:所有危重患者均须制订护理计划单,眉栏部分同一般病历要求,计划栏写明具体的护理措施、开始执行的时间、执行频次、修改或停止时间、制订者签名、护士长或经管组长签名。

4.儿科、新生儿科护理评估与记录

(1)新生儿小便以毫升(mL)记录,大便按次数记录。

(2)新生儿记录入量,如为母乳喂养,记录次数,总结入量时在病情观察栏做说明。

(3)年龄的记录:28 d以内的以"天"为记录单位,必要时精确到"分";满月后至7岁者,年龄记录应精确至"月"。

5.手术室与ICU护理记录

(1)手术护理记录单不填写血型。

(2)没有器械护士时,在"其他"栏内注明无器械护士,再由医生在其后签名。

(3)清点手术器械不能写"××手术器械1套",而应具体写明器械名称及数量。表格中未使用的器械栏可空格,不用画线。

(4)ICU护理记录单"R"栏内记录自主呼吸的次数,"F"栏内记录呼吸机的参数。

6.其他

患者出院时发现姓名错误时,在医务处办理变更手续,病历上不做修改。

十九、PICC 维护护理质量标准

(1)各班观察穿刺部位情况,如有无渗血、漏液、红肿、疼痛等,并注意观察导管外露刻度。

(2)透明敷贴在导管置入后24 h更换,以后每周更换敷贴2次,肝素帽1次,如有污染或

潮湿等及时更换,每周测量上臂周长(肘上4横指)1次并记录。

(3)每次注射前后必须用生理盐水20 mL脉冲式冲管,每天用稀释肝素盐水正压封管2次(严禁使用小于10 mL的注射器)。

(4)护士进行导管维护后及时填写PICC维护记录。

(5)若发生特殊情况,如导管脱落、断裂等,应第一时间报告护士长,予以及时处理。

(李锦玲)

第八节 重点部门护理质量标准

一、手术室护理质量标准

(一)管理工作

(1)手术室布局合理,环境整洁、安静,各工作间仪器物品放置有序。

(2)工作人员着装整洁,符合消毒隔离要求。

(3)器械室、敷料室、药品室的物品放置整齐,有专人管理。

(4)各种制度健全,包括岗位责任制、洁净手术室管理制度、查对制度、差错管理制度、参观制度、消毒隔离制度、标本管理制度、访视制度等。

(5)各种抢救药品、抢救仪器定点放置,保持良好状态,能应急使用,完好率100%。

(6)设备仪器有专人管理,有使用及保养记录。

(7)各种物资定期检查及领取,以保证手术使用。

(8)设征求意见本,定期征求有关科室医生的意见,对所提意见有解决措施。

(二)工作质量

(1)做到术前、术后访视,有记录。

(2)接送患者及患者在手术室要注意遮挡患者,保护患者隐私并注意保暖。

(3)洗手护士台上配合熟练,台面保持整洁,器械、敷料有序放置。

(4)巡回护士术前根据手术要求,协助手术医生摆放体位,术中与台上人员及麻醉师配合默契,台上所需物品供应及时,做好病情观察及手术护理记录单的书写记录。

(5)严格执行各项查对制度,标本及时固定并送检,有交接记录。

(6)手术进行中工作人员态度要认真,不谈论与手术无关的事,不高声讲话,保持安静严肃的手术环境。

(7)护理文件书写。①手术登记本,字迹清晰,登记项目齐全;②手术护理记录单用蓝黑或碳素墨水笔填写,字迹清楚、整齐,不漏项;③手术所用无菌包的灭菌指示卡,经检验后粘贴于高压监测灭菌登记本上;④手术前后器械护士和巡回护士须清点、核对后逐项准确填写。

二、消毒供应中心护理质量标准

(一)无菌物品发放质量标准

(1)进入无菌室应更衣、更鞋,戴圆帽。

（2）无菌室应有良好的通风设备，温度不超过 24 ℃，湿度低于 70％。物品存放在与阴凉干燥的物架上，距地面≥20 cm，距墙壁≥5 cm。不得放置未消毒物品，严格执行无菌操作。

（3）需做监测的灭菌物品，必须监测结果合格后，方能进入无菌区。

（4）灭菌物品出锅要求：①锅内指示卡及各种包外指示卡必须变色；②灭菌物品干燥，无打湿痕迹；③出锅时必须封闭储槽及各种有孔器皿。

（5）灭菌物品进入无菌区内应分类放置，按灭菌期的先后顺序摆放整齐，取用时按从左到右、从前到后的顺序。

（6）一次性无菌物品必须在拆包间拆除外包装后，才能进入无菌区。

（7）发放物品时进行三查五对（三查：入柜时查、存放时查、发放时查；五对：对物品名称、数量、标签变色情况、灭菌和失效日期、包装者签名）严防发放失效物品。

（8）每天按时打开空气消毒机开关，每月对无菌室进行 1 次物体表面和空气培养的检测，每月对治疗包进行抽样检测，送细菌室进行细菌培养。

（9）做好登记统计工作，以保证供应物品充足，减少浪费。

（二）灭菌物品装载质量标准

（1）根据物品性质采用适当的灭菌方法，严格掌握灭菌的程序和时间，尽量将同类物品放在一起灭菌。若必须将不同类物品装放在一起，则以最难达到灭菌物品所需的温度和时间为准。

（2）预真空和脉动真空压力蒸汽灭菌器的装载量不超过柜室容积 90％，同时又分别不得小于柜室容积的 5％，以防止"小容量效应"，残留空气影响灭菌效果。

（3）灭菌前要检查包装规格，灭菌包体积不得超过 30 cm×30 cm×50 cm，以免影响消毒效果。物品装放时，上下左右相互间均应间隔一定距离，各灭菌包之间需相隔 2～2.5 cm；各灭菌包不能碰到灭菌锅壁，以免吸收冷凝水，造成湿包，最上层的灭菌包与灭菌锅顶部的距离最少应有 7.5 cm；包装有盆、碗、盘的物件，应稍向前倾斜，侧立或倒立；玻璃瓶、管腔等应开口向下或侧放，以利于蒸汽的穿透；手术器械盘应平放，织物包应竖放，手术盒应斜放。

（4）大型灭菌器物品应放于柜室或推车上的载物架上；无载物架的小型灭菌器，可将物品放于网篮中。

（5）混合物品灭菌时，布类包、敷料包、喉管类应放置上层；金属器械类放置于下层；纸或塑料灭菌袋需用不锈钢篮承载，须侧立，塑料面与塑料之间不能直接接触。

（三）灭菌物品卸载质量标准

（1）灭菌物品由消毒员执行灭菌程序后，仔细查看灭菌仪器在执行灭菌程序中所打印的监测收据指标，并观察化学指示胶带变色情况及爬行式指示剂的情况等。

（2）同时由护士核对灭菌资料，确认各项指标均符合要求后，将灭菌物品拉出存放在无菌区内；然后将灭菌物品分类放置于无菌物品存放架上。

（3）减少双手接触无菌包，传递无菌物品可用消毒筐。

（4）灭菌物品干燥，无打湿痕迹。如出现散包、落地包、不洁包、日期和灭菌标志不明确的包均示为未灭菌包，禁止分发；出现湿包必须重新打包（包括外部包装），用新的包内指示卡，重新灭菌。

（5）压力蒸汽灭菌物品取出后放置于远离空调或空气入口的地方冷却，及时关闭启闭或容器筛孔。

(6)无菌物品分类放置,按有效期先后顺序排列、发放(先发近期、后发远期),防止过期。

(四)高压灭菌工作质量标准

(1)工作人员有压力容器操作资格证。熟练压力容器操作。

(2)灭菌物品装载符合质量标准。

(3)根据物品性质采用适当的灭菌方法,严格掌握灭菌程序和时间,尽量将同类物品一批灭菌。

(4)灭菌前认真检查高压锅的温度表、压力表以及开关管道性能是否完好。

(5)装锅后消毒员不得擅自离开,应严格掌握压力和时间,以保证灭菌效果;灭菌完备后,必须待气压表的指针下降至"0"处,方可开锅门,以免发生危险。

(6)检查每锅消毒灭菌效果,每日进行 1 次生物指示剂监测以及细菌培养。

(7)做好高压灭菌器的保养、维修,以保证灭菌性能良好;如果出现问题,应及时报告进行维修。

(五)包装物品质量标准

1.布类包装

(1)包装物品外观应美观、清洁、严密、完整、松紧适中、十字包扎,指示胶带封口,包外标明物品的名称。

(2)包装各种器械包、罐、槽需认真细致,准确无误,经两人核对后注明名称、责任人、灭菌日期、有效期。

(3)剪、刀、钳、镊等要求清洁光亮,无锈、无弯、无污、无血迹、器械关节灵活,锐器刃面锋利。

(4)敷料、针线要齐全,本着先用先放、后用后放的原则,不得贻误操作者使用,穿刺针内外型号相符,包装灭菌符合标准。

(5)针头、刀片、缝线、缝针不得循环使用。

(6)包大小合适,敷料包小于 5 kg,器械包小于 7 kg。

(7)所有包装物品在清洗后两小时内包装完毕,纺织品包装的灭菌物品有效期为 7～14 d。

2.纸塑包装

(1)包装物品应清洗、晾干(无水珠)、器械上油后方行包装。

(2)根据物品大小选择合适的包装纸,切口平整美观,无破损及皱折,包装锋利器械(如剪刀)时应先用胶管套好,以免刺破外包装,封口机封口完好无漏缝。

(3)纸塑包装根据物品性质给予高温或低温消毒,包内放高温或低温指示卡。高温灭菌包装有效期为 6 个月,低温灭菌有效期为 1 年。

(4)剪、刀、钳、镊等要求清洁光亮、无锈、无弯、无污、无血迹、器械关节灵活,锐器刃面锋利。

(5)根据科室要求单个物件或多个物件配包。

(6)包外标明名称、责任人、灭菌日期、有效期。纸包装上有明显的消毒指示标识,不得重复使用。

(六)清洗器械质量标准

(1)弯盘、治疗碗要清洁无污、无锈、无漏。

(2)清洗后的剪、刀、钳、镊等要求清洁光亮、无锈、无弯、无污、无血迹、关节灵活、卡口紧密。

（3）清洁后的布类应无线毛，并检查清洁无污、无破洞，布类使用次数不超过 50 次。

（4）清洗后的穿刺针头应锐利、光滑、无钩及斜面适宜；针梗无弯曲、无污、无锈并清洁光滑；试水通畅，且喷射出水的水柱成直线，不得分叉。

（七）低温灭菌工作质量标准

（1）熟练操作规程，熟悉灭菌机的程序及注意事项。

（2）消毒室设置合理，通风良好。

（3）包装物品应清洗、晾干（无水珠）、器械上油后方行包装。

（4）根据物品大小选择合适的包装纸，切口平整美观，无破损及皱折，包装锋利器械（如剪刀）时应先用胶管套好，以免刺破外包装，封口机封口完好无漏缝。

（5）根据科室要求单个物件或多个物件配包，无遗漏或配套错误。

（6）包内有低温消毒指示卡，包外标明名称、责任人、有效期、科室。纸包装上有明显的消毒指示标识，不得重复使用。

（7）根据物品多少选择专用包装袋，袋内物品放置合适，勿过多及过紧，以免影响气体透气效果。袋内须放置化学指示卡。袋封口完好无漏气。

（8）记录消毒时间、数量、科室。

（9）出锅后应检查灭菌效果，包装内化学指示卡变色好，每日做一次循环检测，记录灭菌效果，灭菌合格后送无菌室发放。

三、ICU 护理质量标准

1.掌握各项知识

ICU 护士必须掌握急危重症患者的抢救方法和监护程序；掌握各种常用仪器设备的使用、简单故障的排除；掌握各项监护参数的正常值及各项化验检查的正常指标。

2.ICU 患者入室护理

（1）值班护士接到电话后立即准备床位，热情接待患者，安排合适体位。

（2）立即连接患者的心电监护，监测患者生命体征及神志的变化，给予氧气吸入或呼吸机辅助呼吸。向护送患者的医护做好交接班。

（3）做好患者的初步卫生处置，抢救患者除外。

（4）在岗护士能够进行各种抢救。熟悉各种抢救药物的作用、剂量、浓度，做到听清、问清、看清。严格查对，无差错。

（5）及时正确填写各种护理表格。

（6）向患者及其家属介绍相关制度，留下最直接联系方式，以备必要时联系。

3.ICU 患者的监测

（1）制订并执行护理计划。

（2）24 h 设专人护理，无陪伴。做到观察及时、抢救及时、处理及时，记录及时。严格执行查对制度，防止差错发生。准确记录出入量，保持水电解质平衡。

（3）对患者各系统的指标进行监测并记录：呼吸系统、循环系统、中枢神经系统、泌尿系统、消化系统、血液系统等的监测。

（4）做好呼吸道的管理，防止肺不张、坠积性肺炎的发生。

（5）妥善固定各管道，保持通畅，及时观察各种引流管引流液的性质、颜色和量，发现异常及时通知医生。

（6）经管护士对所管患者做到十知道，做好患者及其家属的心理护理。

4. ICU 患者的基础护理

（1）完成患者的所有生活护理，保持三短九洁，保持患者、床单元、病房的整洁。

（2）保持患者卧位舒适、安全。

5. ICU 消毒隔离

（1）护士按手卫生的要求进行洗手。

（2）无菌操作时严格执行无菌技术规程。

（3）ICU 病房及氧气、吸引装置、体温表、血压计、听诊器、病历夹、平车、轮椅、呼吸机、监护仪等用物按护理部制订的消毒隔离标准执行。

（李锦玲）

第九节　手部卫生规范与质量监管制度

在医院感染传播途径中，医务人员的手是造成医院内感染的重要原因。规范洗手及手消毒方法，加强手部卫生的监管力度，是控制医院感染的一项重要措施，也是对患者和医务人员双向保护的有效手段。

一、洗手的指征

（1）进入或离开病房前必须洗手。

（2）在病房中由污染区进入清洁区之前。

（3）处理清洁或无菌物品前。

（4）无菌技术操作前后。

（5）手上有污染物或与微生物污染的物品或体液接触后。

（6）接触患者伤口前后。

（7）手与任何患者接触（诊察、护理患者之间）前后。

（8）在同一患者身上，从污染部位操作转为清洁部位操作之间。

（9）戴手套之前，脱手套之后。

（10）戴脱口罩前后、穿脱隔离衣前后。

（11）使用厕所前后。

二、手消毒指征

（1）为患者实施侵入性操作之前。

（2）诊察、护理、治疗免疫性功能低下的患者之前。

（3）接触每一例传染患者和多重耐药株定植或感染者之后。

（4）接触感染伤口和血液、体液之后。

（5）接触致病微生物所污染的物品之后。

(6)双手需保持较长时间的抗菌活性,如需戴手套时。

(7)接触每一例传染性患者后应进行手消毒;微生物检疫人员接触污物前应戴一次性手套或乳胶手套,脱手套后应进行手消毒。

三、手部卫生的监督管理

(1)严格按照洗手指征的要求进行规范洗手和手消毒。

(2)使用正确的洗手(六步洗手法)和手消毒方法,并保证足够的洗手时间。

(3)确保消毒剂的有效使用浓度。

(4)定期进行手的细菌学检测。

(5)定期与不定期监控各护理单元护理人员手卫生的依从性,对存在的问题提出改进意见。

(李锦玲)

第十节 护理质量考评

护理质量管理是护理工作的基础和核心,是护理管理的基本要素。而护理质量考评是护理质量监控的一项重要手段。通过质量考评找出工作中存在的问题进行整改,达到提高护理质量的目的。

一、影响护理质量考评的因素

(1)护理人员的质量意识较差。视检查为负担,没有认识到质量考评是护理质量管理重要的环节及质量是生命的重要性。

(2)护士长缺乏科学的管理知识和方法。

(3)检查者与被检查者之间缺乏沟通。

(4)护理质量管理制度没有落到实处以及考评缺乏公平性。

(5)考评标准与实际工作偏离。

(6)传统管理理念对考核的影响。

二、护理质量考评对策

(1)转变护理质量管理观念。质量管理应以重视改进工作、减少惩罚为目的,质量考评不应以只找出问题为重点,而是在评价工作成绩的同时分析存在的问题提出改进措施,规范各项工作。

(2)强化培训,提高整体素质。护士对职业责任的理解比其在工作中被动服从更重要,护理管理者的超前意识比制度的补充完善更重要。因此,护理管理者应重视护士实际工作能力的培养,树立正确对待考评和重视检查评价的工作态度,特别是要重视对护士长的培训,不断更新管理理念和方法,提高护士长的管理水平。

(3)建立严格的考评奖惩和督促机制。

(4)建立护理质量监控网络和制订科室综合质量评价方案。

（5）建立科学的、可行的、便于操作的质量标准体系和控制体系及完善的考评方法。建立一套集科学性与操作性于一体的护理质量考核考评体系,使之能真实、全面、客观地反映被考核单位的护理质量。

同时考核标准应具备可持续性,并应用统计控制,增强考评的科学性、准确性和真实性,为科学决策提供可靠依据。

三、信息化质量考评系统的应用

目前,国内已有部分医院依托电子病历系统,设计开发护理单元质量考评系统,在缩短护理质控时间、加强护理质量控制、提高护理质量等方面取得良好效果。

1.信息化质量考评系统的设计理念

护理信息化质量管理考评系统在设计开发过程中,按照系统性、标准化、智能化和可扩展性的设计原则,以系统稳定性、数据安全性和实用性为考核指标。在专业方面,要求系统符合现代护理管理规范,具体包括：①符合医院护理服务质量考评指标；②能反映患者的需求,体现出"以患者为中心"的指导思想；③从系统性、可行性、易控性出发,使标准便于操作和考核；④标准随着工作的深入不断补充、修改和完善。

2.信息化质量考评系统的内容

①病房质量管理；②患者质量管理；③待处理督查建议；④护理不良事件报告；⑤满意度调查；⑥质量分析等。

（李锦玲）

第十一节 护理人力资源管理概述

护理人力资源是卫生人力资源的重要组成部分。如何做好护理人力资源的管理,特别是运用现代人力资源管理新观念,规划开发、合理配置、规范使用护理人力资源,充分发挥其作用,直接关系到护理服务的质量和护理专业的发展,关系到整个医疗卫生护理服务水平。护理人力资源管理的目标是根据医院管理的总目标和任务,结合护理工作的科学性、社会性、持续性和女性生理特点,提供科学、合理的人力安排,充分调动每个护理人员的工作积极性,提高护理工作效率。

护理人力资源的界定,通常分为广义和狭义两种：①广义的护理人力资源是指在一定的社会组织范围内人口总量中所蕴含的具有从事护理工作劳动能力的人员的总和,包括正在从事护理工作的护理人员和护理专业学生等；②狭义的护理人力资源主要是指有从事护理工作智力和体力的人员的总称,即具有护理专业中专以上学历,通过全国护士执业考试（或免试资格）并取得护士执业证书,在医疗机构直接为患者提供护理服务的护理人员。

护理人力资源按技术职称分类有主任护师、副主任护师、主管护师、护师、护士、助产士、卫生员、护理员等。

为了实现护理人力资源配置的优化组合,稳定护理专业队伍,提高护理质量和护理人员的综合素质,医院护理管理者应掌握护理人力资源管理的特点。

一、系统性

护理人力资源管理是医院人力资源管理系统中的子系统,而医院又处在社会大环境中,是社会系统中的一个有机组成部分。

护理人力资源管理贯穿于护理工作及护理管理之中,不仅关系到护理部及护士长,而且和每个护理人员及患者息息相关。因此,每个护理人员都必须置身于这个系统中,实行全过程、全方位、全员性的系统管理。

二、规划性

医院的护理管理要有规划或计划,才能实现组织的目标。如果护理人力资源管理没有规划,或规划不及时、不周密,必然会造成人力资源的紧缺或浪费。制订护理人力资源规划时,应对人力资源当前存在的问题和未来护理专业及护理工作的发展进行充分预测及评估。建立以需求为导向、合理使用护理人力的机制,优化人力资源配置,保持人力资源在数量上、专业结构上、学历层次上、素质能力上、工作资历上等方面配置的合理性,要求人力配置与岗位职责相一致。

三、协调性

护理人力资源管理是医院人力资源的重要组成部分,内涵丰富、环节较多、涉及面广。搞好上下、左右、里外的协调尤为重要:一是协调机关各个部门,管理工作的各个环节,以期达到统一,不发生或少发生矛盾,当发生问题时,能够及时加以协调,保证护理人力资源管理各个环节之间建立良好的合作关系,以实现共同的目标;二是各级护理人员都有自己的职责和工作任务,必须做到全院及全科的统一协调,保持平衡,完成好各项工作任务。同时应与医疗、医技、后勤等科室及部门互相尊重、互相支持、及时沟通、通力协作。总而言之,护理人力资源管理的协调性贯穿护理工作的全过程,只有高度的协调统一,才能认真履行岗位职责,团结协作以保证护理质量的提高,达到政府满意、社会满意、患者满意的目的。

四、人本性

医院的服务对象是患者,护理人力资源管理必须树立"以人为本"思想。首先,应坚持"以患者为中心",教育护理人员要急患者之所急、想患者之所想。不论患者态度如何,在工作中首先要主动关心患者和尊重患者,热忱地为患者提供各种服务和信息,认真回答患者的问题,帮助患者了解和掌握更多有关疾病预防和健康知识,满足患者的需求;其次,是对护理人员的管理也要强调人本思想。随着管理水平的提高和发展,管理的要素越来越多,但人的因素仍然是管理首位。抓住了人的管理就抓住了关键。护士大多数是女性,她们肩负着工作、家庭的重担,夜班辛苦,实际困难较突出。护理管理中要重视护士的主观及客观因素,注意护士的不同需求,了解护士的疾苦,尊重护士的劳动价值,提高护士的待遇,帮助护士解决困难,充分调动每个护士的工作积极性和创造性。

(李锦玲)

第十二节　护理人力资源配置原则

一、以原卫生部颁发的文件为原则

卫生部、国家中医药管理局《医院实施优质护理服务工作标准(试行)》(卫医政发[2010]108号文件)中要求。

(1)依据护理工作量和患者病情配置护士,病房实际床位数与护士数的比例应当为1:0.4,每名责任护士平均负责患者数量不超过8个。

(2)一级护理患者数量较多的病房,护士配置应适当增加。

(3)临床一线护士占全院护士比例≥95%。

二、以满足患者的护理需要为原则

护理工作的目标是为患者提供最佳的整体护理。所以,护理人员的配置应结合医院实际情况及各科室护理工作量,结合病床的使用率、周转率、平均住院日及专科发展情况,合理设置护理岗位,做到动态补充。

三、以优化组合为原则

对于不同层级结构的护理人员,在配置管理上要进行人才组织结构优化,配置合理,人尽其才,才尽其用,充分发挥个人潜能,做到优势互补,以最小的投入达到最大效益,发挥人力资源的经济效能。

四、以合理比例为原则

为提供高质量的护理服务,要合理配置护理人员的结构比例,主要包括分类比例和质量比例。分类比例指从事行政管理、教学科研、临床护理人员数量所占比例。质量比例是指护理人员所具有的不同学历和专业职务所占的比例。要保持目前护理人员高、中、初级的学历、职务和老、中、青梯队的三角形向橄榄形结构的比例发展。

五、以能力对应为原则

配置上应使护理人员的资历、能力等与所负担的工作任务相适应,充分发挥不同年龄段、不同个人才智的潜能,做到优势互补。对各级护理管理者,应达到责、权、利相一致原则。

六、以动态发展为原则

随着护理专业的发展、服务对象的变化,以及医院体制、制度、机构等方面的不断变革,在护理人员配置方面也应适应形势发展的需要,不断进行动态调整。管理者要有预见能力,重视和落实在职人员的继续教育,在人事工作上发挥对护理人员的筛选、调配、选用及培养的权利,使护理人员素质适应社会发展需要。

七、以经济效能为原则

兼顾合理配置人员、较大限度地发挥人力资源效能和预算中人力成本消耗和经济效益。

(李锦玲)

第十三节　护理人力资源配备标准

一、医院护理人力资源配备标准(临床科室)

1.按床护比计算

卫生部 1978 年经过测算和讨论,颁布《综合医院组织编制原则(试行草案)》,该文件对我国综合医院的人员编制做出了具体规定。此后,我国大多数医院按照此原则进行人员编制,按病床与工作人员之比配备护理人力:①医院 500 张床位以上的医院床护比 1:(0.58～0.61);②300～500 张床位的医院床护比为 1:(0.5～0.52);③<300 张床位者为 1:(0.4～0.46);④临床床护比平均为 1:0.4。

由于医学模式的转变,护理工作的服务对象、服务范畴、内涵及患者的需求发生很大变化,护理人员的工作量已经远远超过 1978 年时段的工作量。一成不变的标准已经不能适应目前医院的护理需求。按照床护比 1:0.4 配备护士人数与按照现有工作量配备所需护士人数相比,前者明显偏低。另外,由于各个医院的科室的床位使用率、病种及护理工作量不尽相同,完全按照床护比机械地配置护理人员,是一种欠科学的人力资源配置方法。

2.按医护比计算

《综合医院组织编制原则(试行草案)》中规定,卫生技术人员比例占全院编制的 70%～72%。护士在卫生技术人员中的比例为 50%,医师与护士的比例为 1:2,这是各个医院必须遵循的准则。由于我国护理工作的工作范围和护理人员职责界定不清,许多医院护理人员在编不在岗现象普遍存在。因此,仅从医师和护士的人数比例上无法说明在医院中护理患者方面的护士人力实际投入的状况,也无法衡量患者每天所消耗的护理投入成本。

3.按护理工作量计算

护理工作量计算法配置护理人员是以按需设岗为原则,科学地测算护理工作量(护理工作时间或护理工时),运用公式计算合理配置护理人力资源,并根据医院类别、专科特点、质量要求及其他因素,通过直接或间接的工时测定确定实际工作量,再进一步计算出所需护士人数和设置比例。此测量方法根据患者分类系统及其测量公式的不同而分为不同类别。

(1)按日工作量计算。衡量护理工作量的指标是护理时间及护士提供患者的全部工作时间。Marianne G 在她的研究中将护理时间分为 3 类:①直接护理时间,包括所有护士与患者互动的操作内容,所有护士与患者直接接触的时间,包括患者的废弃物的处理;②间接护理时间,指所有不与患者发生直接接触的时间,如书写交班报告和讨论病情等;③相关护理时间,指病房内与患者无关的常规工作,如毒麻药计数、检查急救仪器以及文件整理等时间。每个患者每天全部护理时数是每个患者每天的直接护理时数、间接护理时数和相关护理时数的总和。平均护理时数=病房所有患者 24 h 护理时数总和÷该病房患者总数。

(2)按级别护理计算。根据患者的躯体疾病的严重程度将其划分为不同的护理级别,然后采用工时测定法分类测算不同级别患者所需要的护理总工时,再根据测算公式算出所需护士人数。测算公式为:护士人数=(每日护理总时数÷每名护士每日工作时数)×休息系数×机动系数。

但是,有研究表明,同一护理级别的患者,不论是每日所需护理总时间,还是在某一直接护理项目上所需要的时间,均可能会因为所属科室不同而有所区别。这说明分级护理与护理需求量不一定成正比,说明现行的、以患者躯体疾病严重程度为标准的护理分级方法已经无法真实地反映护理人力资源配置的要求。

(3)按患者的生活自理能力计算。患者的日常生活自理能力,简称(ADL)。ADL 评定按 Barthel 指数评定法,将患者分为Ⅰ、Ⅱ、Ⅲ、Ⅳ四个等级。患者对部分直接护理操作所需时间是不同的,有研究指出:每日护理时间＝ADL Ⅰ级 CI(护理时间)×N1(患者数)＋ADL Ⅱ级 95%CI×N2＋ADL Ⅲ级 95%CI×N3＋ADⅣ级 95%CI×N4。

二、医院护理人力资源配备标准(特殊科室)

根据《等级医院评审标准(2012 年版)》以及《医院实施优质护理服务工作标准(试行)》(卫医政发[2010]108 号)相关要求,特殊科室护理人力资源配置标准应符合以下要求。

(1)ICU 护士与实际床位之比不低于(22.5～3):1。

(2)手术室护士与手术床之比≥(22.5～3):1。

(3)母婴同室、新生儿护士与床位数之比不低于 0.6:1。

(4)NICU、PICU 护士与床位数之比达到(21.0～1.5):1。

(5)其余科室根据护理工作量做相应的配备。

三、医院护理人力资源学历和职称标准

按照《中国护理专业发展规划纲要(2011～2015 年)》规定如下。

到 2015 年,全国护士队伍中,大专以上学历护士应当不低于 60%;三级医院中,大专以上学历护士应当不低于 80%,护师以上人员应占 30%以上;二级医院中,大专以上学历护士应当不低于 50%,护师以上人员应占 20%以上;一级医院护师以上人员应占 10% 以上。

(李锦玲)

第十四节　护理人员管理方法

一、护理人员分工方法

1.按职务分工法

按职务分工包括行政管理职务和技术职称分工。行政管理职务包括护理副院长、护理部主任、副主任(总护士长)、片区(或科)护士长、病房护士长;技术职称包括主任护师、副主任护师、主管护师、护师、助产士、护士。

2.按工作任务分工法

按工作内容分工有病房护士、手术室护士、供应室护士、门诊护士等;病房护士又分为办公护士、临床护士、治疗护士等。

3.按工作模式分工法

按工作模式分工有功能制护理、责任制护理、责任制整体护理等。责任制整体护理分为责任包干小组,由组长及责任护士、助理护士组成。

4. 按层级分工法

对护理人员按照各自的学历、职称、工龄、技术能力等综合情况以及科室人员结构特点,将护士进行分层,并制订不同层级的考核标准、岗位工作职责、工作流程等,使护理人员可以按能上岗、按岗取酬、责权利分明。目前,医院比较常见的护士分层分为 4 个层级,即 N1 为助理护士、N2 为责任护士、N3 为高级责任护士、N4 为护理专家。

二、护理人员排班

(一)责任制排班

1. 排班原则

(1)满足需求原则。根据病区的工作情况和患者的实际需要合理排班,确保各班次的护理人力在质量和数量上都能够完成当班的护理活动,并从整体护理的层面全面满足患者的需求。

(2)结构合理原则。科学合理地对各班次护理人员进行搭配是有效利用人力资源,保证临床护理质量的关键。护理人员合理搭配的基本要求:一是基本做到各班次护理人员的专业能力、专科护理水平、资历及技术操作熟练程度等相对均衡,尽量缩小各班次护理人员在技术力量上的悬殊;二是保证每个护理班次都有能够处理临床护理疑难问题的资深护理人员,从而避免因人力安排不当出现的护理薄弱环节,保证各班护理质量。

(3)工作效率原则。就是用尽可能少的人力,完成尽可能多的护理工作。在保证护理质量的前提下,护士长在具体排班时,应结合本护理单元每天护理工作量对护理人员进行合理组织和动态调整。护理人员调整参照的内容包括病房当日实际开放床位数、病危人数、级别护理工作量、手术人数、治疗业务配合需求、当班护理人员实际工作能力等。

(4)公平公正原则。护士长应根据护理工作需要,合理安排各班次和节假日值班护理人员,做到一视同仁。

(5)层级上岗原则。护士长还应结合护理人员的层级进行工作安排。基本原则是:高层级护理人员承担专业技术强、难度大、疑难危重患者的护理工作;低层级护士承担常规和一般患者的护理工作。这样可以从职业成长和发展规律的角度保证护理人才培养和临床护理质量。

2. 排班方法

对病区的所有患者实行"包床到护"的工作方法,每名护士平均负责≤8 名患者。不同层级、不同工作能力和工作经验的护士负责不同病情和技术难度的患者,为患者进行生活护理、基础护理、心理护理、健康教育和专科指导等全程、全面和连续的服务。责任制排班的人员组成分别是护士长、高级责任护士、责任护士及助理护士。这是一个由上到下的层级关系,工作上上一级对下一级监督指导,以保证护理工作的顺畅和安全。班次时间可实行三班制:责任 A 班(8:00~16:00)、责任 P 班(16:00~22:00)、责任 N 班(22:00~次日 8:00);也可实行两班制:责任白班 D 班(8:00~20:00)、责任 N 班(20:00~次日 8:00)。也可根据病区的收治情况进行适当调整,还可根据病区的患者数、危重患者的病情以及病区的护理特点等进行排班时间上的调整,同时也增设护理骨干二线班。

(二)弹性排班

1. 排班原则与目标

(1)以最少的人力完成最多的工作,但要考虑到护理人员的负荷。

(2)以公平的原则排班,对所有护理人员均一视同仁,勿将排班视为奖惩的工具。

（3）掌握护理人员的全面情况,合理搭配人力,能级对应,使护理人员得以充分发挥其才能和潜力。

（4）按工作量安排人力,使护理人员能在在岗时间最大限度地满足患者对护理工作的需求,体现了"以患者为中心"的服务宗旨。

（5）排班应注重连续性。

（6）以劳动法、医院规定等作为排班的依据。

（7）排班表应事先公布,以利于护理人员安排及处理私事。在不影响科室工作的情况下,尽量满足护理人员的个体需求。

（8）排班表一旦公布,不可任意更换,特殊情况经护士长同意后妥当处理。

2.排班方法

（1）分组管理,周期性排班。每隔一定周期各组固定班轮回。保证一段时间内白班人员相对固定,给予患者持续的整体护理。

（2）根据护士的能级,合理分工。如层级高的护士分管病情较重的患者,层级较低的护士分管病情较轻的患者。

（3）分析本科室护理工作的高峰时段,加强人员配备。如每日 5:30～11:30、11:30～14:00、17:30～22:00 等时段均属于护理人员相对较少、基础护理工作相对较多时段,应该根据实际情况安排护理加强班。

（4）人性化排班。护士长在排班时应根据情况,在考虑保证各班人员搭配合理上尽量满足其要求。随着优质护理服务和等级医院评审工作的深入开展与推进,护理工作模式也发生巨大变革,各医院均逐渐推行扁平化的责任制整体护理模式,对护理人员的排班也提出更高的要求,但是,无论护理管理者根据工作目标、任务、护理人员的配备及工作能力,采取何种不同的排班方式,都应把握以下原则。

1)排班以患者需要为原则。保证护理工作 24 h 不间断的连续性,做到既满足临床护理的需要,又不影响护士的合法权益。

2)掌握工作规律,科学合理排班,规范工作流程,提高护理工作效率。

3)根据各班工作量安排不同层次的护理人员,提供不同患者需要的护理时数,特殊情况可采用弹性排班的原则。

4)排班应储备人员,以便紧急情况下随时调配。

5)掌握排班规律性,主要班次做到相对固定,分工明确,工作有连贯性。

6)节假日排班,应以保证患者的安全和工作需要为原则。

三、护理人员准入管理

（1）严格执行《中华人民共和国护士管理条例》,制订各级护理人员资质审核规定与程序,相关人员知晓资质审核规定与履职要求,并按期注册登记,依法执业,规范执业。

（2）招聘新护士的条件为国家承认的中专以上护理院校毕业（以毕业证为准）、经面试、考试合格者,统一进行岗前培训,培训考核合格方可进入临床工作。

（3）各临床科室须进行本科室上岗前培训,安排具体的带教老师全面负责上岗前护士的理论和临床技能培训。通过护士执业资质考试,并取得《中华人民共和国护士执业证书》的护士,考核合格后,方可独立从事护理工作。未注册护士,要在带教老师的指导下从事护理工作。

（4）特殊专科，如急诊科、手术室、ICU、血透室护士、门诊（保健科）预防注射护士须经相关专科知识培训考核，供应室消毒员须持证上岗。

（5）护理部主任、护士长等护理管理人员也须经过岗前培训上岗。

（6）主管部门对护理人员资质审核管理中存在的问题与缺陷进行追踪、评价和持续改进。

四、护理人力资源紧急调配预案

（1）建立护理人力资源紧急调配领导小组，负责紧急调配。护理部掌握全院护理人员的工作动态以及每个护理人员在岗情况，根据收治患者特点、护理等级比例、床位使用率，在部分科室或部分专业实施弹性人力资源调配。

（2）建立弹性护理人力资源调配的人员储备库。有计划、有组织、有系统地对储备护理人员进行院内、院外的业务培训，适应随时接受调配的需要。

（3）各病区护士长须合理安排好本科室内的人力资源，并确定在特殊情况下的替代人选。当科室出现护理人力资源相对短缺、影响科室正常工作时，首先由病区护士长在科室内部协调解决。若本科室不能协调解决时，则向片区（或科）护士长汇报，在片区内协调解决。

（4）出现以下情况的科室，本片区调整仍不能解决护理人力资源短缺时，由片区（或科）护士长向护理部提出申请，护理部安排储备库中的护理人员到该科室进行支援，以保证护理工作的正常运转。

1）科室患者数量激增，加床数超过核定床位的 10％，且床护比低于配置要求的科室。

2）危重患者及一级护理患者数量激增，护理工作量突然加大的科室。

3）遇各类重大抢救或需临时安排特别护理的科室。

4）长期病假（病假多 3 个月）或突然病假的护理人员较多，且床护比低于配置要求的科室。

（5）凡遇到突发公共卫生事件，院内、外紧急医疗抢救，特殊任务或在岗人员不能坚持正常工作等突发事件时，需启动紧急状态护理人员调配预案。

五、护理人员福利待遇及同工同酬

根据《中华人民共和国护士管理条例》及《中华人民共和国劳动合同法》的规定，编制内和编制外聘用护理人员在执业活动中按时获取国家或医院规定的工资报酬，享受相同的福利待遇和社会保险；有获得与其所从事的护理工作相适应的卫生防护、医疗保健服务的权利；有获得与本人业务能力和学术水平相应的专业技术职称的权利；有参加专业培训、从事学术研究和交流、参加行业协会和专业学术团体的权利。"同工同酬"指用人单位对于在相同岗位、从事相同工作、付出等量劳动，并且取得相应劳动业绩的劳动者应支付同等的劳动报酬。其条件如下。

（1）劳动者的工作岗位、工作内容相同。

（2）在相同的工作岗位上，付出了同样的劳动工作量。

（3）同样的工作量取得了相同的工作业绩。

（4）不同种族、民族、身份的人，实行同工同酬。

六、护理人力资源档案管理

1.档案管理的意义

（1）管理手段科学化，有利于提高管理者的工作效率。档案管理内容一式两份，分别由个人和护士长保存,按各年、季度、月份记录,专人负责准确、方便、快捷的录入信息,改进护理信息的处理手段,提供精确、规范的信息,保证数据的准确可信。

(2)管理资料数据化,有利于提高人力资源管理效率。根据档案中的具体情况,纳入季度质量考评,与月奖金补贴挂钩,可以在职称晋升和转聘中给予政策倾斜,为护理部及科室年终总结、个人述职提供数据资料。利于选拔、聘用优秀人才,使医院的护理人力资源在良性循环中不断自我优化。

(3)人性化管理方法,有利于增强集体凝聚力。管理者根据个人的具体情况,不断地从满足"人"的需要角度出发,把情与管有机地结合起来,多关心他们的日常生活、学习、工作及情感,就会增强集体凝集力,激发下属人员的敬业精神,提高集体的职业价值。

2.档案管理的内容

(1)护理人员综合管理档案:护理人员综合管理档案包括护士基本情况、护士规范化培训、在职培训记录、理论及操作考核成绩、护士工作量情况(包括护士夜班汇总统计及护士考勤情况等)、护士论文发表情况等,护理教学情况、护士奖惩情况、护士论文发表情况及开展科研项目的课题情况。

(2)护理人员个人档案:护理人员个人档案包括个人一般资料、护士规范化培训和在职培训内容及结果的记录、院(科室)理论和操作考核内容及结果、继续教育项目及学分获得情况、年出勤率及夜班完成情况、工作考核情况、受奖惩记录、撰写论文情况和参与科研的记录。

七、档案管理的方法

(1)护理人员综合管理档案:护士长根据护士个人档案内容的填写,完成病区护理人员管理档案相关记录。由各科室护士长或委派护士兼职秘书负责计算机输人管理,动态记录护理人员业务工作情况。

(2)护理人员个人档案:由护士根据自身实际工作情况,完成个人档案相关记录并经护士长核实后,由计算机输入相同内容进行数据管理。

(3)两类档案的原始数据均应妥善储存,数据输入公平、公开,需要时及时调整,并定期提交护理部储存,所有资料均保存至少 10 年。

八、护理人力资源管理评价要点

(1)依照国家有关法律、法规要求,严格执行护士执业准入制度,登记注册资料齐全。

(2)护理部主任、副主任、护士长、护士的聘任符合资质条件要求。

(3)护理人员配置合理,医院护士数达卫生技术人员总数的 50%。床护比达 1 : 4 以上。

(4)护理人员具备大专以上学历比例达到标准。

(5)各层级护士分工明确,能满足患者需要及工作任务完成,排班能体现"以患者为中心"的理念,做到合理、安全、优质、高效、低耗,并备有机动人员。

(6)有护理人力资源紧急调配预案及流程。

(7)有各级各类护士在职培训计划,护理人员岗前培训率达标,有护理人员准入管理规定,特殊专科护士经过准入培训及考核,登记资料齐全。

(8)招聘护士管理制度健全,人力资源档案管理规范。

(9)护理人员的绩效考核做到全面、公平、公正,有激励效果。

(李锦玲)

第十五节 护理安全管理概述

护理安全管理是护理管理的重要内容。护理安全管理是保证患者得到良好的医疗护理和优质服务的基础,是防范和减少医疗差错事故及纠纷隐患的重要环节,对维护医院正常工作秩序和医院声誉及社会治安起到至关重要的作用。护理职业具有高风险性,护理人员在护理工作中要把患者的生命和安全放在首位,落实安全措施,做好安全管理,切实保障患者安全。

一、基本概念

安全是指没有危险,不受威胁,不出事故。护理安全管理是指尽一切力量运用技术、教育、管理三大对策,从根本上有效地采取预防措施,防范事故,把隐患消灭在萌芽状态,确保患者安全,营造一个安全、健康、高效的医疗环境。

二、护理安全的分类

护理安全有狭义和广义之分。①狭义的护理安全是指在护理工作的全过程中,不因护理失误或过失而使患者的机体组织、生理功能、心理健康受到损害,甚至发生残疾或死亡;②广义的护理安全有三层含义,除上述狭义的概念外还包括因护理事故或纠纷而造成医院及当事护理人员承担的行政、经济、法律责任等,以及在医疗护理服务场所的环境污染、放射性危害、化疗药物、血源性病原体、针头刺伤等,都会对护理人员造成危害。

三、护理安全文化

安全文化是安全价值观和安全行为准则的总和,体现为每一个人、每一个组织对安全的态度、思维程序及采取的行动方式。护理安全文化是护理人员对患者安全共同的价值观、信念和行为准则。护理安全文化的实质是一套科学完整的规章制度,是护士遵章守纪的自觉性及良好的工作习惯及人人自觉关注安全的工作氛围,没有"有无之分",只有"优劣、浓淡之分"。

四、护理安全管理的意义

1.护理安全关系到患者预后

护理工作的特点决定了患者从入院到出院的全过程都离不开护士。医嘱的处理、执行;各种护理技术操作的完成;围手术期的护理等都是护理工作的具体实施。如果护士在工作中不认真履行职责,不认真执行"三查八对"制度,不按规章制度和操作规程实施护理,轻者增加患者痛苦,重者加重病情及增加患者经济负担,甚至危及患者生命。

2.护理安全关系到护理质量

护理安全是实现优质服务的关键,而优质服务是医院生存发展之根本。实现优质服务,就是要全方位地满足患者的生理、心理健康和文明服务的需求,其关键环节在于保障护理安全。安全是护理质量的重要内涵和基础;是护理质量管理的重要内容和评价护理质量优劣的重要指标,只有准确及时地执行医嘱,安全有效地进行护理,才能促使患者疾病好转或痊愈,护理质量保障才能得到根本的体现。

3.护理安全关系到医院声誉

医院的生存依赖患者的信赖和支持,安全直接影响到医院的声誉,声誉是医院的最大的影响力。患者来医院就医是特殊的消费者,生存、健康是他们的基本权利,疗效和安全是他们最基本的要求。护理的任务是促进健康,维护患者的基本权利。这就决定了护士在为患者提供护理服务时,要时时从法律的角度来审视自己的言行,做到一视同仁、平等待人。《医疗事故处理条例》实施后,人们的自我保护意识和法律意识更加增强。因此,护理安全绝不是无足轻重,而是与医院命运息息相关。

4.护理安全关系到患者健康

如果在护理工作中不重视安全,发生护理差错事故,不仅给患者造成痛苦,增加经济负担,还会给护理工作造成负面影响,损坏护士群体形象,同时给医院造成不良的社会影响及经济损失。我国《消费者权益保护法》中规定:"消费者在接受服务时享有人身、财产安全不受损害的权利"。因此,医务人员应该尽最大能力和义务保障患者的人身安全和财产安全。

5.护理安全关系到自身利益

护理安全管理是减少护理缺陷、降低安全隐患、提高护理专业水平的关键环节;是控制或消灭不安全因素、避免发生护患纠纷和事故的客观需要;护理安全除保障患者的安全、护理质量、医院声誉外,还涉及护理人员的自身利益。如人身安全、身心健康、奖励与惩罚、职称晋升及评优等。情节严重、影响极坏者甚至要追究其法律和刑事责任。

五、护士职业安全

护理工作环境是治疗和护理患者的场所,存在诸多的不安全因素。护士是发生职业伤害的高危群体,在为患者提供各项检查、治疗和护理的过程中,可能会受到各种职业性有害因素的伤害。因此,护士应具备对各种职业性有害因素的认识、处理及防护的基本知识和能力,以减少职业伤害,保护自身安全,维护自身健康。危害护士执业安全的因素有机械性、物理性、化学性、心理性、工作环境等。这些相关损害因素严重威胁护士的身心健康。护理管理者要制订科学合理的职业安全与防护制度,以减少护士职业暴露伤害的发生,增强护士职业安全性。

1.职业暴露的定义

职业暴露是指医务人员在从事诊疗、护理等工作过程中,意外被传染病病原体或患者的血液、体液污染了皮肤、黏膜或者被含有病原体的血液、体液污染的针头及其他锐器刺破皮肤,导致有可能被感染的情况。

2.职业暴露的防护

(1)标准预防:职业暴露的防护原则为标准预防,标准预防是针对所有患者和医务人员采取的预防感染的措施。凡是认定患者的血液、体液、分泌物、排泄物均具有传染性,不论是否有明显的血迹污染或是否接触非完整的皮肤与黏膜;凡接触上述物质者,均必须采取防护措施。

(2)标准预防的防护措施:①认真落实手卫生、穿隔离衣、戴口罩、戴护目镜或防护面罩;②实施安全注射、正确使用防护用品、加强锐器伤的防护管理;③安全处置医疗废物,加强职业暴露于 HBV、HIV、HCV 人员的管理;④完善职业防护设施,强化护士职业安全教育,护士掌握自我防护技术;⑤实行人性化管理,减轻护士工作压力等。

(李锦玲)

第十六节　临床护理安全管理

一、护理工作中常见的不安全表现

1.制度、职责执行不严

护理工作中,不遵守规章制度,不严格按操作规程或简化程序,凭印象草率办事,是造成不安全的严重隐患。有的不认真执行医嘱,错抄或漏抄医嘱;遇到有疑问,不请示,不报告;遗忘重要医嘱、遗忘危重患者的特殊处理;有的交接班不认真,不执行床旁交接班制度,心中无数;有的不严格执行分级护理制度,巡视病房不及时,患者病情变化或病情恶化未能及时发现,失去抢救时机;值班时擅自离开工作岗位;有的存在侥幸心理,"一念之差"往往造成无法弥补的损失等。

2.工作粗心大意,责任心不强

这类问题的主要表现:上班思想不集中,分心走神,未把主要精力放在工作上;护理技术操作不细致、动作粗疏;对危重、昏迷患者不采取必要的安全措施,发生坠床/跌倒、压疮、烫伤等;护理措施不当、不及时,造成非计划性管道滑脱;操作不熟练发生并发症,如灌肠时用力过猛刺破直肠,导尿时引起尿道损伤大出血等。

3.专业知识与技术水平低

这类问题主要发生在低年资护士及进修、实习护士身上。基础知识差,业务技术水平低,且不懂装懂;病情观察不仔细,不能及时发现存在的问题,特殊、意外情况处理不及时、不恰当;对解剖位置不熟悉,造成放置导尿管误入阴道,放置胃管误入气管等不该发生的错误。

4.轻视患者的心理变化

护理工作中只注重执行医嘱、完成治疗,对患者的心理变化及反常的思想情绪观察不到位,没有及时做好心理护理;有的违反保护性医疗制度,有意或无意向患者透露病情,使患者丧失治疗信心,产生自杀念头。

从法律角度讲,患者自杀是一种自负的行为,但作为医院,是救死扶伤的机构,应避免发生这类事件。

5.服务态度生、冷、硬、推

极少数护士对患者缺乏同情心、责任心和爱心,服务态度简单生硬,甚至训斥患者;有的护士对患者提出的疑问简单应付回答,造成不必要的误会;依赖患者家属及陪客做一些护士职责内的事或护理工作范围内的护理。一旦患者病情发生变化或病故,往往引发不必要的纠纷。

6.监督管理不力

监督管理不力主要是指各级护理管理者预见性差,没有针对性地进行超前预防及安全教育管理;发现和处理问题不及时,督导检查不认真、不严格,流于形式;工作中发现安全隐患和问题隐瞒不报,回避矛盾,甚至推卸责任。

7.医、护患沟通不畅

沟通不足容易导致医疗安全隐患。有的护士发现医嘱有问题时未及时告知医生,盲目处理、错误执行;操作前后与患者沟通告知不及时、不到位,发生护理并发症而造成纠纷;对患者提出的疑问解释不耐烦、不正确,或与医生的疾病解释不吻合,留下医疗纠纷隐患。

二、护理工作中常见的不良事件

1.临床常见护理不良事件的分类

(1)不良治疗:包括给药错误、输血错误、医院感染暴发、手术患者身份及部位识别错误、体内遗留手术器械、输液及输血反应。

(2)意外事件:包括跌倒、坠床、走失、烫伤、烧伤、冻伤、自残、自杀、火灾、失窃、咬破体温表、约束带使用不良、分娩意外等。

(3)医患沟通事件:包括医患争吵、身体攻击、打架、暴力行为等。

(4)饮食、皮肤护理不良事件:包括误吸/窒息、咽入异物、院内压疮、医源性皮肤损伤。

(5)不良辅助诊查、患者转运事件:含身份识别错误、标本丢失、检查或运送中或后病情突变或出现意外。

(6)管道护理不良事件:含管道滑脱、患者自拔。

(7)职业暴露:含针刺伤、割伤、特殊院内感染等。

(8)公共设施事件:包括医院建筑毁损、病房设施故障、蓄意破坏、有害物质泄露等。

(9)医疗设备器械事件:包括医疗材料故障、仪器故障、器械不符合无菌要求等。

(10)消毒供应中心不良事件:包括消毒物品未达到要求、热原试验阳性、操作中发现器械包器械物品不符等。

2.护理不良事件的分级标准

0级:事件在执行前被制止。

Ⅰ级:事件发生并已执行,但未造成患者伤害。

Ⅱ级:患者轻微伤害,生命体征无改变,需进行临床观察及轻微处理。

Ⅲ级:患者中度伤害,部分生命体征有改变,需进一步临床观察及简单处理。

Ⅳ级:患者重度伤害,生命体征明显改变,需提升护理级别及紧急处理。

Ⅴ级:患者永久性功能丧失。

Ⅵ级:患者死亡。

(李锦玲)

第十七节　影响护理安全的因素

一、护理人员因素

护理人员素质包括政治思想素质、职业道德素质、业务素质等,当这些素质不符合或偏离了护理职业的要求,就可能造成言语、行为不当或过失,给患者身心带来不安全的后果。主要表现有以下几方面。

1.不安心护理工作

有的护士未把主要精力放在工作上,工作马马虎虎,不负责任。

2.对职业产生厌倦情绪

对患者漠不关心,对病情发展缺乏预见性、主动性。

3.技术水平低

对患者病情突然变化不知道,观察不到病情变化,对药物剂量不清楚,换算错误。

4.不懂装懂

业务生疏,又不主动请教老护士或带教老师。

5.工作责任心不强

在技术操作中图省事、方便,严重违反操作规程,也是造成隐患的根源。

二、管理因素

管理方面存在的问题主要有以下方面。

(1)对护士教育培训不足,护士法律意识淡薄,自我保护意识和安全意识不强。

(2)规章制度不完善、不健全,职责分工不明确,制度、常规落实不到位。

(3)管理不力、要求不严,督促检查不够,对护理工作中不安全的环节缺乏预见性,未及时采取措施或措施不力。

(4)护理人员配置不合理,护士超负荷工作,不能保证工作质量及满足治疗要求而造成安全隐患。

三、患者因素

(1)患者或家属对医院期望值过高,认为医务人员是包治百病的。

(2)患者的心理承受能力差。对疾病缺乏全面正确的认识,认为患者住进医院什么病都会治好。

(3)患者或家属出于对经济的考虑等。

四、物质因素

1.设备方面

护理设备是完成护理任务的重要工具,如果设备缺乏或性能不好、不配套,特别是急救物品器材不到位或使用中发生故障,都会影响护理技术的正常发挥,影响抢救、治疗工作,造成不安全因素。

2.物品方面

护理物品质量不过关或数量不足,也是护理工作中存在的不安全因素之一,如一次性输液器、注射器,质量差会造成输液反应等不良事件发生。

3.药品方面

药品质量差、变质、失效也会造成不安全。常见的问题有液体瓶口松动、破损,液体长霉菌、药液中有杂物、消毒液失效等。

五、环境因素

1.基础设施配备及布局

医院的基础设施,病区物品配备和布局不当也存在着不安全因素。如地面过滑导致跌倒;床旁无护栏造成坠床;热水瓶放置不当导致烫伤等。

2.环境污染

环境污染所致的不安全因素,常见于消毒隔离不严所致的医院院内交叉感染等。

3.危险品管理

医用危险品管理及使用不当也是潜在的不安全因素。如氧气、煤气、蒸汽锅炉等。

4.病区治安

病区的治安问题:如防火、防盗、防止犯罪活动等。

5.社会环境

患者的经济状况,家庭、单位及社会对患者的关心程度,对患者的情绪也构成一定影响。

(李锦玲)

第十八节 护理安全管理措施

一、护理安全教育

护理安全教育是指针对护士开展的,在实施护理的全过程中,保证患者不发生法律和法定的规章制度允许范围以外的心理、机体结构或功能上的损害、障碍、缺陷或死亡方面的教育。安全教育是做好护理工作的前提,要把安全教育纳入护理部年度工作计划,从引导护理人员转变思想观念入手,抓好三个方面的教育。

1.经常性教育

医疗护理安全是医院管理永恒的主题,管理部门应坚持不懈地对护理人员进行教育培训,把安全教育作为经常性教育来抓,牢固树立"安全第一"的思想观念。护理安全是职业道德的基本要求,全面提高护士的职业素质,才能为规章制度的顺利贯彻执行、防止差错事故的发生打下良好的基础。

2.法制教育

护理安全与法律、法规有着密切的关系,因护理人员法制观念淡薄而产生的护理缺陷或纠纷屡见不鲜。因此,要加强法制教育,组织护理人员学习法律知识,增强护理人员的法律意识和法制观念,自觉遵守法律、法规,以防范由于法制观念不强而造成的护理事故或差错,并学会运用法律武器,维护自身合法权益。

3.专题教育

针对管理中存在的某一方面的问题进行专题讲座或个案讨论,以解决某方面或某一主要问题而进行的护士教育。对不同层次的护理人员及在为患者服务中存在的问题等都可以进行专题教育。如在新护士岗前培训中的职业道德教育、护理安全教育等。

二、护理安全防范措施

1.职能部门的安全管理措施

(1)医院成立护理安全管理委员会,制订护理安全管理制度、职责和监管措施。各部门及各级人员认真履行安全管理监督指导职能。委员会每季度定期召开护理安全会议,运用质量管理工具分析护理工作中存在的安全问题,持续改善护理质量与安全。

(2)实施护理安全目标管理,把"患者十大安全目标"纳入科室年度责任目标管理,保障护理质量与患者安全。

（3）护理部碑立护理风险管理小组，制订护理风险管理制度、防范程序及监控流程，加强护理风险的分析、评估、控制和监测，防患于未然。

（4）护理风险管理小组每月对各科室护理安全管理进行全面检查，重点检查各项核心制度、护理常规等规范的落实情况。

（5）将护理风险管理纳入医院《护理质量检查标准》，每次安全检查结果均纳入科室当月质量考核及当事人绩效考核。

（6）建立护理安全应急管理机制，加强对重点科室、重点时段、重点环节、重点人群、重点操作的监管力度，杜绝安全隐患。

（7）制订紧急意外情况的应急预案和处理流程，定期组织护士培训及演练，提高护士应急处理能力。

（8）建立护理不良事件成因分析及质量持续改进机制，对全院每月发生的护理不良事件进行统计分析，典型案例进行个案分析讨论，总结经验教训，制订整改方案。

（9）定期对各级护士进行安全警示教育，护士掌握安全管理制度及防范措施、上报流程等。

（10）制订主动报告护理不良事件与隐患信息的制度，实行非惩罚性主动上报不良事件，建立主动上报的激励机制，统一上报系统及流程，统一部门管理。

（11）制订临床护理风险（如坠床、跌倒、压疮、管路滑脱、给药错误）的防范措施，定期监督检查措施的执行情况。

（12）合理配置护理人力资源，减轻护士工作压力及工作强度，保证护理工作安全。

2.科室（病区）安全管理措施

（1）科室（病区）成立安全管理小组，由护士长牵头做到监管落实的"三不放过"：一是事实不清楚不放过；二是认识不到位不放过；三是奖罚不到位不放过。对护士工作责任心不强、失职、离岗等造成的差错事件，必须给予处罚，处理过程越认真，处理结果越恰当，监管的效果也就越实在。

（2）科室定期、反复对护理人员进行质量意识、安全意识、护理缺陷意识的安全警示教育，增强护士对工作的事业心和责任感，不断提高护理风险防范意识。树立"质量、安全、服务、满意"的理念，保障医疗护理安全。

（3）科室发生护理不良事件应及时填报《护理不良事件上报表》，按规定及时上报相关部门及领导，不得隐瞒不报或迟报、漏报、错报，并保存好病历。护士长应及时组织讨论，明确不良事件的性质，分析原因，总结经验教训，制订防范措施，记录完整。

（4）让患者及其家属主动参与医疗安全活动，是对患者和家属知情同意权、选择权的重视，让患者在医疗活动中实施自己的知情同意权、选择权，并且参与其中，同时获取信息。采取工休座谈会、视频、健康教育处方、黑板等形式，定期对患者及其家属进行相关知识的健康教育并做好记录。

（5）落实出院患者随访制度。科室对出院患者进行回访工作，并记录、总结患者的治疗效果、满意度情况、改进意见等信息，促进医疗质量持续改进。

（6）临床医疗、医技科室医务人员主动为患者及其家属提供相关的安全知识健康宣教，提供安全管理相关信息，积极配合医务人员实施预防和处理措施。

（7）主动邀请患者及其家属参与治疗计划的制订、实施和医疗决策过程。最大限度地促进医患沟通，有利于医务人员根据患者病情及个体差异的不同制订出适应每个患者的详细、科学的治疗(手术)方案。当患者病情变化的时候能够及时调整修改治疗(手术)方案。以提高患者/家属的知情权和自我护理能力,利于改善患者的健康状况。

(8)对需要手术的患者,主动邀请其参与手术安全核查。术前医师应标示手术部位,主动邀请患者参与认定;手术、麻醉实施前按"患者身份和手术部位确认"程序执行,由手术医生、麻醉师、手术或巡回护士执行最后确认程序后,方可开始实施手术、麻醉。严格防止手术患者、手术部位及术式发生错误。

(9)在实施任何有创诊疗活动前,实施者应亲自与患者(或家属)沟通,作为最后确认的手段,对接收手术、昏迷、神志不清、无自主能力的重症患者及重症监护病房、手术室、急诊抢救室、新生儿室等科室的患者,要使用"腕带"作为操作、用药、输血等诊疗活动时辨识患者的一种必备手段。

严格执行"查对制度"和"患者身份识别制度",应至少同时使用两种患者身份识别方式,禁止仅以房间或床号作为身份识别的唯一依据。

(10)科室应加强转科患者的管理,严格执行身份识别制度及转科流程,转科交接记录登记完整。

(11)制订科室医嘱处理制度及流程,监督检查护士医嘱处理与执行情况,防范安全事故发生。

(12)制订病区安全与消毒隔离管理制度,控制院内感染发生。

(13)加强病区为物品、药品、医疗设备、设施的管理,保证物品、药品、医疗设施的完好及安全使用。

(14)严格落实患者分级护理制度,及时发现患者病情变化,防范及减少患者压疮、坠床、跌倒等意外事件发生。

(15)公开医院接受患者投诉的主管部门、投诉的方式及途经,保证医患沟通途径及信息畅通。

(16)对护士实施人性化管理,关心、爱护护士,使护士保持良好的工作状态及工作情绪,防范差错事故发生。

三、护理投诉管理

1.护理投诉的定义

凡在护理工作中因服务态度、服务质量及自身原因或技术因素而发生的护理缺陷,引起患者或家属不满,并以书面或口头方式反映到护理部或其他部门的意见,均为护理投诉。

2.护理投诉的管理办法

(1)护理部设有《护理投诉登记本》,记录投诉事件的发生原因、分析和处理经过及整改措施,每月在全院护士长会上总结、分析,并制订相应的措施。

(2)护理部设专人接待护理投诉,认真倾听投诉者意见,耐心做好安抚工作并做好记录。接待投诉人员要做到耐心细致,认真做好解释说明工作,避免引发新的冲突。

(3)护理部接到护理投诉后,及时反馈,并调查核实,告知有关部门的护士长。科内应认真分析事发原因,总结经验,汲取教训,提出整改措施。

(4)投诉经核实后,护理部可根据事件发生情节严重程度,给予当事人相应的处理。①给予当事人批评教育;②当事人认真做书面检查,并在护理部备案;③向投诉者诚意道歉,取得其原谅;④根据情节严重程度,扣罚科室护理质量考核分。

(5)因护士违反操作规程给患者造成损失或痛苦的,按《医疗事故处理条例》规定处理。

(6)护理部一旦收到患者的投诉,包括来信、来访、电话等任一途径的投诉,应立即向科护士长和病区护士长了解情况。科护士长和病区护士长应根据当事护士口头或书面所叙述事件的经过,包括事件起因、详细经过、详细对话和操作过程、有关证人,以及对所发生事件的认识和今后改进的方法,分析投诉事件的性质,采取相应的处理方案及措施。对患者住院期间的投诉,当事护士要向患者当面解释和表示歉意;如果是患者出院后的投诉,则由护理部向投诉人做出道歉,并由质量管理委员会对当月的护理投诉进行讨论,决定处罚扣分情况,并在护理质量分析会上予以通报。

(李锦玲)

第十九节　临床常见护理不良事件的管理

一、护理不良事件的定义

护理不良事件是指由于医疗护理行为造成的失能,伤害事件并非由原有疾病所致,而是由于医疗护理行为造成患者死亡、住院时间延长,或离院时仍带有某种程度的失能,包括护理差错及事故、严重护理并发症(非难免压疮、静脉炎等)、严重输血、输液反应、特殊感染、跌倒、坠床、管路滑脱、意外事件(烫伤、自杀、走失等)等情况。护理不良事件分为可预防性不良事件和不可预防性不良事件两种。

二、护理不良事件的处理

(1)不良事件发生后,当班护士要及时向护士长及当班医生汇报,本着"患者安全第一"的原则,迅速采取补救措施,尽量避免或减轻对患者健康的损害,或将损害降到最低程度。配合值班医生做好伤情认定,家属签字等工作。

(2)根据护理不良事件报告流程逐级上报事件的经过、原因、后果,并按规定填写《护理不良事件上报表》,情节严重的突发事件2 h内上报护理部,其他不良事件24 h内上报护理部,护理部接到上报后及时了解情况,给予处理意见,尽量降低对患者的损害。

(3)各种有关记录、检查报告、药品、器械等均应妥善保管,不得擅自涂改、销毁,必要时封存,以备鉴定。

(4)科室和护理部如实登记不良事件。不良事件发生后,病区进行成因分析和讨论,定期对护士进行安全警示教育。

(5)护理部对护理投诉和纠纷应热情接待、认真调查、尊重事实、耐心沟通、端正处理态度,5个工作日内给予答复。

重大护理投诉,上报医院备案、讨论。医院成立护理质量管理委员会,对上述事件每月汇总进行讨论,从制度合理性、制度执行、环节管理、工作流程、职业道德、主观态度等方面综合分析,根据事件的情节及对患者的影响,确定性质,提出奖惩意见和改进措施,在全院护士长会上传达,共享经验教训,不断提高护理工作质量。

（6）执行非惩罚性护理不良事件报告制度，并鼓励积极上报未造成不良后果但存在安全隐患的事件以及有效杜绝差错的事例。如不按规定报告，有意隐瞒已发生的护理不良事件，一经查实，视情节轻重给予处理。

（7）统一护理不良事件的上报管理系统，保证上报网络及流程、信息畅通。

（8）定期对科室及全院发生的护理不良事件进行统计分析，并进行院内、科内同期对比，总结护理安全管理存在的问题，制订质量整改方案，持续改进护理质量与安全，降低护理不良事件的发生，保障患者安全，提高患者满意度。

三、护理不良事件的防范措施

（1）护理风险的正确评估。护理人员在实施医疗行为之前应充分评估医疗行为可能面临的各种风险，护理人员预测医疗行为风险是通过责任护士的评估、具体执行护士的观察、上级护理人员查房指导等环节来实现的。护理人员决定对患者实施护理行为之前，应当对特定患者实施特定的护理操作所面临的各种风险和利弊有一个全面和科学的判断，这种判断的准确性是护理操作成功的基本保证。护理人员准确判断护理操作所存在的各种风险，一般包括以下三个层次。

1）护理操作中的一般风险：护理操作中的一般风险是指所有护理操作都将面临的风险，是护理操作中普遍存在的问题，具有共性，因而是所有护理操作都必须重视和严格防范的问题。如无菌操作防止感染的问题，"三查八对"以防止出错的问题。

2）具体护理操作的风险：就某一具体护理操作而言，由于具体的护理操作需要达到特定的护理目的，涉及患者身体特定部位或者有特定的技术风险，如输液操作后阻止液体混入空气、防止输入液体回流等。每一个具体的护理操作，既有其技术要领，也有经常出问题的薄弱环节，分析、评估、清除或降低这些风险，让护理人员牢记并在实际工作中谨慎注意，可以有效避免护理不良事件的发生。

3）针对具体患者的特殊风险：主要是患者个人的身体状况、其他疾病、既往损伤和治疗对患者的影响，特殊风险因人而异。

其预防主要取决于护理人员对患者健康情况的掌握，如术后出汗较多的患者，其在输液过程中因敷贴固定不牢极易出现留置静脉通路管道滑脱的情况，必须要向患者家属交代相关风险和预防要点。而普通患者此类风险发生的概率相对较低。

（2）护理部及科室应根据要求建立各类护理不良事件的预防及处理规范，定期组织学习并列入护士绩效考核内容。

（3）严格执行并鼓励主动上报护理不良事件制度及相关管理制度，定期对不良事件有统计分析，护理管理部门及时将科室存在的质量安全问题进行反馈，督促整改，改进优化工作制度流程，持续改进护理安全管理工作。

（4）组织护理人员学习《护士条例》、开展护理安全相关法律法规和规章制度的培训，加强护理人员责任心，牢固树立"患者第一、安全第一"的意识，培养良好的慎独精神自觉履行岗位职责，严格落实核心制度。

（5）通过组织开展培训、讲座等，提高护士综合素质，包括医德、专业、技术、身体和心理等方面素质。

（6）抓实"六个关键"，即关键核心制度、关键人员、关键患者、关键环节、关键事件、关键终末质量管理,确保护理安全。

(7)护理部在质量监管过程中,将护士操作规范及不良事件处理规范同步管理,各级护理管理人员应深入了解一线护理人员的工作状况,及时发现、清除护理工作中的安全隐患,对违反护理工作要求和操作常规的现象及行为,要及时进行教育和纠正,情节严重的给予处理。

(8)各级护理管理人员对护理工作环境及护理工具深入考察及论证,从患者安全角度出发,为不断完善环境建设、更新护理用具提出建议,为护患提供安全的工作环境和治疗休养环境。

四、护理差错事故评定标准

1.护理事故分级

护理事故是由护理人员在护理活动中,违反医疗卫生管理法律、行政法规、部门规章和诊疗护理规范、常规,过失造成患者人身损害的事故。《医疗事故处理条例》中对医疗事故的分级做了具体规定。

(1)一级医疗事故:是指对患者造成死亡,中毒残疾医疗事故。具体又分为一级甲等和一级乙等医疗事故两种:一级甲等医疗事故是指造成患者死亡;一级乙等医疗事故是指造成患者重要器官确实或者完全丧失,其他器官不能代偿,生活不能完全自理,如植物人状态等。

(2)二级医疗事故:是指对患者造成中毒残疾、器官组织损伤导致严重功能障碍的医疗事故。具体分为甲、乙、丙、丁四个等级。

(3)三级医疗事故:是指对患者造成轻度残疾、组织器官损伤导致一般功能障碍的医疗事故。具体分为甲、乙、丙、丁、戊五个等级。

(4)四级医疗事故:是指造成患者明显人身损害的其他后果的医疗事故。在医疗事故中常见的造成患者明显人身损害后果的有16种情况,如拔除健康恒牙、剖宫产术引起胎儿损伤等。

2.护理差错分级

护理差错是指在护理工作中,护理人员虽有失职行为或技术过失,但未给患者造成死亡、残疾、组织器官功能障碍的不良后果。护理差错分级如下。

(1)一般差错:指未对患者造成影响,或对患者轻度影响但未造成不良后果的护理过失。

(2)严重差错:指由于护理人员的失职或技术过失,给患者造成一定痛苦,延长了治疗时间。

3.护理差错的评级标准

(1)严重差错:①护理监护失误造成了不良后果者(如病情观察不周失时抢救、仪器监护违反操作规程者);②不认真执行查对制度,打错针、发错药、灌错肠等造成严重不良后果者;③因护理不周,导致昏迷、坠床或绝对卧床患者自动下床并有不良后果者;④擅离职守,延误护理、治疗和抢救,造成严重后果者;⑤凡需要做皮试的注射药,未做皮试或标号不符即行注射,产生严重后果者;⑥输液或静注外漏,造成组织坏死达3 cm×3 cm以上者;⑦执行医嘱错误造成严重后果者;⑧因交接班不认真,延误治疗、护理工作,造成严重后果者;⑨发生Ⅲ度压疮者。

(2)一般护理差错:①执行查对制度不认真,发错药、打错针,给患者增加痛苦者;②护理不周发生Ⅱ度压疮;③实施热敷造成Ⅱ度烫伤面积不超过体表的0.2%者;④未进行术前准备或术前准备不合适而退出手术,尚未造成严重后果者;⑤各种护理记录不准确,影响诊断、治疗者;⑥监护失误,对引流不畅未及时发现,影响治疗者;⑦监护失误,致使静注外漏,面积达到3 cm×3 cm者;⑧患者入院既无卫生处理又无补救措施。

五、护理不良事件的管理与预防

（一）给药安全管理

1.给药错误的判定

（1）根据药物分类、给药错误的类型、给药途径和给药错误导致的后果等情况的轻重，判定给药错误的性质分别定为一般差错、严重差错和事故。

（2）给药差错类型：如给药日期、时间错误；给药途径错误（静脉、肌肉/皮下、口服、舌下含服、其他经眼、鼻、咽、阴道、直肠、皮肤）；遗漏给药；输液速度错误；剂量错误；浓度错误；药物错误；未遵医嘱给药等。

2.给药安全的管理

（1）病房建立重点药物用药后的观察制度与程序，医师、护士须知晓这些观察制度和程序，并有效执行。对于新药特殊药品要建立用药前的培训制度。

（2）建立给药错误的明确判定与预防处理措施。

（3）护理人员要做到常用药物"五了解"，即了解药物性质、了解主要作用、了解常用剂量、了解不良反应及中毒症状、了解中毒解救方法。给药时严格执行"三查、八对、一注意"，注射剂在执行中要注意配伍禁忌。给药过程中认真观察患者用药前后的病情变化及不良反应。

（4）对某些易产生不良反应或可能产生不良反应的药物，使用前要向患者进行充分的说明与告知。

（5）建立病房基数药品的存放、使用、限额、定期检查等管理规定及制度；存放毒、麻、精神药品要有管理和登记制度，符合法规要求。

（6）病房存放高危药品有管理制度及规范，不得与其他药物混合存放，高浓度电解质制剂（包括氯化钾、磷化钾及浓度超过 0.9% 的氯化钠等）肌肉松弛剂与细胞毒性药物等高危药品必须单独存放，有醒目标识。

（7）病区药柜的注射药、内服药与外用药严格分开放置，有菌无菌物品严格分类存放，输液处置用品、备用物品、皮肤消毒剂与空气消毒剂、物品消毒剂严格分类分室存放管理。

（8）所有处方或用药医嘱在转抄和执行时，都有严格的二人核对、签名程序，认真遵循。

（9）在转抄与执行注射剂的医嘱（或处方）时要注意药物配伍禁忌。

（10）完善输液安全管理制度，严把药物配伍禁忌关，控制静脉输液流速，制订并执行对输液患者最高滴数限定告知程序，预防输液不良反应发生。

（11）特殊药物的管理

1）严格执行麻醉药品、精神药品、放射性药品、医疗用毒性药品及药品类易制毒化学品等特殊药物的使用管理制度，有存放区域、标识和储存方法的相关规定。

2）对高浓度电解质、化学药物等特殊药品及易混淆的药品有标识和储存方法的规定。

3）对包装相似、听似、看似药品、一品多规或多剂型药物的存放有明晰的"警示标识"。

4）相关人员知晓管理要求，具备识别技能，并遵照执行。

（二）跌倒/坠床管理

（1）患者入院后由管床护士对其行入院评估的同时，根据《患者跌倒/坠床风险评估表》评估内容进行坠床跌倒危险因素评估，判定患者坠床或跌倒风险程度。评估有风险的患者，病房护士应为患者建立《跌倒/坠床风险告知书》，根据患者病情变化进行动态风险评估。并主动告知患者跌倒/坠床风险及预防措施,床头悬挂"防跌倒/坠床"醒目标示,并采取预防护理措施,根据患者的病情、用药变化进行动态评估,记录规范。

(2)患者发生跌倒/坠床,当班护士必须及时填写《护理不良事件上报表》,一式两份,其中一份在 24 h 内上报护理部,另一份科室保留。

(3)相关人员知晓患者发生跌倒/坠床的处置及报告程序。

(4)跌倒/坠床管理质量控制:定期组织护士学习,培训及考核预防跌倒、坠床的管理规范、预防护理措施,护理人员知晓培训内容,有效预防跌倒、坠床事件的发生。

告知患者容易发生跌倒、坠床的原因、危害和预防方法,以引起他们的重视。特别是高危人群,应加强跌倒、坠床风险的评估,评估率达>90%,床头悬挂预防风险的温馨提示牌,并记录预防跌倒所采取的护理措施。

按分级护理制度要求巡视病房,对全病区的患者实行床头交接班,对年老体弱、危重、病情不稳、意识不清、特殊治疗的患者重点交接,并拉床栏保护。

根据年龄、疾病、既往有无跌倒、坠床史、活动能力,确定高危因素和重点人群,并及时填写住院患者预防跌倒、坠床评估表。制订患者跌倒/坠床的报告制度、处理预案、处理流程,相关人员知晓,知晓率达>95%,执行率达 100%。

制订防范患者跌倒/坠床的相关制度,并建立多部门合作机制,防范意外事件发生。

发生跌倒/坠床事件,科室应及时组织进行分析讨论,制订改进措施。

(三)压疮的管理

(1)制订压疮风险评估、报告制度及工作流程,相关人员知晓发生压疮的处理措施及报告程序,高危患者入院时压疮的风险评估率大于 90%。

(2)患者入院后及住院期间,护士根据《压疮风险评估表》(BRADEN 评分量表)对存在压疮风险的患者进行动态评估。对存在压疮风险的患者,应填写《压疮风险告知书》,主动告知患者及其家属压疮风险,床头悬挂"防压疮"醒目标示,对患者及其家属进行健康教育,并采取预防护理措施预防压疮的发生,在护理记录单中记录采取的护理措施及效果。

(3)评估为难免压疮的患者,护士应及时填写《难免压疮申报表》,护理部或压疮管理小组进行床旁审核后确认是否属于难免压疮,并给予审核意见及护理指导,持续监控压疮预防护理措施的落实。

(4)压疮管理质量控制

1)病房护士对新入院患者,均进行皮肤评估、筛选。

2)病区护士应对住院患者的皮肤情况进行严密监控。

3)病区护士每天在护理过程中应密切观察特级、一级护理患者及二级护理生活不能完全自理者的皮肤情况,根据《压疮风险评估表》进行压疮风险因素的评估。

4)在皮肤护理过程中,对患者的皮肤进行评估,经过评估,属高度危险患者,须进行预报。

5)预报需经过护士长的确认,按照压疮管理流程,填写《压疮评估表》,根据病情变化进行动态评估,直至风险不存在或患者出院(或死亡)。

6)护理部接到预报表后对压疮发生有高度风险的患者适时进行监控和护理指导,有效预防压疮发生。

7)科室有压疮诊疗和护理规范,并落实预防压疮的护理措施,无非预期压疮事件发生。

8)压疮发生后及时填报《压疮上报表》,一式两份,一份在 24 h 内上报护理部,另一份科室保留。

9)科室对发生压疮的案例进行分析讨论,总结经验教训。

(四)管道滑脱管理

(1)带管患者住院期间均由管床护士对其进行评估,根据《患者管道滑脱风险评估表》评估内容进行危险因素评估,判定管道滑脱风险程度。评估有脱管风险的患者,病房护士应主动告知患者及其家属相关风险因素及预防措施,床头悬挂"防脱管"醒目标示,并采取预防护理措施,根据患者病情、置管情况进行动态评估,规范记录。

(2)患者发生管道非计划性滑脱时,护士应及时填写《护理不良事件上报表》,一式两份,其中一份在 24 h 内上报护理部,另一份科室保留。

(3)相关人员知晓患者管道滑脱的预防措施、应急处理预案、处理措施及上报流程。

(4)高危患者管道滑脱的风险评估率达>90%。

(5)管道滑脱管理的质量控制。

1)定期组织护士学习各类管道风险级别和正确固定方式,采取有效措施预防意外事件的发生。

2)告知患者容易发生管道滑脱的原因、危害、观察要点和预防方法,以引起他们的重视,特别是重点人群,床头应挂有安全温馨提示牌。

3)按分级护理制度要求及时巡视病房,对带管患者实行床头交接班,对年老体弱、危重、病情不稳、意识不清、特殊治疗的患者重点交接及班班床头交接。

4)根据患者的年龄、病情、活动能力、用药因素、固定方式、留置管道数量及风险级别,确定高危因素和重点人群,及时填写《住院患者管道滑脱风险评估表》,告知患者及其家属风险,并采取预防护理措施,预防管道滑脱。

5)制订患者管道滑脱报告制度及处理预案、处理流程,相关人员知晓,知晓率达 95%,执行率达 100%。

(五)安全标识管理

1.安全标识的定义

标识是指利用有特征的记号去标记在护理工作中容易出现的各种安全隐患。特征的记号包括图案或文字。规范、醒目的标示能给人们一种警示信息,使之对此有所反应、有所触动,从而对其思想和行为产生影响。护理安全标示是指患者在就医过程中由于生理、病理、心理、社会、环境等诸多不确定的因素,或难以预料的意外事件或风险事件发生,而医院或科室采用特殊制作的各种有针对性强、目的性明确、科学性引导的警示标示,能够使临床护理工作有序进行,保证患者及其家属安全,提高患者就医满意度,是一项护理安全管理措施。

2.使用安全标识的意义

(1)规范护士工作行为,强化风险意识。

(2)提高护士的工作效率。

(3)建立和谐的护患关系。

(4)警示作用,防范差错事故发生。

3.安全标识的分类

(1)识别标识:患者身份、病情识别。

(2)管道标识:包括各种引流管。

（3）药物标识:药物分类、特殊药品、高风险药物及药物过敏。

（4）防意外警告标识:防跌倒、防坠床、防滑标识等。

（5）沟通标识:各种流程图、温馨提示、各种简介。

（6）护理形态标识:护理级别、禁饮食、控制滴数等。

（7）其他标识:如区域标识、护理用物分类标识(无菌用品、一次性用品、资料等)、仪器设备标识(各种仪器设备的操作流程及保养情况等)。

4.安全标识在临床中的应用

（1）患者身份识别标识(即"腕带"标识):护士必须认真核对患者的住院证,正确填写患者的信息,包括患者的姓名、科室、病区、住院号、性别、年龄、药物过敏史,系到患者手腕或脚腕,松紧适宜,并告知患者及其家属佩戴"腕带"的重要性,在住院期间患者及其家属不得私自取下或丢弃,出院时由护士将其除去。

（2）病情识别标识:由患者床头卡标识进行识别,危重、分级护理标识采用各种不同颜色的塑料卡片,根据病情需要以插卡方式插于床头牌上相应位置或用不同颜色指示灯标示。

（3）特殊体位标识:如去枕平卧位标识、头高脚底标识、侧卧位标识、神经外科左、右去骨瓣、双侧去骨瓣标识、颅后窝去骨瓣标识等,以明确告知护士患者病情及护理操作中的体位要求。

（4）管道标识:包括中心静脉置管(PICC、CVC)、尿管、胃管及十二指肠营养管、腹腔引流管、脑室引流管、胸腔引流管、结肠造瘘管等,以不同颜色分类,以达到护士在工作繁忙时快速识别不同管道的目的,降低护理风险。

（5）药物标识。

1）高危药品标识:设置专柜存放,红色标签,用颜色的差别来区分不一样的药物,避免错拿错用。

2）毒麻药品标识:采用专柜、上锁、定人管理,并在药柜外粘贴醒目的警示标识,严格交接班。

3）药物过敏者,在患者一览表、床头卡、患者腕带、病历本上用红笔注明药物名称。

4）治疗室常见药物标识用蓝色标签。

（6）防止意外、风险标识:如"防脱管""防压疮""防跌倒""防坠床""血型标识""青霉素药物过敏"等标识根据患者病情及风险评估情况在床头悬挂标识牌,病房洗澡的地方贴上"小心滑倒"的标识;开水房上贴"小心烫伤"的标识;用氧安全标识:氧气筒随时悬挂四防卡(即防震、防热、防火、防油)及"空""满"标识;输血安全标识:为患者输血时,可以将危险标识及血型标识与血液同步悬挂于输液架上或输液盆上;特殊治疗标识:非静脉通路用药时应与静脉药物分别悬挂于不同的输液架上,根据不同药物使用途径,悬挂相应的警示牌于输液架上(如"膀胱冲洗""肠内营养"等)。

（7）区域标识:如警示护士遵守消毒隔离制度的标识、无菌区与非无菌区标识、医用垃圾、生活垃圾分类标识、隔离标识(如飞沫隔离标识、耐药菌隔离标识、接触隔离标识等),提示护士按类别要求进行标准的预防操作。更提醒患者家属探视时注意消毒隔离,防止交叉感染。

（8）仪器操作流程及保养标识:使用范围为所有仪器,为白底黑字卡片,外表塑封,悬挂于相应仪器上,使用规范、统一的设备仪器卡,正面填写使用操作流程,反面填写消毒、保养流程。

（李锦玲）

第二十节 护理安全管理评价

一、患者"十大安全目标"评价

(1)严格执行查对制度,提高医务人员对患者身份识别的准确性。

(2)确立在特殊情况下医务人员之间有效沟通的程序、步骤,做到正确执行医嘱。

(3)严格防止手术患者、手术部位及术式发生错误。

(4)严格执行手卫生,落实医院感染控制的基本要求。

(5)提高用药安全。

(6)建立临床试验室"危急值"报告制度。

(7)防范与减少跌倒、坠床事件的发生。

(8)防范与减少患者压疮发生。

(9)主动报告医疗安全(不良)事件。

(10)鼓励患者参与医疗安全。

二、护理安全评价敏感指标

(1)高危患者入院时压疮的风险评估率>90%。

(2)住院患者非预期压疮发生率为"0"(难免压疮除外)。

(3)高危患者入院时跌倒/坠床的风险评估率>90%。

(4)护士对患者跌倒/坠床意外事件报告、处理流程知晓率>95%。

(5)护士对患者跌倒/坠床意外事件的报告制度、处理预案与工作流程的执行率达100%。

(6)护士对护理安全(不良)事件报告制度的知晓率达100%。

(7)护士对高危患者非计划性管道滑脱的风险评估率>90%。

(8)护士对患者管道滑脱报告制度、处置预案、处理流程的知晓率达95%,执行率达100%。

(9)护理人员手卫生依从性达95%,外科洗手依从性达100%。

(10)护理人员"七步法"洗手正确率>90%。

(11)高危药品贮存要求符合率>90%。

(12)患者身份识别正确率达100%。

(13)手术安全核查执行率达100%。

三、护理安全管理评价

1.制度管理评价

(1)有健全的护理差错防范和安全管理制度和措施并监督落实。护理部设有《护理登记本》及《护理不良事件登记本》,记录投诉及不良事件的发生原因、分析和处理经过及整改措施。每月在全院护士长会议上总结、分析,并制订相应的措施,对全院无投诉、无不良事件发生的科室给予表扬。

(2)发生不良事件后,护士长及时组织讨论,明确不良事件的性质,总结经验教训,制订防范措施,记录完整。

（3）对典型的护理不良事件,质量和安全管理委员会应组织相关科室及当事人进行根因分析,杜绝再次发生。

（4）制订临床护理技术操作常见并发症的预防及处理规范,并落实到位。

（5）护士掌握常见护理技术操作及常见并发症的预防及处理流程。

（6）有重点环节应急管理制度及处理预案,相关护士知晓。

（7）定期对相关人员进行应急预案的培训及演练。

2.护理标识评价

（1）各种护理标记齐全、醒目(药物过敏、防压疮、防跌倒/坠床标识)。

（2）药物过敏标识做到"病历夹、医嘱单、腕带、治疗单"四统一,注明过敏药物名称,患者知晓。

（3）腕带标识规范佩戴。

3.药品管理评价

（1）有健全的药品管理制度、毒、麻药品管理制度、高危药品管理制度、基数药品管理制度等。

（2）加强毒、麻药品管理,设专人保管,专用处方,定量存放,加锁管理,定期清点;并执行交接班制度,做到帐物相符。

（3）根据药品种类、性质(针剂、内服、外用等)分别放置,定数量、定位置,标签清晰,专人管理。

（4）高危药品单独放置,标识醒目规范。

（5）抢救车固定在抢救室内,专人管理,药品用物班班交接并做好记录。

（6）有基数药物登记本,记录规范。

4.病房安全管理评价

（1）严格执行查对制度,做到"三查八对"。

（2）定期检查急救物品及器械的性能是否完好。电源等有明显标志,并定期检查维护。

（3）病室内禁止吸烟、饮酒、使用电热杯及任何个人用电,有标识提示。

（4）冰箱功能完好清洁,定时除霜,无过期药品及私人物品。

（5）病区安全通道无杂物堆放,保证畅通。应急灯功能完好。

5.患者风险管理评价

（1）对儿童、老年人、神志不清的患者有加床档及其他安全防护措施。

（2）对高危患者进行护理风险评估(压疮、跌倒、坠床、自杀、走失、管道脱落、烫伤、突发事件等),制订有效的防范措施及处理程序,认真落实,规范记录。

（3）熟知护理差错事故防范、报告及处理程序,有记录。

四、护理安全持续改进

1.护理组织管理

（1）根据医院的功能任务建立完善的护理管理组织体系;完善护理工作制度、岗位职责、护理常规、操作规程,护理安全考核标准,制订重点环节工作交接流程,护理安全管理敏感指标。

（2）严格按照《护士条例》规定实施护理管理工作。制订健全的护理工作制度、岗位职责、护理常规、操作规程、应急预案等,并保证有效落实。

（3）护理管理部门实行目标管理责任制,职责明确。

（4）护理管理部门结合医院实际情况,制订护理工作制度,并有相应的监督与协调机制。

（5）组织护理人员加强制度的学习,特别是核心制度要做到熟练掌握,如查对制度、不良事件管理制度、分级护理制度、抢救制度、交接班制度、消毒隔离制度等。

2.护理人力资源管理

（1）有明确的护士管理规定,有护士的岗位职责、技术能力要求和工作标准。

（2）对护士的资质、各岗位的技术能力有明确要求,同工同酬。

（3）对各护理单元护士的配置有明确的原则与标准,确保护理质量与患者安全,重症监护室、手术室等重要部门护患比达到国家规定标准。

（4）有紧急状态下对护理人力资源调配的预案,并定期进行演练。

（5）制订并实施各级各类护士的在职培训计划。每月坚持护理讲座和护理技术操作培训及考核,促进护理人员的理论水平和工作能力不断提高。

（6）有紧急状态下护理人力资源调配制度,确保等级护理的护理要求和患者安全需要。

（7）科室实行弹性排班制,科学合理使用护理人力资源。制订各级护理人员的岗位任务和工作标准,实行护理人员分层管理。

（8）根据专业特点拟定专业护士培训计划,并严格落实到位。加强年轻护士的"三基"训练,拟订"三基"培训计划,进行理论和技能培训及考核,提高护士护理水平,保证患者安全。

3.护理质量考核管理

有护理质量考核标准、考核办法和持续改进方案。有基础护理、专科护理质量评价标准,并建立可追溯机制;定期与不定期对护理质量标准进行效果评价;按照《病历书写基本规范(试行)》书写护理文件,定期质量评价;有重点护理环节的管理、应急预案与处理程序;护理工作流程符合医院感染控制要求。

（1）完善各项质量考核标准,严格落实查对制度、分级护理制度、安全管理制度、压疮上报制度和患者跌倒、坠床、导管脱落上报制度,学习掌握常见应急预案。

（2）加强安全教育,增强风险意识,及时发现和处理一切不安全因素,确保患者就医安全。

（3）充分发挥护理质量与安全管理委员会的作用,定期进行护理质量监控,每月要至少进行质量检查一次,并做到及时反馈,要克服敷衍了事的工作作风,切实发现质量问题,促进护理质量不断提高。

（4）科室做到日有抽查、周有检查、月有分析和总结,及时纠正护理疏漏,杜绝差错隐患。

（5）护理部强化质量意识,抓好安全管理,倡导护士"慎独"精神,严格监督约束机制,对护理质量监控要做到平时督导和定期检查相结合,加强对高风险科室和危重患者的巡查,了解临床护理工作中护士的思想动态和工作中遇到的困难,及时疏导、及时协助解决,指导护理人员和护士长做好临床护理工作,确保临床护理质量不断提高。

（6）护理工作实行三级质控,护士长质控组按分工要求每月检查 1 次,科护士长加强日巡查和督导检查,护理部组织每季度全面督查。

（7）科室及护理部定期进行护理安全工作全院检查,及时发现及排查隐患问题。

4.临床护理管理

（1）体现人性化服务,落实患者知情同意与隐私保护,提供心理护理服务。

（2）基础护理合格率＞90％,危重患者护理合格率达 90％。

（3）护士对住院患者的用药、治疗提供规范服务。

（4）对围手术期患者有规范的术前访视和术后支持服务制度与程序。

（5）提供适宜的康复训练和健康指导。

（6）各项特殊检查护理措施到位。

（7）密切观察患者病情变化，根据要求正确记录。

（8）加强住院患者的用药指导、饮食指导、康复指导、检查前后指导等健康教育工作，实现以社会医学、生态环境医学为指导的健康管理。

（9）护理人员要加强学习，掌握专科知识、康复知识和预防保健知识。

（10）各科室要开通患者咨询热线，以满足患者的需求，确保住院患者健康教育工作扎实有效开展。

（11）对特殊出院患者要进行出院护理随诊，实施延续护理服务。

5. 危重症患者护理

（1）对危重患者有护理常规，措施具体，记录规范完整。

（2）护理管理部门对急诊科、重症监护病房、手术室、血液净化等部门进行重点管理，定期检查、改进。

（3）保障监护仪等急救设备的有效使用。

（4）保障对危重患者实施安全的护理操作。

（5）保障呼吸机使用、管路消毒与灭菌的可靠性。

（6）建立与完善护理查房、护理会诊、护理病例讨论制度。

（7）加强危重患者的管理，制订危重患者上报制度并有效落实，护理人员掌握危重患者护理常规，护理部加强对危重患者的督导，对重点科室如急诊科、重症医学科、心胸外、手术室、神经外、神经内、呼吸科等危重患者较多的科室进行定期和不定期督查。

（8）对特殊病例组织相关人员进行危重病例讨论。

（9）临床科室加强急救器械、物品的管理，确保急救器械物品完好率达100％，消毒灭菌合格率达100％。

6. 手术室与中心供应室管理

（1）手术室与中心供应室工作流程合理，符合预防和控制医院感染的要求。

（2）制订并实施相关的工作制度、程序、操作常规。

（3）与临床保持良好的沟通机制，满足临床工作和住院患者的需要。

（4）进一步完善接、送手术患者等各项流程、各项操作常规。

（5）护士长保持与临床科室良好的沟通，注意征求科室及手术医生意见，严格各种工作程序，满足临床工作和住院患者的需要。

（6）制订与后勤、保卫等部门的沟通协调机制，保证水、电、暖气供应畅通。

（7）做好手术器械集中清洗消毒管理，保障无菌物品的安全使用。

7. 护理不良事件报告管理

（1）有护理不良事件报告和管理制度，鼓励主动报告护理不良事件，加强各类导管脱落、患者跌倒、压疮等上报制度的落实。

（2）完善专项护理质量管理制度，如各类导管脱落、患者跌倒、压疮等。

（3）能够应用对护理不良事件评价的结果，改进相应的运行机制与工作流程、工作制度。

（4）护理部加强对上报病例的跟踪观察，定期组织护理不良事件讨论会，查找发生事件的原因，制订整改措施，以促进护理质量稳步提高。

护理安全管理是保障患者安全的必要条件，是避免护理缺陷、减少护理纠纷的重要措施，是提高护理质量与护理水平的关键环节。

对患者实施安全管理是医院管理中的重要内容之一。科室应将安全管理运用到患者的整个住院过程中，从健全安全制度、提高护理人员专业素质入手，强化重点环节、重点时段、重点人员以及医疗设施的管理，构建安全管理组织架构，提高护理人员危机意识，防范差错事故的发生，确保患者安全和自身安全。

（李锦玲）

第二十一节　护理业务技术管理

护理业务技术管理就是对护理工作的技术活动进行计划、组织、协调、控制，使这些技术能准确、及时、安全、有效地运用于临床，以达到高质量、高效率目标的管理工作。护理业务技术管理是护理质量的重要保证，对于加强护理服务效率，提高护理工作水平，促进护理学科发展，具有重要作用。

一、基础护理管理

基础护理是护理工作中各科共同的、通用的、带有普遍性的基本理论和技术操作。它是护理人员必须掌握的基本知识与技术，也是专科护理的基础。基础护理质量也是衡量医院管理水平和护理质量的重要标志。

（一）基础护理管理的内容

1.一般护理技术

一般护理技术包括患者出入院护理、各种铺床法、分级护理、生命体征的观察和护理、生活护理、心理护理、饮食护理、无菌技术操作、消毒隔离技术、口服给药、各种注射法、护理文书书写等。

2.常用的抢救技术

常用的抢救技术包括给氧、吸痰、洗胃、止血、胸外心脏按压、气管插管与气管切开、人工呼吸机的使用等。

3.基本护理常规和制度

基本护理常规和制度包括一般护理常规、一般病室工作制度、门诊护理工作制度等。一般护理常规如发热患者护理常规、昏迷患者护理常规等。

（二）基础护理管理的主要措施

1.加强职业道德教育

基础护理是护理服务中最基本的内容，也是护理人员最基本的职责范围。基础护理质量的好坏，直接影响护理质量的好坏以及整个医院医疗质量的水平。要教育护理人员树立以患者为中心的服务理念，消除基础护理可有可无、对疾病的转归无足轻重的错误认识，从思想和行动上重视基础护理工作，主动、自觉地提供高质量的基础护理。

2.制订各项基础护理操作规程

基础护理内容广泛,针对每项操作的一般原则和技术要求,制订出该项技术的操作流程和终末质量标准,指导、统一规范护理人员的操作行为,做到技术操作正规,工作程序规范,在保证护理质量的前提下,也有利于护理教学的开展。

3.加强"三基"训练

注重对护理人员的"三基"训练,可采取集中和分散相结合的方法。通过训练,达到整体掌握,灵活运用,并使护士了解护理技术的新观念,掌握新方法,同时还可培养技术骨干及教学骨干。护理部应准备有进行基础护理技术操作的示范教室和操作练习室,定期向护理人员开放;通过举行各种形式的技能操作比赛,促进护理人员基础护理操作技术的提高和进步。各科室在科护士长的带领下,以护理骨干为主线、全面展开护理技术质量管理系统工作,力求做到人人达标、个个过关,每个临床护士都要会操作、会讲解、会指导、会检查。

4.严格执行基础护理操作规程和护理常规

基础护理贯穿于护理日常常规工作中,要求护理人员必须具有高度责任心与过硬的技术。护理部要保证临床护理人员的编制及人力需要,加强与后勤部门工作的联系和配合,督促护理人员严格执行基础护理操作规程和护理常规。建立良好的约束和激励机制,定期检查考核制度及建立个人业务技术档案,强化护理人员的自我约束和相互监督。调动各级护理人员的主动性,定期进行基础护理质量检查,通过质量分析与反馈,使基础护理保质保量落实,真正使患者成为受益者。

5.深入临床,抓薄弱环节及共性问题

各级护理管理人员要经常深入临床,在床边实际指导、考核、督促护理人员的基础护理技术操作。在基础护理管理中,要善于发现薄弱环节及共性问题,如院内感染的预防、护理过失的防范等。积极分析原因,研究改进措施,提高基础护理质量。

二、专科护理管理

专科护理是在基础护理的基础上,结合专科疾病的特点及专科医疗护理需要进行的、具有专科特色的护理工作。近年来,随着医学的发展,专科分化越来越细。专科护理也相应地向纵深发展,如除传统的内、外、妇、儿科护理外,内科又分为呼吸、消化、心血管、血液、神经、内分泌、肾病、血液透析及腹膜透析,冠心病监护等专科护理。专科护理具有专业性强、操作复杂、高新技术多的特点,对临床护士及护理管理人员提出了更高的要求。

(一)专科护理管理的内容

1.疾病护理技术

疾病护理技术包括各种专科疾病(如心肌梗死、脑血管疾病、糖尿病、皮肤病等)的护理技术,以及各种手术患者的护理技术。

2.专科诊疗技术

专科诊疗技术包括各种功能检查、专项治疗、护理技术,如心力衰竭、呼吸衰竭等抢救配合,机械通气气道护理、泪道冲洗技术等专项护理技术,胃镜、肠镜等诊疗护理配合,以及静脉营养技术等。

3.疾病护理常规及健康教育手册

疾病护理常规包括各专科常见病、多发病的护理常规,如心肌梗死、脑血管疾病、糖尿病、皮肤病等的护理常规,以及各种手术患者的护理常规。患者健康教育是整体护理的重要内容,也是专科护理一项重要的工作。健康教育手册应针对各类疾病、不同性别、年龄段等患者的具体情况和特点,提出健康教育的要点,使之具有实用性、针对性,适合临床护理工作参考。

(二)专科护理管理的主要措施

1.加强专科理论知识学习

通过讲课、查房、病案讨论、科研学术活动等形式,组织护理人员学习掌握本科室疾病护理常规、健康教育的内容,学习相关疾病的基础理论,如专科疾病的诊断、检查、治疗方法、病情及治疗用药观察等,做到能结合患者实际、灵活正确地运用指导护理工作,防止盲目机械执行。

2.组织专科护理技术训练

要求护理人员熟练掌握本科室各项专科护理技术,熟知各项专科护理技术操作的基本原理、方法及原则,了解其目的和意义,熟练掌握本科室疾病的特点和护理方法,各种仪器的使用、保养等护理技术操作,准确执行医嘱,提高工作效率及护理质量。

3.树立以患者为中心的整体护理思想

护理人员要有严谨求实的作风,认真地执行护理常规,掌握患者的整体情况,运用护理程序,开展健康教育和自我保健指导,满足患者对护理服务的需求,预防并发症的发生。注意与医生、其他相关科室的协作关系,以利于护理工作的顺利开展。

4.做好精密、贵重、特殊仪器的保养

对专科仪器设备做到专人保管、定点存放、定时维修、保持性能良好,以备急用,并制订详细的使用步骤、操作规程,建立相应的规章制度,妥善管理。

5.建立健全质量评价体系和规章制度

完整的质量评价体系和制度是提高专科护理水平的重要保证。各层次护理人员既要参与实际护理工作,又要善于发现问题,重视实践经验的积累及创新,不断进行护理研究,发展专科护理。

(杜　伟)

第二十二节　各级护理管理人员工作职责

一、护理部主任(副主任)工作职责

(1)在分管院长领导下负责全面护理工作,拟定全院护理工作计划,经院长、副院长审批后实施,并检查护理工作质量,按期总结汇报。

(2)负责拟定和组织修改全院护理常规,并严格督促执行,检查指导各科室做好基础护理和执行分级护理制度。

(3)深入科室,对抢救危重病员的护理工作进行技术指导。

(4)负责拟订在职护士继续教育计划及落实措施,组织全院护理人员的业务技术训练。定期进行业务技术考核。

(5)掌握全院护理人员的工作、思想、学习情况。负责院内护理人员的调配,并向院长提出对护理人员的升、调、奖、惩的意见。对于护理人员发生的差错事故与各科室共同研究处理。

(6)审查各科室提出的有关护理用品的申报计划和使用情况。

(7)提请相关科室安排护士生活上有关问题。

(8)检查指导门诊、急诊科、手术室、供应室病房管理,使之逐步达到制度化、常规化、规格化。

(9)负责制订实习进修生的临床实习及带教计划,完成带教任务。

(10)主持召开护士长会议,分析护理工作情况,并定期组织护士长互相检查、学习和交流经验,不断提高护理质量。

(11)组织领导全院护理科研工作及护理新技术的推广。护理部副主任协助主任负责相应的工作。

二、护理部干事工作职责

(1)在主任的领导下,负责处理护理部的日常工作。

(2)深入科室,了解各级护理人员职责、各种制度执行情况,并及时反馈。

(3)根据主任的安排,负责分管某项护理工作,调查研究,把好质量关。

(4)协助主任搞好各级护理人员的学习和技术操作训练。

(5)协助主任制订护理计划和总结工作,定期组织护理质量检查、考核。

(6)负责文件收发、统计、登记、本室人员考勤、相关会议记录及资料的保管工作。

(7)定期参加护理查房。

(8)完成主任、副主任交办的临时工作。

三、科护士长职责

(1)在护理部主任的领导下和科主任的业务指导下,根据全院护理工作质量标准、工作计划,结合实际制订管辖病区的护理计划,并组织实施。定期召开管辖病区的护士长会议。

(2)参加本科晨会交接班,深入病房,检查危重患者,并做具体指导,对复杂或新开展的护理业务,要亲自实践。

(3)帮助和教育全科护理人员加强责任心,改善服务态度,认真执行医嘱、规章制度、技术操作规程,严防差错事故。

(4)随同科主任查房,了解护理工作中存在的问题,提出改进措施和意见,加强医护联系。

(5)组织管辖病区护理人员学习护理业务技术,注重护士素质的培养和提高。

(6)组织拟定和实施管辖病区护理科研计划和教学计划,及时研究新情况,总结新经验。

(7)了解管辖病区患者的病情、思想、生活状况。督促检查各病房护理工作,提出改进措施和意见。

(8)确定管辖病区护士的轮换和临时调配。

四、病房护士长职责

(1)在科护士长领导下及科主任的业务指导下,负责病房护理、教学、科研及各项管理等工作,根据护理部及科内工作计划,制订本病房具体计划,并组织实施。

(2)有计划地安排病房工作,做到日有安排,周有重点,月有计划。

(3)保证各项规章制度的贯彻落实;了解各班护士执行治疗、护理和消毒隔离等项工作的情况;核对医嘱,杜绝事故,减少差错;检查卫生员的工作。

(4)参加并组织危重患者的抢救工作,随同科主任和主治医师查房,参加病案讨论,以了解对护理工作的要求。

(5)组织领导护理查房、护士业务学习、护士临床教学,不断提高护士业务技术水平和带教质量,并定期组织考核。

(6)做好思想工作,注重发挥护士的积极性和主动性。

(7)负责病房的药品、医疗器械、医疗表格等的领取、保管、检查和维修。

(8)定期召开工休会,征求病员意见,不断改进工作。

(9)定期与科主任讨论病房工作中存在的问题,研究改进措施。副护士长协助护士长负责相应的工作。

(李锦玲)

第二十三节 各级护理人员工作职责

一、主任(副主任)护师工作职责

(1)在护理部的领导下,指导本科室的护理业务技术、科研、教学工作。

(2)检查指导本科急、危、重、疑难患者的护理计划、护理会诊及抢救危重患者的护理。

(3)了解国内外本学科的发展动态,并根据本院具体条件,积极引进先进技术,提高护理质量,发展护理学科。

(4)主持本科的护理大查房,指导主管护师查房,不断提高护理业务水平。

(5)对本科护理差错、事故提出技术鉴定。

(6)组织主管护师、护师及进修护士的业务学习,拟定教学计划,编写教材,并负责讲授。

(7)带教护理系和护理专科学生临床实习,担任部分课程的讲授。

(8)协助护理部做好主管护师、护师的晋级考核工作,承担对高级护理人员的培养。

(9)制订本科护理科研、技术革新计划,并负责实施。参与审定、评价护理论文和科研、技术革新成果。

(10)负责组织本科护理学术讲座和护理病历讨论。

(11)对全院的护理队伍建设、业务技术管理和组织管理提出意见,协助护理部对全院护理工作的领导。副主任护师参照主任护师的职责执行。

二、主管护师工作职责

(1)在科护士长领导下和主任护师指导下进行工作。

(2)督促检查本科各病房护理工作质量,发现问题,及时解决,把好护理质量关。

(3)解决本科护理业务上的疑难问题,指导重、危、疑难患者护理计划的制订及实施。

(4)协助护士长主持病区护理查房和护理会诊,对护理业务给予具体指导。

(5)对本科各病房发生的护理差错、事故进行分析、鉴定,并提出防范措施。

(6)组织本科护师、护士进行业务培训,拟定培训计划,编写教材,负责讲课。

(7)组织护理系本、专科学生和护校学生的临床实习,负责讲课和评定成绩。

(8)制订本科护理科研、技术革新计划,并组织实施。指导全科护师、护士开展科研工作。

(9)协助本科护士长做好行政管理和队伍建设工作。

三、护师工作职责

(1)在护士长领导下和主管护师指导下进行工作。

(2)参加护理临床实践,指导护士正确执行医嘱及护理技术操作规程,发现问题,及时解决。

(3)参与病房危重、疑难患者的护理工作及难度较大的护理技术操作,带领护士完成新业务、新技术的临床实践。

(4)协助护士长拟定护理工作计划,参与病房管理工作。

(5)参加本科主任护师、主管护师组织的护理查房、会诊、病例讨论,并主持本病房的护理查房。

(6)协助护士长对本病房护士和进修护士的业务培训,制订学习计划,组织编写教材与讲课,对护士进行技术考核。

(7)参加护校部分临床教学,带领护生临床实习。

(8)协助护士长制订本病房的科研、技术革新计划,提出科研课题,并组织实施。

(9)对护理差错、事故进行分析,提出防范措施。

四、病房护士职责

(1)在护士长领导下和护师的指导下进行工作。

(2)认真执行各项护理制度和技术操作规程,正确执行医嘱,准确及时地完成各项护理工作,严格执行查对及交接班制度,防止差错事故的发生。

(3)做好基础护理和心理护理工作,经常巡视病房,密切观察病情变化,发现异常及时报告。

(4)认真做好危重患者的抢救工作。

(5)协助护师进行各种诊疗工作,负责采集各种检验标本。

(6)参加护理教学和科研,指导护生和护理员、卫生员的工作。

(7)定期组织患者学习、宣传卫生知识和住院规则,经常征求患者意见,改进护理工作,在患者出院前做好卫生保健宣传工作。

(8)办理出入院、转科、转院手续及有关登记工作。

(9)在护士长领导下,做好病房管理、消毒隔离、物资、药品、材料请领、保管等工作。

(李锦玲)

第二十四节　手术室护理人员工作职责

一、手术室护士长职责

(1)在护理部和科主任的领导下,负责本室的行政、业务管理及思想工作。

（2）负责本室工作计划（含护理、教学、科研等）并组织实施。合理安排人员，进行科学分工。经常督促检查，及时总结经验，不断提高护理质量，对难度较大或新开展的手术和抢救工作进行操作指导，必要时亲自参加。

（3）负责组织本室各级护理人员的业务学习，根据专科业务、技术需要，有计划地采取多种方式学习新业务、新技术和新仪器的有关知识，并组织理论和技术考核。

（4）督促所属人员认真执行无菌技术操作规程，定期及不定期对工作人员手、灭菌物品、手术间空气进行采样培养，结果存档，使其符合卫生学要求，督促和检查卫生员做好清洁消毒工作。

（5）经常督促检查各项规章制度和护理常规贯彻执行情况，发现问题及时纠正，严防差错事故。对发生的差错事故组织认真讨论，吸取经验，订出防范措施。

（6）负责本室的财产预算、管理和报损等。对各类物品、仪器、设备要指定专人负责，建立账目，定期组织清点及维修，贵重、精密器械建立使用登记卡。

（7）负责接待参观事宜。

二、手术室主管护师职责

（1）在护士长的领导下进行工作，发挥业务、教学、科研上的主导作用。

（2）负责督促、检查本室护理工作质量，及时发现存在的问题，提出解决办法，把好手术、护理质量关。

（3）解决本室护理业务上的疑难问题，参加研究和制订重大手术和新手术护理配合和操作规程。

（4）协助护士长组织新业务、新技术的学习和研讨。

（5）拟定本室护师（士）在职业务培训计划，并编写教材和讲授有关的课程。

（6）负责进修人员的带教和护理专业学生的临床实习并进行出科鉴定，组织讲课。

（7）拟定本室护理科研计划并组织实施，指导本室护师（士）开展科研工作，写出具有一定水平的护理论文和科研工作总结。

三、手术室护师工作职责

（1）在护士长领导下及主管护师指导下进行工作。

（2）参加护理临床实践，熟悉专科护理理论，掌握操作技术，圆满完成担负的各项工作任务。

（3）参与本室护理技术管理和安全管理工作，防止差错、事故的发生，不断提高手术护理质量。

（4）参加护理人员在职业务学习，掌握新的业务知识和技术操作，不断提高业务、技术水平，参与科研工作，写出护理论文或经验总结。

（5）指导进修、实习护士和卫生员的工作。

四、手术室护士工作职责

（1）在护士长的领导下，担任器械或巡回护士，负责术前的准备和术后的整理工作。

（2）认真执行各项规章制度和技术操作规程，认真检查参加手术人员的无菌操作，注意患者安全，严防差错事故。

(3)参加卫生清扫,保持手术室整洁、肃静,保持室内适宜的温度和调节空气。

(4)负责术后患者的包扎、保暖、护送。

(5)负责手术标本的保管与送检。

(6)做好器械、敷料的打包、消毒和药品保管以及登记、统计工作。

(7)指导进修、实习护士和卫生员的工作。

五、手术室监控护士工作职责

(1)负责本室对医院感染监测和控制管理条例的贯彻执行。

(2)负责本科室消毒隔离工作。①每月做1次空气、物表、无菌物品、医务人员手和使用中消毒剂的细菌培养;②每3个月进行1次紫外线强度监测;③对需要进行隔离的患者,督促护理人员严格执行隔离制度,并做好记录;④负责本室的医院感染知识宣传;⑤监测结果归档、备查。

六、手术室护理员工作职责

(1)在护士长的领导下和护士的指导下进行工作。

(2)每天晨间做器械敷料间的平面卫生,保持器械敷料间的整洁。

(3)负责做好手术患者的接送工作。

(4)负责无菌物品的检查、消毒和保养。

(5)负责各种敷料和手套的打包。

(6)验收洗衣房洗涤后送来的布类物品,要求点收无误。

(7)定期送补布类并及时验收收回。

(8)每月底清理报废布类并做好登记。

(9)负责标本的登记、送检,以及其他外勤工作。

(10)参加业务学习,掌握必要的医学知识和清洁卫生、消毒隔离的基本知识,熟悉本职工作的操作程序、方法,不断提高工作质量。

七、巡回护士工作职责

(1)术前到病室探视患者,了解患者情况及所施手术方式。患者进入手术室后,根据不同情况给予介绍和安慰,以减少患者的恐惧与紧张。对神志不清的患者和小孩,应适当约束或由专人看守,确保安全。

(2)做好术前室内卫生保洁的检查工作和各类物品的准备(仪器、器械、布类、药品、输液、输血、一次性物品及特殊物品)。

(3)认真做好查对工作:查对科室、床位、姓名、性别、年龄、手术部位、手术名称;检查备血情况、术前各项准备是否完善和从病室带入的物品是否齐全等。

(4)建立静脉通道。

(5)协助麻醉。

(6)固定体位,使手术区能充分暴露,但又要保证患者肢体处于舒适、安全状态,防止挤压、灼伤。

(7)术前与主刀医师、洗手护士共同核对器械、纱布、纱布垫、缝针等,并详细记录。关闭体腔及深部组织前、后,应两次核对,防止异物遗留。如出现特殊情况,应与护士长联系按程序妥善解决。

(8)负责参加手术人员的衣服穿着,供应洗手护士需要的一切用物,保持手术间的整洁、安静,适时调节手术野灯光与室温。

(9)保持输液、输血通畅。输血前必须两人一起仔细核对血型,交叉配型结果,防止液体外漏。

(10)随时督促手术人员严格执行无菌操作,对违反者应立即予以纠正。注意参观人员不可直接接触手术者或手术台,以防污染。坚守工作岗位,了解手术进展情况,不得擅自离开手术间。

(11)术毕,协助妥善包扎伤口,将患者用物交护理员送回病房。

(12)整理手术间,用物归还原处。

八、洗手护士工作职责

(1)术前了解病情及所施手术,必要时参加术前讨论会,熟悉手术步骤,以便与术者密切配合。

(2)应提前半小时洗手、穿手术衣等。铺好无菌器械桌,并将手术器械分类按使用次序排列于升降台及器械桌上,与主刀医师、巡回护士详细核对器械、纱布、纱布垫、缝针等。

(3)协助铺好无菌手术布单。

(4)当皮肤切开后,应立即将切过皮肤的刀与擦拭过皮下血迹的纱布垫收回不再使用,换刀片及纱布垫。按手术步骤准确地传递器械,器械用毕,迅速取回擦净,归还原处。保持吸引器通畅。

(5)备齐手术所需各种缝针、缝线,随时清理束线残端,防止带入伤口。

(6)保持器械台及手术台整洁,严格执行无菌操作,切开空腔脏器前,切口下方用无菌巾保护,已污染的器械、用物应放入弯盘内隔离。

(7)术中留取的标本,以盐水纱布包妥,巾钳固定或保存在标本杯内,术后妥善固定标本,做好登记。

(8)缝合体腔及皮下深部组织前后,应与主刀医师、巡回护士详细核对器械、敷料、缝针等,严防异物遗留。

(9)手术完毕,按"消—洗—消"的原则清理器械(擦干拭油,按手术器械卡打包,灭菌备用;锐利、精密和贵重医疗器械应分别清洗、处理,放入专柜备用)。

九、夜班护士工作职责

(1)处理夜班一切急诊手术。

(2)上、下班前,检查门、窗、水、电、氧气开关及吸引器管道等。

(3)熏蒸消毒电刀线及有关用物。

(4)负责手术间空气消毒,做好日报表的统计、登记。

十、器械组护士工作职责

(1)打开次日手术所需用的特殊器械包,并检查熏箱内物品是否齐全。回收、整理、补充当日手术用过的物品。

(2)每周星期五更换活力碘、敷料缸,补充碘伏、0.1%活力碘、过氧化氢、75%酒精、肥皂液。

(3)浸泡用的戊二醛消毒液每周更换 1 次。

(4)定期补充熏箱内、无菌柜内、手术间内各种一次性消耗品。

十一、手术室专科组组长职责

(1)在手术室护士长的领导下进行工作,发挥业务、教学、科研上的主导作用。

(2)负责督促检查专科小组护理工作质量,把好手术护理质量关。

(3)解决专科护理业务上的疑难问题,参加研究制订专科组重大手术和新手术护理配合。

(4)每周检查专科组分管的手术间,针对存在的问题及时整改并做好记录。

(5)每月组织本组人员学习新业务、新知识,并在每月 30 d 前完善资料上交。

(6)每月对所辖科室手术护理记录单进行检查,下月 10 d 前进行全科通报。

(李锦玲)

第二十五节　消毒供应中心护理人员工作职责

一、消毒供应中心护士长工作职责

(1)在护理部的领导下,负责组织医疗器材、敷料的制备、消毒、保管、供应工作。制订本科室年度计划和每月工作重点,科学安排护理人员及护工和卫生员的工作,提出周计划,当日安排并组织实施。

(2)督促护理人员严格执行各项规章制度和技术操作规程,严防差错事故的发生。对已出现的差错事故认真分析,找出原因妥善处理,并及时向护理部回报。

(3)定期检查高压蒸汽灭菌器、低温灭菌器的效能,经常鉴定器材和敷料的消毒效果,发生异常,立即上报检修。

(4)熟悉各种设备的操作规程,指导本科室人员正确使用。

(5)发扬勤俭节约的精神,做好器材的回收和修旧利废工作,并负责医疗器材、敷料等物资的领用、报销工作。

(6)做好一次性使用无菌医疗用品的管理工作,以及各项的检测工作,提供合格医疗产品给临床使用。

(7)组织开发技术革新,积极参与科研工作,不断提高工作效率。

(8)关注教学工作,培养新生力量,并做好参观学习的接待工作。

(9)了解科室人员思想动态、工作、学习、生活等情况,关心她们的疾苦,做她们的知心朋友,充分调动其积极性。

(10)每月到临床科室进行沟通,了解需要及无菌物品供应情况。

二、消毒供应中心副主任护师工作职责

(1)在护理部及护士长的领导下,指导本科室的护理业务技术、科研、教学的开展。

(2)配合护士长共同管理好科室,解决本科室业务上的疑难问题。

（3）对本科室护理差错、事故提出技术鉴定意见。

（4）组织主管护师、护师及进修护士的业务学习拟定教学计划，编写教材，并负责讲课。

（5）了解国内外本学科的发展动态并根据本院具体条件，积极引进先进技术，提高护理质量，发展护理学科。

三、消毒供应中心主管护师工作职责

（1）在护士长的领导下进行工作。

（2）负责检查各班的工作质量，发现问题，及时解决，严格把好护理质量关。

（3）对突发事件有良好的应变能力，能够及时处理各种紧急事故；解决本科室业务上的疑难问题。

（4）编写与制订供应室工作程序手册及各类机器操作规程。

（5）积极开展技术革新及各项科研工作，并做好护生临床实习的教学工作。

（6）推行在职教育及组织业务培训，拟定培训计划，编写教案，负责讲课。

（7）对工作中出现的护理不良事件（差错、事故）进行分析，并提出防范措施。

（8）协助护士长做好行政管理工作。

四、消毒供应中心护师工作职责

（1）在护士长及主管护师的领导下进行工作。

（2）掌握低温灭菌器的操作规程，以及有关的检测工作。

（3）掌握清洗机、封口机、超声波等设备的使用，发现问题及时检修或向护士长报告。

（4）经常检查医疗器材质量，如有损坏及时维修、登记或向护士长汇报。

（5）协助护士长做好一次性领用无菌医疗物品的供应工作，领用各种医疗器材、敷料，定期与临床科室联系。

（6）熟悉各种器械、物品的性能、消毒方法以及洗涤操作技术，保证供应物品的适用和绝对无菌，确保医疗安全。

（7）协助护士长做好各项监测工作，保证合格产品提供临床使用。

（8）指导护士（消毒员）进行医疗器材、敷料的制备、消毒工作。

（9）积极完成护生临床实习的教学任务。

五、消毒供应中心护士工作职责

（1）在护士长的领导下进行工作。负责医疗器材、敷料的清洗、包装、消毒、保管、登记、分发、回收及记账工作，实行下收下送。

（2）掌握低温灭菌器的操作规程，以及有关的检测工作。

（3）掌握清洗机、封口机、超声波等设备的使用，发现问题及时检修或向护士长报告。

（4）经常检查医疗器材质量，如有损坏及时维修、登记或向护士长汇报。

（5）协助护士长做好一次性使用无菌医疗物品的供应工作，树立严肃认真的工作态度，严格无菌观念。认真执行各项规章制度和技术操作规程，熟悉各种器械、物品的性能、消毒方法以及洗涤操作技术，保证供应物品的适用和绝对无菌，确保医疗安全。

（6）协助护士长做好各项监测工作，保证合格产品提供临床使用。

（7）指导消毒员进行医疗器材、敷料的制备、消毒工作。

(8)完成有关的空气消毒和工作量统计工作,并记录。

六、消毒供应中心院感监控员工作职责

(1)负责督促检查科室各班消毒隔离工作的落实。

(2)负责本科室对医院感染监测和控制管理条例的贯彻执行。

(3)负责本科室的医院感染知识培训。

(4)负责院感采样、分析、提出整改措施。

七、消毒供应中心质检员工作职责

(1)在护士长的领导下开展质量检测及监督工作。

(2)负责物品消毒过程中的监测结果核查。

(3)负责物品灭菌过程中的监测结果核查。

(4)负责领购物品监测结果核查。

(5)负责环境保洁工作的监督检查。

(6)及时反馈检查中的问题并参与解决问题的方案。

八、消毒供应中心消毒员工作职责

(1)在上级人员的指导下完成岗位工作。

(2)遵守工作规章制度,按时完成各项工作。

(3)维持环境的清洁,设备养护和安全操作。

(4)完成在职教育培训任务。

(5)参与工作的研究和改进。

(6)完成临时安排的工作。

九、消毒供应中心卫生员工作职责

(1)在护士长领导及护士指导下进行清洁卫生工作。

(2)定期对各区域的门、窗、墙壁、地面、公共设施进行清洁,保持干净整洁。

(3)保洁用具专区专用,用后清洁、挂晾。

(4)做好污染布类的送洗工作及清洗后布类的接收工作,认真登记。

十、污物间岗位职责

(1)每天负责各类物品的收点工作并登记。点清物品的数量、名称是否符合,然后分类浸泡于消毒液内或入清洗机清洗消毒。负责监控消毒液的浓度及浸泡时间。

(2)负责清洗完每天所有的污物,注意清洗质量,并通过干燥柜、清洗机进入包装室进行包装。

(3)清洗完毕后负责整理清洗池、污物盆、污包布、工作台、清洗机等卫生工作。

(4)每天下班前做好各类电源、门窗的关闭工作,以确保安全。

(5)对污染区所有设备进行维护保养并记录。

十一、下收班岗位职责

(1)负责回收临床各科室使用后的医疗器械。

(2)认真清点物品的数量、质量、清洁度,准确地把名称、数量报给下送班。

(3)督促使用科室做好初步清洁处理。

(4)将回收物品交回收物间清点分类处理。

(5)下收完毕将下收车用含有效氯 500 mg/L 消毒液擦洗干净放回原处备用。

十二、下送包、下收包班岗位职责

(1)每日按时到各临床科室收取待灭菌包。

(2)注意查看包的名称、科室、日期等是否按要求填写,并登记数量,双方签字。

(3)协助消毒班装包。

(4)将灭菌后的包,如数清点后放在下送车上,有侧孔的容器注意关闭。

(5)每日下午按时到各临床科室发放灭菌包,双方签字。

十三、收包班岗位职责

(1)负责接收门诊及临床各种自备急用包,核对标签上科室名称、消毒日期、签名,并登记。

(2)负责灭菌大、小治疗巾的叠放。

(3)负责接收临床临时送物品的纸塑包装。

(4)保持敷料间清洁、整齐,下班前关闭电源开关。

(李锦玲)

第二十六节　重症监护室护理人员工作职责

一、重症监护室护士长工作职责

(1)在护理部、科主任的领导下,负责本病室行政管理和护理工作。

(2)根据病房的情况和护士的能力及要求,合理安排班次。

(3)每天主持晨会交班和床旁交接班,组织并参与危重患者的抢救工作。

(4)每天必须参加查房(开会除外),了解所有患者病情。

(5)督促检查各项护理工作的到位情况,及时帮助解决护理工作中的疑难问题。

(6)经常检查仪器急救物品及药品的使用及保管情况,保证抢救药品仪器的性能完好。

(7)经常检查各项护理表格的记录情况,保证其完整性与准确性。

(8)定期听取患者及其家属的意见,及时改进工作。

(9)定期听取医生对护理工作的看法,促进医护密切配合。

(10)经常检查各种消毒物品的消毒情况。

(11)有计划地组织护士学习及基本功训练,使护士掌握新技术新仪器的操作使用、安装、消毒处理,不断提高护士业务水平及护理质量。加强新上岗护士的培训工作,安排好实习护士的带教工作,完成实习计划。

(12)其他同病房护士长工作职责。

二、重症监护室护士工作职责

(1)在科主任、护士长的领导及护师和组长的指导下进行护理工作。

(2)自觉执行医院和科室的各项工作及管理制度、岗位职责和护理技术操作规程,严防护理差错事故的发生。

(3)具备良好的职业道德和护士素质,贯彻整体护理思想,根据护理程序护理危重患者。

(4)参加所管患者的医生查房,及时了解患者的治疗护理重点。

(5)对患者的病情要熟悉了解,包括患者的姓名、年龄、诊断、手术时间、手术名称、治疗、用药、饮食、重要化验值、心理状况等。

(6)所有患者均需详细做好护理记录,每小时必须记录 1 次患者的生命体征及尿量,必要时随时记录。

(7)负责患者的所有治疗、护理和用药,正确执行医嘱,做到及时、准确、无误。

(8)全面掌握为患者实施的监护方法,如心电监护、无创及有创血压监测、中心静脉压监测、人工气道管理、机械通气的监护、持续血流动力学监测、持续床旁血液滤过的监护、呼吸及循环功能的监护等。

(9)认真做好危重患者的抢救、护理工作及各种抢救仪器、物品、药品的准备和保管工作。

(10)密切观察并记录患者的病情变化,及时发现异常情况,及时报告医生,及时处理。

(11)严格执行无菌技术规程,做好相关的消毒隔离工作,保证患者的医疗护理安全,积极采取措施,防止发生护理并发症。

(12)协助医生进行各种诊疗工作,负责所有检验标本的采集,并督促外勤员及时送到检验部。

(13)对新入院或转入的患者及其家属做好入科介绍。办理患者的入院、出院、转科、转院等手续,做好有关护理文件的登记工作。

(14)及时了解患者的需求,认真解答患者及其家属提出的问题,如涉及病情要请医生回答。

(15)参加护理教学和科研工作,工作中应不断总结经验,积极想办法解决护理工作中的疑难问题。

(16)爱护和珍惜医院及科室的仪器和物资,避免人为损坏,坚持勤俭节约的原则。

(17)保证患者皮肤及床单位的清洁,做好生活护理及其他各项基础护理。

(李锦玲)

参 考 文 献

[1] 成守珍. 呼吸内科临床护理思维与实践[M]. 北京：人民卫生出版社,2012.

[2] 侯岩芳. 心血管专科护士工作流程与沟通[M]. 北京：人民军医出版社,2012.

[3] 罗健. 消化内科临床护理思维与实践[M]. 北京：人民卫生出版社,2013.

[4] 崔岩,魏丽丽,王祥花. 实用血液净化护理手册[M]. 北京：人民军医出版社,2012.

[5] 陈伟菊. 内分泌科临床护理思维与实践[M]. 北京：人民卫生出版社,2013.

[6] 綦迎成,孟桂云. 结核病感染控制与护理[M]. 北京：人民军医出版社,2013.

[7] 史淑杰. 神经系统疾病护理指南[M]. 北京：人民卫生出版社,2013.

[8] 冯怡. 精神障碍护理学[M]. 杭州：浙江大学出版社,2013.

[9] 王建荣,周玉虹. 外科疾病护理指南[M]. 北京：人民军医出版社,2012.

[10] 陆皓,王养民,乔够梅. 泌尿外科专科护士手册[M]. 北京：人民军医出版社,2015.

[11] 朱小娟. 骨科临床护理手册[M]. 北京：人民卫生出版社,2014.

[12] 张新梅. 儿科常见病的护理与健康教育[M]. 广州：中山大学出版社,2013.

[13] 赵爱平. 手术室护理[M]. 北京：人民卫生出版社,2012.

[14] 周染云,王国权. 常见临床症状护理[M]. 北京：人民军医出版社,2015.

[15] 饶静云. 护理管理学基础[M]. 北京：人民卫生出版社,2013.

[16] 韩杰. 眼科临床护理思维与实践[M]. 北京：人民卫生出版社,2012.